U0392152

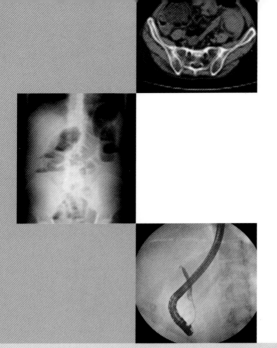

Prevention and Treatment of Complication in General Surgery Operation

普通外科诊疗术后并发症预防与处理

（第 2 版）

主 编　卢 云

副主编　王 磊　张建立　杜晓辉

人民卫生出版社

图书在版编目（CIP）数据

普通外科诊疗术后并发症预防与处理 / 卢云主编 . —2 版 .
—北京：人民卫生出版社，2015
ISBN 978-7-117-20456-9

Ⅰ. ①普… Ⅱ. ①卢… Ⅲ. ①外科手术 – 并发症 – 防治
Ⅳ. ①R619

中国版本图书馆 CIP 数据核字（2015）第 059290 号

人卫智网	www.ipmph.com	医学教育、学术、考试、健康，购书智慧智能综合服务平台
人卫官网	www.pmph.com	人卫官方资讯发布平台

普通外科诊疗术后并发症预防与处理
（第 2 版）

主　　编：卢　云
出版发行：人民卫生出版社（中继线 010-59780011）
地　　址：北京市朝阳区潘家园南里 19 号
邮　　编：100021
E - mail：pmph @ pmph.com
购书热线：010-59787592　010-59787584　010-65264830
印　　刷：三河市宏达印刷有限公司（胜利）
经　　销：新华书店
开　　本：787 × 1092　1/16　印张：17　插页：4
字　　数：413 千字
版　　次：1998 年 6 月第 1 版　　2017 年 8 月第 2 版
　　　　　2017 年 8 月第 2 版第 1 次印刷（总第 4 次印刷）
标准书号：ISBN 978-7-117-20456-9/R · 20457
定　　价：88.00 元

打击盗版举报电话：010-59787491　E-mail：WQ @ pmph.com
（凡属印装质量问题请与本社市场营销中心联系退换）

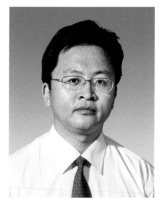

卢云,1969年3月出生,中共党员,医学博士,青岛大学附属医院普外科教授,硕士、博士研究生导师,普外科主任医师,现任三级学科普通外科副主任,四级学科黄岛院区普通外科主任。美国德克萨斯大学休斯顿医学中心高级访问学者,美国普通外科医师学会会员,中华医学会外科学分会结直肠肛门学组委员,山东省医学会数字医学分会副主任委员,青岛市专业技术拔尖人才,青大附院优秀学科带头人,青岛市医学会外科学专科分会委员兼秘书,青岛市医学会器官移植专科分会委员兼秘书。

专长于胃肠道良恶性肿瘤的诊断及治疗,尤其在微创外科学手术领域,积累了大量的结直肠外科手术经验,同时在胃癌个体化综合治疗、乳腺癌根治及胃肠道围手术期营养支持等诸多方面积累了丰富的临床经验。能够独立完成胰腺与十二指肠切除等重大疑难手术,已独立完成腹腔镜手术近千例。不断学习国内外本专业先进技术与经验,2005年作为医院中青年业务骨干,被选派至韩国延世大学进行微创外科的专项学习,2010年被山东省卫生厅选派至美国德克萨斯大学休斯顿医学中心进行腹腔镜及胃肠道手术等外科技术的专项学习。在国内外核心医学期刊上发表论文30余篇,10余篇被SCI收录。曾获2007年度山东省科技进步三等奖。作为研究生导师,近10年培养了硕士研究生10人,成为外科学事业发展的技术骨干与后备力量。先后被授予"2011年度青医附院特殊贡献奖"、"青医附院中青年学术骨干"和"青医附院优秀学科带头人"等荣誉称号。

以第一负责人主持承担国家自然基金面上项目一项;作为课题组副组长兼秘书主持国家"十二五"科技支撑项目一项;作为课题负责人承担青岛市自主创新重大专项子课题两项。同时也是"十二五"国家重点出版规划及国家出版基金资助项目——《中国当代医学名家经典手术》撰稿人。

前　言

　　任何一种手术能否取得预期的效果,常常和术中及术后有无并发症的发生有密切关系。腹部外科手术是普通外科最常做的手术,而且不少种手术甚为复杂或情况多变,更容易出现并发症,影响病人的康复,甚至危及生命。

　　医疗卫生事业在发展,每年都有一批青年医师参加外科临床第一线的工作和学习。应该说,我们的医师培训和考核制度丢掉过不少好的东西,存在一些缺陷。比如培训时间比较短、专科医师考核严格以及片面强调研究学位等,这些因素影响了他们的全面成长。显然,强调外科手术并发症的预防和处理知识,外科各专业临床医师注意并发症的发生,掌握这方面的知识和技能,对提高外科医疗质量具有非常重要的意义。

　　本书由普通外科学专家集体编著,作者以总结自己的临床经验为主,参考国内外最新文献,系统阐述了普通外科手术常见并发症的发生原因、临床表现、诊断检查、处理方法和预防措施。由于本书上一版出版距今已经有 11 年,大部分知识内容已经不能指导现代外科的临床工作,因此本次修订进行了全面的改写。全书共 15 章,包括外科手术后一般并发症及基本治疗,乳腺、胃、肠、肝、胆、脾、胰、阑尾等各器官手术并发症,疝修补、门脉高压症手术并发症,以及腹腔镜手术并发症等。内容丰富、新颖,紧密结合临床,对普通外科医师积极预防和妥善处理手术并发症、提高手术成功率具有重要参考价值,亦可供基层外科医师和医学院校师生阅读参考。

　　在本书付梓之际,谨向青岛大学附属医院的领导、科教部及普外科老前辈、同仁表示感谢,向支持过我们工作的各医院普外科同仁表示感谢。是他们的帮助,才使本书得以顺利出版。

　　由于编者水平和经验有限,难免有疏漏、错误之处,敬请谅解和指正。

卢　云

2016 年 6 月 18 日

目 录

第一章

腹部外科诊疗术后一般并发症

第一节 感染相关并发症

一、腹腔感染

【概述】

腹腔感染是指病原体(主要是微生物)侵入宿主腹腔,且造成明显损害而引起的感染性疾病。病原体侵入宿主腹腔后只有通过病原体本身的作用或机体变态反应而引起组织局部损伤,导致机体局部甚至全身的病理生理改变,并出现临床症状才能称为临床传染性疾病,又称显性感染。腹腔感染包括发生于腹膜腔和腹腔脏器,尤其是实质性脏器的感染性疾病。腹腔感染可分为原发性和继发性感染。原发性腹腔感染系指腹腔内无原发病灶,病原体来自腹腔以外的部位,通过血行播散,或通过女性生殖系统感染的上行性扩散,腹腔外脏器和组织感染的直接扩散或透壁性扩散(当正常肠黏膜屏障功能发生障碍,肠内细菌即可移至腹膜腔或定植于腹膜腔和(或)腹腔内脏器)等引起的腹腔感染。继发性感染是指感染的病原体来自腹腔内,多为急性腹腔内脏器的坏死、破裂、穿孔或炎性病变的直接扩散(如重症急性胰腺炎,急性化脓性坏疽性胆囊炎,急性化脓性坏疽性阑尾炎等)而引起腹膜腔和邻近脏器的感染。腹膜腔的感染可分为弥漫性(弥漫性腹膜炎)和局限性,后者可表现为局限性腹膜炎或腹腔脓肿或脏器脓肿。外科性腹腔感染是指需要手术治疗的腹腔感染性疾病和发生在手术或创伤(包括各种介入性操作)后的感染性并发症。外科性腹腔感染不同于内科感染的特点是:①大部分感染是由几种细菌引起,或开始是一种细菌感染,以后发展为几种细菌的混合感染;②大多有明显的局部症状和体征;③常引起化脓、坏死等器质性病变,致使组织结构破坏;④常需手术切开引流或穿刺引流等治疗。

【临床表现】

腹痛是最常见的症状。在有内脏穿孔、破裂的患者,腹痛发生突然,可先局限于一处,但迅即向全腹播散。少数患者腹痛缓慢起病,扩散亦慢。疼痛剧烈,并为持续性,不向他处放射。患者常屈膝平躺于床上,不敢翻身活动,翻动时腹痛加剧。几乎所有的患者均有食欲缺乏,并常伴有恶心和呕吐。有的发热,并常伴间歇性发作的寒战。体温一般在 38~40℃,脉搏细速,呼吸快而浅。血压正常或降低。体格检查:可发现患者的腹部饱胀,腹式呼吸消失。全腹有压痛及腹肌紧张,有时出现板状腹。叩诊呈鼓音,肝浊音有时消失或浊音区缩小。肠鸣音减弱或消失。在原发灶部位,压痛和腹肌紧张最为显著。实验室检查:白细胞计数增高。中性粒细胞比例可达 90% 左右,出现核左移现象,并有中毒颗粒出现。在严重的弥漫性腹膜炎中，大量白细胞可移入腹膜和脓性渗液内，而只有 3000~4000/μl 的白细胞留在循环血液内。此时，常规白细胞计数的结果可较低，但中性粒细胞的比例仍增高。尿比重增高，有时出现蛋白和管型。血生化检查有时可发现酸中毒和电解质紊乱。常有血液浓缩。

【诊断依据】

对于有明显的腹部症状及全身性中毒症状的腹腔感染一般不难诊断，但对于某些部位深在的局限性感染，如膈下、盆腔、肠间感染和脏器脓肿等，由于缺乏早期定位症状，而且全身症状也往往因使用抗生素而被掩盖，诊断有时较为困难。因此，对于腹部手术及腹部创伤后的患者，如有原因不明发热，在排除常见的肺部感染和尿路感染后，应高度警惕腹腔感染的可能，应根据条件和需要，及时进行腹部 B 型超声、X 线、CT 等检查。对可疑的深部感染还可在 B 型超声或 CT 指导下进行诊断性穿刺。穿刺如抽得脓液不仅可明确诊断，还可进行细菌培养，有助于明确病原菌的种类和选择合适的抗菌药物。

【治疗原则】

1. 全身治疗　目的在于改善患者的一般情况，提高患者的免疫能力，增强其抗病能力，促使感染好转和消失。①支持治疗：包括纠正水盐代谢和酸碱平衡的紊乱，纠正营养不良，维持内环境的稳定，提高其免疫能力。住院患者中有 30%~60% 存在有一定程度的营养不良，其中 10%~25% 属于严重营养不良。严重营养不良对各器官功能和结构都有相当大的影响，包括脑、心、肾、肺、胃肠道、体温调节和免疫等方面以及伤口的愈合。在疾病急性期，营养不良患者较营养状况良好者难于恢复，因其缺乏足够的内源性氮用于应付创伤和感染，因而有较多的并发症和较高的死亡率，恢复期的时间也较长。而营养治疗可改善患者的生理情况，有助于感染的控制和促进患者的恢复。在严重感染的治疗中，营养治疗有着不可忽视的作用。近来有报道，

在传统综合治疗的基础上，加用注射用胸腺肽或迈普新后，有助于严重感染的控制，能降低并发症的发生率和死亡率，提高治疗效果，缩短住院时间。②并存病的治疗：特别应注意糖尿病、肝肾和肺部疾病等并存病的治疗。③抗生素治疗：抗生素的合理应用是治疗腹腔感染的重要组成部分，但应避免滥用，应根据细菌培养和药物敏感试验合理地选用有效抗生素。在细菌培养及药敏试验未报告之前，对于急性严重感染，可按经验选用抗生素，应强调高效广谱、足量、联合用药，特别是与抗厌氧菌感染药物联合用药的原则。治疗过程中，根据患者病情的发展情况，及时调整抗生素的种类和剂量。同时要注意预防和及时发现肠道菌种失调（难辨梭状芽孢杆菌感染）和二重感染（真菌感染）。抗生素治疗可配合理疗、热敷等局部治疗。

2. 局部治疗　抗生素治疗不能替代手术治疗。当腹腔感染不能为非手术治疗控制或病情有所进展时，即应采取外科干预，可根据感染的部位及程度选用 B 型超声（或 CT）引导下行穿刺抽脓加或不加局部冲洗和灌注抗生素，或穿刺置管引流，或手术治疗。

【预防】

腹部术后出现腹腔感染是较严重的并发症，故应重视预防。其形成的常见的原因：①忽视无菌操作；②止血不彻底、腹腔内形成血肿；③腹腔冲洗不彻底；④引流管放置不当；⑤患者机体抵抗力低下。针对这些原因在手术操作时必须避免，常规用生理盐水反复冲洗腹腔，可加用庆大霉素 8 万 U 或阿米卡星 0.5g 继续冲洗，若仍不满意可再用甲硝唑注射液 0.5g 冲洗。术后腹腔置管引流至关重要，引流重点为盆腔，引流物的类型、大小必须恰当，防治正确，一般尽可能放在较低的部位和接近需引流的部位，不应直接压迫血管、神经和脏器，避免扭折，必要时多部位引流。避免术后腹腔感染应以预防为主，预防措施也应根据手术种类及其特点，贯彻于严格的术前准备（特别是肠道准备）、细心的

术中操作、认真的术后观察和及时的外科处理等全过程中。

经验证明,在多数情况下,处理办法应首推外科措施,特别是早期外科措施,其目的在于能及时的清除异物、堵塞渗漏、充分引流等,当然,与此同时也决不能排除给予患者消炎、营养及支持等疗法的积极作用。

(一)膈下脓肿

凡是脓液积聚在横膈下的任何一处均称为膈下脓肿。膈下脓肿是腹腔内脓肿最为严重的一种,是腹膜炎的严重并发症。

【临床表现】

临床症状与原发病不易分开,但一般在原发病好转时逐渐表现出感染症状。因原发病症状的掩盖及大量抗生素的应用,使腹腔脓肿的症状不典型。全身症状主要是发热,呈弛张型高热,早、晚波动大,也可为中度持续发热,伴随有全身不适、乏力、多汗、恶心、肠激惹征象或梗阻症状等。白细胞计数显著升高,中性粒细胞比例增加。局部症状因病变部位而异,但疼痛较普遍,多不严重。肝上间隙感染疼痛多位于肋下,常放射到颈、肩部。肝下间隙的感染疼痛多位于近中线的肋缘下或剑突下;位于肝下间隙靠后者,可有肾区疼痛。脓肿刺激膈肌,可引起呃逆。当感染引起膈上肺、胸膜反应时,出现咳嗽、胸痛、气短等症状。查体时发现患侧胸部及上腹部呼吸运动减弱,局部温度升高。肝上间隙脓肿将肝脏下推,可拍及肝脏。肝区脓肿往往有上腹压痛。杨维良等将原发性膈下脓肿分为3型:①肿块型,除持续发热之外,主要在上腹部可扪及触痛性肿块,常误诊为肝癌或肝脓肿;②胸膜炎型,除持续发热之外,主要表现咳嗽、胸痛,尤以右下胸部明显,明显压痛及叩击痛,有胸腔积液之表现;③腹膜炎型,除持续发热外,上腹疼痛,压痛、反跳痛、腹肌明显紧张。

【诊断依据】

有以下情况者应考虑本病的可能:

1. 有上呼吸道感染以及其他部位的炎症性疾病或腹部外伤史;

2. 持续性发热,上腹或右上腹的不适感及持续性疼痛;

3. 临床表现上腹部炎症性肿块,局限性腹膜炎及右侧胸膜炎;

4. X线片检查可见膈肌升高,运动度减弱或固定,以及反应性胸膜炎、胸腔积液等征象;可见到膈下肠道外积气或液平面者。若为左肝上脓肿,则胃膈间隙增宽;

5. B超检查显示以液性暗区为脓肿的特征性表现;

6. 诊断性腹穿可抽吸出脓汁,以资确定诊断。

【治疗原则】

膈下感染或称膈下蜂窝织炎,若不能及时应用抗生素等治疗,可发展形成膈下脓肿;一旦脓肿形成就应及时手术引流,以避免感染性休克乃至多器官功能障碍。可应用B超定位以选择合适的引流途径,可提高手术引流的成功率。切开引流遵循的共同原则是尽量避免污染腹腔。尽量做到低位、通畅、直接、有效。

(二)盆腔脓肿

盆腔位于腹膜最低部位,腹腔内炎性渗出物易积于此间,为腹腔内感染最常见的并发症。

【临床表现】

盆腔脓肿患者可出现反复发热、下腹部疼痛及盆腔内有包块的症状,部分患者还可伴有肛门坠胀、恶心呕吐、腹泻等症状。盆腔腹膜神经分布稀疏,腹膜吸收能力差,故反应迟钝,疼痛不明显。以下腹胀为著,伴有典型的直肠或膀胱刺激征,如里急后重、尿频、尿急、尿痛等。腹部检查常无阳性发现。直肠指诊或妇科检查可发现有触痛之包块。女性患者后弯窿穿刺可获得诊断。

【诊断依据】

1. 反复发热、下腹部疼痛及盆腔内有包块的症状,部分患者还可伴有肛门坠胀、恶心呕吐、腹泻等症状;

2. 血常规示白细胞及中性粒细胞明显升高的感染表现；

3. B超或MRI检查示盆腔内存在囊实性、囊性或实性的包块。

【治疗原则】

临床上主要使用联用广谱抗生素的方法进行治疗。对于使用抗生素治疗无效、盆腔包块迅速增大或脓肿出现破裂的患者，应及时对其进行手术治疗。

导致腹腔脓肿的病原菌多来自消化道，常是以大肠埃希菌、链球菌为主的需氧菌和以类杆菌、厌氧球菌为主的厌氧菌的混合感染。因此，治疗腹腔脓肿时所使用抗生素的选择是非常重要的。一般在临床上常用的药物为头孢类广谱抗生素+抗厌氧菌的抗生素。根据血培养结果应用抗生素更可为治疗提供依据，可避免因盲目使用大剂量抗生素所带来的菌群失调及经费浪费等问题的发生。对于消耗明显的患者，治疗原发病的同时进行支持疗法包括输液、加强营养、输血及血浆等常是必要的治疗措施。另外，在B型超声或CT的准确定位或引导下进行穿刺抽脓、脓腔冲洗、注入抗生素及置管引流同样可使部分腹腔脓肿得到治愈。理疗也是较好的一种辅助疗法，局部理疗可使脓肿液化，促进吸收。切开引流是腹腔脓肿最主要的治疗措施。根据术前B型超声或CT检查结果，针对脓肿所发生的部位和大小以及经穿刺引流无效的患者进行开腹切开引流是彻底解决腹腔脓肿的最为有效的方法，且能充分冲洗脓腔及腹腔并置管引流，使脓肿尽快消除，病情尽早得到控制及治愈。切口越接近脓肿则引流效果越好，并且在术中避免损伤周围脏器的同时，应尽量将分隔的脓腔壁打通，彻底用生理盐水反复冲洗，注入抗生素，放置多孔引流管。引流管要放置在脓腔最低位，使残留的脓液充分引流，尽可能地争取一次手术成功并降低再次形成腹腔脓肿的几率。

【预防】

在腹部手术中仔细止血，彻底冲洗腹腔，尽量吸尽腹腔积血、积液，充分有效地腹腔引流；术后合理应用抗生素及良好的营养支持治疗是减少并发症发生的关键。术中避免漏诊、认真细致地探查、遇到问题及时正确处理、选择最恰当的术式、操作规范等均为预防手术并发症的最基本的要求。腹部各种大手术、严重创伤及感染等手术后放置的膈下、腹腔或盆腔引流管，其目的是防止发生腹腔积液、减少腹腔感染的发生，同时可早期发现术后并发症如活动性出血、胆漏、肠漏及腹腔感染等，便于早期处理。因此，我们认为，术后仔细观察引流物的量、颜色及性质，结合临床表现与辅助检查发现问题并及时正确地处理是预防或减少腹部外科手术后腹腔感染发生和加重的一个重要举措。

（三）肠间隙脓肿

肠间脓肿（interbowel abscess）是指脓液被包围在肠管、肠系膜与网膜之间的脓肿。脓肿可能是单发的，也可能为多个大小不等的脓肿。

【临床表现】

根据肠间脓肿的病理改变和临床特点可分为两种类型：①轻症型：主要为感染症态，有不同程度的腹胀和不完全性肠梗阻表现，腹部可触及有压痛的包块，X线可见小肠积气和肠壁间距增宽。B超检查或穿刺对诊断具有决定意义。②重症型：主要表现为恶寒战栗，皮肤苍白，谵妄，呼吸急促，脉速，体温高达39℃以上，全腹胀满，局限性压痛明显，多为麻痹性肠梗阻体征。

【诊断依据】

肠间脓肿是化脓性腹膜炎和腹部手术后常见并发症之一。如患者术后出现发热、反复发作性小肠梗阻体征、触及腹部压痛性包块，结合X线、B超，诊断不会有太多的困难。但肠间脓肿的确诊目前尚有一定难度，由于脓液被包绕在肠管、肠系膜与大网膜之间，肠管迂曲重叠，脓肿周围广泛粘连，脓肿多埋于腹部深处间隙、肠袢间、结肠旁沟等处，因此症状隐蔽，常因粘连性肠梗阻而误诊。因此，设法提高肠袢间的多发脓肿的早期正确诊断与部位,显得特别重要。

【治疗原则】

肠间脓肿的治疗包括脓肿的引流、抗生素应用及一般治疗。引流是治疗中最关键的,方法通常包括经皮穿刺置管引流(PCD)和外科手术引流。建议纠正全身状态与手术消除病灶同步实施。术中遵循两清一引的原则,即清灶、清腔、引流。再予以抗生素和支持疗法(输液、输血及血浆、TPN 等)。引流多用多根胶管置入脓腔或直接应用滴水双套管,效果会更好。腹腔感染大多是混合感染,用药时要选用对厌、需氧菌均有效的药物。

当上述治疗效果欠佳时,建议手术治疗,手术适应证为:①B 超提示多发性脓肿者;②合并粘连性肠梗阻者;③合并肠坏死穿孔者;④单发性肠间脓肿经穿刺等保守疗法无效者。

(四)腹膜炎

腹膜炎是由细菌感染、化学刺激或损伤所引起的外科常见的一种严重疾病。多数是继发性腹膜炎。

【临床表现】

根据病因不同,症状可以是突然发生(如空腔脏器损伤破裂或穿孔),也可能是逐渐出现(如阑尾炎、胆囊炎等)。腹痛是最主要的临床表现,一般都较剧烈,难以忍受,呈持续性。深呼吸、咳嗽、变换体位时疼痛加剧。多先从病变部位开始,逐渐扩散至全腹部。恶心、呕吐等消化道症状:腹膜受到刺激,会引起反射性恶心、呕吐等症状,呕吐物多为胃内容物,也可吐出黄绿色胆汁。体温升高、脉搏加快,其变化与炎症的轻重有关。一般而言,炎症越重,体温可能越高,脉搏可能越快。注意年老体弱者如脉搏快体温反而下降,提示病情恶化。全身感染中毒症状:可出现高热、脉速、呼吸浅快、大汗、口干等,随着病情的进展,可出现面色苍白、虚弱、眼窝凹陷、皮肤干燥、肢体发凉、呼吸急促、口唇发绀、血压下降、神志恍惚或不清等情况,表示全身感染中毒症状非常明显,几近休克。

体征:明显腹胀,腹式呼吸减弱或消失。标志性体征是腹部压痛、反跳痛和腹肌紧张。原发病灶部位处最为明显。可会出现"板状腹"。根据病因不同,可出现膈下游离气体、腹腔积液、盆腔积液或积脓。听诊肠鸣音减弱或消失。

【诊断依据】

1. 明显的腹痛,伴高热、恶心、呕吐及其他全身感染中毒症状;

2. 腹部压痛、反跳痛和腹肌紧张;

3. 化验检查提示感染中毒性表现;

4. 腹部立位平片、B 超或腹部 CT 证实存在膈下游离气体、腹腔积液、盆腔积液或积脓等表现;

5. 诊断性腹腔穿刺抽出液的颜色及性状。

【治疗原则】

包括非手术和手术治疗两种方法。

1. 非手术治疗　①保持半卧位,以利于感染局限和引流;②禁饮食、留置胃管并持续胃肠减压;③抑酸、补液及营养支持治疗,注意补足热量,维持正氮平衡,积极纠正水、电解质、酸碱失衡;④早期、足量、有效的抗生素治疗;⑤镇定、止痛、吸氧等对症处理。

2. 手术治疗　继发性腹膜炎绝大多数都需要手术治疗。继发性腹膜炎的手术治疗应包括下面几方面:关闭创伤性穿孔,切除病灶和穿孔脏器,以终止对腹腔的持续污染;肠减压,如在穿孔、憩室、肿瘤等部位近端造瘘;脓液引流,减少细菌接种,去除过高的炎性细胞因子水平,清除粪便、食物残渣、积血、胆汁、钡剂等。当局限性腹膜炎脓肿形成时,可以在超声或 CT 引导下行穿刺引流,如果需要再行局部手术引流。手术适应证为:①经上述非手术治疗 6~8 小时后,腹膜炎症状及体征不缓解反而加重者;②腹腔内原发病严重,如胃肠道或胆囊坏死穿孔、绞窄性肠梗阻、腹腔内脏器损伤破裂,胃肠手术后短期内吻合口瘘所致的腹膜炎等;③腹腔内炎症较重,有大量积液,出现严重的肠麻痹或中毒症状,尤其是有休克表现者;④腹膜炎病因不明,无局限趋势。

二、感染性休克

感染灶中的微生物及其毒素、胞壁产物等侵入血液循环,激活宿主的各种细胞和体液系统;产生细胞因子和内源性介质,作用于机体各种器官、系统,影响其灌注,导致组织细胞缺血缺氧、代谢紊乱、功能障碍,甚至多器官功能衰竭。这一危重综合征即为感染性休克。因此,感染性休克是微生物因子和机体防御机制相互作用的结果,微生物的毒力数量以及机体的内环境与应答是决定感染性休克的发展的重要因素。

【临床表现】

感染性休克早期的表现:

1. 生命体征异常   中心体温显著升高(>38.3℃)或降低(<36.0℃),且成持续状态。心率增快 >90 次 / 分,且与体温变化呈正相关。如果出现体温升高而心率不增加或呈下降趋势(即体温心率分离)提示感染较重,且预后较差;呼吸频率加快 >30 次 / 分导致呼吸性碱中毒,而这是感染性休克的早期表现。

2. 感染相关征象   包括白细胞增多(>12×10^9/L)、减少(<4×10^9/L)或计数正常,但不成熟白细胞 >10%;C 反应蛋白 > 正常人 2 倍的标准差、降钙素原 > 正常人 2 倍的标准差。糖尿病患者在发生严重感染前首先出现血糖的迅速升高,随后才可见体温、白细胞等变化。而非糖尿病患者应激性高血糖与体温等指标的变化基本平行。严重感染可导致淡漠、嗜睡或烦躁不安,可能与呼吸性碱中毒、低氧、血磷降低等有关,严重的呼吸性碱中毒和低磷血症往往预示感染性休克的存在或即将发生。免疫力严重低下的患者(如应用免疫抑制剂或长期服用糖皮激素等)可不出现 SIRS 症状而直接表现为休克,这是感染性休克诊断中的特例,在临床工作中需要注意。

【诊断依据】

1. 有明确感染灶;

2. 有全身炎性反应综合征存在;

3. 收缩压 <90mmHg(1mmHg=0.133kPa),或较原来基础值下降 40mmHg,经液体复苏后 1 小时不能恢复或需血管活性药物维持;

4. 伴有组织器官的低灌注,如尿量 <30ml/h,或有急性意识障碍等;

5. 血培养可能有致病微生物生长。

【治疗原则】

1. 早期复苏及血流动力学管理   容量复苏和应用血管活性药物是治疗感染性休克中重要的循环支持手段,目的是改善血流动力学状态、逆转器官功能损害并且预防多器官功能衰竭的发生。临床出现低血压和(或)血乳酸浓度增高 >4mmol/L,应尽快进行积极液体复苏,争取 6 小时内达到复苏目标:中心静脉压(CVP)达到 8~12mmHg;平均动脉压大于等于 65mmHg;尿量大于等于 0.5ml/(kg·h);中心静脉或混合静脉血氧饱和度(SCVO_2 或者 SVO_2)大于等于 70%,以提供氧输送,改善内脏灌注。液体复苏是指早期扩充血容量,并要严密监测患者的反应,在这个时期,既要在短时间内输入大量液体,同时又要严密监测患者的反应以防止发生肺水肿。

2. 早期积极有效的抗感染治疗   对于严重感染和感染性休克来说,有效的清创引流和广谱抗生素的应用仍然是病因治疗的根本措施。抗生素治疗前应首先进行及时正确的微生物培养,以获得病原学证据。一旦确定严重感染或感染性休克,在留取标本后,应在 1 小时内给予抗生素治疗。因此,经验性抗感染治疗不仅覆盖面要广,而且需要早期给药,确保疗效。急诊患者 3 小时内,ICU 1 小时内给予广谱抗生素。48~72 小时后根据临床表现和病原微生物检测结果更换窄谱抗生素。

3. 激素的临床应用   肾上腺皮质激素(简称激素)治疗严重感染和感染性休克已有 30 多年历史,但在临床使用方面一直存在争议。严重感染与感染性休克患者往往存在相对肾上腺皮质功能不足,血清游离皮质醇正常或升高,机体对促肾上腺皮质释放激素(ACTH)反应的改变,并失去对血管活性药物的敏感性。

4. 乌司他丁的临床应用　乌司他丁(ulinastatin UTI)是从人尿液中提取精制而成的糖蛋白,对创伤和疾病状态下释放至血液的大量水解酶有明显抑制作用,减轻水解酶对正常组织器官的伤害,消除致炎因子,缓解炎症反应。

5. 重组人活化蛋白C的临床应用　严重细菌感染引起脓毒症时,出现血管内皮损伤,血栓调理素下降,机体激活蛋白C能力下降,使活化蛋白C调节凝血酶的功能降低,微循环内发生凝血,造成弥散性血管内凝血(DIC),引起休克及MODS,最终导致死亡。近年来研究发现,活化蛋白C是炎症瀑布式反应中调节微循环和炎症的重要调节因子,具有抗血栓、抗感染、抗纤溶作用,并通过抗凋亡机制阻断内皮细胞受损,保护血管和器官功能。

6. 连续性肾脏替代治疗(CRRT)　研究表明,感染性休克发展过程中出现的促炎及抗炎介质多具有水溶性,多数能被CRRT清除。这就使CRRT有可能成为严重感染新的治疗方法和理念。虽然CRRT并不能肯定降低严重感染患者的病死率,但能够明显改善感染性休克的血管张力,降低血管活性药物的剂量,有助于休克的纠正。

7. 肺保护通气　严重感染的患者发生急性呼吸衰竭的风险增加。在充分肺开放的基础上,应选择适当水平的PEEP防止呼气末肺塌陷。严重ARDS患者,若条件许可,可采用俯卧位通气。

8. 强化血糖控制　严格控制血糖是否也能够降低严重感染者的病死率,尚缺乏循证医学的证明,但作为一项简单、易推广的临床措施,强化血糖控制仍推荐在严重感染患者中应用。

第二节　切口相关并发症

一、切口感染

切口感染外科患者最常见的医院感染,包括浅表切口感染、深部切口感染、器官腔隙感染。其不仅增加患者痛苦,增加患者经济负担,延长住院时间,导致死亡率和再次住院率明显高于未感染者。

【临床表现】

术后患者伤口部位有疼痛、压痛、局部肿胀、发红或出现发热等;伤口内有脓样分泌物流出。

【诊断依据】

1. 伤口部位有疼痛、压痛、局部肿胀、发红或出现发热等;

2. 伤口内有脓样分泌物流出;

3. 渗出液或脓液培养能培养出细菌。

【治疗原则】

1. 加强术前、术中、术后、围术期抗生素的使用,术后及时给予静脉营养支持治疗,迅速纠正贫血和低蛋白血症,提高患者的免疫功能。

2. 加强医务人员的无菌观念,严格消毒隔离,规范操作,术中尤应注意切口皮肤保护,并尽可能缩短手术时间,防止医源性感染的发生。

3. 要严格掌握放置引流管的适应证,尽可能不置引流管,对置引流管者要尽可能在48小时内拔除。

4. 切口感染一旦诊断明确,应及时进行切口撑开引流,必要时给予碘伏水及过氧化氢溶液反复冲洗切口,并放置引流条,及时定期换药。

二、切口裂开

切口裂开是外科手术后常见并发症,在腹部外科发生率为1%~3%,发生时间在手术后4~10天,一般在腹部缝线拆除后切口裂开,给患者及家属在精神及经济上造成程度不同的影响,严重者甚至影响生命。

【临床表现】

多发生于术后 2~10 天,表现为术后患者突然出现切口全层或部分裂开,好发于术后呕吐、呃逆、剧烈咳嗽、腹胀、便秘等可使腹内压增高的患者。

【诊断依据】

术后 2~10 天,因咳嗽、呕吐等诱发因素突然出现切口全层或部分裂开,可出现网膜或小肠膨出。

【原因】

1. 切口感染　切口化脓感染是切口裂开的重要原因之一;

2. 术后腹压增高　术后呕吐、呃逆、剧烈咳嗽、腹胀、便秘等都可使腹内压增高,影响切口愈合,导致切口裂开;

3. 营养不良,低蛋白血症;

4. 缝合不当,可能与下列因素有关:术中缝合层次错位,腹膜缝合不密有撕裂或缝合时距离切缘太近;缝合时遗留无效腔、造瘘及引流管从切口处引出等。

【治疗原则】

多需急诊行切口清创缝合术,若合并切口感染等,则需要及时撑开引流换药,待切口肉芽组织生长良好后再行清创缝合术。缝合时,应当在良好麻醉下给予及时的全层减张缝合。最好用 10 号双股丝线腹壁全层间断缝合,不穿透腹膜,皮外套胶管防止缝线切割皮肤。加强预防感染治疗,延期拆线。

【预防】

1. 预防切口感染　必须严格遵守外科无菌操作原则,保护好切口,彻底止血,防止血肿形成。手术操作要轻柔,避免粗暴分离和结扎大块组织,以免造成组织缺血、坏死;合理使用电刀,勿过多、过频,以免引起局部组织变性坏死、液化而继发感染。对于能污染的伤口术前 30~60 分钟适当预防性应用抗生素。

2. 术中规范操作　手术人员术中应注意缝合技术,不留无效腔,避免错层缝合,松紧、疏密、深浅适宜;不允许腹腔引流管从切口处直接引出。

3. 改善患者营养状况　术前应给予积极的支持治疗,对低蛋白血症者可静脉输注白蛋白或血浆,贫血者输注红细胞混悬液纠正贫血;术后继续给予营养支持。

4. 加强术后健康指导　①对年老体弱有可能发生腹部切口裂开的患者,术后常规给予腹带加压包扎,并适当延长拆线时间;②术后禁食期间做好口腔护理,协助患者翻身,指导患者进行有效咳嗽和保护切口的方法,即按住伤口,协助患者采取坐位,先深深地吸气,然后短暂地闭气,跟着收缩腹肌,以增加胸内压,然后把声门打开,用力把痰液咳出;③对术后咳嗽及肺部感染者,应及时调整病室内的温湿度,嘱患者半卧位,勤翻身、拍背,每天 4~6 次;对痰液黏稠不易咳出者,应给予超声雾化吸入,每天 2~3 次;④由于反复持续的呃逆及呕吐也可使患者腹压增高,故当患者出现上述情况时,应及时查找原因,给予针对性的处理,以避免发生手术切口裂开;⑤术后活动患者生命体征平稳 6~8 小时后,应鼓励并协助患者床上翻身,进行轻微活动;根据手术范围,鼓励患者早期下床活动,以促进胃肠蠕动,利于早日康复。

三、切口疝

切口疝是手术切口深处的筋膜层裂开或未愈合所致,可视为迟发的切口裂开或表面愈合的深部切口裂开。由于切口表面的皮肤和皮下脂肪层已愈合筋膜层裂开,在腹腔内压力的作用下,内脏或组织向外疝出,其疝囊可能是已经愈合的腹膜也可能是腹膜裂开后逐渐形成。

【临床表现】

主要表现为腹壁切口处有肿物膨出。肿物通常在站立或咳嗽时明显,平卧时缩小或消失。大部分患者无特殊不适感,少数人会出现腹部牵拉感,并伴食欲缺乏、恶心、腹部隐痛不适等,极少数患者会出现不完全性肠梗阻的表现,一般不发生嵌顿。

【诊断依据】

1. 腹壁切口处有肿物膨出;

2. B 超或腹部 CT 可见肿物(大网膜或肠管)自腹壁切口膨出;

【原因】

腹部切口疝发生原因与原手术时患者的全身和局部因素有密切关系。局部原因为切口感染、愈合不良,切口类型、缝合技术不良及缝合材料;全身原因为年龄、术后腹胀、咳嗽、营养不良等。

【治疗原则】

1. 术前详细询问病史,寻找切口疝形成的原因如高龄、肥胖、慢性支气管炎、便秘、贫血、低蛋白血症、糖尿病等,有针对性地制定个体治疗计划,术前改善全身一般情况,增强心肺功能。尽量控制或消除腹内压增高等疝的促发因素。

2. 对特别巨大的切口疝,有形成"腹外腹"表现者,术前应做腹腔扩容、腹壁顺应性训练和呼吸功能准备,以防止术后发生。

3. 术前肠道准备,以减轻术中、术后肠胀气,有利于手术操作和防止术后早期排便困难致腹压升高。

4. 根据疝环缺损大小选择适宜的修补方法和修补材料。修补方法包括:直接缝合;自体组织移植;人工合成材料(疝补片)修补;腹腔镜修补。注意术区有感染或污染者禁忌使用人工补片。

5. 切口创面内常规放置负压引流管,以避免创面内渗血积液影响组织与补片的愈合。拔除负压引流管时间需根据引流量决定。一般 3~5 天。

6. 预防性使用抗生素 3~4 天。

7. 术后腹带加压包扎,有利于减少渗液,稳定补片的位置和促进补片与组织的愈合。对大切口疝和巨大切口疝采用腹带包扎的时间应适当延长至半年并避免剧烈运动,

以防止术后早期复发。

8. 指导患者在出院后预防和治疗导致腹内压增高的疾病,以保证治疗效果。

四、切口脂肪液化

脂肪液化是手术伤口愈合不良的主要原因之一。特别是切口处脂肪较多并采用电刀手术时,其发生机制可能是由于电刀所产生的高温造成皮下脂肪组织的浅表烧伤及部分脂肪细胞因热损伤发生变性,同时脂肪组织内毛细血管由于凝固作用而栓塞,使本身血运较差的肥厚脂肪组织血液供应进一步发生障碍,术后脂肪组织发生无菌性坏死,形成较多渗液,影响切口愈合。

【临床表现】

多发生在术后 5~7 天。大部分患者除诉切口有较多渗液外,无其他自觉症状;部分于常规检查切口时发现敷料上有黄色渗液,按压切口皮下有较多渗液。

【诊断依据】

1. 切口愈合不良,皮下组织游离,渗液中可见漂浮的脂肪滴。

2. 切口无红肿及压痛,切口边缘及皮下组织无坏死征象。

3. 渗出液涂片镜检可见大量脂肪滴,连续 3 次培养无细菌生长。

【原因】

1. 肥胖者脂肪层厚,血运较差,切开后局部血运进一步被破坏,组织愈合能力和抗感染能力差。

2. 高频电刀切开组织时产生的高温造成脂肪细胞变性坏死,又由于热凝固作用使毛细血管栓塞,导致原本血运较差的脂肪组织血供进一步发生障碍,引起术后组织无菌性坏死。

3. 切口缝合技术欠佳,皮下留无效腔。

4. 止血不彻底,线结切割脂肪组织过多。

5. 年老体弱、贫血、低蛋白血症、营养不良及合并糖尿病、慢性肾功能不全患者愈合能力差。

【治疗原则】

1. 切口渗液较少,仅少部分愈合不良,只需拆除 1~2 针缝线,内置生理盐水纱条引流,进行敷料更换,即可使切口顺利愈合。

2. 如渗液较多,切口不愈合,可采用切口换药后以贝复济喷洒切口的方法或采用皮下深层、前鞘前面放置无菌负压引流管,持续负压吸引的方法,均可取得良好效果。

五、切口瘢痕骨化

腹部切口骨化是腹部切口瘢痕内有骨组织形成,临床十分罕见。

【原因】

尚不清楚。一种观点认为是剑突或耻骨联合的软骨或骨上脱落的小颗粒,术中接种在切口中而导致骨形成。另一观点认为可能是局部受到创伤,在创伤反应期,未成熟的结缔组织分化成为成骨细胞而导致骨化。总之,关于腹部手术切口瘢痕骨化的成因尚无肯定的结论。

【临床表现】

多发生在术后几个月之内,最短者为术后 27 天。临床上多无明显症状,亦不影响功能。有时仅感知切口瘢痕深部有坚硬肿物,易误诊为肿瘤局部复发。

【诊断依据】

1. 体检时可触及位于腹壁深部的坚硬如骨的条索状肿物。

2. B 超或 CT 检查可支持诊断。

【治疗原则】

腹部切口瘢痕骨化的治疗,可行手术切除,亦可作放射治疗。

(卢云   张宪祥)

第三节   出   血

术后出血是影响患者术后恢复的重要并发症,严重者危及生命。大量、快速出血容易造成失血性休克,即使出血量不大,在某些疾病,如甲状腺手术后,由于出血位于颈深筋膜的封闭间隙内,若引流不畅,亦足以引起喉头水肿和气管压迫致窒息死亡。引起术后出血的原因是多种多样的,如手术创面及切口止血不严密,患者术前存在高血压、凝血功能障碍等并发症。一旦发生出血性并发症,一定要早期诊断、早期处理,如果保守治疗无效,坚决进行介入或二次手术治疗。

一、切口出血

【病因】

1. 止血技术缺陷,术中止血不完善。

2. 原痉挛的小动脉断端舒张后发生渗血。

3. 术前合并凝血障碍疾病,或长期服用抗凝药物。

4. 术后剧烈咳嗽,造成缝线脱落。

5. 术后血压升高,造成血管断端出血。

【临床表现与诊断依据】

1. 切口部位不适感,肿胀和边缘隆起变青紫。

2. 表浅皮下出血时血液可经切口或缝线外渗。

3. 肌层的少量出血,可能要到拆线时才被发现。

4. 大量出血时,可表现为心率加快、血压降低、口渴、烦躁等休克表现。

5. 某些切口出血可能会进入腹腔,误诊为腹腔出血。

6. 甲状腺术后引起的颈部血肿可迅速扩展,压迫呼吸道,造成窒息。

7. B 超或 CT 可发现皮下液性暗区。

【治疗原则】

1. 少量、缓慢的切口出血或渗血,可采取加压包扎、局部压迫、酌情使用止血药物等保守措施,密切观察切口出血情况。

2. 大量、快速的切口出血,尤其是出现休克表现时,应果断打开切口止血,特别要关注肌层血管。

【预防】

1. 术中严密止血,尤其注意肌肉间血管

的止血。

2. 如果患者术前长期口服抗凝药物，如阿司匹林、华法林等，应停用 3 天以上，并酌情使用低分子肝素替代治疗，监测血凝常规。

3. 腹股沟疝修补术后应以盐袋压迫切口，预防出血。

4. 甲状腺手术中常规放置引流，术后密切关注引流液情况。

【典型病例】

患者男，35 岁，因"转移性右下腹痛 10 小时"入院，既往体检，查体：右下腹压痛，伴局限性反跳痛，麦氏点压痛（+）。血常规示 WBC 15.2×10^9/L，中性粒细胞比率 90.2%。阑尾 CT 提示阑尾炎并周围脂肪间隙改变。遂于急症在硬膜外麻醉下行阑尾切除术，术中见阑尾呈化脓性改变，腹腔脓液约 50ml，手术顺利，术后安返病房。术后 2 小时，患者心电监测示心率 110 次 / 分，血压 90/60mmHg，患者伴呼吸急促、面色苍白等表现，考虑患者存在失血性休克表现。遂急诊打开原切口探查，切口内大量积血，清除积血后，发现腹直肌处一动脉断端出血，予以结扎，缝合切口，患者恢复顺利。

二、腹腔出血

腹腔内创面出血属于较危急的术后并发症，尤其在出血量大、影响循环稳定的时候需尽快再次手术止血。出血的发生与手术操作有直接的关系，多数因创面血管缝扎不牢或电刀止血不完善所致，而少量持续的渗血则多与术前凝血功能异常及术中大量出血后输血引起凝血因子稀释、耗竭有关，此类出血可积极输注凝血因子和止血药物。

【原因】

1. 术中血管缝扎不牢，某些较大动脉未双重结扎。

2. 结扎过松或过紧，结扎组织过多。

3. 广泛清扫腹腔淋巴结创面血管未予结扎，术后血压升高而出血。

4. 消化道重建时过分依赖吻合器，未对吻合口进行缝扎，导致黏膜下血管出血。

5. 各种原因导致的凝血功能障碍或长期口服抗凝药物。

【临床表现与诊断依据】

1. 心率增快和血压下降及口干、胸闷、腹胀等表现。

2. 腹腔引流管短时间内有大量血性液体流出。

3. 腹腔穿刺证实为不凝血。

4. 血红蛋白进行性下降。

5. 腹部 CT 检查示腹腔积液，且 CT 值接近血液密度。

6. 血管造影是诊断和治疗术后腹腔出血的手段之一。

【治疗原则】

1. 保守治疗　出血较缓慢，生命体征平稳，经输血治疗后血红蛋白稳步提升。

（1）监测心率、血压、意识及尿量，防止失血性休克。

（2）建立静脉通路，必要时深静脉置管。

（3）积极补液治疗，注意晶体液与胶体液的比例。

（4）如血红蛋白进行性下降，可少量多次输注红细胞。

（5）酌情使用止血药物，如巴曲亭、止血三联等。

（6）如出现血凝指标异常，可考虑输注冷沉淀、凝血酶原复合物等凝血因子。

2. 介入治疗　由于术后正常血管解剖位置改变，确定出血血管较难，但依据手术脏器部位，只要插管到位，对比剂适当，DSA 判断出血位置及主要供血动脉的来源并不难。介入栓塞治疗医源性动脉出血具有微创、止血迅速、疗效确切等优点，对于外科手术导致的动脉出血，尤其是病情危重患者，采取介入栓塞治疗具有较好的临床应用价值。

3. 手术治疗　腹腔引流管引流量 > 150ml/h 且持续 4 小时以上无减少趋势。经积极给予输血、输液和止血等治疗后，血压不能维持,血红蛋白值持续下降者,高度怀疑活动性出血。

(1) 在积极补充血容量的同时,行急诊手术探查。

(2) 手术应采用原切口,进入腹腔后首先迅速吸净积血或用手掏出血块,探查出血的部位和原因,一般在血块积聚最多处为出血部位。

(3) 在常规结扎、缝扎和电凝止血效果不佳时可试用纱布垫压迫配合可吸收止血材料填塞。

【典型病例】

男,60 岁,因"腹部胀痛 2 月余"入院,查体:上腹部轻压痛。胃镜示胃窦黏膜增厚,胃腔变窄,表面呈结节样改变,近胃角可见一大小约 1cm×3cm 浅表性溃疡,幽门狭窄,内镜尚能通过,病理示(胃窦)低分化腺癌。腹部 CT 示胃窦恶性占位性病变并腹部多发淋巴结转移可能性大。经完善辅助检查,在全麻下行根治性远端胃大部切除术(毕Ⅱ),手术顺利,术后安返病房。术后 16 小时,患者心率 130 次 / 分,血压 92/60mmHg,血氧饱和度 98%,双肺听诊呼吸音粗,病情进展较快,心率逐渐升至 140 次 / 分左右,血压 85/56mmHg,自诉仍有胸闷、憋气、四肢湿冷,血常规提示血红蛋白 89g/L,血细胞比容 25%,请呼吸内科急会诊,基本排除肺栓塞。考虑腹腔出血可能性大,遂急症行剖腹探查术,术中见腹腔内大量暗红色血液量约 2000ml,并有凝血块,吸净腹腔内血液后见出血点位于胃十二指肠动脉的分支,1 号线缝扎止血,大量生理盐水冲洗腹腔,另外放置腹腔引流管 1 根。术后患者转入重症监护室,病情平稳,13 天后患者治愈出院。

三、凝血障碍性出血

【原因】

1. 肝脏功能障碍   肝硬化时由于肝功能受损致使蛋白质合成降低,导致凝血因子Ⅱ、Ⅴ、Ⅶ等合成减少,清除组织凝血活酶和被激活的纤溶因子的能力降低,VitK 吸收障碍引起机体内多种凝血因子合成障碍。

2. 血小板数量下降和功能障碍   肝硬化患者伴有脾脏容量增大和脾内单核 - 吞噬细胞系统过度活跃,存在骨髓巨核细胞成熟不良现象,血小板转化加速及血小板生成受损,自身免疫因素也影响血小板的质和量,加速血小板的破坏。

3. 存在出血素质   包括医源性血小板功能障碍和遗传性 von Willebrand 综合征(VWD),VWD 也称为血管性血友病,由Ⅷ因子的合成障碍和 von Willebrand 因子(VWF)缺乏或分子结构异常所引起,男女都可患病。还有血友病 A、血友病 B(凝血Ⅸ因子缺乏)等。

4. 纤溶系统障碍   创伤、大手术和肝硬化多伴纤溶亢进。纤溶系统是由纤溶酶原转化为纤溶酶,从而降解纤维蛋白。因此纤溶系统障碍包括纤溶酶原、纤溶酶和纤维蛋白三者中任一异常。肝硬化患者血浆纤溶抑制物 1(TAF1)水平显著下降,活性降低,是肝硬化出血的原因之一。

5. 创伤和大出血   创伤和大出血并发的酸中毒(pH≤7.2)、低体温血症(≤34℃)、低钙血症(Ca^{2+}<1mmol/L)、血小板减少(≤50×10^9/L)和血细胞比容容积减少(≤30%)均可致凝血功能障碍。大出血定义为 24 小时输入 >10U 红细胞,血液丢失超过全血的 1/2 或 3/4。

6. 围术期大量输血   大量输血 >2500ml 者可能引起出血倾向,>5000ml 时约 1/3 的患者有出血倾向。大量输血合并凝血障碍的主要原因有:①稀释性凝血障碍,凝血因子和血小板被稀释降低,当纤维蛋白原 <0.5g/L 或血小板 <50×10^9/L 时出现微血管出血。②弥散性血管内凝血(DIC)导致凝血因子大量消耗。③库存血中的枸橼酸钠。

7. 毛细血管张力降低,同时降低血液中钙离子,造成凝血障碍等多种因素。

【临床表现与诊断依据】

1. 包括询问家族史、病史、实验室检查,推荐血小板功能分析仪 -100（PFA-100）、血栓弹力图和血小板聚积实验等检查。

2. 测定凝血 4 项　同时检测凝血 4 项用于筛查患者凝血机制是否正常，特别是手术前检查患者的凝血功能尤为重要。①凝血酶原时间（PT）正常参考值为 12~16 秒，是检查外源性凝血因子的一种筛查试验，用来证实先天性或获得性纤维蛋白原、凝血酶原、凝血因子 V、Ⅶ、X 的缺陷或抑制物的存在。报告被检标本的凝血酶原时间，同时也要报告正常对照结果和国际标准化比值（INR），INR 正常参考值为 0.8~1.5。②活化部分凝血活酶时间（APTT）正常参考值 24~36 秒，是检查内源性凝血因子的一种筛查试验，用来证实先天性或获得性凝血因子Ⅷ、Ⅸ、Ⅺ是否缺陷或有无相应的抑制物。由于肝素的作用途径主要是内源性凝血途径，所以 APTT 是监测普通肝素的首选指标。96% 的肝脏损害患者 APTT 延长。③纤维蛋白原（FIB）正常参考值 2~4g/L，是凝血过程中的主要蛋白质。④凝血酶时间测定（TT）主要检测血浆纤维蛋白原的反应性，是反映共同凝血途径的指标，直接反映患者血浆肝素和类肝素抗凝物质水平。TT 的测定值和异常率与肝功能损害程度呈正相关，是病情预后的敏感指标。

3. 测定血浆维生素　检测 VitK$_1$ 和凝血酶原前体蛋白 -Ⅱ（PIVKA-Ⅱ）水平，确认 VitK 缺乏与否。

4. 提倡床边、即时、快速试验（point of care，POC）的理念　POC 可在实验室，也可在患者床边、手术室或 ICU 进行，多数在 10 分钟内即可做出治疗决策。血栓弹力图是即时试验装置，能连续监测止血状况。根据 POC 试验，可早期、有针对性实施精确计算性治疗，避免盲目输血，降低医疗费用，避免出血和血栓及血栓栓塞的危险。该技术广泛用于心血管、内脏、肝移植等大手术患者的监测，还可监测出导致肝病患者凝血障碍的内源性类肝素物质。值得指出，POC 试验必须在高质量的处理系统监控下进行，以确保质量。

另外，单一的 POC 凝血试验并不能涵盖全部止血系统的功能，围术期凝血障碍是多种因素综合的结果，仍需进行多种凝血试验。

5. 应用 PFA-100 仪评价血小板功能　可以快速检测血小板黏附、聚集功能，临床上常用以检测抗血小板治疗。

【治疗原则】

1. 首先，大量失血必然伴有一定程度的休克。此时，必须快速输注包括血制品的晶、胶体以维持血容量。液体治疗不但能提供一些凝血因子，更重要的是可以改善组织灌注，为凝血因子发挥生理作用提供条件。库存全血的效果不尽理想，因为"全血不全"，其中缺乏有活性的血小板和不稳定凝血酶。成分输血可以弥补这方面的不足，还能减少免疫反应，对于移植和有输血史的患者更为安全。最好选用浓缩红细胞和新鲜冰冻血浆（FFP）。有研究认为理想的止血效果须在 1~2 小时内使用 FFP600~2000ml，同时要防治大量输血本身可能造成的低温和水、电解质紊乱。

2. 虽然各凝血因子半衰期在 8 小时以上，但凝血因子 I、Ⅱ、V、Ⅷ、ⅩⅢ 不但在出血时丢失，还在凝血过程中不断消耗，而且大量补液又使血液稀释，因此应在输注血浆的基础上有针对性地补充这些成分。凝血因子Ⅷ有单独制剂，凝血酶原复合物含Ⅱ、Ⅶ、Ⅸ因子，冷沉淀含有 I、Ⅷ、ⅩⅢ 因子，联合上述血制品几乎覆盖全部不稳定凝血酶，可根据出血情况反复输注，若补充及时，10~20 分钟即有止血效果。

3. 血小板的数量和功能对于形成凝血块至关重要。将血小板水平维持在 50×10^9/L 以上较为安全。每 30~60 分钟监测血小板计数，但应注意可能存在的血液浓缩。

4. 须强调钙剂的重要性，它在凝血的级联反应中影响多个因子的活性，必须及时充足量，并应注意葡萄糖酸钙和氯化钙效价的不等同性。除每输血 400ml 常规补 1g 钙以外，成人还可另外给予 2~3g，以提高凝血活性。凝血因子Ⅶ是外源性凝血途径的启动因子，比较稳定,但若缺乏则难以控制出血。

5. 重视止血药物适应证。注射用血凝酶促进创面凝血,却很少引起高凝状态,一般用量为 2~3U;酚磺乙胺的作用在于促进血小板黏附和聚集,有效抑制渗血,须与血小板制剂配合使用;生长抑素和垂体后叶素能收缩内脏血管,对脏器创面渗血效果好,但心脏病患者应慎用;除非存在纤溶亢进的明显证据,我们一般不常规应用氨甲苯酸类药物。

【预防】

1. 术前停用阿司匹林的时间　传统的方法是术前 7 天停用阿司匹林,以减少术中、术后出血危险。

2. 血友病患者术前需补充凝血因子或醋酸去氨加压素　急诊手术的处理同择期手术。血友病患者补充冷沉淀物和适当的凝血因子替代物,并有良好的支持治疗,可以耐受手术和内镜治疗,但大手术出血的并发症发生率仍高达 10%,应高度重视。

3. 如果患者 PT 延长,推荐静脉或皮下使用 VitK 10mg,每日 3 次,可降低 PT、INR。黄疸的患者 VitK 吸收障碍,故口服无效。

四、DIC

弥散性血管内凝血(DIC)是常常在感染、休克、创伤、缺氧及肿瘤等许多疾病发展过程中出现的一种获得性出血综合征。外科手术是引起 DIC 的原因之一。在外科手术中都有并发 DIC 的可能,其病因及病理生理机制不完全相同(图 1-1)。

【原因】

1. 手术所致组织损伤、大量组织因子进入血液循环激活外在凝血系统引起高凝状态。

2. 血管损伤　血管损伤后血管内皮下成分暴露激活内在凝血系统,并与血小板表面受体结合致血小板黏附聚集形成血栓。

3. 大量输血可因输血反应或免疫因素致红细胞破坏释放凝血活酶促进凝血酶生成,白细胞破坏可释放溶酶体和组织凝血活

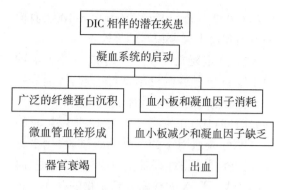

图 1-1　DIC 的进程

酶促进凝血发生 DIC。

4. 脂肪组织分解、血浆游离脂肪酸增多促进高凝状态。术中休克、低氧血症、酸中毒均可促进 DIC 发生(表 1-1)。

表 1-1　急性型与慢性型 DIC 的不同特点

	急性型	慢性型
基础疾病	感染、手术、创伤、病理产科、医源性因素	肿瘤、变态反应、妊娠过程
临床表现	微循环障碍、脏器功能衰竭严重多见,早期较轻,中后期严重而广泛	以轻、中出血为主要表现,可无微循环障碍及脏器功能衰竭
病程	7 日以内	14 日以上
实验检查	多属失代偿型	多属代偿型或超代偿型
治疗及疗效	综合疗法、单独抗凝治疗可加重出血	抗凝与抗纤溶联合治疗有效
转归	较凶险	多数可纠正

【临床表现与诊断依据】

1. 存在易于引起 DIC 的基础疾病,如感染、恶性肿瘤、病理产科、大型手术和创伤等。

2. 有下列 2 项以上临床表现:①严重或多发性出血倾向;②不能用原发病解释的微循环障碍或休克;③广泛性皮肤、黏膜栓塞,灶性缺血性坏死、脱落及溃疡形成,或不明原因的肺、肾、脑等器官功能衰竭;④抗凝治疗有效。

3. 实验室检查符合下列标准(上述指

标存在的基础上,同时有以下 3 项以上异常)。①BPC<100×10⁹/L 或呈进行性下降;②Fbg<1.5g/L 或 >4.0g/L 或呈进行性下降;③血浆鱼精蛋白副凝(3P)试验阳性,或 FDPs>20mg/L 或血浆 D- 二聚体升高(阳性);④PT 缩短或延长 3 秒以上,活化部分凝血活酶时间(APTT)延长 10 秒以上;⑤疑难或其他特殊患者,可考虑行抗凝血酶(AT)、因子Ⅷ和凝血、纤溶、血小板活化分子标志物测定。

【治疗原则】

DIC 的治疗原则是序贯性、及时性、个体性和动态性。主要治疗包括:①去除产生 DIC 的基础疾病的诱因;②阻断血管内凝血过程;③恢复正常血小板和血浆凝血因子水平;④抗纤溶治疗;⑤溶栓治疗;⑥对症和支持治疗。

1. 治疗原发病和消除诱因　原发病的治疗是终止 DIC 病理过程的最关键措施。临床实践表明,凡是病因能迅速去除或控制的 DIC 患者,其治疗较易获得疗效。相反,DIC 基础疾病未予去除或难于去除者,DIC 治疗则甚为棘手或易出现反复。某些诱因的存在,是促发 DIC 的重要因素。因此,积极消除诱因,如防治休克、纠正酸中毒、改善缺氧、保护和恢复单核 - 吞噬细胞系统功能,可以预防或阻止 DIC 的发生、发展,为人体正常凝血 -抗凝、凝血 - 纤溶平衡的恢复创造条件。

2. 抗凝治疗　抗凝治疗是阻断 DIC 病理过程最重要的措施之一。其目的在于抑制广泛性毛细血管内微血栓形成的病理过程,防止血小板和各种凝血因子进一步消耗,为恢复其正常血浆水平、重建正常凝血与抗凝平衡创造条件。

肝素是最主要的抗凝治疗药物。目前,临床上使用的肝素分为沿用已久的标准肝素亦称“普通肝素”和近年由酶解法等获得的低分子量肝素。低分子量肝素(low molecular weight heparin,LMWH)为一组由标准肝素裂解或分离出的低分子碎片,各厂家产品分子量不一,但均在 3000~6000 道尔顿之间。由于其具有某些药物学优势,近年已广泛应用于临床,并有取代标准肝素之势。

3. 补充血小板及凝因血子

适应证:DIC 患者血小板和凝血因子的补充,应在充分抗凝治疗基础上进行。

主要制剂:①新鲜全血;②新鲜血浆;③纤维蛋白原;④血小板悬液;⑤凝血酶原复合物;⑥因子Ⅷ C 浓缩剂;⑦ VitK。

4. 纤溶抑制物

适应证:① DIC 的病因及诱发因素已经去除或基本控制,已行有效抗凝治疗和补充血小板、凝血因子,出血仍难控制;②纤溶亢进为主型 DIC;③ DIC 后期,纤溶亢进已成为 DIC 主要病理过程和再发性出血或出血加重的主要原因;④ DIC 时,纤溶实验指标证实有明显继发性纤溶亢进。主要制剂:①氨基醋酸(EACA);②氨甲萘酸(抗血纤溶芳酸,PAMBA);③氨甲环酸;④抑肽酶(Aprotinin)。

5. 溶栓治疗

适应证:①血栓形成为主型 DIC,经前述治疗未能有效纠正者;② DIC 后期,凝血和纤溶过程已基本终止,而脏器功能恢复缓慢或欠佳者;③有明显血栓栓塞临床和辅助检查证据者。

主要制剂:①尿激酶(urokinase,UK);②单链尿激酶(single chain urokinase plasminogen activator,scu-PA);③高效特异性纤溶酶原激活剂(t-PA);④乙酰化纤溶酶原 - 链激酶复合物(acyl-plasminogen SK activator complex,APSAC)。

(卢云　高源)

第四节　引流管相关并发症

腹部手术中放置腹腔引流管很常见,恰当地应用可以及时排除腹腔内积液、积血、积脓、积气、坏死组织和异物,消灭无效腔,防止感染发生和扩散,保证手术脏器和切口的顺利愈合。但是如果引流管放置不当或术后缺乏细心的管理,也会引起并发症。

一、引流管折断

【原因】

1. 拔管方法不当。拔引流管时应让患者平卧,顺着引流管的方向持续缓慢拔出,避免成角和用力过猛,如遇拔出困难,可旋转引流管后再缓慢拔出。

2. 重视不够,由实习生拔管。拔除特殊引流管需有手术医生或助手在场,以确定拔管的方向、长度和力度,估计拔管困难者需由有经验的医生进行。

3. 腹腔引流管质量问题。腹腔引流管过细、质量低劣可致引流管不结实而易发生引流管拔断。胶管引流应为一次性使用,不宜反复回收消毒后使用,以防引流管老化而拔断。

4. 腹壁戳孔过小。腹壁戳孔过小可致引流管嵌顿而拔出困难,易在侧孔处拔断。

5. 引流管侧孔过多过大。引流管侧孔数量过多或侧孔剪除过大,均可降低引流管的抗牵拉力度。根据引流部位的深浅,3~5个侧孔即可,侧孔的大小应以管径的1/3为宜。

6. 引流管放置不当。放置腹腔引流管应直视下放入有效引流部位,引流管在腹腔内不打折、不弯曲,引出腹壁时不成角,尽可能保持直线最短距离,否则腹腔引流管被粘连包裹后会造成拔出困难。

7. 引流管放置时间过长、负压过大。腹腔引流管放置时间过长可引起管周组织粘连造成拔管困难;引流管负压过大会将大网膜等组织吸入引流管侧孔造成拔管困难。

二、引流管源性肠梗阻

【原因】

1. 引流管选择不当。放置腹腔引流管时所选用的引流管不能过硬过粗,否则可能会压迫肠管造成肠梗阻。

2. 放置引流管时操作不当。放置腹腔引流管一般都是将引流管从腹壁戳孔内由内向外牵拉,血管钳从腹壁外经腹壁戳孔伸入腹腔内夹引流管时,有可能将网膜等组织一齐带入腹壁戳孔内。另外,由内向外抽拉引流管时,也有可能将网膜等组织嵌入腹壁戳孔内,日后造成肠梗阻。

3. 多根引流管之间距离选择不当。多根引流管之间的距离要尽量分隔开,放置后要检查避免大网膜跨越缠绕相邻引流管,以免缠绕的大网膜收缩压迫引流管之间的肠管引起梗阻。

4. 术后不宜过度负压引流,引流管侧孔剪制不宜过大。引流管放置时如置入大网膜及肠脂垂集中部位,加之侧孔较大使用负压引流,大网膜、肠脂垂易嵌入引流管内,易于形成网膜或肠脂垂连接引流管形成束带压迫肠管,引起梗阻。如暂不形成梗阻,可能为日后拔管困难,甚则拔管将网膜引入腹壁戳孔内为日后留下隐患。

5. 放置引流管后未认真检查。放置引流管后,术者一般只注意检查引流管有无到位,而不去检查位于腹腔内的引流管的全过程,这样一旦有肠管被卡压于侧壁与引流管之间就有可能造成梗阻。

(卢云 高源)

第五节 心血管系统并发症

一、术后高血压病

【概述】

随着高血压患病率的升高,外科患者中伴高血压病者数量有增多趋势,成人高血压达10%~20%,老年人群84%。高血压患者围术期充分控制血压是保证手术顺利进行、减少术后并发症的关键。高血压分级:正常血压高值SBP17.3~18.5kPa(130~139mmHg)或DBP11.31~1.9kPa(85~89mmHg)。高血压1度SBP18.7~21.2kPa(140~159mmHg)或DBP12.0~13.9kPa(90~99mmHg);2度SBP 21.3~23.9kPa(160~179mmHg)或 DBP13.3~14.5kPa(100~109mmHg);3度SBP≥24.0kPa(180mmHg)或

DBP≥14.7kPa(110mmHg)。SBP 与 DBP 属于不同度时,以高值为准。

【临床表现】

术后高血压多数无明显症状,仅在术后监测中发现,时可表现有头痛、头晕、耳鸣、心悸、眼花、注意力不集中、记忆力减退、手脚麻木、疲乏无力、易烦躁等症状,甚至产生脑血管意外、心肌梗死、充血性心力衰竭和肾衰等严重后果。

【原因】

1. 原有的高血压未能得到控制。

2. 麻醉因素　气管插管对气管黏膜的刺激,麻醉药物如氯胺酮等,据报道高血压80% 发生在麻醉后 3 小时。

3. 术后疼痛、精神紧张、止痛药物应用不当、急性尿潴留、输血输液过多过快、低氧血症等。

【诊断依据】

1. 术前详细询问高血压病史及程度、服药治疗史。

2. 注意有无脑血管意外、心绞痛、心衰的病史。

3. 心电图、眼底检查,肝肾功能检查,全面了解心血管、脑、肾等重要脏器功能。

【治疗原则】

1. 患者血压在 160/100mmHg 以下,可不作特殊准备。

2. 术前收缩压高于 160mmHg,或舒张压高于 100mmHg,必须服用降压药物治疗,但不必要求把血压降至正常范围。

3. 根据血压下降程度调整药物剂量,直至手术日晨,以免麻醉引起剧烈的血压波动,增加脑血管意外、心肌缺血或心衰等危险性。

4. 长期高血压病患者,进入手术室后,血压急骤升高的患者,应与麻醉师共同抉择,必要时手术延期。

5. 急诊手术或血压过高的患者,术中可选用作用快、持续时间短的降压药物,如硝普钠,一般可在短时间内将血压降至正常水平,停药后恢复也较快,但要密切注意血压变化。

6. 椎管内麻醉时血压波动较大,在血容量不足时,可导致严重的低血压,故行大手术时宜选用全身麻醉。

7. 术后继续用降压药物,镇静镇痛及氧气吸入等,积极处理可能引起术后高血压的因素包括疼痛、意识恢复后反应、低温和寒战和低氧血症等,保持血压平稳,预防与处理并发症。

【预防】

1. 术前高血压得到良好控制。

2. 保持术中避免低氧血症等,合理补液、防止液体过量。

3. 术后给予止痛镇静等对症治疗,防止尿潴留等。

二、术后心肌梗死

【概述】

急性心肌梗死是冠状动脉急性、持续性缺血缺氧所引起的心肌坏死,可并发心律失常、心源性休克或心力衰竭,常可危及生命,是老年患者围术期死亡的主要原因之一。

【临床表现】

由于术后切口疼痛及应用止痛药物等因素,往往掩盖心绞痛症状,故仅仅有一部分患者有胸闷、心悸、心前区疼痛不适、大汗、烦躁、恶心等典型心肌梗死表现,而血压下降、烦躁不安、濒死感等休克表现是其最常见的表现。

【原因】

1. 高龄、或合并其他增加围术期心血管危险性的疾病,如糖尿病、肾病、慢性阻塞性肺病、贫血、出凝血疾病等。

2. 既往患有心绞痛、心肌梗死病史,手术等可增加心脏负担,导致冠状动脉供血不足,严重影响心肌供血。据报道,间隔在 3 个月以内者,术中再发心肌梗死的发生率为37%,6 个月内者为 16%,死亡率则高达 50%。

3. 麻醉过程及术后恢复过程中,缺氧、心律失常、血容量不足或输液过量过快等。

4. 术后疼痛、紧张、情绪激动、休息不佳等因素。

5. 因禁食等因素,未及时服用保心药物等。

6. 术后腹胀、便秘等因素。

【诊断依据】

1. 胸痛、心悸、烦躁不安、出汗、濒死感等不适,或不明原因的低血压。

2. 心电图检查。

3. 血清酶学检查。

【治疗原则】

1. 保持安静、良好的休息,卧床等。

2. 充分吸氧、纠正低氧血症。

3. 给予止痛镇静药物,如吗啡或哌替啶等。

4. 适当补液,纠正低血容量,注意输液速度。

5. 纠正心律失常。

6. 据手术情况 6 小时内给予抗凝溶栓等治疗。

7. 请相关心内科等会诊,有条件者转入 ICU 等治疗,必要时手术治疗。

【预防】

1. 术前心电图,心脏超声等检查,详细评价心脏功能,并给予心理指导,避免过度紧张。

2. 急性心肌梗死的患者发病 6 个月内不作择期手术。

3. 围术期给予保护心肌的药物,改善心肌供血情况。

4. 改善贫血,纠正水电解质紊乱。

5. 术中术后保持血压稳定,充分供氧,及时合理补液。

6. 纠正心律失常。

三、术后急性心力衰竭

【概述】

急性心力衰竭是指心脏在短时间内发生心肌收缩力明显下降,或心室负荷加重而导致急性心排出量减低的一组综合征,可同时出现肺循环和(或)体循环淤血,临床表现主要是呼吸困难,无力而致体力活动受限和水肿。

【临床表现】

早期可无症状,或仅表现为心动过速、面色苍白、出汗、乏力等非特异症状,急性左心衰竭以及肺水肿,肺循环淤血等主要表现,患者突发劳力性呼吸困难,端坐呼吸、咳嗽、咳粉红色泡沫痰、及其他如烦躁不安、嗜睡、头晕、乏力、大汗淋漓等。右心衰竭少见,主要表现为体循环淤血,腹胀、水肿、少尿、颈静脉怒张、少尿、发绀等。

【原因】

1. 既往有心脏病病史,如心脏瓣膜病变、冠心病、心肌梗死、心肌病、心肌炎、严重心律失常等。

2. 合并甲状腺功能亢进、糖尿病、贫血等全身疾病。

3. 麻醉和手术过程中,心肌缺氧,电解质紊乱等。

4. 静脉输血或输液过多,过快。

5. 术后感染,如合并肺部感染。

6. 围术期心理因素,如劳累、精神紧张、情绪激动、手术所致各种不适等。

【诊断依据】

1. 呼吸困难,端坐呼吸、咳嗽、咳粉红色泡沫痰、腹胀,水肿等表现。

2. 心电图、心脏超声等心电检查。

3. 心肌酶学等检查。

4. 血清分析、血常规、肝肾功能、电解质等实验室检查。

5. 胸部 CT 等影像学检查。

【治疗原则】

1. 采取坐位或半卧位、高流量吸氧、应用镇静药物。

2. 应用强心利尿药物,如毛花苷丙、呋塞米等。

3. 血管活性药物,如硝酸甘油、硝酸异山梨酯等。

4. 选用氨茶碱等药物,解除支气管痉挛。

【预防】

1. 术前心电图,心脏超声等检查,详细评价心脏功能。

2. 急性心力衰竭的患者,最好在心力衰竭控制 3~4 周后,再施行手术。

3. 控制感染。

4. 改善贫血,及时合理补液,纠正水电解质紊乱。

5. 保持血压稳定,充分供氧,避免过度紧张。

6. 纠正心律失常。

(卢云　张茂申)

第六节　呼吸系统并发症

随着我国人口老龄化进程的加速以及医疗技术水平的不断提高,能够接受外科手术治疗的疾病种类以及患者的数量日益增多,因而术后并发症的发生率也逐渐增加,其中术后呼吸系统并发症的发病率较高,给社会及患者家庭带来沉重的负担,应该引起足够的重视。

一、术后肺不张及肺感染

【概述】

术后肺不张及感染是腹部外科最常见的并发症之一,多见于老年人,长期吸烟、卧床、和患有急、慢性呼吸道疾病者。可发生于术后任何时期,多见于术后 24~72 小时。

【临床表现】

临床表现为术后早期发热(除外其他外科情况等)、咳嗽、咯脓痰、呼吸和心率增快,患侧的胸部叩诊呈浊音或实音,听诊有局限性或弥漫性干湿性啰音,呼吸音减弱或消失,常位于后肺底部。胸片或 CT 示肺部浸润性阴影。血气分析示 PaO_2 下降和 $PaCO_2$ 升高等。而一部分患者尤以食欲缺乏、乏力、精神萎靡等为首发表现,有的患者呼吸道、发热症状缺如,容易漏诊误诊,尤其多见于合并慢性阻塞性肺病的老年患者。

【原因】

1. 高龄、肥胖、长期吸烟或术前合并呼吸道疾病和肺功能不全者,肺顺应性下降,使吸气量及肺活量明显下降。

2. 误吸　多发生于麻醉诱导期和拔除气管导管时,或术后早期拔除气管后,患者尚未完全清醒,生理反射尚未完全恢复正常,也易发生误吸,致使酸性胃液吸入肺内,发生吸入性肺炎。

3. 药物影响　如麻醉药物的吸入及气管插管的刺激,可使呼吸道分泌物增多,堵塞支气管导致肺部感染,另外部分药物(如硫苯妥钠),可使贲门括约肌松弛,而去极化肌松药氯琥珀胆碱可增加腹内压,致使胃液反流,增加误吸机会。

4. 排痰不畅　如术后伤口疼痛,留置鼻胃管,术后腹胀,特别是上腹部手术,术后横膈上移,活动幅度受限、肺顺应性下降,致使痰不易咳出。

【诊断依据】

1. 临床症状　发热(除外其他外科情况等)、咳嗽、咯脓痰、呼吸和心率增快,或不明原因乏力、精神萎靡者。

2. 胸部体征　患侧胸部叩诊呈浊音或实音,听诊干湿性啰音,呼吸音减弱或消失等。

3. 胸部 X 线或 CT 检查。

4. 动脉血气分析,血常规等检查。

5. 痰。

【治疗原则】

1. 控制感染,参考痰细菌培养及药物敏感试验选择抗菌药物。在没有药物敏感结果时,可经验性用药,对大肠埃希菌、克雷伯杆菌等肠杆菌科细菌,可选用第二、三代头孢菌素、哌拉西林、氨曲南或喹诺酮类,对铜绿假单胞菌可用头孢他啶、头孢哌酮、氨曲南、哌拉西林、拉氧头孢或亚胺培南,加酶抑制剂或加阿米卡星亦可提高疗效。

2. 通畅呼吸道,协助排痰,祛痰药物的应用,纠正缺氧和二氧化碳潴留。

3. 支持治疗　注意补充足够蛋白质、热量及维生素,维持适当的液体平衡,过多的液体会加重肺水肿,肺部感染等,注意给予解热镇痛药物后,导致过度出汗、脱水、补液不足出现尿少等低血压休克表现。

4. 氧气吸入,流量 2~4L/min,必要时给予机械通气。

5. 尽早解除腹胀等引起腹内压增高等因素。

【预防】

1. 对高危患者,完善血气分析,肺功能,胸部 CT 等检查,术前仔细评估肺功能,危险因素包括慢性阻塞性肺病、吸烟、高龄、肥胖、急性呼吸系统感染等;PaO_2 低于 60mmHg 和 $PaCO_2$ 高于 45mmHg,围术期肺并发症明显增加,第 1 秒钟最大呼气量(FEV1)<50%,提示肺功能重度不全,术后可能需机械通气。

2. 术前戒烟 1 周以上,锻炼深呼吸及正确咳痰方法,以减少功能残气量;

3. 对合并有慢性支气管炎等患者,可给予雾化吸入,祛痰、支气管扩张药物等,喘息正在发作者,择期手术应推迟;急性呼吸系统感染者,则其手术应推迟至治愈后 1~2 周,如系急症手术,需加用抗菌药物,尽可能避免吸入麻醉。

4. 减少误吸几率 如麻醉药物等应用,拔管时吸净气管分泌物,术后取平卧位,头偏向一侧等。

5. 术后止痛处理,协助患者翻身、拍背及体位排痰。

二、术后肺水肿

【临床表现】

发病早期,表现为失眠、恐惧不安、出冷汗、胸闷、心率增快等;肺部查体无异常体征,继续发展进入肺水肿间质期,患者常有咳嗽、胸闷,呼吸浅速、急促、端坐呼吸、发绀、颈静脉怒张;听诊可闻及两肺哮鸣音或少量湿啰音,血气分析检查多显示动脉氧分压降低;X线表现为肺纹理明显增加、肺野密度普遍增高。一旦进入肺泡水肿期,则表现为严重呼吸困难、发绀、咳嗽、大量泡沫或血性泡沫痰,两肺满布干湿啰音。血气分析提示低氧血症加重,甚至出现 CO_2 潴留和混合性酸中毒,X线检查提示双肺广泛大片影,心源性肺水肿可发现心脏病体征。

【原因】

主要见于年老体弱、休克、脓毒血症所造成的肺泡膜损伤、及原有心脏疾患的患者,在左心衰竭、肾功能不全以及淋巴循环障碍的患者,更易出现肺水肿。

1. 肺毛细血管静水压增高

(1)心源性因素:原有心脏病等患者如术后外周血管阻力增加,心动过速或 β - 受体阻滞药物用量过多后心动过缓,左心排出量降低等,可使肺毛细血管压急剧上升,当平均毛细血管压 >35mmHg 或平均肺静脉压 >30mmHg,就可导致肺水肿。

(2)术后输血输液过快或过量,可使右心负荷增加。

2. 血管通透性增加,造成毛细血管通透性增加的因素很多,如呼吸道梗阻、创伤、感染、休克等,造成毛细血管内皮损伤,血管通透性增加。误吸可引起吸入性肺炎和支气管痉挛、内皮细胞损伤及肺表面活性物质的灭活,从而使液体渗出之肺组织间隙。

3. 低蛋白血症。

【诊断依据】

1. 端坐呼吸、粉红色泡沫痰、呼吸困难等典型症状。

2. 胸部体征 叩诊呈浊音或实音,听诊湿性啰音等。

3. 胸部 X 线或 CT 检查。

4. 动脉血气分析。

【治疗原则】

术后的重症患者、有条件者最好进入ICU,进行心肺监测。保证供氧、吸痰保持呼吸道通畅,在 CVP 监测下输液,防止输液量过大、过快。

1. 纠正低氧血症 由于肺水肿阻碍了氧的弥散,常需要吸入高浓度氧,必要时给予间歇正压辅助呼吸,同时应密切监测心率、血压及呼吸情况。

2. 降低循环前后负荷，降低肺毛细血管压。

(1) 采取坐位，减少静脉回流。

(2) 应用呋塞米等快速利尿剂，不见效时可加倍剂量重复给药，是治疗急性肺水肿的紧急措施，尤其对于心源性及输液过多引起的急性肺水肿。

(3) 血管扩张剂，如选用直接作用于血管平滑肌的扩血管药硝酸甘油或硝普钠。

3. 增加心肌收缩力　急性肺水肿合并低血压者，多为严重左心衰竭，应适当选择正性肌力药物，包括强心苷、肾上腺素等药物。

4. 纠正低蛋白血症，以提高胶体渗透压，尤其是左心衰竭，但 ARDS 时肺水肿，由于血管通透性增加，以致白蛋白亦可渗漏至间质，加重肺水肿，故避免使用。

【预防】

1. 注意液体的出入平衡，输液速度。

2. 纠正低蛋白血症。

3. 控制感染，减少肺泡损伤。

4. 对于心脏疾患的患者，预防心衰出现，及时给予强心、利尿等药物。

三、术后肺栓塞

【概述】

肺栓塞（pulmonary embolism，PE）是由于肺动脉或其分支被各种栓子阻塞而引起的一组疾病或临床综合征的总称，其中最常见的栓子是来自下肢深静脉的血栓，其余的为少见的新生物细胞、脂肪滴、气泡、静脉输入的药物颗粒，偶见留置的导管头端引起的。肺栓塞后肺组织可产生严重的血供障碍并发生坏死，即称为肺梗死。

【临床表现】

肺栓塞的临床表现可从无症状到血流动力学不稳定，甚或发生猝死。病情严重程度依据病变范围、部位及栓塞的数量、阻塞程度、有无肺梗死而不同。典型临床三联症即呼吸困难、胸痛和咯血，严重者可发生发绀和休克，主要有四种综合征：①急性肺心病；②肺梗死；③不能解释的呼吸困难；④慢性反复性肺血栓栓塞。其中，①呼吸困难和气促（80%~90%）是最常见的症状，轻者呈阵发性过度换气和活动后气短，严重者呈持续性呼吸困难，呼吸浅快，可达每分钟 40~50 次；②胸痛，包括胸膜炎性胸痛（40%~70%），表现为呼吸、咳嗽时胸痛加剧，提示小的周围肺血管栓塞或肺梗死；或者为心绞痛样疼痛（4%~12%），表现为胸骨后非对称性压榨感，可向肩胛和颈部放射，提示大血管栓塞引起肺动脉急性扩张和冠状动脉缺血；③晕厥（11%~20%），因心排出量急剧降低导致脑缺血所致，提示大血管急性栓塞，可为肺栓塞的唯一或首发症状；④烦躁不安、惊恐，甚至濒死感（55%）；⑤咯血（11%~30%），常为小量咯血，大咯血少见，为鲜红色，数日后变为暗红色，提示肺梗死；⑥咳嗽（20%~37%）；⑦心悸（10%~18%）。需注意临床上出现所谓"肺梗死三联症"（呼吸困难、胸痛和咯血）者不足 30%。

【原因】

1. 原发性危险因素即先天性因素，包括凝血因子 V 突变、蛋白 C 缺乏、抗凝血酶缺乏等。此类患者多表现为反复静脉血栓和栓塞。

2. 继发性危险因素是指后天获得的各种病理生理异常，包括手术、严重创伤、脓毒症、恶性肿瘤、药物作用、输血、机械通气等。以上危险因素可单独存在，也可同时存在，协同作用。

(1) 手术的影响：手术的创伤刺激机体凝血功能增强，机械通气、术中低血压、使用肌松药和镇静药以及缩血管药都是静脉血栓形成的危险因素；术后卧床，下肢肌肉泵作用消失，血流缓慢，围术期液体丢失进一步增加了血液黏稠度，所以静脉血栓形成的风险增加。

(2) 解剖因素的影响：对于下腹部和盆腔手术，盆腔的解剖特点促进静脉血栓形成。盆腔静脉密集，静脉壁薄，无静脉瓣，缺乏有力的支持组织，血流缓慢，术中及术后易发生静脉回流障碍。

（3）恶性肿瘤的影响：恶性肿瘤患者多伴有凝血机制异常，肿瘤分泌的某些促凝物质可使机体产生高凝状态，促使血栓形成。

（4）高龄的影响：高龄患者多伴有高血压、高血脂、高血糖等慢性基础疾病，血液黏稠度增加；年龄增加导致肌张力降低和血管的退行性改变；高龄患者术后卧床时间偏长。

（5）腹腔镜手术的影响：目前，腹腔镜在腹部外科中的应用越来越广泛。同开腹手术相比，气腹增加了腹内压，腔静脉受压使下肢静脉回流减慢甚至淤滞。理论上讲，腹腔镜手术的患者可能更易诱发静脉血栓形成。但也有研究显示，腹腔镜手术并未增加静脉血栓形成的风险，可能与其创伤小、出血少、术后活动早、恢复快等因素有关。

【诊断依据】

PE 早期可能缺乏特异性的临床表现。因此，选择合适的诊断方法对于早期诊断和治疗尤为重要。

1. 非特异性的临床表现。

2. 主要体征　①呼吸急促（70%），呼吸频率 >20 次 / 分，是最常见的体征；②心动过速（30%~40%）；③严重时可出现血压下降甚至休克；④发绀（11%~16%）；⑤发热（43%），多为低热，少数患者可有中度以上的发热（7%）；⑥颈静脉充盈或搏动（12%）；⑦肺部可闻及哮鸣音（5%）和（或）细湿啰音（18%~51%），偶可闻及血管杂音；⑧胸腔积液的相应体征（24%~30%）；⑨肺动脉瓣区第二心音亢进或分裂（23%），P2>A2，三尖瓣区收缩期杂音。

3. 血常规和凝血指标，当存在 DVT 或 PE 时，可出现白细胞增多、纤维蛋白原升高、凝血酶原时间和部分活化的凝血酶原时间改变等，但缺乏特异性的诊断价值。

4. D- 二聚体 <500μg/L，即可排除血栓栓塞可能，不需进一步检查。但肿瘤、炎症、感染、坏死、手术均可引起血浆 D- 二聚体升高，故 D- 二聚体 >500μg/L 时，因其特异性差，假阳性高，不能确诊存在血栓栓塞。因此，D-

二聚体检测的临床价值在于其阴性结果，该检查已成为怀疑 DVT 或 PE 时的常规检查项目。

5. 血气分析　发生 PE 时，血气分析可表现为低氧血症，低碳酸血症，肺泡 - 动脉血氧分压差增大，部分病例血气分析也可正常，故动脉血氧分压正常不能除外肺栓塞。但因血气分析具有简便、快速的特点，现常作为诊断 PE 和评价预后的重要方法。

6. 常规心电图检查　急性肺栓塞时 70% 以上的患者可出现非特异性心电图异常，多在发病后立即出现，并呈动态变化。表现为电轴右偏，肺性 P 波，Ⅰ 导联 S 波加深，Ⅲ 导联出现 Q 波和（或）T 波倒置（SIQⅢTⅢ），V_1 至 V_4 导联 T 波倒置，完全性或不完全性右束支传导阻滞。心电图无异常但不能除外 PE。心电图不仅具有诊断价值，还可以排除心绞痛、心肌梗死等疾病，而且也对溶栓效果具有一定的提示作用，V1 至 V4 导联 T 波倒置加深可能提示溶栓成功、右室负荷减轻。

7. 超声心动图检查　经胸与经食管二维超声心动图能间接或直接提示肺栓塞存在征象，是目前常用的无创性检查方法。另外下肢彩色多普勒超声检查能准确地显示静脉结构、血栓的部位和形态、管腔阻塞程度、血管周围组织，并提供血流动力学信息，甚至还可以大致判断血栓的组织成分，对检查下肢深静脉血栓形成具有很高的价值，是诊断 DVT 最常用的方法。

8. 螺旋 CT 肺动脉造影（multislice computed tomography pulmonary angiography，CTPA）　可直接发现肺动脉内的充盈缺损、远端血管不显影等直接征象，可作为确诊 PE 的依据。

9. 数字减影血管造影　多年来，数字减影血管造影（digital substraction angiography，DSA）被视为诊断下肢深静脉血栓形成和肺栓塞的"金标准"。但因其有创检查、且费用较高，并发症的发生率约4%，放射线暴露量明显高于 CT，现已不作为首选检查，也未被用于常规检查，仅用于复杂病例的鉴别诊断或为腔内和手术治疗提供血流动力学资料。

【治疗原则】

其治疗应根据发病时间、栓塞的部位、范围及临床表现而定。一般治疗包括本病发病急需作急救处理应保持患者绝对卧床、止痛、吸氧、必要时机械通气、抗凝、溶栓、祛聚、纠正低血压、抗感染等治疗。外科治疗包括肺栓子切除术和腔静脉阻断术。

【预防】

腹部外科手术后需要加强预防的患者包括：接受较大手术者、高龄者；既往有静脉血栓形成病史者；伴有心力衰竭及严重呼吸系统疾病者；术后卧床时间较长者；术后转入ICU者等。

1. 一般措施　术后鼓励患者尽早下床活动；如不能下床则应经常做足、趾的主动活动或下肢的被动运动；卧床时可适当抬高下肢，但不要在腘窝或小腿下单独垫枕，以免影响小腿深静脉回流；多做深呼吸和咳嗽动作。

2. 机械方法　常用的机械预防方法包括穿弹力袜、使用间歇充气压缩泵、机械性静脉足泵等。

3. 药物预防　主要是对抗血液的高凝状态，防止血小板聚集。一项随机临床研究表明，低分子肝素可使慢性阻塞性肺病急性发作期患者的深静脉血栓发生率从28%下降至15%，而严重出血的发生率并未显著增高，而对于有高出血风险的患者，则应慎用药物预防，以机械预防为主，辅以基本预防措施。

（卢云　张茂申）

第七节　消化系统并发症

一、急性胃扩张

【概述】

急性胃扩张是指胃及十二指肠在短期内有大量内容物潴留，而发生的急性极度扩张，胃壁变薄且十分脆弱，有出血点和溃疡，严重者可发生胃坏死或穿孔，导致反复呕吐，进而出现水电解质紊乱、碱中毒症状，甚至休克、多器官功能衰竭而死亡。常发生于腹部手术后，也可发生于慢性消耗性疾病、长期卧床的患者，亦可因暴饮暴食所致。据早期文献记载，术后急性胃扩张的死亡率高达75%，近年来由于对本病的认识提高，预后良好。

【临床表现】

最常见的早期症状为上腹或脐周胀痛、常为持续性，可有阵发性加重，但多不剧烈。继之则出现恶心呕吐，为胃内容物，开始量小次数频繁，表现为不自主及无力的呕吐，这种呕吐实际上是胃膨胀后胃内容物的溢出。以后呕吐量逐渐增多、发作频繁，虽多次呕吐但腹胀并不减轻。呕吐物常为棕褐色酸性液体，潜血试验阳性。发病早期可有少量排气、排便，后期大部分患者排便停止，如未能及时诊断、处理，则有严重的脱水、碱中毒、休克表现，即患者极度口渴、精神萎靡、呼吸急促浅快，脉搏快而细速，血压偏低，尿量减少等。若胃壁坏死穿孔则出现剧烈腹痛，全腹有明显腹膜刺激征及移动性浊音，全身情况恶化并休克现象。

【原因】

1. 外科手术、创伤、麻醉，尤其是腹腔、盆腔手术及迷走神经切断术，均可直接刺激躯体或内脏神经，引起胃的自主神经功能失调，胃壁的反射性抑制，造成胃平滑肌弛缓，进而形成胃扩张，各种创伤产生的应激状态，尤其是上腹部挫伤或严重复合伤时，急性胃扩张的发生与腹腔神经丛受强烈刺激有关；麻醉时气管插管、术后给氧及胃管鼻饲，亦可使大量气体进入胃内，形成胃扩张。

2. 严重的感染如脓毒症，或某些传染病如伤寒、肝炎等。

3. 疾病状态、情绪紧张、剧烈疼痛、精神抑郁、营养不良等均可引起自主神经功能紊乱，导致胃张力减低或排空延迟而致急性胃扩张；糖尿病神经病变、抗胆碱能药物的应用、水电解质失衡、中枢神经系统损伤、尿毒症等均可影响胃的张力和胃的排空，导致出现急性胃扩张。胃扭转、嵌顿性食管裂孔疝、十二指肠肿瘤、异物及十二指肠雍积症等均可引起胃潴留和急性胃扩张；脊柱畸形、环状胰腺、胰腺癌等也可压迫胃的输出道引起急性胃扩张。

4. 暴饮暴食也可引起急性胃扩张。

【诊断依据】

1. 手术早期或暴饮暴食后，出现上腹饱胀不适及上述溢出性呕吐现象。

2. 腹部查体可见腹部高度膨隆，上腹部尤显著，有时可见扩大的胃型，有振水音，肠鸣音多减弱或消失。胃管吸出大量同样液体，甚至达 3~4L，即可确诊。

3. 腹部 X 线或 CT 检查见胃影增大，上腹部巨大液 - 气平面。

4. 血气分析及电解质　血钾、钠、氯降低，严重碱中毒表现，二氧化碳结合力可增高。

5. 除外高位机械性小肠梗阻、弥漫性腹膜炎等疾病。

【治疗原则】

1. 内科治疗

(1) 禁饮食，持续胃肠减压，直至呕吐、腹胀症状消失，肠鸣音恢复为止。

(2) 洗胃，可用等渗盐水洗胃，直至吸出正常胃液为止，但应注意避免一次用水过多或用力过猛，以免造成胃穿孔。

(3) 经常改变卧位姿势，以解除十二指肠水平部的受压。若病情允许，可采用俯卧位，或将身体下部略垫高。

(4) 纠正水电解质紊乱及酸碱平衡失调，足够的静脉营养支持，积极抗休克治疗。

2. 外科手术治疗　主要适用于已有腹腔内感染、气腹或疑有胃壁坏死者。手术方法以简单有效为原则，如胃造口术、胃空肠吻合术、粘连带松解、内疝复位术。

【预防】

1. 腹部大手术后，采用胃肠减压以防止其发生。

2. 避免暴饮暴食，尤其在长期疲劳、饥饿后。

3. 重视围术期的处理，尤其具有高危因

素的手术患者，如迷走神经切断及胃部分切除，精神因素，贫血，低蛋白血症，水电解质紊乱等可诱发本症，术前改善患者的营养状态，及时纠正贫血，消除患者对病情的紧张顾虑等。

二、腹胀

【概述】

腹胀是一种主观上的感觉，自觉全腹或局部有胀满感，通常伴有相关的症状，如呕吐、腹泻、嗳气、呃逆等；也可以是一种客观上的检查所见，发现局部或全腹部膨隆。引起腹胀的原因主要见于胃肠道胀气、各种原因所致的腹水、腹腔肿瘤等。

【临床表现】

一般说来胃肠胀气均有腹部膨隆，局限于上腹部的膨隆多见于胃或横结肠积气所致，小肠积气腹部膨隆可局限于中腹部，也可为全腹部膨隆，结肠积气腹部膨隆可局限于下腹部或左下腹部，幽门梗阻时，上腹部可有胃型及蠕动波，肠梗阻时可见肠型及肠蠕动波，肠鸣音亢进或减弱，腹膜炎患者可有压痛及肌紧张。

【原因】

1. 全身因素　糖尿病、酮症、尿毒症，麻醉药物、止痛药物、精神紧张等因素。

2. 胃肠胀气　吞气症、消化功能不良、呼吸功能衰竭。

3. 各种引起的胃肠道梗阻　如急性胃扩张、幽门梗阻、肠梗阻、便秘、腹腔感染、电解质紊乱等。

4. 各种原因引起的腹水，如肾病综合征、心力衰竭、低蛋白血症等，腹腔结核。

5. 腹腔肿物过大压迫胃肠道导致梗阻而发生的腹胀，常见于胰腺囊肿、肝囊肿、卵巢癌、肝癌、胃肠道恶性肿瘤等。

6. 急腹症引起的腹胀，如急性腹膜炎、急性肠梗阻、急性腹间隔综合征等。

【诊断依据】

1. 腹胀等自我感觉及客观检查。

2. 常规肝肾功能、电解质检查,以及相应的脏器功能和酶学、肿瘤标志物等检查。

3. 腹部 B 超及 CT 检查有助于检查有无腹水、腹腔内囊实性占位等病变。

4. 腹腔穿刺　了解腹水性状,并做腹水常规,必要时涂片检查,抗酸杆菌等检查。

【治疗原则】

主要针对术后腹胀给予等对症治疗。

1. 禁饮食,胃肠减压,控制感染,补液对症,必要时给予生长抑素泵入治疗。

2. 多适当活动,肥皂水灌肠,促进排气排便。

3. 营养支持,纠正低钾血症等电解质紊乱,纠正低蛋白血症。

4. 针对腹水的治疗,可反复给予呋塞米等利尿药物。

5. 中医治疗　给予电针足三里等针灸治疗。

6. 原发病的治疗。

三、应激性溃疡

【概述】

应激性溃疡是机体在严重应激状态下发生的一种急性上消化道黏膜病变,以胃为主,表现有急性炎症、糜烂或溃疡,严重时可发生大出血或穿孔。此病可属于 MODS,亦可单独发生。

【临床表现】

早期临床表现往往不明显,本病不严重时无上腹部疼痛和其他胃部症状,常被忽视。由于原发病危重,掩盖了消化系统的症状,如恶心,呕吐和上腹部不适等非特异性症状,故常首先以出现呕血和排柏油样便为早期表现,大出血可导致休克,反复出血可导致贫血。合并穿孔时,即有剧烈腹痛、压痛及肌紧张等腹膜炎表现。

【原因】

1. 外源性因素　某些药物如非甾体类抗炎药阿司匹林、保泰松、吲哚美辛、肾上腺皮质激素、某些抗生素、酒精等,均可损伤胃的黏膜屏障,导致黏膜通透性增加,胃液的氢离子回渗入胃黏膜,引起胃黏膜糜烂、出血。

2. 内源性因素　包括重度休克、严重全身感染、严重创伤或大手术、过度紧张劳累等。在应激状态下,可兴奋交感神经及迷走神经,前者使胃黏膜血管痉挛收缩,血流量减少,后者则使黏膜下动静脉短路开放,促使黏膜缺血缺氧加重、导致胃黏膜上皮损害,发生糜烂和出血。严重休克可致 5- 羟色胺及组胺等释放,前者刺激胃壁细胞释放溶酶体,直接损害胃黏膜,后者则增加胃蛋白酶及胃酸的分泌而损害胃黏膜屏障。

3. 其他几种特殊类型的应激性溃疡

(1) Curling 溃疡:继发于中重度烧伤后发生胃和十二指肠急性炎症和溃疡,多在烧伤的治疗过程中发生。

(2) Cushing 溃疡:颅脑损伤、颅内手术或脑病变,导致的胃十二指肠的急性炎症及溃疡。

【诊断依据】

1. 呕血及便血等消化道出血表现。

2. 病史　如有创伤、大手术、休克或脓毒症等。

3. 实验室检查　血常规、血气分析、肝肾功能。

4. 胃镜检查　可证明病变,但应考虑患者的全身情况能否耐受,如明确诊断,同时可做相应的局部治疗。

5. B 超及 CT 检查　视情况而定。

6. 选择性血管造影　如需鉴别其他消化道大出血的部位可选用。

【治疗原则】

积极治疗原发病,改善患者的危重情况,去除应激因素,抢救休克、引流脓肿、控制感染、缓解黄疸、解除胃肠道梗阻、保持水电解平衡、治疗 ARDS 等。针对消化道出血具体措施如下:

1. 一般治疗　禁饮食,胃肠减压,可先给予冷盐水洗胃,去除胃内血液及凝血块,再给予去甲肾上腺素、凝血酶等药物。

2. 药物治疗

（1）全身止血药物的应用，如凝血酶，酚磺乙胺等。

（2）静脉滴注奥美拉唑等质子泵抑制剂，抑制胃酸分泌。

（3）生长抑素的泵入。

3. 内镜止血 小动脉出血者可在胃镜直视下采用高频电凝止血或激光凝固止血等。

4. 栓塞治疗 是目前食管下端、胃及十二指肠溃疡出血首选方法，尤其是对胃左动脉分支出血的治疗效果更佳。

5. 手术治疗 对各种保守治疗仍继续反复大量出血者；持续大量出血，在 6~8 小时内输血 800~1200ml，尚不能维持血压，合并溃疡穿孔或腹膜炎者。常用手术方式有迷走神经切断＋幽门成形及胃切开止血术、胃大部切除术、全胃切除术等。

【预防】

1. 全身性措施 包括去除应激因素，纠正供血、供氧不足，维持水、电解质、酸碱平衡，及早给予营养支持等措施。营养支持主要是及早给予肠内营养，在 24~48 小时内，应用配方饮食，从 25ml/h 增至 100ml/h。另外还包括预防性应用制酸剂和抗生素的使用，以及控制感染等措施。

2. 局部性措施 包括胃肠减压、胃管内注入硫糖铝等保护胃十二指肠黏膜，以及注入 H_2- 受体拮抗剂和离子泵抑制剂等。

（卢云　张茂申）

第八节　泌尿系统并发症

一、术后急性尿潴留

【概述】

术后急性尿潴留（acute urinary retention，AUR）是指手术后发生的急性膀胱胀满而无法排尿，常伴随由于明显尿意而引起的疼痛和焦虑，严重影响术后患者的生活质量及恢复。

【临床表现】

患者有下腹胀满并膨隆，尿意急迫而不能自行排出，感到尿胀难忍，辗转不安，十分痛苦。在触诊或叩诊膨胀的膀胱区时，有尿意感。

【原因】

正常人膀胱容量为 300~500ml。当膀胱内的容量达到 200~400ml 时，产生的压力被膀胱内壁压力感受器感知，冲动沿盆神经的传入纤维到达骶髓的低级排尿中枢，并同时传到脑干和大脑皮质的高级排尿中枢，产生尿意，大脑皮质对脊髓排尿中枢起着抑制和调节作用，如果时机和环境不适合，将抑制低级中枢的活动从而暂不发生排尿；反之排尿中枢发放冲动沿盆神经的纤维传出，引起逼尿肌收缩和尿道括约肌舒张，这样完成了一系列的排尿活动。这一生理活动是膀胱与神经相互作用协调的结果，是较为复杂的生理过程，脊髓反射弧或大脑皮质功能障碍、尿液排出通路受阻，逼尿肌和括约肌功能的异常等原因均可导致排尿困难和尿潴留的发生。常见病因如下：

1. 神经源性 全麻或区域麻醉术后可不同程度地影响正常排尿的神经生理反射，是导致尿潴留的常见原因，如广泛的盆腔手术影响膀胱的运动和感觉神经，腰麻后膀胱过度膨胀、会阴部手术、疼痛等所致尿道括约肌痉挛。

2. 尿路感染 术中需要导尿的患者，或者术前有尿路感染的高危因素的患者（如老年女性，会阴部手术），术后易发生尿路感染，致患者出现排尿时费力、疼痛而致急性尿潴留。

3. 药物性 很多药物都可引起尿潴留，如中枢神经抑制药可抑制大脑皮质及脑干的自主排尿控制功能、抗胆碱类药物如阿托品、溴丙胺太林可使逼尿肌松弛、α 肾上腺素类药物可使括约肌收缩，其他药物如抗高血压药物、抗心律失常药物、钙通道阻断药、抗组胺药以及某些抗抑郁药都有引起尿潴留的报道。此外，应用利尿药等致低钾血症，可使膀胱逼尿肌无力。

4. 直肠癌或其他盆底手术术后

(1) 膀胱移位:直肠切除术后特别是Miles术后膀胱后方骶前空虚,膀胱即可在此平面后移位,使尿道球部和前列腺部的成角增大,使平卧的患者在膀胱排空时几乎垂直向上排尿需克服更大的阻力,引起排尿困难。

(2) 盆神经损伤:盆腔副交感神经系排尿的主要运动神经,盆腔神经损伤后上述排尿机制遭到破坏,就会引起排尿功能障碍。

(3) 前列腺肥大:直肠癌患者大多年龄较大,常有不同程度的前列腺肥大。有些患者可能术前已有排尿障碍的病史,只是症状不一定明显,而术后由于膀胱位置的改变,肌肉或神经受到损伤,导致逼尿肌收缩无力,以及后尿道创伤引起水肿均可使原来较隐匿的排尿困难显示出来,引起尿潴留。

(4) 腹部切口的疼痛影响增加腹压帮助排尿的能力,老年人尤其是年迈、体弱、营养不良、贫血者,常伴有膀胱收缩无力,手术又影响腹肌的收缩力,均可导致排尿困难。

(5) 肛提肌切除术后,排尿时丧失了盆底肌的协调运动也是引起尿潴留的原因之一。

5. 不习惯卧位排尿　膀胱的初始静息压在卧位时比坐位时要低6倍,比站立位时低近9倍,加之患者不习惯于卧位排尿,可使平卧时的排尿阻力明显增加,致使排尿困难。

另外,急性尿潴留也可见于术后高热、昏迷患者,精神因素也是导致尿潴留的原因。

【诊断依据】

通过详细的病史询问和体格检查,配合相应的实验室检查和辅助检查,可明确病因及诊断,为后续治疗提供依据。

1. 病史询问

(1) 有无下腹胀满感,尿意急迫而不能自行排出的临床症状。

(2) 发生急性尿潴留前的手术史、外伤史,尤其是下腹部、盆腔、会阴、直肠、尿道、脊柱等的外伤、手术史;经尿道行导尿、膀胱尿道镜检、尿道扩张等有创检查、治疗史。

(3) 询问用药史,了解患者目前或近期是否服用了影响膀胱及其出口功能的药物,常见的有肌松剂如手术时麻醉用药、黄酮哌酯等,M受体阻滞剂如阿托品、莨菪碱类、托特罗定等,α受体激动剂如麻黄碱、盐酸米多君。其他药物如抗抑郁药、抗组胺药、解热镇痛药、抗心律失常药、抗高血压药、阿片类镇痛药、汞性利尿剂等亦可导致尿潴留。

2. 体格检查

(1) 局部及泌尿生殖系统检查

视诊:除特别肥胖外,多数患者能在耻骨上区见到过度膨胀的膀胱。

触诊:下腹部耻骨上区可触及胀大的膀胱,除部分神经源性膀胱外,压之有疼痛及尿意感。

叩诊:胀大的膀胱在耻骨上区叩诊为浊音,有时可胀至脐平。

(2) 神经系统检查:排尿活动是在神经系统调控下完成的,涉及脑干以上中枢神经、脊髓中枢、外周自主神经及躯干神经、膀胱及尿道神经受体与递质等。因此,详尽的神经系统检查有助于区分有无合并神经源性膀胱。临床常作跖反射、踝反射、提睾反射、球海绵体肌反射、肛反射、腹壁反射、鞍区及下肢感觉、下肢运动等检查,必要时请神经科医师协助。

3. 尿常规　尿常规可以了解患者是否有血尿、脓尿、蛋白尿及尿糖等。

4. 超声检查　经腹部超声检查可以了解泌尿系统有无积水或扩张、结石、占位性病变等,男性患者的前列腺形态、大小、有无异常回声、突入膀胱的程度等。同时还可以了解泌尿系统以外的其他病变如子宫肌瘤、卵巢囊肿等。此外,在患者急性尿潴留解除、能自行排尿后,可行B超残余尿量测定。

【治疗原则】

1. 病因治疗　术后急性尿潴留需要急诊处理,应立即解决尿液引流。因此,除了急诊可解除的病因外,其他病因导致的急性尿潴留可在尿液引流后,再针对不同的病因进行治疗。例如,尿路感染的患者行抗生素治疗,药物性引起的尿潴留可加速药物排泄等。

2. 膀胱减压 通过置管使膀胱减压。术后尿潴留的急诊置管采用阶梯式治疗方法,按创伤程度从小到大依次为:留置 Foley 导尿管、留置 Coudé 导尿管、耻骨上膀胱穿刺造瘘(suprapubic catheter,SPC)。标准的经尿道导尿易于操作,通常容易成功。若经尿道导尿不成功或有禁忌,可放置质硬的、头端成角的弯头导尿管(Coudé 导尿管)或行耻骨上膀胱穿刺造瘘。如果留置 Foley 或 Coudé 导尿管失败,决定行膀胱造瘘前也可尝试其他措施,如导尿管内放置导管、尿道扩张或尿道膀胱镜检查等,或经尿道留置导丝后再沿导丝放置 Foley 导尿管,这种方法可使部分常规导尿失败的患者成功留置 Foley 气囊导尿管。需要注意的是当膀胱过度膨胀时,快速的膀胱减压有可能会引起血尿、低血压等。另外急性细菌性前列腺炎伴急性尿潴留的患者推荐采用耻骨上膀胱穿刺造瘘引流尿液,也可采用细管导尿,但留置导尿管的时间不宜超过 12 小时,同时应立即应用抗生素治疗。

(一) 导尿术

膀胱以下尿道梗阻或神经源性膀胱等疾病引起的急性尿潴留患者可经尿道插入导尿管进行膀胱减压。导尿操作过程应严格遵循无菌原则。导尿术的唯一绝对禁忌证是尿道损伤,包括确诊或怀疑的尿道损伤。严重骨盆创伤或骨盆骨折患者常有尿道损伤,若怀疑患者有尿道损伤,插导尿管前必须进行逆行尿道造影。导尿的相对禁忌证有:尿道狭窄,近期接受尿道或膀胱手术,患者抵触或不合作者。

多数成年患者可选用 16F 或 18F 的导尿管,尿道狭窄患者可能需要较细的导尿管(12F 或 14F),部分前列腺增生患者可能需要使用较粗的导尿管(20~24F),以免导尿管通过尿道前列腺部时发生扭折,也可使用 Coudé 导尿管。有肉眼血尿的患者应选用较粗的导尿管,插入导尿管后进行冲洗以清除膀胱内的血液和凝血块,三腔导尿管可用于膀胱持续冲洗以免膀胱内血块凝集。

(二) 耻骨上膀胱穿刺造瘘

耻骨上膀胱穿刺造瘘的适应证包括对经尿道导尿有禁忌或经尿道插管失败的急性尿潴留患者。耻骨上膀胱穿刺造瘘的禁忌证包括膀胱空虚、既往有下腹部手术史伴严重瘢痕粘连以及既往有盆腔放疗史伴严重瘢痕粘连,明显的全身出血性疾病是相对禁忌证。

与经尿道导尿相比,耻骨上膀胱穿刺造瘘泌尿系感染发生率较低,且不会发生尿道狭窄。另一优点是可以夹管而不需拔管试行排尿,这样就避免了排尿失败后再次置管。耻骨上膀胱造瘘的舒适性更强,患者更易接受,对有保留性功能要求患者尤其适合。但膀胱造瘘发生疼痛、血尿以及导管引流不畅的几率相对更高。对需要置管超过 14 天的患者,耻骨上穿刺造瘘比经尿道导尿的不适症状、发生菌尿症或需要再次置管的机会更少。但也有研究报告经尿道导尿和耻骨上造瘘发生并发症(包括无症状菌尿、下尿路感染或尿脓毒症)的机会相似。

1. 手术治疗 发生尿潴留后应尽量避免长期留置导尿管,长期置管的并发症包括尿路感染、脓毒症、创伤、结石、尿道狭窄或尿道侵蚀、前列腺炎,并可能诱发鳞状细胞癌。术后急性尿潴留的患者大多通过保守治疗均有效,但术前有前列腺增生的患者,在解除尿潴留后推荐早期施行择期经尿道前列腺切除术。

2. 前列腺部尿道支架置入 发生急性尿潴留的患者多为老年患者,常伴有多种其他疾病,增加了手术的风险,10%~15% 的有手术适应证的 BPH 患者无法接受手术治疗。前列腺部尿道支架可保持膀胱出口开放,对于不能耐受手术的高危 BPH 患者行前列腺部尿道支架置入可使患者恢复自主排尿,尿流率增加、膀胱残余尿量减少,生活质量提高,近期疗效满意。

前列腺部尿道支架亦存在置入失败、失

效或移位的可能,但因其置入创伤小,操作简便,置入成功后可立即缓解 AUR,改善排尿,且费用较 TURP 手术低,即使治疗失败仍可再留置导尿或行耻骨上膀胱造瘘,对有手术禁忌证的反复发生 AUR 的 BPH 患者可尝试使用。

3. 间歇性自助清洁导尿(clean intermittent self-catheterization,CISC) 对术后急性尿潴留病因不能有效治疗的患者,CISC 是除长期置管之外的另一选择。CISC 安全、操作简单、技术易于掌握。研究表明,CISC 恢复自主排尿的机会比保留导尿者高,且尿路感染机会更低。最大优势在于不用配戴体外装置,生活方便,而且可以保持性活动,同时它也能够允许患者尝试自主排尿。CISC 可用于在 AUR 发生后短期替代保留导尿以延期手术,也可用于前列腺切除术后因逼尿肌无力而发生尿潴留的患者,尤其适用于术后神经源性膀胱患者。

4. 药物治疗 在急性尿潴留时,因病情紧急,感觉痛苦,尿液引流是首选,药物治疗仅作为尿液引流的辅助治疗,或者患者拒绝导尿或不适合导尿的情况下使用。根据急性尿潴留的发生机制,目前能用于治疗尿潴留的药物主要包括增强膀胱逼尿肌收缩的拟副交感神经类药物和松弛尿道括约肌的 α 受体阻滞剂类药物。

(1) α 受体阻滞剂:α 受体阻滞剂能松弛前列腺和膀胱颈等部位平滑肌,缓解因逼尿肌外括约肌协同失调或尿道外括约肌痉挛所致的尿道梗阻,主要用于缩短急性尿潴留后导尿管的留置时间,以及避免急性尿潴留复发。第一线药物推荐阿夫唑嗪缓释片(alfuzosin),其他同类推荐使用药物还包括多沙唑嗪(doxazosin)、坦索罗辛(tamsulosin)等。使用过程中应注意眩晕、体位性低血压、恶心呕吐等不良反应。酚苄明(phenoxybenzamine)可用于麻醉术后或产后所致急性尿潴留,也可用于前列腺增生和逼尿肌反射低下所致的急性尿潴留。

(2) 拟副交感神经节药物:作用于膀胱逼尿肌的胆碱能神经,可用于手术后或产后的急性尿潴留,主要适应于非梗阻性急性尿潴留、神经源性和非神经源性逼尿肌收缩乏力等。此类药物包括:卡巴胆碱、新斯的明、氯化铵甲酰胆碱、双吡己胺等。卡巴胆碱、新斯的明和酚苄明配合使用效果更好。此类药物静脉或肌肉使用时应注意有心搏骤停的可能。

5. 其他治疗措施

(1) 开塞露:开塞露的主要成分为甘油(55%)、三梨醇(45%~55%)、硫酸镁(10%),甘油可直接刺激直肠壁,通过神经反射引起排便,与此同时引起膀胱逼尿肌强力收缩,括约肌松弛,辅以膈肌以及腹直肌收缩,通过这一系列反射,使腹内压和膀胱内压增高,引起排尿。但对前列腺增生所致急性尿潴留不推荐使用。

(2) 针灸:祖国医学采用针灸对解除产后或术后麻醉所致逼尿肌收缩乏力的急性尿潴留有一定治疗效果。针刺部位可取合谷、三阴交、足三里等穴位,也可以采用新斯的明穴位注射,效果更明显。

(3) 按摩:应用热毛巾湿敷或轻轻按摩耻骨联合上方可以使部分患者自行排尿。

另外,部分患者因术后初次排尿困难而致精神紧张,消除精神紧张后或可自行排尿。

二、术后尿路感染

【概述】

尿路感染(urinary tract infection,UTI),简称尿感,是指病原体侵犯尿路黏膜或组织引起的尿路炎症。根据感染部位,尿路感染可分为上尿路感染和下尿路感染,前者为肾盂肾炎,后者主要为膀胱炎。根据有无基础疾病,尿路感染还可分为复杂性尿感和非复杂性尿感。

【临床表现】

1. 尿道炎 急性尿路炎在男性患者中主要是有较多的尿道分泌物,开始为黏液性,逐渐变为脓性,在女性尿道中分泌物少见。无论男女,排尿时尿道均有烧灼痛、尿频、尿急,尿液检查有脓细胞和红细胞。慢性尿道炎分泌物逐渐减少,或者仅在清晨可无,第一次排尿时可见在尿道口附近有少量浆液性分泌物。排尿刺激症状已不像急性期显著,部分患者可无症状。

2. 膀胱炎

（一）急性膀胱炎

急性膀胱炎可突然发生或缓慢发生,排尿时尿道有烧灼痛,尿频,往往伴有尿急,严重时类似尿失禁,尿频、尿急特别明显,每小时可达5~6次以上,每次尿量不多,甚至只有几滴,排尿终末可有下腹部疼痛。尿液混浊,有脓细胞,有时出现血尿。全身症状轻微或缺如,部分患者有疲乏感。女性新婚后发生急性膀胱炎称为蜜月膀胱炎。急性膀胱炎病程短,如及时治疗,症状多在1周左右消失。

（二）慢性膀胱炎

膀胱刺激征持续存在,且反复发作,但不如急性期严重,尿中有少量或中量脓细胞、红细胞。这些患者多有急性膀胱炎病史,且伴有结石、畸形或其他梗阻因素存在,故非单纯性膀胱炎,应做进一步检查,明确病因。

三、肾盂肾炎

（一）急性肾盂肾炎

急性肾盂肾炎为活动性化脓性感染,常有全身和局部症状及局部体征三组临床表现。

1. 全身症状　多数起病急骤,寒战,发热,患者全身疲乏无力,食欲减退,伴有头痛、恶心、呕吐、腹胀腹痛,血中性粒细胞增多,易误诊为急性胆囊炎或急性阑尾炎等急腹症。

2. 局部症状　多数患者有一侧或双侧腰痛,为胀痛或酸痛,重者可向患侧腹部、会阴及大腿内侧放射。因肾盂肾炎多伴有膀胱炎,故可出现尿频尿急尿痛等膀胱刺激征,有下腹痛或不适感。尿液混浊,偶有尿血。

3. 局部症状　常有一侧或双侧肾区叩击痛,在脊肋点、季肋点、上输尿管点和中输尿管点常有深压痛。其中以脊肋点、上输尿管点压痛较有意义。

（二）慢性肾盂肾炎

慢性肾盂肾炎（chronicpyelonephritis）的临床主要表现多不典型,诊断较困难。过去认为急性肾盂肾炎多次发作或持续不愈1年以上,即可诊断慢性肾盂肾炎。近年发现与发病时间并无直接关系,而主要取决于有无肾盂、肾盏及肾间质纤维化及瘢痕形成。肾盂肾炎表现常不典型,临床可见如下几型,复发型（反复发作急性肾盂肾炎）、低热型、血尿型、高血压型及隐匿型（仅尿液异常,尿细菌培养阳性）。

【原因】

术后尿路感染多与围术期导尿有关,术后补液量不足致尿量减少、免疫力低下、术后排尿不畅等也是引起尿路感染的原因。

1. 尿道感染　多数是由革兰阴性杆菌导致,像大肠埃希菌、副大肠埃希菌、变形杆菌、铜绿假单胞菌等细菌引发。急性与无并发症的尿路感染,因大肠埃希菌引起的占85%,最少见的是球菌感染。

2. 真菌性尿路感染的发病率逐渐增加,多数是由于抗生素的频繁使用致病。

3. 病毒也是造成尿路感染的原因之一,淋菌性尿路感染就是世界性广为流行的性传染病。

4. 由衣原体、支原体引起的尿路感染也常有发现。

5. 男性前列腺炎、前列腺增生等疾病也可引发尿路感染症状。

【诊断依据】

1. 根据病史、症状、体征进行初步诊断。临床上当出现明显的尿频、尿急、尿痛等排尿不适,伴有或不伴有发热、畏寒、寒战、腰痛等症状时,应初步诊断为尿路感染。若同时伴有肋脊点压痛,和(或)肾区叩击痛,和(或)上、中输尿管点压痛,和(或)膀胱区压痛等体征则更进一步支持尿路感染的初步诊断。

2. 根据细菌学等检查确立尿路感染的存在尿路感染的确诊。下列常用尿液细菌学检查可支持尿路感染的诊断。

(1) 尿液分析:利用尿内有效成分的荧光强度(n)和散光强度(Fse)及通过时的电阻抗自动分析,得出尿液白细胞数含量,据此可以做出早期诊断。

(2) 离心尿沉渣镜检:将新鲜尿液离心后,经显微镜检查尿沉淀物中各种有形成分,通常每高倍镜下可见到 3~5 个细菌即可诊断为尿路感染。

(3) 尿涂片革兰染色镜检:采用新鲜非离心尿革兰染色后以油镜观察,>1 个细菌/HP为阳性。

(4) 亚硝酸盐还原试验:大肠埃希菌等革兰阴性杆菌内含硝酸还原酶,可将尿液中的硝酸盐还原为亚硝酸盐,后者遇胺类生成紫色的重氮化合物。若为阳性支持大肠埃希菌等革兰阴性杆菌感染的诊断。该方法敏感度35%~85%,特异度92%~100%,结果受饮食硝酸盐成分的影响。该法尿液需在膀胱内停留4 小时,许多尿路感染患者因排尿频繁,可使该试验呈假阴性。另外,并非所有致病菌都含有硝酸还原酶,对不含该酶的微生物,如葡萄球菌、粪肠球菌、铜绿假单胞菌等,该试验无法检测。

(5) 尿液培养:尿液培养是诊断真性细菌尿的金指标,同时还宜行菌落计数和药敏试验。

3. 尿路感染的诊断除了必须通过细菌学检查明确感染存在外,还要判断细菌侵犯尿路的部位,即进行定位诊断,也就是通常所说的是上尿路感染还是下尿路感染。临床上常用以下方法进行判断:①若尿路刺激征明显,并伴有明显全身中毒症状,如畏寒、寒战、发热(体温 38.5℃以上)、疲乏,且肾区叩击痛、输尿管点压痛等多为上尿路感染。若尿路刺激征较轻,无全身中毒症状,无明显腰痛、肾区叩击痛、输尿管压痛等多为下尿路感染。②尿抗体包裹细菌检查:阳性者多为上尿路感染,阴性者为下尿路感染。但在前列腺炎和白带污染时,细菌也为抗体包裹型,应注意排外。③尿液 NAG 酶:可作为定位诊断指标。因肾实质的 NAG 酶含量较膀胱及肌肉高近 3 倍,故上尿路感染时 NAG 酶升高显著。④尿液视黄醛结合蛋白(RBP):对泌尿系感染有定位诊断价值。该蛋白将肝脏合成的视黄醛转运至上皮细胞。游离的视黄醛结合蛋白从肾小球滤过后由近端小管重吸收、分解,在正常人的尿液中出现很少。当肾小管有损害时,尿液中该蛋白浓度升高。⑤菌毛类型:有学者发现上尿路感染病原以 P 型菌毛细菌为主,下尿路感染以 I 型菌毛细菌为主,故认为从泌尿系感染分离的细菌菌毛类型,可以定位诊断。

【治疗原则】

1. 一般治疗　急性感染时应卧床休息,多饮水,勤排尿,以减少细菌在膀胱内的停留,有利于感染的控制,女性应注意外阴部的清洁,清洗或擦抹外阴时应从前面向肛门方向进行,以减少细菌污染的机会。

2. 抗生素治疗　抗生素的应用在本病的治疗中有不可替代的作用。临床上一般选用广谱、低毒、强效、不易产生耐药性的药物。常用的有磺胺甲噁唑、呋喃妥因、氟哌酸、阿莫西林、头孢抗生素等。

3. 去除病因,治疗原发病　泌尿系感染患者约半数病例可伴有多种诱因,尤其是慢性或反复发作的病例,常常伴有尿路结构的异常或者功能的异常,必须积极查找,尽早治疗,以防肾实质损害。

【预防】

由于术后尿路感染多由导尿相关的操作引起,所以导管相关感染的预防是主要的。对于短期留管的患者,最佳的方式是尽早移除导管。对于长期留管的患者,主要目的是预防有症状感染的出现,目前没有有效的手段预防性消除长期留管患者的菌尿发生,但做到以下几点可预防其发生的几率:①推荐采用封闭引流系统。封闭系统可延迟菌尿的出现。②严格执行导管引流的适应证和拔除指征,尽量减少不必要的插管和不适当的长期留管。③如果因病情原因导尿管不能移除，除定期更换导管外，推荐耻骨上引流（男性），和间歇导尿，男性患者采用耻骨上引流可减少尿道狭窄及生殖道感染的可能。对于没有出口梗阻的男性患者推荐阴茎套引流。④留置导管应在无菌的环境下进行。操作中使用足够的润剂和尽可能小号的导管使尿道损伤减至最小；应常规使用封闭引流；推荐对留管的患者给予充分的液体来确保足够的尿流。⑤定期更换导管，留置时间尽量不应长于2周。从导管相关感染机制上来说，更换较长时间留置的尿管理论上可能获益，但更换尿管本身对泌尿道是损伤性操作，并且可能带来外源性细菌植入，过于频繁更换导管不一定有益。通常的作法是根据患者的耐受情况确定留管时间间隔：如出现有症状感染、导管破损、导管结壳或引流不畅等情况均更换；在使用高剂量广谱非肠道给药的抗菌药物的情况下导管应经常更换；当患者发热，不能排除来源于泌尿道的有症状感染时，应更换导管并进行尿培养等相关检查。

（卢云　王宝磊）

第九节　神经系统并发症

一、术后精神异常

【概述】

术后精神异常是指与手术相关的一过性的具有幻觉妄想或明显的精神运动兴奋或抑制等类似精神病的症状。

【临床表现】

术后精神异常的临床表现与精神病的症状相似，但又有所不同。

1. 睡眠障碍　可表现为入睡困难、睡眠维持困难、易醒，当然这与术后疼痛及睡眠环境的改变有很大关系。

2. 易兴奋、激惹　术后部分患者出现兴奋、易激惹的表现，与其交流时言语较多，有时出现答非所问的表现。

3. 易疲劳衰竭、嗜睡　此症状多见于老年患者，多可持续3~5天，呼之即醒，醒后无任何异常症状。

4. 疑病、焦虑　部分患者因术后病情反复变化，导致许多良性疾病患者怀疑自己得了不治之症，从而出现疑病、焦虑，认为医生及家属在隐瞒病情的严重性，导致患者拒绝配合或治疗依从性差。

【原因】

手术后出现精神和情感、行为方面的异常会增加医疗和护理的难度，并可影响患者的康复。造成麻醉手术后精神情感改变的原因有：①手术部位，②麻醉方法和药物，③术中知晓，④体外循环术中空气栓塞，⑤术前合并精神及情感障碍，⑥其他，如陌生环境、制动及术后一系列医疗措施，特别是有创监测的心理承受能力较差，较易发生术后精神异常。

【诊断依据】

多数患者仅有类似于精神病患者的临床表现，少数患者脑电图出现异常，可协助诊断，但需行颅脑CT排除器质性病变。同时，术前询问病史时应注意患者有无精神病的发作史。

【治疗原则】

对于术后即刻发生的精神异常不需要特殊药物处理，应加强护理，避免意外伤害，对严重的躁动等兴奋反应可适量使用阿片类镇痛药、镇静剂。对术后24小时后发生的其他精神和情感反应需在积极治疗原发疾病的同时，作好心理护理和治疗。绝大多数患者会随着疾病的康复而恢复到术前的精神和心理状态。

【预防】

对有精神病病史、癫痫病史的患者麻醉诱导及术中用药应避免使用丙泊酚。麻醉手术后精神、情感的改变虽不多见，但应引起足够的重视。应积极预防和妥善处理患者的精神及情感障碍。

1. 重视术前随访　麻醉医生、手术医生及术中、术后护理人员均应通过术前随访，了解患者的心理状态,打消患者对麻醉、手术操作的顾虑。

2. 合理进行术前用药　术前给予适量阿片类镇痛药,可减少患者紧张与焦虑,有助于麻醉的平稳苏醒减少麻醉后即时的兴奋表现。由于抗胆碱类药物可能与麻醉停止后即刻的兴奋症状相关,对术前发现有可能发生精神和心理障碍的患者,应避免使用这类药物。

二、术后脑血管意外

【概述】

脑血管意外又称为急性脑血管病,或卒中、脑卒中,是供应脑的动脉血管,包括两侧颈内动脉和椎动脉,病变引起的脑局灶性血液循环障碍,而致意识障碍及(或)脑局灶症状(言语障碍、面瘫、肢瘫)。脑血管意外已成为神经系统疾病中最常见的危重病,也是人类病死率最高的三大疾病之一。脑血管意外可分为出血性和缺血性两大类,前者包括脑出血、蛛网膜下腔出血;后者包括短暂性脑缺血发作、脑血栓形成和脑栓塞。其中以脑血栓形成最为多见。其中脑出血、脑血栓形成及短暂性脑缺血发作多数是由高血压和动脉硬化引起的;蛛网膜下腔出血多因脑动脉瘤、血管畸形等所引起。脑栓塞多见于中青年有心脏病的患者,如心脏瓣膜病、心肌梗死栓子脱落堵塞脑血管而成。术后发生的脑血管意外多与手术相关。

【临床表现】

1. 短暂性脑缺血发作(transient ischemic attacks,TIA)　可分为颈动脉系统和椎 - 基底动脉系统两类。颈动脉系统 TIA 常见症状为对侧单肢无力或不完全性偏瘫,对侧感觉异常或减退,短暂的单眼失明是颈内动脉分支眼动脉缺血的特征性症状,优势半球(通常为左侧)缺血时可有失语,对侧同向偏盲较少见。椎 - 基底动脉系统 TIA 以阵发性眩晕最常见,一般不伴有明显的耳鸣,可发生复视、眼震、构音障碍、吞咽困难、共济失调。一侧

脑神经麻痹、对侧肢体瘫痪或感觉障碍为椎 - 基底动脉系统 TIA 的典型症状。

2. 脑血栓形成　术前多有短暂性脑缺血发作史,常在睡眠中或安静时发作,可有头晕肢麻、暂时性神志不清等前期症状,逐渐产生偏瘫、失语、意识障碍等症状,症状逐渐加重,数小时至数天达高峰。

3. 脑栓塞　多见中年以上,伴有高血压、冠心病、糖尿病或高血脂病史,有的患者有短暂脑缺血发作史。通常意识较清,生命体征平稳,当大脑大面积梗死或基底动脉闭塞严重时,可有意识不清,甚至出现脑疝死亡。

4. 脑出血　高血压性脑出血多骤然发病,一般都是情绪激动、过度用力或高度紧张时发生。症状因出血部位和出血量而有差异。发病时可出现剧烈头痛、头晕、呕吐,数分钟至数小时内发生口眼歪斜、肢体偏瘫、意识障碍等,重症者脉洪缓慢,呼吸深缓,常伴中枢性高热,病情恶化时呈现中枢性呼吸、循环衰竭,瞳孔形状不规则、双侧缩小或散大、双侧大小不等,光反应迟钝或消失。脑膜刺激征阳性,眼底可见视网膜动脉硬化和视网膜出血,偶有视乳头水肿,可有上消化道出血、心律不齐、肺水肿等。

5. 蛛网膜下腔出血　突然剧烈头痛,迅即出现脖子硬、恶心呕吐、烦躁、怕光、怕声、少语等症状,严重者可出现意识障碍。

【原因】

1. 血管壁病变　患者术前多有动脉粥样硬化、动脉炎(风湿、钩端螺旋体、结核、梅毒等)、发育异常(先天性脑动脉瘤、脑动静脉畸形)、外伤等,其中以动脉硬化最常见。

2. 血液成分改变及血液流变学异常　①血液黏滞度增高:如手术引起机体应激反应,术前高脂血症、高血糖症、高蛋白血症、白血病、红细胞增多症等;②凝血机制异常:如术中出血过多,反复输血,而未输血小板、血小板减少性紫癜,血友病,术中及术后应用抗凝剂,DIC 等。

3. 血流动力学改变　如围术期高血压,低血压,心脏功能障碍等。

4. 其他　如颈椎病,肿瘤等压迫邻近的大血管,影响供血;颅外形成的各种栓子(如空气、脂肪、肿瘤等)引起脑栓塞。术后长期被迫体位也可引起颅内压的变化。

【诊断依据】

根据临床表现及颅脑 CT 多可明确诊断。部分患者需行多次颅脑 CT 方可确诊。治疗:

1. 短暂性脑缺血发作　针对 TIA 发作形式及病因采取不同的处理方法。偶尔发作或只发作 1 次在血压不太高的情况下可服用小剂量肠溶阿司匹林,但应当尽量避免术后第 1 天应用,以增加术后出血的可能,可于术后第 2 天或第 3 天开始应用。阿司匹林的应用时间视患者的具体情况而定,多数情况下需应用 2~5 年,如无明显副作用出现,可延长使用时间,如有致 TIA 的危险因素存在时,服用阿司匹林的时间应更长。同时应服用防止血管痉挛的药物,如尼莫地平,也可服用烟酸肌醇。术后保证血容量充足,适当应用扩血管药物,如曲克芦丁(维脑路通)都可选用。

2. 脑栓塞　脑栓塞本身的治疗原则是要改善脑循环、防止再栓塞、消除脑水肿、保护脑功能。针对栓子来源的不同进行对症治疗:

(1) 抗凝及溶栓治疗,对于心源性栓塞者,推荐早期、长期抗凝治疗,抗凝治疗禁忌及非心源性栓塞者不推荐抗凝治疗,建议抗血小板治疗;溶栓类药物(如尿激酶、链激酶等)亦可能仅在早期发挥作用。但术后出血的患者应减少用量或避免应用。

(2) 对症治疗:出现颅高压者可给予脱水剂减轻脑水肿,防止脑疝形成,以降低病死率。常用高渗脱水剂有甘露醇、甘油果糖等,也可用利尿剂如呋塞米等;血压明显升高者可适当给予降压治疗;在急性期还可适当应用一些神经保护剂保护脑细胞;

(3) 当发生出血性脑梗死时,要立即停用

溶栓、抗凝和抗血小板聚集的药物,防止出血加重和血肿扩大,适当应用止血药物,治疗脑水肿,调节血压;若血肿量较大,内科保守治疗无效时,考虑手术治疗;对感染性栓塞应使用抗生素,并禁用溶栓和抗凝药物,防止感染扩散;在脂肪栓塞时,可应用肝素、低分子右旋糖酐(不能用于对本药过敏者)、5% 的碳酸氢钠及脂溶剂(如酒精溶液等),有助于脂肪颗粒的溶解。

3. 脑出血　脑出血急性期的治疗包括 5 个主要方面:①一般治疗与缺血性卒中没有本质上的区别,神经功能状态和生命体征(血压、脉搏、血氧浓度和体温)需要连续或有规律的监测;②需要预防和治疗神经系统并发症(如水肿的占位效应或癫痫发作)和内科并发症(如误吸、感染、压疮、DVT 或 PE);③早期二级预防减少脑出血早期复发率。除了治疗升高的血压和禁止使用抗凝药物外,脑出血的早期二级预防与卒中的一般早期二级预防没有本质区别;④外科手术目的是寻找控制血肿扩大的特殊治疗手段。

4. 蛛网膜下腔出血

(1) 一般处理及对症治疗:①保持生命体征稳定;②降低颅内压;③纠正水、电解质平衡紊乱;④对症治疗;⑤加强护理。

(2) 防治再出血:①安静休息;②调控血压;③抗纤溶药物;④外科手术。

(3) 防治脑动脉痉挛及脑缺血:①维持血压和血容量;②早期使用尼莫地平;③腰穿放 CSF 或 CSF 置换术。

(4) 防治脑积水:①药物治疗;②脑室穿刺 CSF 外引流术;③ CSF 分流术。

(5) 病变血管的处理:①血管内介入治疗;②外科手术;③立体定向放射治疗(γ- 刀治疗)。

【预防】

术后发生脑血管意外的患者,术前多有脑血管意外病史或高发因素,所以术前纠正或去除脑血管意外的诱因是关键,如果为非急症手术,建议待去除或控制脑血管意外的

病情后再行手术治疗,另外,术后控制好脑血管意外的诱因(如高血压等)也是非常重要的。

(卢云　王宝磊)

-------------- 参 考 文 献 --------------

1. 吕新生.腹腔感染.腹部外科[J],2004,17(3):136-138.

2. 吾斯曼·亚森,库尔班·木萨.腹腔感染的诊断及治疗.中国社区医生[J],2012,14(25):34.

3. 寇治民,王华录.腹腔脓肿的诊断与治疗,兰州医学院学报,1998,24(2):100-102.

4. 杨维良,聂刚,赵刚.原发性膈下脓肿(附8例报告).中国普通外科杂志,2000,9(5):448-449.

5. 宫海鹰.浅谈盆腔脓肿的诊断与治疗.求医问药,2012,10(9):491-492.

6. 陈文平,张宝欣.肠间脓肿23例报告.牡丹江医学院学报[J],1995,16(2):136-138.

7. 孙家邦,朱斌.肠间脓肿的术式选择.中国实用外科杂志[J],1994,14(5):314-315.

8. 邓国勋,赵纵三,袁三用,等.肠间脓肿35例诊治体会.实用外科杂志[J],1989,9(6):319.

9. 钱锋,余佩武.继发性腹膜炎及第三型腹膜炎诊治进展.消化外科[J],2004,3(2):135-137.

10. 袁绍伦.感染性休克的临床诊治研究现状.临床急诊杂志[J],2008,9(6):375-378.

11. 周可幸.感染性休克治疗进展.浙江中西医结合杂志[J],2009,19(8):523-525.

12. 杨如高.普外科手术切口感染原因分析与预防.医学信息,2010,23(8):3003.

13. 王凤梧.普外科术后切口感染原因浅析.中国社区医生,2010,12(28):66.

14. 张梅英,马巧灵,王君华.腹部手术切口裂开相关因素分析及预防.现代临床护理,2008,7(11):61-62.

15. 孙继章.腹部手术切口脂肪液化的防治分析.当代医学,2008,14(24):71-72.

16. 章琲,方国恩,王嘉锋.腹部手术切口脂肪液化的治疗分析.中国普通外科杂志,2007,16(7):719-720.

17. 张旭,刘刚.腹壁切口疝23例临床分析与治疗体会.基层医学论坛,2007,11(12):1061-1062.

18. 刘强,杨兴龙,武彪,等.腹部切口疝23例报告.实用临床医学,2006,7(8):69-71.

19. 张自顺.腹部手术切口瘢痕骨化二例分析.实用外科杂志,1989,9(11):616.

20. 黄晓波.高血压病流行状况及预防策略.重庆医学,206,35(2):172.

第二章

疝手术的并发症及处理

疝是外科常见病,手术是治疗腹股沟疝的有效方法。腹股沟疝是普外科的常见病和多发病,而疝修补术又是外科最常见和最基本的手术。临床上,腹股沟疝手术的并发症比较常见。

第一节 术后切口感染

【概述】

随着手术操作的细致,无菌要求的严格,以及手术的微创,切口感染的发生率很低,但一旦发生,后果严重,会引起补片感染,甚至修补失败。

【临床表现】

腹股沟疝属于Ⅰ类手术切口,一般不会发生感染。术后感染可分为切口感染及深部感染,切口感染多发生于术后 3~5 天,表现为切口红肿热痛,换药见切口有脓性分泌物,若感染重可伴有发热等全身症状。深部感染已累及补片的感染。

【原因】

1. 患者自身因素,如高龄、营养不良、糖尿病、免疫力低下等。

2. 手术缝线选用不当,采用多股丝线缝合固定补片,细菌易种植在丝线上。

3. 手术区域周围有感染灶,消毒未严格遵守无菌原则。

4. 手术时间长,术中止血不彻底,术后

在血肿基础上易继发感染。

5. 实施手术时形成的微环境,如术中过度解剖、分离,过度使用电刀,伤口无效腔或因补片卷曲而产生的带状无效腔,过多使用缝线以及固定补片的边缘粗糙等。

【诊断依据】

1. 手术切口周围炎症反应,如红、肿、热、痛等,局部换药可见脓性分泌物渗出。

2. 血常规检查提示白细胞计数增高,多以中性粒细胞增高为主。

3. 患者合并发热等全身炎症反应。

【治疗】

1. 局部换药通畅引流是治疗感染的关键,表浅切口感染多可经引流、换药而痊愈,深部感染多已累及补片,需要取出补片,将脓腔敞开,稀碘伏、生理盐水反复冲洗,清除感染坏死组织,创面置引流管,由于存在感染,不可再植入补片,用可吸收缝线简单缝合修补。

2. 抗感染治疗,可先经验应用对金黄色葡萄球菌敏感抗生素,留取脓液或抽血送培养,根据药敏结果选用抗生素。

【预防】

1. 遵循一般外科预防切口感染的原则,术前皮肤准备,术中无菌操作,避免过度游离,植入补片既要舒展又要无张力,彻底止血,消灭无效腔,合理选择引流。

2. 减少切口异物,避免污染,不宜应用

多股丝线缝合固定补片。

3. 无张力疝修补术是否应用抗生素仍有争议,有证据表明,对高危人群预防性应用抗生素可降低感染率,感染的高危因素包括高龄、糖尿病、肥胖、慢性呼吸道感染、多次复发疝、化疗或放疗后和其他可导致免疫功能低下原因等。

【典型病例】

患者男性,60岁,因左侧腹股沟斜疝行无张力疝修补术(UHS),术后第1天手术区域皮肤红,局部皮温高,体温不高,给予换药、酒精湿敷后好转出院。患者于术后第6天来门诊就诊,自诉切口疼痛加重,有脓性分泌物渗出,体温在38℃左右,血常规提示白细胞12.43×10^9/L,中性粒细胞比率83.2%,局部切开引流见脓液流出,腹外斜肌腱膜完整,送细菌培养＋药敏,将切口完全撑开,每日换药2次,经验应用抗生素,局部情况好转,无脓液渗出,体温下降,换药5天后局部无渗液,见新鲜肉芽组织生长,后局麻下将切口缝合,患者治愈出院。

(胡继霖　秦琛)

第二节　手术相关并发症

一、神经损伤

术者对该区神经解剖不熟悉,操作不熟练、动作粗暴、过度牵拉或麻醉不满意、患者不配合等均易损伤该区神经。尤其在疝嵌顿时局部充血水肿或并发感染,炎症较重时,往往只注意嵌顿疝的松解、修补,而忽略了该区神经的保护,更易造成神经的误切误扎。

【预防】

1. 切开腹外斜肌腱膜时宜先切开小口,再以弯组织剪将弯头朝上钝性推开腱膜下组织剪开,暴露髂腹下、髂腹股沟神经两神经,保护性推开。如妨碍操作,可将其游离后置于腱膜瓣外侧缘,以免损伤。

2. 游离精索、修补内环口或腹股沟管时

动作轻柔,解剖层次清楚,一旦发现单一的白色纤维样组织应仔细辨认,加以保护,以防损伤髂腹股沟和生殖股神经生殖支。

二、肠管损伤

由于疝内容物大多为小肠和大网膜,因此肠管损伤中以小肠损伤最为多见,而结肠损伤多发生于滑动性疝。

【原因】

1. 切开疝囊时误伤肠管;还纳肠段时方法不当。

2. 疝囊高位结扎或作内荷包缝合时,如果麻醉不完全,肠管可由疝囊外溢,如不注意可将其误扎在内,术后出现腹膜炎、肠梗阻或大网膜粘连综合征等。

3. 滑动性疝,盲肠、乙状结肠不仅常为疝的内容,还可构成疝囊壁的一部分,如对此缺乏足够认识,可将结肠壁误作疝囊切开;强行分离滑动性疝的疝囊壁,有时因严重影响血供而致肠壁坏死。

4. 嵌顿疝还纳过程中,如嵌顿时间较长,手法复位用力过猛,可使充血水肿的肠管爆裂损伤。

【治疗】

术中发现肠管损伤或破裂,应吸除肠内容物后,做二层缝合修补肠壁,如果污染不严重,局部用生理盐水或稀碘伏冲洗后还纳腹腔,更换敷料、手套和器械后可继续行疝修补术,如是右半结肠损伤,可立即缝合修补,而左半结肠在无肠道准备的情况下,行结肠外置造口术比较安全,污染严重者,可以仅作疝囊高位结扎,放弃疝修补术。

【预防】

可在相应部位用血管钳将囊壁提起,切开疝囊前必须明确提起的组织确系单层囊壁;认清疝囊内确无其他组织,方可结扎疝囊颈。如为盲肠滑动性疝,可从盲肠远端剪开疝囊达颈部,使盲肠和阑尾与疝囊完全游离并纳入腹腔,然后将剪开的疝囊缝合,再行疝囊颈结扎。

三、膀胱损伤

膀胱是腹股沟疝修补术中最易损伤的脏器,主要见于直疝、膀胱滑动疝,以及术前未导尿膀胱充盈状态。

【原因】

1. 膀胱充盈状态下实施手术。

2. 疝囊周围广泛粘连。

3. 高位结扎疝囊颈或疝修补术时进针过深而刺入膀胱。

4. 分离疝囊时损伤或误将膀胱作为疝囊切开。

【治疗】

膀胱壁切开后立即有尿液流出,因此多数能及时发现,有疑问者可经尿道插管,注入稀释的亚甲蓝溶液,如发现蓝色液体自伤口流出可确诊,修补方式由损伤情况决定,不全损伤可单纯缝合,已破裂者行两层内翻缝合,术后留置导尿管 7~10 天;术后出现尿外渗者,应再次手术探查,修补破裂口,并行耻骨上膀胱造瘘或置导尿管行膀胱引流,于损伤的缝合口旁和腹腔内放置引流管。术中误伤膀胱如果没有及时发现,或将尿液外溢当做正常腹腔积液未作处理,术后可出现严重的尿外渗,患者有发热,创口渗尿,耻骨上胀痛、压痛及肿块,如尿液渗入腹腔,可出现腹膜炎症状。

【预防】

1. 术前排空膀胱。

2. 在分离疝囊内侧壁遇较厚脂肪组织或肌肉时应予以警惕,辨认清楚。

3. 切开疝囊时,检查疝内容物或在切开疝囊前,试行穿刺,以便明确。

4. 疑为滑动性疝,而又不能准确判断疝囊部位者,应经腹腔探查疝囊所在。

5. 高位结扎直疝疝囊和联合肌腱与腹股沟韧带内侧进针切忌过深。

四、精索损伤

精索由输精管、动静脉和神经、淋巴结、腹膜鞘突的残余部分组成。动脉中,精索内动脉来自腹主动脉分支,精索外动脉来自髂外、腹壁下动脉分支,输精管动脉来自髂内的膀胱上动脉,这三条动脉自腹股沟内环进入精索结构,另外阴部内、外动脉和膀胱下的分支从外环进入精索,互相间形成交通,临床上,精索内动脉最为重要,如不慎损伤,可导致睾丸缺血、萎缩,甚至坏死。腹股沟斜疝的疝囊包容于精索内筋膜中,并可随阴囊到阴囊内,由此可见,在疝的手术中,如剥离疝囊、游离精索、切除提睾肌及重建内、外环等,均可能损伤精索血管及输精管,长期使用疝袋,多次嵌顿、复发疝容易发生此并发症。当精索出血时,盲目大块结扎也可损伤。处理对策:首先应辨清输精管结构。输精管与疝囊壁粘连紧密,操作不仔细,容易误伤,故分离输精管时要紧贴疝囊壁。输精管切断后多无症状,术中发现输精管离断,年轻患者应及时予以吻合,成人输精管损伤后可两个断端结扎而不用吻合。精索内动脉损伤、静脉撕裂,患侧睾丸可发生水肿、缺血、萎缩甚至坏死,精索出口过小者,患侧精索、附睾、睾丸可有明显疼痛及肿胀,严重者日后可发生睾丸萎缩。精索缩窄程度较轻者,予以抬高阴囊等对症处理后症状大多缓解,若肿痛持续存在或严重者,需及时再次手术,松解压迫。

五、血管损伤

结扎疝囊颈、缩紧内环时可能损伤腹壁下静脉,若在缝合前将其推开则完全可避免。在修补腹股沟管后壁时缝针可能误将髂外动脉或者股动脉穿破而引起出血,若修补在直视下或者手触摸下,平行而不是垂直进针,一般不会引起损伤。术中一旦发生缝针误入血管引起出血,切不可继续缝合或结扎企图封闭血管破口,否则将血管撕裂造成出血难以控制的危险,故应立即将缝针退出并加压包扎,通常几分钟后出血即可停止,如压迫无效,应充分暴露损伤血管予以修补。

(胡继霖　秦琛)

第三节　切口血肿

【临床表现】

该并发症多发生于术后 2~4 天，表现为血液自手术切口或缝线处渗出或手术区皮下积液，查体见患侧皮下有波动感，手术侧皮肤较对侧升高，3~5 天后血肿机化，局部皮肤变硬。

【原因】

多因术中止血不彻底与术后引流不充分，出血点多见于精索血管、疝囊残端、腹壁肌肉、提睾肌等。

【诊断依据】

手术后腹股沟区皮下积液，有波动感，手术侧皮肤较对侧明显升高，自手术切口有血液渗出，空针穿刺有不凝血。

【治疗】

1. 若手术后立即发现有出血征象，应马上再次手术止血，沿原切口打开，将积血、凝血块吸净后仔细查找出血点。

2. 若术后 1~2 天后发现手术侧皮肤肿胀，按压有波动感，此时一般不需要再次手术止血，可局部消毒后 5ml 空针穿刺抽血，多在 3~5 次后积血多可吸收，因积血是细菌良好培养基，穿刺时注意无菌操作。

【预防】

1. 术中注意解剖层次，轻柔操作，彻底止血，关闭腹外斜肌腱膜前仔细检查出血点。

2. 术后手术区域局部加压包扎，若发现皮下积液或血肿情况，及时穿刺抽液。

【典型病例】

患者，男性，65 岁，3 年前因右侧腹股沟疝在外院行腹股沟疝修补术（Basini），6 月前右侧腹股沟区出现可复性肿物，诊断为右侧腹股沟复发疝。全身麻醉下行右侧无张力疝修补术（UHS），术中诊断为右侧腹股沟斜疝，手术顺利，在 PACU 进行麻醉恢复时发现手术侧切口明显肿胀，有血液渗出，立即重返手术室，原切口进入，打开腹外斜肌腱膜后见游离联合腱下缘有动脉持续出血，结扎后出血停止。

（胡继霖　秦琛）

第四节　阴囊积血、积液

【临床表现】

多出现在病史较长，疝囊较大的病例。手术侧阴囊于术后肿胀，按压有波动感。

【原因】

1. 术中横断较大疝囊时残留在阴囊内的疝囊较多，未能及时吸出疝囊壁分泌的液体。

2. 过度牵拉精索、损伤静脉导致腹股沟区静脉回流受阻等因素均可导致术后阴囊血肿。

3. 聚丙烯材料刺激组织渗出，尤其对脂肪组织刺激性最大。

4. 疝囊远端类似腹膜组织能够分泌液体，形成积液使阴囊肿大。

【诊断依据】

1. 手术侧阴囊较对侧增大，按压有波动感。

2. B 超提示阴囊积液。

3. 针刺抽吸有血性液体。

【治疗】

1. 抬高阴囊，局部理疗，一般较轻的患者可自行吸收。

2. 如血肿较严重，经上述治疗未见好转，可采用局部穿刺抽吸，必要可再次手术切开减压、引流等治疗。

【预防】

1. 术中精细解剖、彻底止血。

2. 对于粘连重或疝囊较大不必全部剥离或切除，可在疝囊中部游离横断，远端严密止血后置于原位不加缝合让断端敞开，以便渗血或渗液被周围疏松结缔组织吸收，术后切口压迫 24 小时。

3. 尽量避免聚丙烯材料与脂肪组织接触。

（胡继霖　秦琛）

第五节　术后疝复发

【概述】

腹股沟疝经过修补措施后又重新发生，无张力疝修补复发率较传统修补明显降低。

【临床表现】

疝复发分为早期复发与晚期复发。发生时间分别在术后 1 年与术后 2~5 年。腹股沟疝复发以术后 6 个月内复发率最高，多数于 5 年内复发。

【原因】

1. 患者因素　老年、慢性咳嗽、便秘、前列腺肥大排尿困难、腹水、营养不良、长期吸烟、胶原代谢障碍等。

2. 医生因素　手术医生对局部解剖的认识和掌握程度、手术技术和技巧、补片的合理选择及对患者围术期的处理等。

【诊断依据】

依靠症状及体征，典型的复发性腹股沟疝的诊断多不困难。但是，如遇到以下情况，仅仅根据病史及物理检查，早期作出正确的诊断也是很不容易：

1. 有腹股沟区不适症状，但无明显体征。

2. 小的遗漏疝　Gullmo 等介绍的疝造影术使这一问题迎刃而解。

【治疗】

1. 出现复发后应再次手术治疗，术前应对患者前次手术的术式、修补材料、患者的身体状况及手术局部情况有较充分的了解。可选择开放或腹腔镜无张力修补术。

2. 避免遗漏隐匿疝。如果发现疝环较大，可先将疝环缝合数针，缩小疝环后再行无张力修补。可取出原来的补片，与组织愈合十分紧密的部分补片不必勉强取出。对于多次开放修补术后复发的患者采用 TAPP 或腹腔内网片植入术（IPOM）是较好的选择。补片可以覆盖整个耻骨肌孔，手术不经过前腹壁的瘢痕组织，不过多损伤腹壁组织。在腹腔内直视下还纳疝内容物后，游离壁腹膜，在腹膜前植入补片修补缺损及薄弱的腹股沟管后壁；或在还纳疝内容后，不用游离疝环周围的腹膜，将防粘连补片直接覆盖于内环缺损处并固定。

【预防】

1. 颈肩技术高位游离疝囊并结扎。

2. 精索腹壁化。

3. 注意隐匿疝。

4. 补片与周围组织固定必须牢固、可靠，材料放置平整，充分展开，无张力。

5. 避免腹股沟区神经损伤，预防肌肉萎缩。

6. 术后预防切口感染和消除使腹腔内压力增高的因素。

（胡继霖　秦琛）

第六节　慢性腹股沟痛

【临床表现】

疝修补术后 3 个月以上的疼痛。

【原因】

1. 神经损伤　腹股沟区主要有 3 条神经支配，及髂腹股沟神经、髂腹下神经和生殖股神经的生殖支。

2. 在手术解剖、手术后组织纤维化或补片相关纤维化、缝合固定补片时可能损伤相关神经造成疼痛。

【诊断依据】

髂腹股沟神经和髂腹下神经虽然包括运动和感觉两种神经纤维，但是损伤后的临床表现主要是感觉神经方面，呈持续性或者间歇性发作，症状多样性，如切口下方和神经支配区域皮肤感觉迟钝、减退或过敏，较重时为钝痛、锐痛或烧灼痛，甚至难以忍受，并可向外阴或大腿根部放射，弯腰、行走、伸髋等牵拉神经动作可加重疼痛。当怀疑神经损伤时，可在髂前上棘内侧二横指处，以 1%~2% 普鲁卡因 10ml 做扇形注射，将药物注入腹外斜肌腱膜下，如疼痛消失，即可确诊。

【治疗】

1. 生活方式改变,平躺体位和髋关节屈曲可缓解疼痛。

2. 药物治疗,非甾体抗炎药物作为一线止痛治疗。

3. 物理治疗和心理治疗。

4. 神经阻滞。

5. 外科手术治疗,目前手术在慢性腹股沟疼痛中的作用备受争议,也未明确规定手术方式。

【预防】

在腹股沟疝修补中,一定不要过多缝合固定补片,而且打结不必过紧,或用可吸收缝线缝合固定。值得主意的是在腹股沟疝修补术后发生疼痛一定是局部神经受刺激或损伤所致,但随着时间的发展,就会有精神心理因素参与其中。所以,在解除了神经因素后,不一定能完全缓解患者疼痛。

（胡继霖　秦琛）

-------------- **参 考 文 献** --------------

1. Read RC. 疝病学:历史、现状和未来. 中国实用外科杂志,2010,30(7):55,8-56.

2. 郭宏骞,孙则禹. 阴囊及其内容物疾病[A]. 吴阶平. 吴阶平泌尿外科学[M]. 济南:山东科学技术出版社,2004.1947-1958.

3. Ugwu BT, Dakum NK, Yiltok SJ, et al.Testicular torsion on the Josplate au [J]. West Afr J Med,2003,22(2):120-123.

4. Arda IS, Zyaylali I. Testular tissue bleeding asanindicator of gona dal salvage ability intesticular torsion surgery [J]. BrJUrol Int,2001,(87):89-92.

第三章

乳腺手术的并发症及处理

第一节　乳房脓肿切开
引流术后并发症

一、乳瘘

【原因】

1. 乳房脓肿切开方法不当损伤了大乳管,使乳液从破溃的乳管开口处流入脓腔。

2. 房脓肿有多个的称为分房脓肿,手术中需要打开房隔时造成大乳管断开而漏乳。

3. 深部乳房脓肿范围广,容易造成乳房脓肿中许多乳管和脓肿交通,形成乳瘘。

【诊断依据】

乳房脓肿切开引流术后切口延迟不愈,持续有白色乳汁溢出。

【临床表现】

乳房脓肿切开引流术后切口延迟不愈,持续有白色乳汁溢出,切口边缘皮肤红肿,最后形成慢性窦道。

【治疗】

1. 如已形成乳瘘应停止哺乳,并终止乳汁分泌。

2. 苯甲酸雌二醇 2mg 肌内注射,每日 2次,连用 3 天;或给予炒麦芽 60g 水煎服,每日一剂,服 3 天。

3. 局部用药,全身使用抗生素。

4. 换药时,搔刮瘘管,清除坏死组织,促

进其闭合,对于长期不愈合者可于 3~6 个月后行乳房瘘管切除。

【预防】

1. 依据脓肿的部位选择切口,避免损伤大乳管,乳晕区脓肿应沿乳晕作弧形切口,乳晕区外脓肿应沿乳管平行方向做放射状切口,乳房后间隙脓肿应在乳房下缘胸壁皱襞处作弧形切口。

2. 切开后用示指探入脓腔,轻轻分离脓腔内间隔,避免强行分离和锐性分离而损失乳管。

3. 作乳晕区弧形切口时,要避免切开过深而伤及大乳管。

4. 术后患侧乳房应停止哺乳,经常用吸奶器吸尽乳汁。

5. 哺乳期尽量避免择期性手术。

二、切口血肿

【原因】

1. 术中止血不彻底,血管结扎线脱落,未放置引流,术后未能有效的加压包扎所致。

2. 采用局部麻醉,局部麻醉药中加入过量肾上腺素可使术中血管过度收缩,术后发生延迟性出血。

【临床表现】

血肿发生后可表现为局部肿胀疼痛,切口渗血多,局部皮肤可呈紫色,皮肤紧张,局部有触痛,可有波动感。注射器穿刺抽吸,可

抽出不凝血。

【诊断依据】

1. 局部肿胀疼痛,切口渗血多。

2. 局部皮肤可呈紫色,皮肤紧张。

3. 局部有触痛,可有波动感。

4. 辅助 B 超检查。

【治疗】

1. 对已形成血肿者应拆除切口 1 针或数针缝线排除积血及凝血块,放置引流或加压包扎。

2. 血肿较大,排除积血过多,考虑有继续出血应拆除缝线,敞开切口止血后再重新缝合,放置引流。

3. 穿刺抽吸由于凝血块影响不易成功,一般不采用。

4. 对形成血肿者均应给予抗生素以防感染。

【预防】

1. 术中仔细止血,放置引流及术后加压包扎。

2. 慢性脓肿者乳房部分切除术后所留残腔可采用不同的处理方法。对切除组织较少者,可行腺体缝合闭锁残腔,一般不需要放置引流及术后加压包扎。

3. 较大残腔由于缝合可导致乳房变形,因此可不予缝合,明显出血点予以结扎,残腔内放置引流,术后行负压吸引,一般不需要加压包扎。

4. 或可将残腔内壁广泛电灼止血,只缝合切口,不放置引流,亦不加压包扎,残腔内术后可有渗出性积液,应让其自然吸收,残腔逐渐被瘢痕组织填充,一般不会有明显的乳房外形改变。

三、引流不畅

【原因】

1. 切口过小或位置过高。

2. 脓腔内的结缔组织隔未予分开。

3. 凡士林纱布条引流吸附作用小,由于时间久纱布条被脓液堵塞,妨碍引流。

4. 引流管通常为管腔内有血块或浓稠的脓液,或导管壁扭曲、折叠。

【临床表现】

术后高热不退,或是出现持续性低热,局部症状不见减轻或消退,排除的脓液量不是每日逐渐减少,轻按脓肿周围组织时常有较多的脓液排出,或引流切口经久不愈等。

【诊断依据】

1. 脓液量不是每日逐渐减少。

2. 轻按脓肿周围组织时常有较多的脓液排出,或引流切口经久不愈。

【治疗】

应手术探查,依据引流不畅的原因加以处理。

【预防】

1. 选择合适的引流,所选用的引流物能适合脓液的黏度和容量。

2. 引流物放置于切口或脓肿的最低处。

3. 烟卷、纱布条等引流时应勤换敷料,增强吸附作用。

4. 注意引流管的管理,不使引流管受压、折叠、或被脓液阻塞。

5. 脓腔过大时对口引流,以手指伸入脓肿内,将结缔组织分开,以便排尽脓液。

(王健生)

第二节　乳腺癌根治术或改良根治术后并发症

一、创面出血

【原因】

1. 术中止血不彻底　乳腺癌根治术创面较大,损伤小血管较多,若术野广泛渗血、出血,而术中未能仔细电凝或结扎,则易引起术后早期出血。

2. 术后由于剧烈咳嗽、呕吐、体位变化、外力作用或负压吸引等原因,使结扎血管的线结滑脱或电凝过的出血点重新出血。

3. 肌肉残端渗血　肌肉的渗血有时较隐蔽、弥散、未能够给予重视,一旦术后血压恢复或偏高,肌肉渗血量可能很大。如根治术切除胸大肌时,保留的胸大肌锁骨部广泛渗血,改良根治术切断胸小肌时,引起胸小肌残端渗血。

4. 引流管放置不当导致血管损伤 腋窝处引流管若太靠近腋静脉,可造成压迫坏死,或术后的负压将腋静脉吸入引流管造成损伤。此种出血一般在术后1周左右发生。

5. 全身因素 患者有血小板减少等凝血机制障碍性疾病或年龄过大且有高血压、动脉硬化、糖尿病等疾病,或长期服用抗凝血药物等,术后可出现创面广泛渗血而发生大出血。

【临床表现】

短期内引流量骤增或12小时引流量超过150ml为可能有活动性出血的征象。若出血量较大,血液凝结成块堵塞引流管,则大量血液积于皮下,使手术区皮瓣呈紫蓝色,皮瓣明显隆起,紧张,切口或缝线处有鲜血溢出,触诊可呈波动感或触及实性凝血块。凝血块液化可形成皮下积液、皮下积血,引起皮瓣坏死,影响切口愈合。皮下积血还易合并感染。严重出血时可发生出血性休克。凝血机制障碍同时还伴有其他部位出血征象。

【诊断依据】

1. 术后短时间内排出大量新鲜血。

2. 手术区皮瓣呈紫蓝色,皮瓣明显隆起,紧张,切口或缝线处有鲜血溢出,触诊可呈波动感或触及实性凝血块。

【治疗】

1. 保持引流管引流通畅,引流不畅者可重新放置引流管。

2. 术后出血量少,负压引流通畅,皮下积血较少者可对术区做适当加压包扎,一般出血会自行停止。

3. 若出血量较大且不能控制或皮下有大量血块积存,打开切口,清除积血或血块,找到出血点,予以电凝或结扎,止血后放置引流。

4. 血管段缩入肌肉内,结扎困难,可给

予缝扎,必要时可分开肌肉甚至切断肋骨进行止血。

5. 因出血引起出血性休克者,应迅速补足血容量,可予以输血或补充晶体和胶体液。

6. 有凝血机制障碍、高血压、动脉硬化、糖尿病等疾病,依据病因及时处理。

【预防】

1. 术中止血彻底 术野中小的出血点应仔细电凝止血,内乳动脉穿支压力较高,应结扎止血,腋静脉分支应结扎止血;关闭切口前要冲洗创面,仔细检查有无出血点或未结扎的血管,并用纱布轻擦创面,以发现潜在出血灶。

2. 引流管应放置在恰当位置,一般腋窝引流管应放置在腋静脉下方2cm处。

3. 术后术野用敷料加压包扎,并使用弹力绷带固定。

4. 术前服用抗凝剂的患者应在术前2~3天停用,并检查凝血酶原时间,术后避免血压过高,术前应予以治疗。

二、切口感染

【原因】

1. 乳腺外科手术大部分为无菌手术。切口感染的致病源多为患者皮肤和手术室空气内细菌。

2. 皮瓣坏死后,皮肤对细菌的屏障作用消失,易发生继发性感染。

3. 由于引流不畅所致皮下积液积血易增加感染的几率。

4. 全身因素,如患者抵抗力差,营养状况差,有贫血,糖尿病等基础疾病,或其他部位的感染灶的存在。

【临床表现】

乳腺癌术后切口感染很少发生。切口感染后,表现为红、肿、热、痛,伤口引流量增加,引流液混浊,严重者可有发热,外周血白细胞计数升高等全身症状。虽然术后切口感染不多见,但由于手术创面大,切口长,一旦发生感染可致伤口裂开,愈合后留有较大的瘢痕,甚至需要植皮才能愈合。还有,切口感染可明显增加术后上肢淋巴水肿的发生率。切口感染有两种形式,蜂窝织炎和切口化脓。

【诊断依据】

1. 切口感染后,表现为红、肿、热、痛,伤口引流量增加,引流液混浊。

2. 切口有脓性分泌物,切口裂开。

3. 切口分泌物或引流液细菌培养及药物敏感试验,最常见的病原菌为金黄色葡萄球菌。

4. 发热,外周血白细胞计数升高等全身症状。

【治疗】

1. 术后如发现伤口红肿,应予 75% 的乙醇纱布湿敷,局部理疗并给予有效抗生素治疗。

2. 若已形成脓肿,应切开清创,放置引流。

【预防】

1. 手术时严格无菌操作原则。

2. 保持引流通畅,防止积血积液形成。

3. 注意皮瓣剥离不要太薄,以免皮瓣缺血坏死合并继发感染。

4. 术前改善患者营养状况,纠正严重贫血或糖尿病等基础疾病。

5. 术前其他部位感染灶给予治疗,术后预防性使用抗生素。

【典型病例】

女性,58 岁,以右乳肿块 2 年入院,右乳外上限质硬肿块大小约 3cm×3cm,腋窝及锁骨上下未触及肿大淋巴结,空心针穿刺提示右乳浸润性癌,右乳癌改良根治术后第 9 天腋窝 24 小时引流液量为 40ml,出现引流管周皮肤水肿伴全身低热,第 10 天出现高热,皮瓣红肿,血常规提示白细胞 $12.5 \times 10^9/L$,中性粒细胞比率 85%,行引流管拔除,切开引流,引流物细菌培养提示表皮葡萄球菌感染,头孢呋辛抗感染治疗 3 天后患者体温恢复正常,6 天后痊愈出院。

三、皮下积液

【原因】

1. 手术创面大,术后渗血较多。术中止血不彻底,术后电凝焦痂脱落,可引起术后创面渗血较多。如未能及时引流出或出血量较大而形成凝血块,液化后可形成积液。

2. 引流不畅　引流管过细,侧孔少,易堵塞;引流管质地过软,负压引流后,引流管易塌陷、闭锁;引流管位置不当;术后包扎过紧,或加压不均匀影响引流,可形成分隔积液。

3. 淋巴液渗出过多　由于乳房及相关淋巴组织的整块切除而切断了较大的淋巴管,加上腋窝手术后淋巴回流不畅,术后发生淋巴液渗漏,如引流不畅或拔除过早可造成积液。

4. 组织未及时愈合　术后过早的肩部活动及深呼吸运动可使皮瓣与胸壁之间产生切力,影响皮瓣与胸壁的贴合,组织愈合延迟,使创面渗出多。

5. 合并感染　感染后炎性渗出液增多,多因引流不畅而增加积液。

6. 引流管拔除过早　一旦有继续渗出或淋巴管漏,可造成皮下积液。

7. 皮瓣保留不适　皮瓣保留过多,切口缝合后皮下留有无效腔,造成积液;保留过少,致使切口缝合后张力过大,造成皮缘缺血、坏死,渗液增加。

8. 术后未能保持持续负压引流　负压引流是保证引流通畅和皮瓣与胸壁粘贴的重要手段。如切口缝合不严密造成漏气或负压装置异常不能保证负压,可使皮下积气、积液。

9. 无效腔形成　如游离范围大,形成皮下巨大潜在无效腔,胸壁不规则,形成多处无效腔。

10. 电刀使用不当　可使脂肪发生液化坏死,受热损伤的组织容易发生渗液。

【临床表现】

皮下积液是乳腺癌术后最常见的早期并

发症。由于手术创面大,术后极易发生皮瓣与胸壁之间或皮瓣与腋窝之间积液。皮下积液虽不是严重的并发症,但可延长患者住院时间,并推迟术后综合治疗。皮下积液还可促进其他并发症的发生,如皮瓣坏死、切口感染及延迟愈合、上肢淋巴水肿等。

小范围的积液表现为积液部位肿胀,皮肤张力高,压迫时有波动感。有血性积液者局部呈青紫色。积液范围较大时,表现为大面积的皮瓣浮起,伴有感染者局部有红肿热痛等炎症表现,浮起的皮瓣常伴有血运障碍造成皮瓣坏死。

【诊断依据】

1. 小范围的积液表现为积液部位肿胀,压迫时有波动感。积液范围较大时,表现为大面积的皮瓣浮起。

2. 诊断性穿刺,可抽出浆液性液体。

【治疗】

1. 拔管前如发现皮下积液,应首先保证引流管通畅,伤口适当加压包扎,必要时更换引流管。

2. 局限性少量的积液可用注射器抽吸,然后局部加压包扎。如经多次抽吸仍有积液,可考虑局部放置小的引流管继续负压引流数日。

3. 如皮下积液过多或面积过大,未拔管者多为引流不畅或位置不当,需更换引流管或调整引流管位置。如已拔管,重新放置引流管,继续负压引流数日。

4. 对于顽固性皮下积液者,可用四环素1g溶于生理盐水20ml中,注入积液区,但效果不佳,且能引起剧烈疼痛,故多已放弃不用,可重新放置引流。

【预防】

1. 术中彻底止血,减少术后渗血及大量出血。

2. 皮瓣缝合前,创面宜用温生理盐水冲洗,以观察创面是否仍存在活动性出血或渗血。

3. 彻底结扎上肢进入腋窝的所有淋巴管,以减少淋巴液渗出,尤其腋窝处尽量将淋巴管结扎,而不是电刀烧灼。

4. 保持良好有效的引流　选择软硬,粗细适当引流管,引流管位置放置应正确,伤口加压包扎不能过紧,引流管被堵塞时,应挤出血块,必要时重新放置引流管。

5. 皮瓣大小应以无张力情况下能覆盖大部分创面,两侧皮瓣间距不超过2cm为宜。

6. 避免术后过早的肩部及上肢大范围活动　术后2周尽早开始上肢及肩部的功能锻炼,以尽早的恢复术前的活动能力。术后2周内应避免上肢及肩部的大范围活动,尤其术后1周内应尽量保持制动。

7. 术后的负压引流应持续有效　切口缝合严密是负压引流的基础。切口缝合完毕后应检查有无漏气及其部位,并可用凡士林纱布覆盖创面,以防止漏气。可采用负压瓶、负压球或负压引流袋。一旦发现压力不足,应及时调整。

8. 尽量减少无效腔,皮瓣游离范围不宜过大,关闭切口前将背阔肌上部前缘及胸大肌后侧缘在腋静脉下方固定于胸壁,可以消除部分深部腋窝腔。术后适当加压包扎,可使皮瓣与胸壁贴合紧密。

9. 加强术后早期伤口管理,减少伤口感染的发生。

10. 引流管拔除时间要适宜　一般术后引流3~7天,拔管指征为拔管前24小时伤口引流量少于20ml。拔管前应尽量排出积液,使皮瓣紧贴胸壁,然后适当加压包扎。

四、皮瓣坏死

【原因】

1. 皮瓣游离不当　乳腺癌手术通常游离皮瓣面积较大,其皮肤一般要求上至锁骨,下至肋弓,内至胸骨旁,外至背阔肌前缘。皮瓣的血供的主要来源于真皮层的毛细血管网和皮下浅筋膜浅层的血管网。游离皮瓣时任何损伤毛细血管网的操作都可能造成皮瓣坏死。皮瓣游离不当有:皮瓣游离过薄,破坏了真皮层的毛细血管网；电刀使用不当导致真皮层毛细血管网受热损伤而发生血栓形成；皮瓣游离范围过广。

2. 皮瓣张力过大　造成皮瓣坏死的另一个主要原因是皮瓣张力过大。多因肿瘤过大或皮肤浸润面积较广泛，或肿瘤部位不理想，或乳房体积较小，游离度小及多发性肿瘤位于不同的象限等，这些情况会使皮瓣设计困难，造成切除皮肤绝对和相对过多，以致皮瓣不能完全覆盖创面。若强行拉拢缝合，可致其张力过大，影响血运而发生坏死。

3. 皮瓣挫伤　游离皮瓣时，一方过度牵拉皮瓣或采用较锐利的拉钩反复牵拉同一位置，可使皮瓣挫伤导致坏死。

4. 术后加压包扎过紧，可使皮瓣缺血而引起坏死。

5. 切口边缘皮瓣下带有脂肪组织过大或过少，过多可使皮瓣与创面隔离，致皮瓣失去营养，不能建立有效的血液循环而导致坏死；过少可使脂肪中垂直血管被破坏，亦会增加皮瓣坏死率。

6. 皮下积血积液，不仅使皮肤与胸壁分离，阻断新生血管进入皮瓣，而且是皮下产生张力，影响皮瓣的血供。

7. 切口感染可产生较多的炎性渗液，使皮瓣与胸壁分离，也可使皮瓣发生水肿，毛细血管网闭塞引起血运障碍。

8. 患者因素　糖尿病、肥胖及年老的患者易发生切口皮瓣坏死。

【临床表现】

皮瓣坏死是乳腺癌术后最常见的并发症之一。皮瓣坏死分两种类型，即表皮坏死和全层坏死。依据皮瓣坏死宽度可分为 3 度：轻度(宽度≤2cm)，中度(宽度 2~5cm)，重度(宽度 >5cm)。

(1) 表皮坏死：发生率在 10%~61% 之间，常因皮肤过紧或压迫过度引起。多发生在中部切口的周围，术后 24 小时内皮肤红肿了，光亮，24~48 小时后表皮坏死，与真皮层之间分离，其间有渗液，形成水疱，初为多个大小

不等的水疱，之后小水疱间相互融合，形成一个大面积的水囊，若不及时处理水疱可自行破裂或并发感染，之后表皮变形坏死，类似烧伤后改变，最后变成黑色干痂。

(2) 全层坏死：发生率在 8.2% 左右，多因皮肤严重缺血引起，术后 24 小时左右缺血区皮肤苍白，皮肤弹性差，逐渐出现色泽发暗，表皮出现水疱，3~7 天后，坏死区与周围正常的皮肤界限明显，坏死区皮肤无弹性，失去光泽，其周围皮肤红肿，1 周后皮肤逐渐呈黑色，变得干硬，与周围正常皮肤区界限分明，坏死区皮下多有脓性分泌物。

【诊断依据】

依据皮瓣临床表现不难诊断。

【治疗】

1. 表皮坏死　一旦发现表皮坏死，给予 75% 乙醇纱布湿敷，使创面保持干燥，待坏死表皮自行脱落。

2. 小范围全层坏死　若皮瓣全层坏死范围≤2cm²，不需要清创处理，可用 75% 乙醇纱布湿敷，使创面保持干燥，待坏死表皮自行脱落；若全层坏死与切口垂直径 <5cm，可在坏死区与周围皮肤界限清晰时，将坏死的皮肤完全剪除，然后通过湿敷换药抗生素治疗使创面自然愈合。

3. 大范围全层坏死，全层坏死与切口垂直径 >5cm，通过皮肤爬行覆盖创面较困难，一般需要植皮。

【预防】

1. 正确设计切口，应使切口两侧皮缘的长度尽量相等，两侧皮瓣应基本可以无张力缝合。

2. 正确游离皮瓣，不宜太薄，应在皮肤与浅筋膜的浅层之间进行游离并逐渐加厚，皮瓣厚薄要均匀，以全厚皮肤带以点状脂肪岛为宜。切缘附近皮瓣宜薄，但不能损伤真皮层毛细血管。电刀功率要适中，切忌在一个部位反复切割。

3. 避免张力过大，乳腺癌根治术一般要求梭行切口两切缘距肿瘤边缘 5cm。关闭切

口时,若发现张力过大,则增大皮瓣游离的范围;可在两侧皮瓣上做些小的减张切口;做旋转皮瓣覆盖创面,可自外侧胸壁或对侧乳房做旋转皮瓣;缺失面积过大,则行皮肤游离移植。

4. 术中正确判断皮瓣血供 术中判断皮瓣血供的主观方法是依据皮肤颜色,若压迫皮缘后,皮肤颜色能4秒内由苍白恢复正常,则皮瓣能存活。

5. 术后适当加压包扎 放置负压引流后胸带包扎时,仅在腋区加一定压力即可。术后48小时后,打开检查皮肤情况,若皮瓣与胸壁贴合良好,可免于加压包扎。

6. 保持引流通畅,可以减少皮下积液,使皮瓣与胸壁贴合。

7. 防止切口感染。

8. 纠正糖尿病,有低血压,循环障碍或有缺氧症状时及时对症处理。

五、腋窝血管损伤

【原因】

1. 术中操作粗暴,用力牵拉,尤其是已有转移固定的淋巴结扎时容易造成腋静脉撕裂。

2. 在层次不清的情况下,用锐器分离而造成腋静脉损伤。

3. 腋静脉变异,个别情况下腋静脉分2~3支横跨腋窝,在静脉入口处附近才汇合,如识别不清,易损伤其中1~2支;有时腋静脉主干很细,如识别不清,误认为腋静脉分支,则易损伤。

4. 结扎切断腋静脉分支时过分牵拉。

5. 解剖腋窝时未采用锐性分离,而用止血钳或纱布团作钝性分离,易将腋静脉误夹在内。

【临床表现】

腋窝血管损伤常发生于腋窝淋巴结清除术中,腋静脉管壁薄,无弹性,在腋窝解剖时易损伤。腋动脉在腋静脉的后上方,一般手术很少达到此层面,故损伤甚少。腋静脉撕

破可出现大出血,腋静脉误扎,一般很难在术中发现,但若发现腋静脉近端明显充盈,应引起注意。腋静脉侧支循环丰富,如误扎,一般会引起或加重术后上肢水肿。

【诊断依据】

1. 术中腋静脉撕破出现大出血。

2. 腋静脉近端明显充盈,术后上肢水肿。

【治疗】

1. 腋静脉已破裂出血,切忌忙乱钳夹,可用纱布压迫止血,用手指分别置于损伤血管的近、远心端,控制出血,吸尽积血,逐步移开纱布,并找到破裂口,用4-0或5-0缝补破口或端-端吻合。

2. 腋静脉被肿瘤侵犯,可连同肿瘤切除腋静脉,远端、近端结扎。

3. 腋静脉被误扎,若术中能及时发现,应解除结扎线,重新进行结扎。

【预防】

1. 应熟悉腋静脉的解剖位置和变异。寻找腋静脉时,应首先剪开喙锁筋膜,剪开喙锁筋膜前应首先用纱布或手指推开喙锁筋膜后方脂肪组织,剪开喙锁筋膜时应与腋静脉呈平行方向。如发现腋静脉比较细小,可考虑为解剖变异,可能存在其他分支,腋窝中任何与腋静脉平行的血管都不能轻易切断或结扎。

2. 解剖腋窝时应尽量采用锐性分离技术,用剪刀或小圆刀在腋静脉表面进行分离,分离时用纱布将脂肪组织轻轻向下牵引,以保持与腋静脉之间有一定张力,有助于腋静脉的显露。

3. 结扎腋静脉分支血管时,不能过度牵拉,应离骨干血管2~5mm,可以避免破裂和部分壁被结扎。

4. 在腋静脉周围进行手术操作时,应当避免使用电刀和电凝,以免腋静脉热损伤及术后腋静脉血栓形成。

5. 改良根治术分离、清扫胸小肌后方淋巴脂肪组织时应牵开胸小肌,在清楚显露的情况下进行手术操作,切忌盲目钳夹切除任

何组织。

6. 若腋静脉已被肿瘤侵犯，或与受累淋巴结之间无间隙，则应切除腋静脉，以求肿瘤整块切除，静脉断端予以吻合。

六、腋窝神经损伤

由于腋窝清扫引起的运动神经损伤应该是不常见。胸背神经、胸长神经可被肿瘤或淋巴结转移灶浸润，手术时可能会误伤。胸外内侧神经支配胸大小肌，在保留胸大肌的改良根治术中应妥善保护，但在清除 Rotter 淋巴结或切除胸小肌时易损伤。臂丛位置较高，包绕在腋动脉周围，一般腋窝淋巴结清扫时不需达此平面，故罕见损伤。肋间臂神经在腋静脉下方与腋静脉方向横跨腋窝，手术时极易损伤，可达 23%~78%。

【原因】

1. 胸背神经位于肩胛下淋巴结群的中间，清扫肩胛下淋巴结群时可损伤该神经。如肿瘤转移至肩胛下淋巴结，并侵犯胸背神经时，为求肿瘤整块切除，需切除该神经。

2. 胸长神经周围有胸肌淋巴结，手术清扫该淋巴结时，可引起损伤。

3. Auchincloss 术式不切除胸大肌、胸小肌，但在游离胸小肌外侧缘时会损伤胸内侧神经绕过胸小肌外侧部的分支，在清除 Rotter 淋巴结时会损伤胸外侧神经。Patey 术式切除胸小肌，易损伤胸小肌内侧缘的胸外侧神经。有些术者采用胸大肌横行劈开方法清除 Rotter 淋巴结，较易损伤胸外侧神经。

4. 肋间臂神经损伤可由于解剖腋窝时切断该神经或术后瘢痕牵拉。

【临床表现】

胸背神经损伤后引起背阔肌萎缩，但不影响外形。若术后需要背阔肌做乳房重建时，则有影响。胸背神经损伤后，也可引起肩关节内收、内旋功能减弱，但一般不易察觉。

胸长神经在胸背神经内侧发出，沿前锯肌走行并支配该肌，损伤后，前锯肌萎缩，肩胛骨不稳定，呈翼状肩畸形，并有肩痛，常持续数月。

胸外侧、胸内侧神经损伤后胸大小肌萎缩，胸壁塌陷较明显，从而失去胸肌功能及美容作用，但对肩关节内旋、内收功能的影响不易察觉。

肋间臂神经损伤，多在术后数周（可短至术后数小时）发生臂上部、肩、腋窝、胸前感觉异常，钝痛，甚至烧灼痛，多为持续性，休息后可减轻。一些患者可有第 2~5 手指感觉异常，甚至可有出发点。这些症状可持续存在，但一般不影响功能。

臂丛神经罕见损伤。

【诊断依据】

依据术式以及神经损伤的临床表现。

【治疗】

胸背神经损伤后不需要特殊的治疗，胸长神经、胸外侧、胸内侧神经一旦损伤，无特殊治疗方法，肋间臂神经一般治疗无效。

【预防】

1. 熟悉腋窝神经的解剖位置，术中操作仔细。

2. 预防胸背神经损伤的关键在于解剖仔细，现在腋静脉下方找到该神经（其标志是与肩胛下血管伴行），然后顺着胸部神经方向仔细锐性解剖。胸背血管常有小分支进入腋窝淋巴、脂肪组织，应予切断、结扎，有出血时应吸尽积血，找到出血点后钳夹并结扎，避免大块钳夹损伤胸部神经。

3. 胸长神经应尽量保护，只有在该神经受肿瘤侵犯时，为了整块切除肿瘤组织，才能牺牲该神经。预防胸长神经损伤的关键在于解剖仔细，现在腋静脉下方，胸外侧动脉后方，靠近胸廓表面处找到该神经，沿该神经的走行方向仔细锐性分离，分离层面应在该神经的外侧进行。

4. 避免胸内侧神经，胸外侧神经损伤的关键在于熟悉其解剖位置，仔细操作。清扫 Rotter 淋巴结时避免损伤胸外侧神经的分支。为了方便清扫腋窝淋巴结，可在喙突止点处切断胸小肌,并向下牵引,避免做广泛游离及切除。

七、腋窝淋巴管损伤

【原因】

1. 术中损伤淋巴管。

2. 腋窝淋巴结清扫术,不可避免损伤淋巴结。

【临床表现】

伤口处溢出乳白色液体,淋滴不断。送检报告示:苏丹Ⅲ染色有脂肪滴。腋窝淋巴结清扫术切断了上肢淋巴回流途径,引起术后淋巴水肿,表现为上肢水肿。

【诊断依据】

1. 伤口处溢出乳白色液体,送检报告示苏丹Ⅲ染色有脂肪滴。

2. 上肢淋巴水肿。

【治疗】

1. 术中淋巴管损伤,结扎淋巴管。

2. 上肢淋巴水肿治疗,见下。

【预防】

术中精细操作避免损伤淋巴管。

八、上肢水肿

【原因】

1. 腋窝淋巴结清扫　腋窝淋巴结清扫术切断了上肢淋巴回流途径,是引起术后淋巴水肿的重要因素。腋窝手术范围的大小可以影响术后淋巴结水肿的发生,低位(胸小肌外侧组)和中位(胸小肌后组)淋巴清扫术后淋巴水肿的发生率较高位(锁骨下组)淋巴结清扫术低,前哨淋巴结切除术后淋巴水肿的发生率要低于腋窝淋巴结完全切除术。腋动脉周围淋巴结切除术后较易发生上肢淋巴水肿。

2. 腋窝积液　腋窝积液可以使腋窝软组织肿胀,淋巴管水肿,后期可引起腋窝纤维化,压迫、阻塞淋巴回流。

3. 腋窝感染　腋窝切口感染可以引起软组织炎性水肿,淋巴管肿胀、阻塞,后期引起腋窝纤维化,阻塞淋巴回流。

4. 腋窝瘢痕挛缩　腋窝瘢痕挛缩可以引起压迫、阻塞上肢淋巴回流和静脉回流。

5. 放疗　术后放疗可引起腋窝及胸壁软组织纤维化,淋巴管闭塞。

6. 静脉回流受阻　手术损伤或术后纤维化引起腋静脉或头静脉血栓形成或狭窄,静脉回流受阻。术后经患肢上肢静脉注射化疗药物或其他药物治疗,可以引起静脉炎,静脉管壁纤维化,从而使静脉回流受阻。

7. 切口类型　纵切口易引起上肢与胸壁之间浅淋巴管网破坏,因而术后淋巴水肿的发生率较横切口高。

8. 术后加压包扎过紧　术后腋窝加压包扎过紧,可以压迫回流的淋巴管和静脉。

9. 肿瘤复发、转移　术后肿瘤复发、转移可压迫或栓塞腋窝淋巴结,引起淋巴水肿。

10. 手术造成交感神经纤维损伤,交感缩血管控制丧失引起的动脉血流增加,毛细血管内压增高,血浆渗出增多。

11. 日晒、高温、过分活动可通过增加蛋白质漏出而加重水肿。

12. 合并有高血压,血压高可促进上肢水肿的发生。

13. 其他因素　年龄越轻,术后淋巴水肿发生率越高;肥胖患者术后易发生淋巴水肿;术后早期肩关节制动,易引起淋巴水肿。

【临床表现】

淋巴水肿可以发生在术后任何时期,可以在术后立即出现,也可在术后30年以后出现。术后急性淋巴结水肿的发生率为40%,大多经过保守治疗后缓解。术后慢性淋巴结水肿(超过6个月)的发生率为5.5%~80%。

术后出现患侧上肢肿胀,如果患侧上肢周径增加2cm以上,即可见肉眼发现淋巴水肿。淋巴水肿可以发生在整个上肢,也可以仅发生于前臂,有些患者表现为手部水肿。功能受限,上肢明显水肿可以使关节活动受限。淋巴水肿区域皮下组织张力增加,可感局部不适,约30%的患者可感觉局部疼痛。

外形损害及心理障碍。易感染,上肢稍损伤即易发生蜂窝织炎或淋巴管炎。淋巴水肿的患者中,53% 的有复发性蜂窝织炎病史,77% 有亚临床感染征象,如红、热及硬结等。

术后淋巴水肿的临床分期:

Ⅰ期:水肿为可凹性,抬高上肢后水肿可减退。

Ⅱ期:水肿为非凹性,抬高上肢后不能减轻水肿。组织间液富含有蛋白,结缔组织增生,肢体进行性变硬。

Ⅲ期:淋巴淤积性象皮肿,上肢呈软骨样硬度,皮肤外生性乳头状瘤。

术后淋巴水肿的临床分级有两种分类方法:

(1) Tracy 分级:根据受累上肢与对侧上肢相比,体积增大的绝对量。

不显著:0~150ml> 正常上肢

轻度:150~400ml> 正常上肢

中度:400~700ml> 正常上肢

重度:700ml 以上 > 正常上肢

(2) Stillwell 分级:依据受累上肢与对侧上肢相比,体积增大的百分比。

不显著:0~10%> 正常上肢

轻度:11%~20%> 正常上肢

中度:21%~40%> 正常上肢

显著:41%~80%> 正常上肢

重度:80% 以上 > 正常上肢

【诊断依据】

目前尚无统一的诊断标准,诊断主要根据上肢肿胀程度测量及淋巴管造影等。

(1) 手术前后照相对比:因为淋巴水肿随时间、运动而波动,早上轻,下午重。因此,照相最好选择下午,手术前后同一时间、同一焦距进行照相,对比后即可发现淋巴水肿的有无程度。

(2) 周径测量:在尺骨鹰嘴突上、下各15cm 处测量上肢周径,双上肢进行对比,若患侧周径比健侧大 2cm 以上,即可诊断。

(3) 水置换法:这是记录淋巴水肿最精确的方法。Kissin 建议,用水置换法测量至上踝15cm 处,若患侧肢体体积比健侧增加 200ml 以上,即可诊断淋巴水肿,增加 500ml 以上为严重水肿。

(4) 淋巴管闪烁法:淋巴管闪烁法是评价淋巴系统的一种有效方法,但是否应常规应用于乳腺癌术后淋巴水肿评价,尚有争议。

(5) 淋巴管造影术:淋巴管造影术可以确切评价淋巴系统状况,但淋巴管造影会加重已存在的水肿,因此不能在乳腺癌术后淋巴水肿的患者中常规应用,而只能在拟行手术治疗的患者中应用。

(6) 静脉造影术:静脉造影术可以检查头静脉、腋静脉通畅情况,但静脉通畅程度不是引起术后淋巴结水肿的决定因素。因此,静脉造影术在淋巴水肿患者中的使用价值有限。

(7) CT 检查:CT 检查可以显示不同组织间隙液体积聚量的改变,同时可以显示软组织的结构改变。

【治疗】

多数轻、中度上肢淋巴水肿者多可在术后数月内自行缓解,严重肿胀者常难自行恢复。

非手术治疗乳腺癌术后上肢淋巴水肿的首选治疗方法。

1. 饮食疗法　控制食盐的摄入能减轻水肿的程度。

2. 预防感染　预防感染是治疗慢性淋巴水肿的重要环节。一旦感染,则要应用敏感的抗生素。

3. 抬高患肢手法按摩　术后注意抬高患肢,尤其是在平卧位,将肘部垫高,使上臂高于前胸壁水平。直立时由健侧手拖住患侧前臂。进行按摩治疗,方法是让患者抬高患肢,按摩者用双手扣成环形,自远侧向近侧用一定压力推移,每次推压 >15 分钟,3 次 / 天。

4. 弹力袖治疗　戴弹力袖是一种方便、有效的方法。单纯用弹力袖治疗,可以使患肢周径缩短 15%。

5. 适当锻炼　游泳、骑车等运动可以加

快淋巴回流,值得推荐。举重或重复运动可以引起淋巴液的聚集,应该避免。

6. 压力泵治疗 压力泵治疗已成为治疗慢性淋巴水肿的重要措施。

7. 药物治疗 苯并吡喃酮可以激活淋巴水肿肢体中功能受抑制的巨噬细胞,刺激巨噬细胞吞噬和降解间质中的蛋白质,从而减轻淋巴水肿;利尿药对慢性淋巴水肿的疗效较差,多用于早期患者。

8. 腋区及上肢热疗 用物理加温或微波、红外线等加热仪器对腋区和上肢进行加温治疗。治疗中,上肢应抬高,若配合按摩效果更佳。

9. 神经节封闭 目的是解除血管和淋巴管痉挛,改善循环功能。

手术治疗:对于非手术治疗无效的严重淋巴水肿者,或伴有长期并发症者,可以试用手术治疗。广泛切除患侧上肢的皮下组织及深筋膜,使皮肤的淋巴管与肌肉的淋巴管交通,以改善局部的淋巴引流的方向;广泛切除皮肤的病变组织后,将切除的表皮回植治疗,皆可取得一定的疗效。

1. 大网膜移植术,切除病变的组织,植入大网膜,大网膜丰富的淋巴管、血管可以用来建立淋巴侧支循环。

2. 浅深淋巴管吻合术,切除皮下水肿的脂肪组织,在肌肉的深部植入皮瓣,以建立浅深淋巴管的交通。此手术只能使30%患者获得较好的疗效,而且大多数患者在3~4年后又回到原来的水肿程度。

3. Charles手术,根治性切除所有浅表组织一直到深筋膜层,然后移植有裂隙的厚皮片。此手术对外形影响很大,而且术后切口愈合较迟,但可以使患肢重新获得功能。

4. 淋巴管静脉分流术或淋巴管静脉吻合术,这是近年来开展的显微外科手术,其长期疗效有待证实。

5. 淋巴管旁路手术,即在皮下植入各种材料做成的管道,通过毛细血管作用使淋巴液经植入的淋巴管旁道回流。此类手术因易

继发感染,异物排除及效果差而弃用。

目前,对于术后慢性淋巴水肿的各种非手术治疗和手术治疗方法都不能取得良好的近期效果。因此,临床上应强调以多种模式的非手术治疗为主,有些患者可能需要终生治疗。

【预防】

1. 手术时注意

(1) 切口选择:依据肿块位置,尽量选择横切口,避免选用纵切口。切口不要延伸至上肢或腋窝,应延伸至腋窝毛发区的稍下方,这样可以保留上肢淋巴回流的侧支循环,同时防止腋窝的挛缩而压迫淋巴管。

(2) 术式选择:手术的范围越大,术后发生淋巴水肿的机会越大。因此,应尽量选择改良根治术或肿块切除加腋窝淋巴结清扫术,行根治术时应保留胸大肌锁骨部,从而保护腋静脉和上肢淋巴管侧支循环。

(3) 腋窝淋巴结清扫范围:清扫低位和中位淋巴结而保留高位淋巴结对于大多数 I、II 期患者来说已足够。淋巴结清扫应在腋静脉平面以下,腋动脉周围淋巴结应予保留,除非晚期患者肿瘤已侵犯腋动脉周围淋巴结。近年来开展的腋窝前哨淋巴结切除术,可以最大限度地保留上肢淋巴回流系统。

(4) 腋窝手术的技术要点:手术时保护腋静脉和头静脉不受损伤,腋静脉周围组织的处理应动作轻巧,不要太贴近腋静脉。手术时仔细锐性分离,仔细止血,可以减少术后纤维化。

2. 放疗时注意 严格掌握放疗指征及范围:局部晚期(肿块直径≥5cm)或淋巴结广泛转移(腋窝淋巴结阳性数≥4)的乳腺癌患者,在改良根治术或根治术后行胸壁、内乳淋巴链及腋窝等部位的放疗。

3. 减少术后腋窝积液,术后加强引流,适当加压包扎,减少腋窝积液的发生。

4. 防止术后感染,腋窝切口感染可以引起腋窝软组织水肿,影响上肢淋巴回流,应该积极防治。淋巴水肿的上肢易发生感染,感

染后可进一步损伤残存的淋巴管,从而加重淋巴水肿。因此,术前术后应指导患者保护上肢,避免皮肤破裂和感染。

5. 术后肩关节及上肢活动,术后适当的肩关节及上肢活动可以促进上肢淋巴回流,防止或减少淋巴水肿的发生。

6. 保护患侧上肢,术后应避免患侧上肢做任何目的的静脉穿刺,以免发生静脉炎或继发感染。

7. 避免高温,过烫的热水浴及热敷等会增加上肢淋巴液的漏出,加重水肿,应予避免。

九、上肢活动障碍

【原因】

1. 患者为瘢痕体质,可在腋窝形成明显的瘢痕,引起肩关节活动受限。

2. 切口选择不当可能为造成瘢痕挛缩影响肩关节活动的主要原因。进入腋窝,乳腺癌手术切口主要有 3 种,Halsted-Meyer 纵切口,Rondman-Greenough 斜切口和 Stewart 横切口。纵切口中 Meyer 术式由于切口向上延伸到上臂前面,改良的 Stewart 横切口外侧端过高均可由于瘢痕形成而影响上肢外展及抬举。通常斜切口和横切口由于上端与腋窝及肩关节有一定距离,即使形成明显瘢痕亦对上肢活动影响不大。

3. 可因贫血、低蛋白、糖尿病等使切口延期愈合,或手术损伤大及切口感染等加重瘢痕形成。

4. 皮瓣坏死后,切口愈合以瘢痕愈合为主。

5. 术后肩关节活动太晚,为促进切口愈合,术后前几天不做肩关节活动,术后 1 周起应开始肩关节活动,如肩关节活动过晚,则会影响肩关节功能的恢复。

6. 术后放疗 术后腋窝部放疗可引起腋窝纤维化,从而影响肩关节和上肢的功能。

7. 其他因素 切口感染、皮下积液等都能引起腋窝纤维化,从而影响肩关节功能。

腋窝皮瓣游离太薄也可能影响肩关节的功能。

【临床表现】

瘢痕挛缩及上肢活动障碍是乳腺癌术后较常见的晚期并发症。一般患者随时间推移瘢痕可逐渐自行萎缩,但切口瘢痕过度增殖可产生畸形,引起肩部软组织的挛缩,而使关节活动受限。瘢痕横跨肩关节或进入腋窝,肩关节或腋窝皮肤受瘢痕牵拉,肩关节功能受限,尤其是上肢外展、上举受限。严重者肩关节挛缩,肩部肌肉萎缩,出现"冰冻肩"。

【诊断依据】

依据患侧上肢的体格检查,不难诊断。上肢功能障碍诊断可根据病史、临床症状和查体诊断。而乳腺癌术后患肢活动障碍表现为患侧上肢肩关节僵硬、肌肉粘连、肌肉萎缩、肩关节运动幅度受限、部分区域感觉异常或丧失、肌力低下、运动后迅速出现疲劳及精细运动功能障碍等。

【治疗】

1. 如肩部活动轻度受限,可嘱咐患者加强功能锻炼,如出现"冰冻肩",则应在康复科医师的指导下进行积极、系统的康复训练。轻度患者可作物理治疗,如光疗、超声波、离子透入疗法、高频电疗、局部注射类固醇类药物或透明质酸酶,有缩短瘢痕炎症反应期并可促进瘢痕软化作用。

2. 如切口进入腋窝,形成弓形瘢痕,并限制肩关节运动时,可行"Z"形成形术,以改变腋窝瘢痕的方向。

3. 如腋窝严重瘢痕挛缩,简单的"Z"形成形术不能恢复肩关节功能时,应切除瘢痕,施行中厚皮片移植。

【预防】

1. 切口选择恰当,尽量采取横梭形切口,切口外侧端不要延伸进入腋窝,应位于腋窝毛发区的最低点。选择纵切口或斜切口时,切口不要跨越肩关节。

2. 腋窝皮瓣游离不要太薄,腋窝淋巴结转移一般不突破喙锁筋膜。因此,腋窝皮瓣可以稍厚。皮瓣稍厚可以防止皮瓣坏死引起的瘢痕性愈合。

3. 术中操作轻柔减少组织损伤,减少切口并发症的发生,皮瓣坏死、切口感染、皮下积液等切口并发症易引起腋窝纤维化,应积极防治,纠正全身症状,促进组织愈合。

4. 恰当的肩关节功能锻炼,术后开始肩部活动和功能锻炼的最佳时机尚存在争议,一般认为肩关节活动越早,肩关节功能恢复越好。但较早的功能锻炼易引起皮瓣坏死、皮下积液等切口并发症。肩关节功能锻炼的方法有:梳头、爬墙、滑绳和转绳运动等。这些运动应每天重复3次,以达到活动范围逐渐增大,运动强度应为患者能耐受肩部疼痛的前提下最大限度地进行肩部运动,同时注意不影响切口愈合,及不形成皮下积液。通常通过3~4个月的肩部活动,患者可以基本恢复肩关节功能,但少数患者可能需要终生肩部功能锻炼。

十、气胸

【原因】

1. 做扩大根治术清扫内乳淋巴结时,不小心剪破壁层胸膜。

2. 钳夹内乳动脉穿支时太深,撕破胸膜,这种情况一般在切除胸大肌后易发生。

3. 电凝火花太大损伤胸膜。

4. 偶尔在肿块穿刺钢丝定位时,可穿过肋间隙发生气胸。

【临床表现】

气胸发生后,可引起呼吸困难和缺氧。因手术在全麻下进行,所以手术中患者并无自主症状。常有气体自伤口溢出或出现声音,如胸膜损伤后术中未发现,术后可引起呼吸困难。可见鼻翼扇动,胸部叩诊呈鼓音,患侧呼吸音减弱或消失。

【诊断依据】

1. 呼吸困难和缺氧。

2. 气体自伤口溢出或出现声音。

3. 胸部叩诊呈鼓音,患侧呼吸音减弱或

消失。

4. 胸部 X 线检查有助于确诊。

【治疗】

1. 术中发现胸膜破裂后,可用小圆针1号丝线缝合,在安置缝线后,请麻醉师加压供氧,鼓肺后迅速结扎。

2. 术后发现气胸,若肺压缩在 30% 以下,可不予处理,让其自行吸收,若肺压缩在30% 以上,则行胸腔闭式引流术。

【预防】

1. 清扫内乳淋巴结时,注意操作,不要剪破壁层胸膜。

2. 钳夹内乳动脉穿支时太深,避免撕破胸膜。

3. 适当使用电刀。

(王健生)

第三节　乳腺癌扩大根治切除术后并发症

一、胸腔积液

【原因】

1. 术后肿瘤复发、转移可压迫或栓塞腋窝淋巴结所致淋巴回流受阻可引起富含蛋白的胸腔渗出液。

2. 乳腺癌转移至胸膜引起的渗出性积液。

【临床表现】

胸腔积液 <300ml, 可无症状;当胸腔积液 >500ml 时,患者气短、胸闷、大量积液时因纵隔脏器受压而出现心悸、呼吸困难,甚至端坐呼吸并出现发绀。中等量或大量时呼吸困难明显。少量积液时可无阳性体征,中或大量积液时,患侧呼吸运动减弱,语颤消失,积液区叩诊呈浊音或实音,听诊呼吸音减弱或消失,气管、纵隔均移向健侧。

【诊断依据】

1. 患者气短、胸闷、心悸、呼吸困难,甚至端坐呼吸并出现发绀。

2. 患侧呼吸运动减弱,语颤消失,积液

区叩诊呈浊音或实音,听诊呼吸音减弱或消失,气管、纵隔均移向健侧。

3. X线检查 少量积液时肋膈角变钝,中等量积液可见大片致密阴影,肺底部积液可见患侧膈肌升高,改变体位胸腔积液可流动。

4. 超声波检查 可见液平段。

5. 胸腔穿刺抽出液体,胸腔积液检查常规、生化、免疫学和细胞学,判断是否为恶性胸腔积液。

【治疗】

1. 积极治疗乳腺癌。

2. 顽固性胸腔积液、慢性脓胸者行胸腔闭式引流术。

3. 恶性胸腔积液的治疗,在抽吸胸液或胸腔插管引流后,胸腔内注入包括多柔比星、顺铂、氟尿嘧啶、丝裂霉素、硝卡芒芥、博来霉素等在内的抗肿瘤药物是常用的治疗方法,有助于杀伤肿瘤细胞、减缓胸液的产生,并可以引起胸膜粘连,也可注入胸膜粘连剂,如四环素、红霉素、滑石粉,使两层胸膜发生粘连,以避免胸液的再度形成,若同时注入少量利多卡因及地塞米松,可减轻疼痛及发热等不良反应。胸腔内注入生物免疫调节剂,是近年探索治疗恶性胸腔积液较为成功的方法,诸如短小棒状杆菌疫苗(CP)、IL-2、干扰素 β、干扰素 γ、淋巴因子激活的杀伤细胞(LAK 细胞)、肿瘤浸润性淋巴细胞(TIL)等,可抑制恶性肿瘤细胞、增强淋巴细胞局部浸润及活性,并使胸膜粘连。虽经上述多种治疗,恶性胸腔积液的预后不良。

【预防】

积极防治乳腺癌。胸腔积液为胸部或全身疾患的一部分,因此积极防治乳腺癌是预防本病的关键。

二、肺不张

【原因】

1. 术后膈肌、肋间肌、和腹壁肌肉运动受限、切口疼痛、包扎过紧使膈肌升高,呼吸表浅,咳嗽和深呼吸受限。

2. 术前用药或麻醉清醒前的张口呼吸,使气管内分泌物黏稠。

3. 气管内麻醉的刺激使呼吸道分泌物增多。

4. 术中肌松剂过多,术后镇静剂的使用抑制患者的呼吸及咳嗽反应,导致分泌物不能充分咳出,以及呕吐物的误吸,阻塞支气管,易形成肺不张。

5. 术后早期由于呼吸生理活动异常,潮气量、肺活量和功能残气量减低,引起小气道的狭窄或关闭,肺泡萎陷,功能性气体交换面积减少,分流量增加,造成肺不张。

【临床表现】

当肺不张的范围超过 30% 时,就出现临床症状。由于气体不能在肺泡内进行正常的交换,导致缺氧,伴有二氧化碳潴留,出现呼吸困难、呼吸浅快、躁动、心动过速。颈部气管可能向患侧偏移。如有纵隔移位,则感前胸闷痛。严重者出现鼻翼颤动、发绀、血压下降甚至昏迷。胸部叩诊时,常在肺底部可以发现浊音或实音区,听诊时有局限性湿性啰音,呼吸音减弱、消失或管性呼吸音。血气分析中氧分压下降和二氧化碳分压升高,胸部X线检查,出现典型的肺不张征象。

【诊断依据】

1. 大手术后出现呼吸困难、呼吸浅快、躁动、心动过速。

2. 胸部叩诊时,常在肺底部可以发现浊音或实音区,听诊时有局限性湿啰音,呼吸音减弱,消失或管性呼吸音。

3. 血气分析中氧分压下降和二氧化碳分压升高,胸部 X 线检查出现典型的肺不张征象。

【治疗】

1. 主要治疗是清除支气管内的分泌物,促使肺泡重新膨胀,恢复正常的气体交换,应鼓励和帮助患者咳嗽排痰。

2. 若痰液黏稠不易咳出时,可行蒸汽吸入、超声雾化吸入或给予祛痰剂,以使痰液稀释,易于咳出。

3. 对于痰液过多的严重肺不张的患者,可使用支气管镜吸痰,必要时行气管插管或气管切开,建立人工气道以便吸痰。

4. 如果肺不张怀疑有感染,且病情严重,则应根据该医院常见病原菌和药敏检测给予抗生素治疗。

【预防】

1. 术前锻炼深呼吸,练习腹式呼吸。

2. 术后避免限制呼吸的固定或包扎。

3. 减少肺泡和支气管内的分泌物,术前6周应停止吸烟。

4. 鼓励咳嗽,利用体位或药物以利排出支气管内分泌物。

5. 防止术后呕吐物或分泌物误吸。

三、肺部感染

【原因】

1. 术前有长期吸烟史。

2. 术中呼吸道管理不当。

3. 带菌者口腔分泌物和痰液污染病室的环境,病室内空气污染,悬浮致病菌量增加。

4. 患者术后因切口疼痛,惧怕深呼吸及咳嗽、咳痰,使分泌物均在气道积聚,必将导致呼吸功能严重不足,使肺泡通气量减少,无效腔通气增加,引起肺组织缺氧,肺泡表面活性物质减少,肺泡塌陷,出现肺不张而致感染。

5. 老年人多伴有轻重不同的病症,机体免疫功能和抵抗力均下降,易发生肺部感染。

【临床表现】

肺部感染指包括终末气道、肺泡腔及肺间质在内的肺实质炎症,病因以感染最为常见,其中肺炎较典型,具有代表性。临床出现呼吸困难,体温变化、咳嗽、痰量增多与痰液性状改变。

【诊断依据】

肺部感染诊断标准:术后3天内出现以下5项中的任何4项可确诊。血化验:WBC$>10\times10^9$/L;体温>38℃;出现咳嗽、咳痰;听诊肺部有啰音;胸部X线片有肺部浸润性病变。

【治疗】

对症支持治疗。

【预防】

1. 术前预防交叉感染,增加营养,提高对手术的耐受力。

2. 术前锻炼深呼吸,练习腹式呼吸,术前6周应停止吸烟。

3. 术中加强呼吸道的护理。

4. 术后保持呼吸道通畅,鼓励患者多咳痰,必要时采用辅助的方法,如辅助咳嗽法、手击振动法、刺激咳嗽法、雾化吸入等。

四、胸膜肋骨感染

【原因】

1. 手术切除三根肋骨后,由于肋骨残端骨膜剥离过多,引起缺血坏死,容易合并感染。

2. 术中不注意无菌操作。

【临床表现】

感染后肋骨残端处有脓性分泌物或积脓,切开后骨质外露而无肉芽覆盖,长期不愈。

【诊断依据】

感染后肋骨残端处有脓性分泌物或积脓。

【治疗】

全身使用抗生素,加强营养,局部宜用咬骨钳将肋骨残端咬露出新鲜骨组织,促进肉芽生长。

【预防】

术中应严格遵守无菌原则,肋骨残端的骨膜应注意保护,不要剥离过多。

五、纵隔气肿

【原因】

肺泡壁破裂、纵隔内气道破裂、食管破裂、腹腔气体进入纵隔、颈部气体进入纵隔,还有部分患者不能确定气体来源及病因。

【临床表现】

患者可有胸闷、气急和烦躁。有时出现

突发胸骨后疼痛,向双肩和双臂放射。纵隔气肿严重时,患者头面、颈部和胸部皮下充气,极度肿胀,触诊时有捻发音,状貌吓人。纵隔内大量积气可压迫大静脉和神经,引起呼吸困难和心率加快;严重者可导致血压下降和休克。

【诊断依据】

1. 患者胸闷、气急和烦躁。

2. 颈部、面部肿胀明显,按压有明显捻发音。

3. X 线表现　在后前位可见狭长的气体阴影,沿纵隔侧上升至颈部软组织,在下颈部气体表现为斑块阴影,并向外延伸,成为胸外壁的皮下气肿,并可见纵隔胸膜形成的一条细线状致密影。在侧位上如气体充盈较多时,在心脏前与胸骨之间可见明显的透亮带。

4. CT 表现　可显示环绕纵隔内的气体密度线条状影,纵隔胸膜向肺野方向推移。纵隔内空气常向上沿颈筋膜间隙向胸部皮下扩散,产生皮下气体密度影。

【治疗】

轻度可不处理,在处理张力性气胸的同时纵隔气肿可逐渐减轻以致消失。纵隔气肿严重,影响呼吸循环者,可于胸骨上窝做横切口,充分游离纤维组织,不缝合伤口,使气肿自伤口排出。如为脓肿所致者,此切口可同时起到引流脓肿的目的。同时积极处理如胸腔闭式引流,脓肿引流,应用抗生素等。

【预防】

1. 在气管插管中,反复试插而致气管破裂,插管时动作要轻柔,不要硬插,以免刺伤气道黏膜。

2. 尽量避免肺泡壁破裂,肺泡壁因肺泡内压急剧上升或其他疾病而发生损伤破裂即可导致气体由肺泡内进入肺间质,形成间质性肺气肿,气体再沿肺血管周围鞘膜进入纵隔。

【典型病例】

患者,女,58 岁,62kg。因右乳头溢血性液体 1 个月入院。门诊行右乳溢液导管系统切除术,冷冻病理回报为:右侧乳腺导管内癌。拟在全身麻醉下行单纯乳房切除术。患者术前血、尿常规、凝血酶原时间、胸部 X 线片、心电图等检查无异常。既往心、肺功能无异常,无麻醉、手术病史。术前肌注地西泮 10mg、阿托品 0.5mg。入室后常规行无创 BP、ECG、SpO$_2$ 检测。麻醉诱导给予咪达唑仑 5mg、芬太尼 0.1mg、丙泊酚 80mg、琥珀胆碱 100mg,诱导后气管插管,在喉镜引导下,声门显露不清,经两次试插后,第 3 次进入声门。给套囊充气,听诊双肺呼吸音清,胸廓起伏明显。麻醉期间生命体征平稳,手术顺利。手术历时 150 分钟。停药后 10 分钟,自主呼吸恢复,吸痰、拔管,气管导管头部有血丝,口腔内有血性痰液。患者睁眼,有应答,安返病房。术后 6 小时患者因坐起,体位改变,出现头晕、气急、干呕并出汗。测 BP135/90mmHg、脉搏有力、HR80 次/分,平卧后自觉有好转。患者主诉咽喉疼痛,吞咽、说话疼痛加重,有憋气感。查体发现患者颈部、面部肿胀明显,按压有明显捻发音,咽后壁糜烂、红肿。随之行超声雾化吸入治疗。术后 12 小时,患者胸闷,气急、咽喉疼痛无明显好转,无法进食水。行胸部 X 线片检查示:纵隔胸膜向两侧移位,颈部和胸部皮下气肿。经讨论后决定抽气减压,右侧颈部用注射器抽出气体约 80ml。叮嘱患者心情放松,除常规用药外,每日地塞米松 5mg 静滴,连用 3 天,减轻气道水肿。术后 16 小时,患者颈部、胸部肿胀明显减轻,按压还有少许捻发音,胸闷症状有所改善。可以进少量流食。术后 30 小时患者咳嗽吐出一块约 1.2cm 大小的凝血块,肉眼可见黏膜样组织。术后 48 小时,患者颈部、胸部基本恢复正常,无胸闷、气急,咽喉疼痛明显减轻,只稍有些异物感。10 天后痊愈出院。

(王健生)

第四节　隆胸术后并发症

一、乳房内假体植入并发症

(一) 出血及血肿

【原因】

1. 剥离腔穴的层次不清楚,损伤胸大肌与胸小肌内的血管。

2. 剥离时使用了锐器或动作粗暴损伤了肋间动脉穿支。

3. 手术中出血点小,未能彻底止血。

4. 患者凝血功能异常。

5. 术前服用了阿司匹林以及含有环氧合酶抑制剂的药品。

6. 凝血块由于咳嗽或 Valsalva 操作等所致的脱落。

【临床表现】

该并发症常发生于术后 4~48 小时,患者常表现为患侧乳房肿胀、瘀斑及张力增大等症状,查体发现乳房不够柔软,而是肿胀,张力大,尤其负压引流观察时引流量较多,并不随术后时间的增加而减少,此时应考虑可能有出血及血肿。最常见的出血来源是胸廓内动脉、胸外侧动脉或肋间动脉的小细动脉分支。皮下组织发生血肿时,血块的吸收过程中会产生纤维化的后果,皮瓣会出现僵硬,因此一旦有明显的血肿发生,应及时清除淤血及血块并放置引流。

【诊断依据】

1. 患侧乳房不适、肿胀。

2. 查体患侧乳房肿胀、瘀斑,引流量持续增多。

3. B 超辅助检查。

【治疗】

少量出血及小的血肿一般机体可以自行吸收;大量出血及较多血肿,二次手术,取出乳房假体,清除血块,充分止血后再将假体放入。必要时设置引流管,加压包扎或负压吸引。

【预防】

1. 剥离层次要准确无误。

2. 尽量不使用锐器,剥离时动作轻柔,严格止血。假体囊腔要钝性分离,避免过多的组织损伤。

3. 不应在月经期间手术。术前应做血细胞及出凝血时间的检查,排除有血液疾病的可能。术前 2 天应用 VitK 10mg/d。

4. 术中囊腔制备完毕后,用温热的生理盐水纱布植入囊腔内止血,术后放置负压引流。

(二) 形态不良

【原因】

1. 乳房位置过高　由于经过腋窝横皱襞切口的手术时剥离不当,尤其是在胸肌下附着点及下外侧胸肌筋膜分离不充分造成的,但皮下范围的剥离不要过度。

2. 乳房分别向外侧张开,两乳头距离过宽。原因是胸大肌在胸骨边缘附着紧密或是术者担心损伤胸廓内动脉穿支而分离不充分,有时由于麻醉不充分,受术者疼痛,影响了胸大肌在胸骨边缘内侧的剥离。

3. 乳房外下部或是内下部凹陷,由于内外下部剥离不充分所致。

【临床表现】

乳房位置过高是隆胸术后最为多见的形态不良;乳房分别向外侧张开,两乳头距离过宽;乳房外下部或是内下部凹陷,有时内外部同时凹陷,致使乳房上宽下窄,形状偏长;乳房假体位置的异常及假体大小都会影响乳房的形态美。

【诊断依据】

乳房的外形以及查体。

【治疗】

如假体位置移动,早期可以经过外部加压包扎等治疗;无改善者再次手术,取出假体,重新剥离囊腔。

【预防】

1. 手术前设计画线要对称准确。

2. 经腋窝或较高位腋前皱襞切口的手

术,尤其注意胸肌下附着点及下外侧胸肌筋膜分离,皮下范围的剥离不要过度,胸骨旁及内外侧部的分离可反复多次进行。

3. 如无特殊剥离器械或代用器械时,宜选取乳房乳晕周围切口、乳房下皱襞切口,或低位腋前皱襞切口,以方便剥离。

4. 假体置入后,应在乳房上极轻轻推压乳房假体,然后仔细观察术后乳房的形态,若有些部位凹陷或膨隆时,应用示指或剥离子剥离,调整乳房的形态直到满意为止。

5. 术后固定包扎时,应特别注意在乳房假体上外方放置足够的棉垫或纱布敷料。

6. 打开胸带后,若乳房假体上移,可适当向下推挤复位。考虑到上臂的活动、胸大肌的收缩,应立即在假体上方胸部用带尼龙搭扣的较宽的松紧带固定 7~10 天左右,禁止上肢剧烈运动 2~3 周。

(三) 乳房下垂
【原因】

由于乳房假体形成的囊腔过大,超过乳房下皱襞所致。可发生于假体过大的受术者。

【临床表现】

由于假体过大导致乳房下垂,两侧乳房不对称。乳房下垂的分类方法很多,依据乳房下皱襞与乳房下极关系进行分类。根据乳房下皱襞与乳房下极的关系,把乳房下垂分为 4 种类型:①轻度下垂:乳房下极超过下皱襞 1~2cm;②中度下垂:乳房下极超过下皱襞 2~3cm;③重度下垂:乳房下极超过乳房皱襞 4~10cm;④特重度下垂:乳房下极超过乳房皱襞 10cm 以上。

【诊断依据】

乳房下皱襞与乳房下极关系的改变。

【治疗】

依据下垂程度,乳房形态,皮肤松弛程度以及受术者的意愿等综合因素,重新设计手术,选择合适手术方式。如乳腺组织悬吊法,经乳晕切口乳腺组织悬吊法。

【预防】

依据受术者乳房的大小,形态等选择合适假体,术中固定好假体,防止假体位移。

(四) 纤维囊形成
【原因】

纤维囊及包膜挛缩的原因至今尚未十分明确,可能与下列因素有关:

1. 血肿或感染,术后血肿的形成,机化并纤维化。

2. 假体表面吸附有尘埃、棉纱及滑石粉等。

3. 手术操作粗暴,组织损伤严重。

4. 剥离腔隙空间太小,张力过大。

5. 硅凝胶渗出至组织中。

6. 受术者个体差异,对异物的反应较重等。

7. 无临床表现的感染,在纤维囊内发现表皮葡萄球菌,该菌虽不能致感染症状,但能致包膜收缩。

8. 与迟发性乳房假体周围小血管破裂等有关。

乳房硬化的原因是多方面的、多因素的,有医源性原因,也有材料本身的原因或不明原因。

【临床表现】

乳房重建后假体纤维囊形成是较为多见的迟发并发症。通常情况下机体对异物产生的包膜一般在 3 周内形成,包膜的挛缩一般发生在 3 个月至 1 年左右。乳房包膜纤维囊挛缩率各家报道不一致,相差较大,国外报道高达 20%~40%,国内报道发生率在 4%~10%,大大低于国外报道。隆胸术后出现纤维包膜挛缩后表现为乳房变硬、变形,手感差。

临床表现为乳房基底部收缩、变小,前突呈锥形或蘑菇状。收缩多从外上侧开始,呈卷帘样往下扩展。它直接影响隆胸术后的效果。

Baker(1975 年)提出的隆胸术后纤维囊分级有参考价值,标准如下:Ⅰ级:乳房柔软,如同没有手术的正常乳房;Ⅱ级:轻度变硬,乳房假体可扪及,但外表看不出来;Ⅲ级:中等硬度,乳房假体容易扪及,并能看到;Ⅳ级:高度硬化,疼痛敏感,假体扭曲。

【诊断依据】

1. 乳房基底部收缩、变小,前突呈锥形或蘑菇状。

2. 触诊乳房变硬、变形,手感差。

3. 钼靶 X 线可示假体周围有厚的环带,可有钙化点并有假体变形的表现;B 超亦可示中等回声的厚带状结构。

【治疗】

纤维囊挛缩一旦形成,非手术治疗很难奏效,应于麻醉下将囊壁切开,取出乳房假体,将韧厚的囊壁作橘子瓣样切开松解,或作橘子瓣样条状切除松解,甚至可将基底部一周的包膜完全切除,重新扩大腔隙。如受术者对异物敏感,则不宜再植入乳房假体。

【预防】

1. 手术操作应轻柔,尽量减少组织损伤。

2. 剥离腔隙应足够大,减少张力。

3. 术中止血彻底,防止血肿形成。

4. 腔隙内放置激素类药物,抑制结缔组织生长。

5. 术后常规抗感染治疗 1 周,如发生感染应及时将假体取出,待炎症控制 3 个月后再次植入,术后 6 个月坚持乳房按摩,每日 2 次,每次 20 分钟,目的是使容纳乳房假体的纤维包膜囊加大。

6. 选择高质量的假体,术前认真清洗,避免假体表面有污物、棉纱等黏附。

(五)假体外露

【原因】

1. 切口发生感染、裂开。

2. 没有分层严密缝合以及缝合层次过少。

【临床表现】

假体外露比较少见。假体外露多发生于乳房后间隙隆胸,外露部位以内下象限为主。常发生经乳房下皱襞切口假体置入者,由于乳腺下极的边缘只有皮肤和皮下组织覆盖,如切口发生感染、裂开,或假体植入过浅,没

有分层严密缝合以及缝合层次过少,以及出现硅胶囊皱褶,形成棱角而导致长期的慢性切割致假体外露。

【诊断依据】

1. 受术者感觉不适、发痒,搔抓后假体外露。

2. 查体发现局部红肿,有时有脓液渗出,假体外露。

【治疗】

手术沿裂口周围作梭形切口,取出假体,彻底清理脓液,抗菌盐水冲洗,间断缝合各层组织,并放置引流,加压包扎,术后切口一期愈合,1 年后可再次行乳房假体隆乳术。

【预防】

1. 对于乳房及胸大肌明显发育不良的患者施行隆乳术时,由于乳腺组织及胸大肌肌层薄弱,在分离胸大肌下腔隙时,要尽量避免将胸大肌内下侧的肌肉起点完全撕裂。对于胸大肌发育厚度不理想者,术中选择胸大肌入口时,最好取偏外上象限的部位。

2. 假体型号的选择不宜过大,腔隙的分离在保证不撕裂胸大肌的条件下,要游离充分,以免假体植入后张力过大。

3. 分离置入腔隙要足够大,假体要充分展开,充盈饱满。

4. 术中缝合牢固,层次清晰。

5. 严格消毒及无菌操作,术后使用抗生素预防感染。

【典型病例】

患者,20 岁,身高 160cm,因双侧乳房发育不良,于 1994 年 9 月份在某门诊行经乳晕切口胸大肌后隆乳术,盐水注入型硅胶囊假体 200ml。1995 年 6 月自觉左侧乳房下部皮肤发红、发痒,搔抓后破溃,假体外露,因害羞未及时诊治而并发感染。来院时乳房下极有 4cm×5cm 的圆形裂口,可见外露假体,裂口周缘的皮肤明显充血,挤压乳房则有稀薄脓性分泌物由裂口溢出。手术沿裂口周缘作梭形切口,取出假体,见患者胸大肌肌层薄弱,下极肋骨附着点完全撕裂,囊腔内纤维包膜

布满脓苔,予以彻底搔刮,抗生素盐水冲洗,间断缝合各层组织,并放置引流管,术部加压包扎,术后切口一期愈合。

(六) 假体肉芽肿

【原因】

硅胶由于外力破裂,或术中不慎刺破,或假体置入时间过久等导致硅胶颗粒外漏,使周围大量巨噬细胞聚集,构成边界清楚的巨大结节状硅胶肉芽肿。

【临床表现】

假体肉芽肿极少发生。为硅凝胶假体破裂后引起,并伴包膜挛缩。有乳房不适、硬结块、压痛变形,活动度较差。肿块界限不清,触之像癌。切除后肉眼观特点:为半透明状有光泽的胶样物质,中间夹杂多样纤维瘢痕组织。镜下可见乳腺小叶结构零乱,硅凝胶弥漫分布在纤维组织及乳腺小叶内,部分乳腺小叶增生,腺泡上皮生长活跃,失去腺腔结构,伴炎细胞浸润及慢性肉芽肿改变,小叶内纤维组织胶原化,并可见纤维瘤形成趋势。部分组织为慢性炎性肉芽肿改变,组织中充满胶样物质,周围有异物巨细胞、慢性炎细胞浸润和纤维组织透明变性,胶样物质呈紫蓝色或淡蓝色、质致密、着色不均,与周围组织分界清晰。可见乳腺腺病及导管上皮不典型增生。

【诊断依据】

1. 有假体破裂史。

2. 有乳房不适,硬结块、压痛变形,活动度较差。肿块界限不清,触之像癌。

3. 实施细胞学穿刺检查,病理细胞涂片。

【治疗】

Kulber 等对 23 例硅胶假体隆胸术后伴有腋窝淋巴结肿大者进行淋巴结活检,发现有 7 例硅胶肉芽肿与乳腺癌同时存在。一旦确诊,手术治疗。

【预防】

1. 术前仔细检查假体有无漏液,暗伤等;

2. 术中避免刺破假体;

3. 尽量减少外力对乳腺损伤;

4. 预防性的置换旧的硅胶假体。

【典型病例】

8 年前因乳房过小,行腋窝切口,160ml 硅凝胶假体胸大肌下置入术。2 年前曾有右胸部外伤史,当时无红、肿、痛,仅稍有变形,现因右乳房包块而入院。查包块边界尚清,稍可活动,有轻压痛,腋窝淋巴结未触及。术中见假体已破裂,腔内积有硅胶液,囊腔外下、乳腺内右上方分别有一大小约 3.5cm×2.5cm×2.5cm 及 1.5cm×1.0cm×1.0cm 的包块,质软、有弹性、边界清楚,包块切面呈浅黄胶冻样。取出假体后,将硅胶液刮除冲净,完整剥除纤维包囊,彻底止血,再置入新的假体。术后随访 2 年,形态良好、质感佳,无任何不适。肿物光镜下示,硅胶颗粒周围大量巨噬细胞聚集,构成边界清楚的巨大结节状硅胶肉芽肿,巨噬细胞吞噬硅胶颗粒后,细胞核被挤到细胞边缘,整个细胞呈现泡沫状。

(七) 假体破裂或假体渗漏

【原因】

1. 假体的质量问题,术者术前尤其注意检查假体盘底与假体结合处是否有问题。

2. 术中损伤,尤其缝合不慎刺伤假体。

3. 假体的包囊切除过程中可能引起假体的破裂。

4. 有薄弱点或暗伤的乳房假体,因受术者的剧烈运动或乳房部位受到过反复挤压使薄弱点或暗伤逐渐加重乃至破裂。

5. 乳房假体团褶处因反复运动而破裂。

6. 其他原因,如纤维囊钙化并与假体囊壁持续摩擦损伤假体,如有外力的作用会增加破裂的可能性。

【临床表现】

一般假体置入 8~12 年后假体破损率为 63%~100%,而且渗漏的游离硅胶对人体健康可能有危害,因而许多专家建议假体置入后 8~10 年应该预防性取出。

假体一旦破裂,其内的硅凝胶便会溢出至纤维囊内,使硅胶假体变小,乳房外观塌陷。由于硅凝胶对组织有一定的刺激性,故将出现组织反应。乳房胀痛变硬,乳头移位,乳房变形或变小等乳房外形的变化。如在皮下,可表现为红、肿,在深部则有胀而不适的感觉。但纤维囊形成牢固后,假体再破裂则无明显不适。钼靶 X 线对硅凝胶浸入组织者诊断的准确性高达 90%,征象为众多与假体分离的球状团;硅凝胶外流形成的逐渐变细的图像;假体体积变小;假体边界不清;假体密度不均。多普勒超声征象:双侧假体失去对称性,单侧或双侧假体囊前后径缩小,囊壁皱缩,向内凹陷或连续性中断,假体囊周围见片、团状无同声区,假体囊内无彩色血流信号,囊外组织见点状或棒状血流信号。合并感染者血流信号较明显。

【诊断依据】

诊断目前依据病史,临床表现与钼靶 X 线检查。Cohen 指出以下标准:

1. 假体置入超过 12 年;胸部创伤史。

2. 临床表现为乳房胀痛变硬,乳头移位,乳房变形或变小等乳房外形的变化。

3. 假体邻近出现结节包块。

4. 乳腺成像阳性。

【治疗】

一旦发生假体破裂,应在无菌操作下取出假体,清除硅胶。硅胶吸附力很强,故需用大刮匙对囊内壁反复搔刮,同时使用湿纱布反复擦拭,并用生理盐水反复冲洗,尽量清除干净。清洗干净后,可立即重新置入新的乳房假体,或闭合创口,引流,愈合 3~6 个月后再行手术。

【预防】

1. 选用优质的假体对减少假体破裂有重要意义,术前术中严格检查乳房假体。

2. 不宜以锐器接触乳房假体,以防刺破假体。

3. 术中置入假体时动作轻柔,避免暴力操作。

4. 缝合层次切口时注意要采取严格保护措施,以防暗伤。

5. 假体置入 8~10 年后应该预防性取出。

(八)上臂疼痛

【原因】

可能由于肋间臂神经受压所致。

【临床表现】

隆胸后上臂疼痛,罕见。表现为上臂内侧感觉障碍,如麻木、疼痛、烧灼感或痛温觉迟钝。

【诊断依据】

隆胸术后上臂疼痛。

【治疗】

可接受理疗、神经封闭等。

【预防】

熟悉神经分支及走行,术中避免引起肋间臂神经受压的操作。

(九)感染

【原因】

1. 术前假体的消毒不严格,手术器具及手术室空气消毒不彻底。

2. 手术操作无菌观念不强。

3. 乳房邻近组织有炎症并未能控制。

4. 受术者身体虚弱,免疫力低下,术后血肿形成,皮肤坏死,切口裂开等。

【临床表现】

感染是乳房假体隆胸术后的严重并发症之一。隆胸术后感染可能引起较严重的全身症状,感染后假体的包膜会增厚,其挛缩率增高会导致乳房硬化。

隆胸术后出现感染,常在术后 7~10 天明显。感染可以是表浅的,亦可出现在深部组织内。感染的常见的临床症状是皮肤发红、肿胀,切口区发红甚至有渗液,体温高达 38℃以上。如涉及假体,则会伴有乳房假体移动导致的疼痛,亦可表现为没有假体移动时出现的乳房异常肿胀和疼痛。同侧的腋窝淋巴结肿大、触痛。

【诊断依据】

1. 乳房皮肤发红,乳房肿胀,乳房区疼痛,体温 38℃以上。

2. 实验室检查白细胞总数和分类增高。

【治疗】

一旦发生感染,特别波及受床腔隙时,应尽早将假体去除,彻底清洗干净,通过放置低位引流并术后给予大量抗生素控制感染。再次植入假体应在控制感染 3~6 个月后进行。

【预防】

1. 严格掌握手术适应证,乳房邻近组织若有炎症应于术前进行处理。

2. 乳房假体必须高压灭菌消毒,不可使用消毒液浸泡消毒。

3. 严格手术室,术者的无菌观念与无菌操作。

4. 术中尽量减少创伤,止血彻底,防治血肿,皮肤坏死等并发症发生。

5. 术前术后常规使用抗生素。

二、横腹直肌肌皮瓣移植乳房再造术后并发症

(一) 皮瓣坏死

【原因】

1. 皮瓣切取范围过大,超出血供范围,造成边缘坏死。

2. 少数由于血管扭曲,张力过大,手术操作时损伤血管或因少数血管解剖位置异常而误伤引起。

【临床表现】

皮瓣坏死是乳房再造术最常见最严重的并发症,其坏死率可高达 26%。主要原因是皮瓣切取范围过大,超出血供范围,造成边缘坏死;少数由于血管扭曲,张力过大,手术操作时损伤血管或因少数血管解剖位置异常而误伤引起。

当转移后皮瓣或肌皮瓣动脉血供不足时,组织呈苍白色,静脉回流迟缓时,皮肤发绀呈青紫色,静脉回流障碍较动脉供血不足多见。轻度血液循环障碍时皮肤呈紫红色,较重者伴有水疱,更为严重时呈紫黑色,位置多在皮瓣或肌皮瓣的远端或边缘处,术后第 1 天即可发生,逐渐加重并扩展范围,但 5~6 天后多可逐渐稳定,范围不再扩大。皮肤呈紫红色的部分可能恢复正常,表皮在 10~14 天后干燥脱痂,黑紫色部分最后多形成干性坏死区,坏死部分逐渐脱落,致手术不同程度的失败。

【诊断依据】

1. 术前皮瓣切取范围过大。

2. 皮瓣或肌皮瓣皮肤颜色变化。

3. 干性坏死区形成及坏死部分逐渐脱落。

【治疗】

1. 早期发现皮瓣或肌皮瓣远端青紫或术中创缘皮瓣不出血,指压反应迟缓时,可用温生理盐水热敷,如无效可将皮瓣或肌皮瓣原位缝合,做迟缓处理。

2. 术后 12 小时内发现皮瓣血供差,可检测包扎敷料,观察蒂部有无扭曲,用 75% 乙醇纱布湿敷,运用扩血管药。

3. 24 小时内可试用高压氧舱治疗。

4. 48 小时后如缝合的皮缘坏死时,应剪除坏死皮缘及皮下脂肪层,使引流通畅,防治皮瓣或及肌皮瓣下积血积液,以保证整个皮瓣或及肌皮瓣的成活。

5. 坏死界限不清楚时,应等待坏死界限清楚后,再作清创,期间局部涂敷抗生素软膏。

6. 坏死界限明显,应彻底清创,去除坏死组织,重新塑形。对坏死组织范围大,塑形后再造乳房体积过小者,可以二期皮瓣下置入乳房假体。

【预防】

1. 选择合适的患者很重要,吸烟、肥胖、腹部瘢痕以及高龄等因素对肌皮瓣有一定影响。

2. 严格掌握皮瓣或肌皮瓣的设计,考虑适当的比例、范围。

3. 术中操作轻柔并熟悉解剖,防止在靠近蒂部位置时损伤腹壁上血管。

4. 转移皮瓣或肌皮瓣时注意防止扭曲或过度牵张。

5. 术中彻底止血,腹壁及胸部分别放置引流,术后严密观察引流物的性状及量,如怀疑血肿形成,及时探查,清除血肿。

（二）腹壁薄弱和腹壁疝

【原因】

1. 患者的年龄、体态、腹肌力量，是否吸烟以及术者手术技巧。

2. 采用腹直肌全长的肌皮瓣再造术。

3. 术后进行性腹壁薄弱，支配残余腹直肌的肋间神经痛损伤，导致肌肉力量不平衡。

4. 切口张力过大，术后继发的伴有严重呕吐的腹部并发症。

【临床表现】

多见于腹直肌全长的肌皮瓣再造的乳房患者，忽视腹壁的修复，可能出现腹壁疝。腹壁薄弱表现为腹壁整体膨隆，腹壁疝表现为供区腹部凸起，形成腹壁疝囊。肿块突出时患者有下坠感，伴有胀痛或牵扯性腹痛。如发生疝嵌顿或绞窄则出现腹痛，腹胀等肠梗阻症状和体征。

【诊断依据】

1. 腹壁整体膨隆，腹壁疝囊，有时伴有腹痛、腹胀等肠梗阻症状和体征。

2. B 超及 CT 等影像学检查。

【治疗】

腹壁疝一旦形成很难保守治疗。腹壁疝发生嵌顿和绞窄的几率较高，一旦确诊，只要患者无手术禁忌证，就应予以手术治疗。

【预防】

1. 在闭合腹直肌前鞘时，对侧腹直肌前鞘同样缝合再加腹壁疝修补网片加固，防止了腹壁疝的发生，同时达到了缩紧下腹部，腹壁整形的目的。

2. 麻醉清醒前，要先用腹带包扎，且处于屈髋屈膝位 10~12 天。

3. 吸痰时，按住腹壁防止拔管时呛咳，腹压增大导致腹壁缝线崩裂。

4. 术后防止便秘，咳嗽等腹内压急剧增高的情况。

5. 术后 3~6 月内穿戴弹性绷裤等。

（三）脂肪液化

【原因】

1. 脂肪液化与患者的肥胖体形有关。

2. 并与术中是否使用高频电刀切开皮肤及皮下组织有一定的关系。

3. 脂肪组织脆弱，血供较差。

4. 机械作用如挤压、钳夹等刺激下很易发生氧化分解反应，引起无菌性炎症反应，使脂肪组织发生液化。

【临床表现】

横腹直肌肌皮瓣携带大量的脂肪组织，而脂肪组织脆弱，血供较差。因血供不良或组织液化，易于发生缺血变形或坏死液化。

脂肪液化坏死可表现为红斑、发热和疼痛。切口愈合不良，皮下组织游离，渗液中可见漂浮的脂肪滴。急性炎症过程要经过一段时间才能消退，一般有触痛，大量的脂肪液化可扪及波动感，注射器穿刺，可抽出液化脂肪，随着时间的延长被吸收，可形成硬块，可伴有乳房畸形。辅助渗出液或穿刺液涂片镜检，B 超及 CT 等检查。

【诊断依据】

1. 脂肪液化坏死可表现为红斑、发热和疼痛。

2. 切口愈合不良，皮下组织游离，渗液中可见漂浮的脂肪滴。

3. 辅助渗出液或穿刺液涂片镜检，B 超及 CT 等检查。

【治疗】

1. 少量的脂肪液化可自行吸收，不予处理。

2. 渗液较少，切口仅部分愈合不良，置盐水纱条引流，通过换药使切口愈合。

3. 渗液较多，则要敞开切口，必要的清创，填塞纱布条引流，并以盐水纱布湿敷。直至切口肉芽组织长满后行Ⅱ期缝合，在治疗期间口服或静滴抗生素预防感染。

【预防】

1. 肥胖患者慎用电刀。

2. 以大量生理盐水冲洗切口，将已坏死脂肪组织冲洗掉，减少术后坏死组织的量。

3. 精细操作、仔细止血、缝合时不留无效腔。

4. 对于肥胖患者,术后以红外线照射切口,保持切口的干燥有利于预防切口脂肪液化的形成。

(四) 切口裂开

【原因】

1. 营养不良,组织修复的愈合功能低下。

2. 切口缝合技术有缺陷,如缝线打结不紧,组织对合不全等是导致切口裂开的主要原因。

3. 切口局部张力过大,切口的血肿和化脓感染。

【临床表现】

切口裂开的部位多位于受区边缘和缝合时张力过大的供区。切口裂开大多发生在术后 8~10 天,也就是在皮肤拆线后 1~2 天,少数者可在术后 2~4 天内发生。多在一次突然腹内压增高后,切口疼痛和突然松开感觉,有时甚至能听到切口崩裂的响声。切口敷料被淡红色液体浸湿,部分裂开者,深层组织裂开,皮肤保持完整,有时可见皮下有隆起肿物,线脚处有血性液体流出。完全裂开者,切口内可见脱出组织。

【诊断依据】

1. 切口疼痛并有血性渗出。

2. 切口裂开,可见皮下组织。

【治疗】

1. 一旦发生切口裂开,首先将患者置于平卧位;

2. 受区的瘢痕组织边缘应尽量切除。

3. 边缘有部分坏死时,应保留缝线,避免过早拆除,起到拉拢伤口的作用,避免扩大面积。

4. 切口裂开时应伤口换药,如切口已感染,应拆除感染处的缝线,经换药至肉芽组织有生长时再二期缝合。一般也行减张间断缝合。

【预防】

1. 吸烟会增加切口裂开的发生率,术前应禁烟。

2. 避免伤口感染。

3. 严格操作技术,针对术者在操作过程中可能产生滑结、缝线缝针过细、缝线撕裂筋膜、结扎太紧或太松、缝合间距过大以及缝线断裂等致切口裂开。

4. 在设计皮瓣时,应考虑供区能够直接拉拢缝合为度。

(五) 再造乳房形态不良

【原因】

1. 设计的皮瓣或肌皮瓣组织过少,术后形成重建乳房的形态则相应较小。

2. 因胸壁组织缺损过多,肌皮瓣也较难在转移之后形成丰满的乳房形态。

3. 乳房下皱襞不对称易导致乳头位置偏位或乳房下半部分不够丰满。

【临床表现】

重建的乳房与健侧乳房一般不会完全对称,但如设计的皮瓣或肌皮瓣组织过少,术后形成重建乳房的形态则相应较小,或因胸壁组织缺损过多,肌皮瓣也较难在转移之后形成丰满的乳房形态。还包括乳房下皱襞的高度,乳头乳晕的高度,乳头乳晕的倾角以及乳房组织的体积和乳房体积的分布等的不对称性。

【诊断依据】

重建乳房与健侧乳房在大小、外观、形态、对称性以及所在的胸壁位置的不同。

【治疗】

1. 纠正不对称的乳房下皱襞。

2. 体积不对称可使用硅胶假体或自身脂肪组织移植。

3. 利用邻近组织增大横腹直肌肌皮瓣体积,纠正双侧乳房的不对称。

【预防】

1. 设计的皮瓣或肌皮瓣组织适当。

2. 固定乳房下皱襞时应保持乳晕到皱襞的距离与健侧乳房相等。

3. 将皮瓣的上端和外侧缝合固定于前胸部腔隙的上缘与外上方。

4. 缝合固定牢靠不致渐渐松脱而使外形欠佳。

(王健生)

参考文献

1. 杨金镛,崔自介.普通外科诊疗术后并发症及处理[M].北京:人民卫生出版社,1998.277.
2. 陈道瑾,周建大,李小荣.乳腺外科手术学[M].长沙:中南大学出版社,2009.19.
3. 皮执民,刘栋才.普外科常见诊断、操作失误及对策[M].北京:军事医学科学出版社,2006.585.
4. 左文述.现代乳腺肿瘤学[M].济南:山东科技技术出版社,2006.1461.
5. 武正炎.普通外科手术并发症预防与处理.北京:人民军医出版社,2011.122.
6. 叶敏娟,王慧.乳腺癌术后并发症的防治分析[J].中国医药指南,2013,11(10):512-513.
7. 耿洪涛,赵广才,李晓红.乳腺癌术后并发症的原因分析[J].中国实用医药,2010,5(12):141-142.
8. 张浩,段睿.乳腺癌切口感染3例分析[J].中华医院感染学杂志,2013,23(6):1424.
9. 张萍,王玲.乳腺癌根治术后并发症的临床观察及护理[J].黑龙江医药科学,2009,32(1):52-53.
10. 叶敏娟,王慧.乳腺癌术后并发症的防治分析[J].中国医药指南,2013,11(10):512-513.
11. 周大新,段光胜.乳腺癌术后皮瓣坏死原因和预防措施的探讨[J].中华全科医学,2011,9(11):1718-1719.
12. 吴文军,张银娥,刘剑波,等.乳腺癌手术并发症的预防及治疗[J].中国实用医药,2010,5(24):32-34.
13. 史小丹,徐卫国.乳腺癌改良根治术中保留肋间臂神经和胸前神经的研究进展[J].中华乳腺病杂志,2010,4(1):42-48.
14. 林舜国.乳腺癌术中保留功能神经的策略与思考[J].中华普通外科学文献(电子版),2009,3:271-273.
15. 张伟林.医源性淋巴管损伤2例[J].山西医药杂志,2003,31(7):609.
16. Sakorafas GH,Peros G,Cataliotti L,et al. Lymphedema following axillary lymph node dissection for breast cancer. Surg Oncol,2006,15(3):153-165.
17. 钟红.乳腺癌术后并发症预防和处理[J].新疆医科大学学报,2005,28(7):655-657.
18. 张锋良,陶连元,高飞,等.乳腺癌术后的上肢功能障碍[J].中国康复理论与实践,2011,17(12):1136-1138.
19. 张雪松.乳腺癌手术并发症的原因和防治[J].求医问药,2011,9(8):43-44.
20. 张玉,尤庆山,孙迪,李香兰,吴静.恶性胸腔积液综合治疗进展[J].现代生物医学进展,2012,12(17):3358-3361.
21. 管向东,唐朝霞.腹部手术后肺部感染的处理[J].中国实用外科杂志,2011,31(9):874-876.
22. 杨维琦,杨佩瑛,候典举,等.乳房假体隆乳术后并发症12例分析[J].中华整形外科杂志,2000,16(5):292-294.
23. 刘金超,韩洪军,杨盼,慕馨,刘美言,付薇.假体隆乳术后并发症的防治[J].中国实用美容整形外科杂志,2006,17(3):204-206.
24. 时安平,罗盛康,罗棉辉.胸大肌后间隙隆乳术后假体外露7例[J].中国美容医学杂志,1998,7(1):29-30.
25. 郭艳萍,杨广英,袁淑慧.乳房硅胶隆胸术后并发症的病理分析及鉴别诊断[J].实用诊断与治疗杂志,2008,12(1):75-76.
26. Kulber D A. Monito ring the axilla in patients with silicone gel implants[J]. Ann Plast Surg,1995,35(5):5802584.
27. 杨维琦,杨佩瑛,候典举,等.乳房假体隆乳术后并发症12例分析[J].中华整形外科杂志,2000,16(5):292-294.
28. 徐春燕,李淑芬,王卫平,张丽萍.高频彩色多普勒超声对乳腺假体破裂的诊断[J].医学影像,2008,5(13):77-78.
29. 艾莉,艾军,刘宏革,李吉顺.乳房假体隆乳术后并发症8例分析[J].大连医科大学学报,2004,26,(1):37-38.
30. 雷秋模.实用乳腺病学[M].北京:人民军医出版社,2012:563-564.
31. 左文述.现代乳腺肿瘤学[M].济南:山东科技技术出版社,2006.1260-1261.
32. 余启文,关云娇,李浪,苏兴桂.乳腺癌根治术后部分筋膜法TRAM瓣Ⅰ期乳房再造术临床应用[J].当代医学,2009,15(21):75-76.
33. 沈镇宙,邵志敏.乳腺肿瘤学[M].上海:上海科学技术出版社,2005.334.

第四章

胃十二指肠手术的并发症及处理

第一节 出 血

出血是胃十二指肠术后主要并发症之一，一般术后 24 小时内可有 100~300ml 鲜红色血液或咖啡色液体自胃肠减压管中流出且自行停止，此属术后正常现象，多因术中残留或缝合创面少量渗血所致。胃内大出血是指术后短期内从胃管内流出大量鲜血，重者可出现呕血、黑便，甚至休克。胃出血可发生在术后早期或晚期，早期胃出血多发生于手术当日，与术中止血不彻底、不确切，胃断端或吻合口连续缝合针距过大、吻合口缝线收紧不够或漏针、缝合处黏膜撕裂有关。如果术后 4~6 天发生胃出血，多系吻合部分坏死脱落引起。术后晚期出血多发生在 7~10 天，多为吻合口缝线处感染、黏膜下脓肿腐蚀血管所致。绝大多数胃出血患者经禁食、应用止血药物及输新鲜血等治疗可停止出血；但对出血较急，短期内出血量超过 1500ml，经非手术治疗无效，且出现血压下降、休克者，则应立即行手术止血。

【治疗】

对胃及十二指肠术后出血患者应尽快找出出血原因、部位，然后决定手术。可于术前行急诊纤维胃镜检查，亦可采用选择性腹腔动脉造影术，以明确出血部位，同时可进行电灼或栓塞治疗，失败者再行手术治疗。

大出血的手术指征：①出血甚剧，短期内即出现休克；②经短期(6~8 小时)输血治疗后，情况仍未好转；或虽一度好转，但停止输血或输血速度减慢后，症状又迅速恶化；或在 24 小时内需要输血量超过 1000ml 才能维持血压和血细胞比容者；③不久前曾经发生过类似的大出血；④在进行胃十二指肠溃疡药物治疗的患者，发生了大出血，表示溃疡侵蚀性很大，非手术治疗不易止血；⑤年龄在 60 岁以上或伴有动脉硬化症的患者发生胃十二指肠溃疡大出血；⑥同时存在瘢痕性幽门梗阻或并发急性穿孔者。

（王磊　刘广伟）

第二节 吻合口或残端瘘

一、胃肠吻合口瘘

1. 胃肠吻合口瘘的原因　胃肠吻合口瘘的发生与术前、术中、术后某些因素有关。

术前因素：①患者年龄；②贫血；③营养不良，低蛋白血症；④幽门梗阻。

术中因素：①胃肠吻合时张力过大；②残胃血供障碍，特别是合并脾切除者；③吻合技术失误：缝合过密或过疏，内翻过多；④创面污染。

术后因素：①吻合口周围引流不畅致局部感染，可诱发吻合口裂开及瘘的形成；②术后营养支持不够；③过早进食。

2. 胃肠吻合口瘘的诊断   术后 3~8 天，患者突然出现：①上腹剧痛伴腹部压痛、反跳痛；②腹腔引流管流出混浊液体或混有肠液的脓性液体；③口服亚甲蓝有蓝色液体经引流管流出；④腹腔穿刺有脓性混浊液；⑤X 线检查：口服泛影葡胺等，可见造影剂外溢；⑥实验室检查：白细胞计数及中性粒细胞比率增高，核左移。

3. 胃肠吻合口瘘的治疗   根据胃肠吻合口瘘的时间、临床表现及瘘口的大小不同而分别处理。①表现急性腹膜炎者，应在积极的支持疗法准备后及时手术。手术主要进行腹腔清洗，找到瘘孔，进行充分的引流，减少胃内容物持续流入腹腔。引流方法可采用在瘘口处放置滴水双套管进行持续负压吸引。经瘘口置管于胃内作胃肠减压。对瘘口是否作修补应视瘘口的大小、周围组织水肿及瘘口附近血供再作相应处理。如瘘口小，水肿不明显，在彻底清洗腹腔后，再切除少许瘘口边缘组织，胃肠壁作吻合。毕 I 式吻合，如瘘口大，瘘口周围血供不良，应切除吻合口，改作毕 II 式吻合，闭合十二指肠残端。如十二指肠残端无法关闭，可置管于十二指肠内作体外引流。②有的吻合口瘘表现为腹腔脓肿，患者多出现全身中毒症状，顽固性呃逆。应在积极支持疗法及抗感染治疗下及时切开引流。③如瘘口很小，仅在透视下见有少量造影剂外溢，若患者一般情况可，可采取非手术治疗。

4. 胃肠吻合口瘘的预防   ①术前有幽门梗阻者，应在术前 2~3 天置胃管，并用温盐水洗胃，洗胃及胃肠减压可使胃黏膜水肿减轻，恢复胃壁的张力，有利于愈合。②术前应注意纠正患者营养不良状态，包括纠正贫血、低蛋白血症及水电解质紊乱。③术中应注意保留残胃的血供。④胃肠吻合时，应做到操作细致，注意胃肠残端有无血肿或黏膜缺损。缝线距离适中。过密易引起局部缺血坏死，过疏缝隙太大，胃内压高时，由缝隙渗漏。⑤术中注意无菌操作，避免胃肠内容物外溢

污染手术创面。吻合完毕，创面应确切止血，彻底冲洗。⑥术后持续胃肠减压，加强营养支持，维持水电解质平衡及抗生素的应用。

二、十二指肠残端破裂

【诊断依据】

1. 术后 1~7 天，突然出现右上腹剧痛。
2. 有腹膜炎体征，与溃疡穿孔类似。
3. 可发热及轻度黄疸。
4. 可有白细胞增多。

【治疗原则】

立即手术。

1. 早期破裂（术后 48 小时内） 重新缝合残端，十二指肠残端内置引流管，残端周围置引流管，胃管减压，营养支持。

2. 晚期破裂（术后 48 小时以后） 行十二指肠残端内及残端周围引流，胃管减压，营养支持。

（王磊　刘广伟）

第三节   输入袢及输出袢梗阻

一、急性输入袢梗阻

【概述】

急性输入袢梗阻是指胃手术后早期并发症，多见于结肠前 Billroth II 式输入袢（有学者认为应该包括 Roux-en-Y 吻合术式和 Whipple 术式）对胃小弯吻合术后的患者，常在术后 24 小时内发生，但也可在术后数日发病。梗阻可为部分性或完全性，间歇性或永久性。

【原因】

Billroth II 式术后，约 1% 患者在输入袢接近胃空肠部位发生梗阻，其中结肠前吻合较结肠后吻合多见。结肠前吻合时，由于输入袢留得过长，在穿过空肠输出袢系膜与横结肠系膜之间空隙时嵌在输出的后方而发生绞窄性梗阻；若胃空肠吻合口或十二指肠空肠曲部位成交叉位置，输入袢在后，输出袢在前，如后者系膜入袢肠管，造成输入袢空肠的

闭合性梗阻。结肠后吻合者,输入袢可因退缩到横结肠系膜孔,而出现梗阻。

【临床表现】

患者一般表现为绞窄性高位空肠梗阻,突发性上腹部剧烈疼痛,呕吐频繁但量不大,也不含胆汁,呕吐后症状不缓解。上腹部有压痛,甚至可触及可疑包块。病情进展快,不久即出现烦躁、脉快、血压下降等休克表现。呕吐前常有恶心、上腹胀痛,并向背部放射。呕吐后症状随即缓解,直到下次进餐后再发生。体检上腹部有压痛,上腹偏右处有时可触及扩张的输入袢。

【诊断依据】

1. 临床表现　Billroth Ⅱ 式术后,突然发生中上腹部剧烈绞痛,中上腹部能触及张力较高且有明显压痛的囊性肿块,呕吐量较少,仅为胃内容物或少量食物残渣等,呕吐不含有胆汁的胃液的要高度怀疑有并发输入袢急性梗阻的可能。

2. 实验室检查　对有上述表现的患者应迅速作血常规、B 超、血尿淀粉酶、X 线和 CT 等检查。血液浓缩现象明显,白细胞计数升高,血尿淀粉酶增高;B 超发现大量液体潴留在输入袢中,肠管内见在皱褶或短鱼刺状小光带,或出现所谓的"双藕状"暗区;中上腹部 X 线检查见输入袢及十二指肠段扩大的致密影,钡餐提示输入袢不显影,而输出袢通畅显影;胃镜检查只见有输出袢,而没有输入袢;CT 提示中上腹部前后径和横径扩大的低密度肿块,诊断急性输入袢梗阻应该成立。但是要与急性胰腺炎、急性胆囊炎和急性化脓性梗阻性胆管炎相鉴别。后几种急腹症没有上述的 X 线、B 超以及 CT 检查等征象。

【治疗】

急性输入袢梗阻均需要手术治疗,一旦诊断明确,应及早手术。如诊治不及时患者有可能导致生命危险,最终死于中毒性休克、严重的内环境紊乱等并发症。手术的方式应根据具体情况来定。如作输入、输出袢 Barun

侧 - 侧吻合;因横结肠和大网膜的压迫所致者应切除大网膜,同时切断 Treitz 韧带;术中发现输入空肠袢已坏死者应切除部分输入袢空肠,作 Roux-en-Y 吻合;若输入袢完全坏死,需要将其全部切除,胰管和胆总管 Ⅰ 期或 Ⅱ 期吻合再植。

【预防】

1. 手术操作要轻柔,避免手法粗暴,减少术后的粘连。

2. 避免大团块结扎,对于已有明显缺血坏死的大网膜,尤其是肥厚及炎症明显的大网膜应予以切除,防止大网膜团块压迫产生的输入袢梗阻。

3. 吻合时要辨明肠管走行,恰当摆正残胃与空肠的对吻位置和方向,输入袢靠后,输出袢在前。

4. 严格执行胃大部切除术的原则,避免输入袢过短或过长。多数学者认为结肠前吻合输入袢的长度以 12~20cm 为宜。

5. 由于输入袢梗阻极易发生在结肠前输入袢对胃小弯的吻合,所以应尽可能作输入袢对胃大弯的吻合,以减少输入袢梗阻发生的几率。

6. 近来有人提出在行胃大部切除术 Billroth Ⅱ 式吻合的同时行 Barun 肠肠吻合或行胃空肠 Roux-en-Y 吻合术,以预防急性输入袢梗阻的发生。

二、急性输出袢梗阻

【概述】

Billroth Ⅱ 式手术早期并发症,临床表现为突发的上腹饱胀,呕吐食物和胆汁。系胃大部切除术后胃肠吻合口下端输出袢因粘连、大网膜水肿、炎性肿块压迫所致的梗阻。

【原因】

1. 胃术后功能性动力排空障碍;

2. 输出袢侧吻合口黏膜水肿;

3. 输出袢粘连成角;

4. 内疝形成;

5. 粘连带压迫;

6. 其他。

【临床表现】

患者出现上腹部饱胀不适,继而出现呃逆、恶心、频繁呕吐含胆汁的草绿色液体,胃管内引流出大量胃内容物,伴或不伴有低热,无高热、寒战、呕血等其他并发症表现。

【诊断依据】

1. 临床表现 胃大部切除术后 5~7 天,胃肠功能应当恢复正常时,患者出现上腹部饱胀不适,继而出现呃逆、恶心、频繁呕吐草绿色液体,胃管内引流出大量胃内容物,伴或不伴有低热,无高热、寒战、呕血等其他并发症表现或在术后 3~4 天肛门已正常排气、排便,肠蠕动恢复,拔出胃管后,逐渐进食流质饮食乃至半流质后出现上述症状。

2. 体格检查:体检可见有上腹部轻或中等程度中上腹部压痛,无反跳痛,余腹部未见压痛及反跳痛,胃部振水音阳性,肠鸣音减弱或正常。

3. 影像学检查:口服稀钡剂 X 线造影检查可见有胃扩张胃潴留,钡剂可通过吻合口,但不能进一步通过输出袢或仅少量通过输出袢。胃镜检查均可见胃肠吻合口处黏膜不同程度肿胀,输入袢则能顺利通过内镜,大部分患者输出袢均可见不同程度狭窄,甚至完全闭塞表现。

【治疗】

1. 患者一经诊断为出口梗阻后,立即予以禁饮食,并予以持续胃肠减压、温盐水洗胃、支持疗法及维持水电解质及酸碱平衡等基础治疗,辅以改善胃肠动力药如甲氧氯普胺、多潘立酮等。部分合并有全身情况较差、低蛋白血症者,可适当输注血浆、白蛋白、脂肪乳剂及氨基酸,以改善患者营养情况。

2. 予以胃镜检查,明确梗阻部位及梗阻原因,并进一步放置胃空肠引流管至输出袢远端,在上述治疗基础上,加用肠内营养。如不能成功置入胃空肠引流管,则应加强肠外营养的给予,避免出现水电解质、酸碱平衡的紊乱。

3. 经上述非手术治疗 3~4 周仍无效者,

则需采用手术治疗。另在肠外营养不能满足机体需要时,手术时机应适当提前。手术方式为采用 Braun 吻合术(即输入袢、输出袢肠壁侧 - 侧吻合术)及放置空肠营养管。

【预防】

1. 术前及术后应积极纠正贫血、低蛋白血症及高血糖等并发症,以避免术后引起的胃瘫、吻合口水肿等并发症。

2. 吻合时要辨明肠管走行,恰当摆正残胃与空肠的对吻位置和方向,输入袢靠后,输出袢在前。

3. 胃大部切除术 Billroth Ⅱ 式吻合的同时行 Barun 肠肠吻合或行胃空肠 Roux-en-Y 吻合术,也是预防急性输出袢梗阻的较为有效的手术方法。

三、慢性输入袢梗阻

【概述】

慢性输入袢梗阻也称输入袢综合征,是输入袢排空至输出袢慢性梗阻。它通常发生于毕Ⅱ胃部分切除时输入袢过长。过长的输入袢易于扭结、扭曲或扭转。梗阻通常是轻度的。肠袢因胆汁和十二指肠液积聚而扩张并引起症状。当腔内压力变成足够高时,迫使积储的分泌液排出残胃,梗阻得以缓解,它的症状是上腹部痛继以喷射式胆汁性呕吐。

【原因】

1. 输入袢过短,十二指肠空肠曲被牵拉成锐角,或胃与输入袢吻合的一侧切除位置较高使输入袢在吻合口处形成锐角。

2. 输入袢过长、扭曲,甚至穿入输出袢与横结肠之间的间隙形成内疝。

3. 吻合口过小、吻合口的胃壁或肠壁内翻过多、吻合口因粘连形成狭窄及吻合口溃疡等。

4. 输入袢空肠胃套叠、残胃癌、输入袢肠结石等。

【临床表现】

慢性输入袢梗阻的临床表现与梗阻程度有关,完全性梗阻和不完全性梗阻的临床表现有各自的特点。完全性梗阻的典型症状是：突发上腹剧痛，频繁呕吐少量不含胆汁液体，上腹压痛，甚至可触及有触痛的包块，呕吐后包块不缩小或消失。而不完全性梗阻的典型症状是：上腹胀痛，继而恶心、腹部阵发性绞痛，其后喷射性呕吐大量含胆汁的液体，呕吐后症状立刻缓解，呕吐前可在上腹部触及肿大的肠袢，而呕吐后消失。部分患者可并发阻塞性黄疸或胰腺炎，甚至可因输入袢压力高导致十二指肠残端破裂或十二指肠点状坏死而表现为腹膜炎症状。

【诊断依据】

1. 临床表现：完全性梗阻的典型症状是：突发上腹剧痛，频繁呕吐少量不含胆汁液体，上腹压痛，甚至可触及有触痛的包块，呕吐后包块不缩小或消失。而不完全性梗阻的典型症状是：上腹胀痛，继而恶心、腹部阵发性绞痛，其后喷射性呕吐大量含胆汁的液体，呕吐后症状立刻缓解，呕吐前可在上腹部触及肿大的肠袢，而呕吐后消失。部分患者可并发阻塞性黄疸或胰腺炎，甚至可因输入袢压力高导致十二指肠残端破裂或十二指肠点状坏死而表现为腹膜炎症状。

2. 影像学检查：仅靠 X 线片无法对扩张的肠管作出正确的判断，胃肠钡餐 X 线典型的征象是输入袢不显影，内镜检查常因梗阻而不能插入输入袢。B 超和 CT，都可显示扩张的输入袢特有的征象：右上腹跨中线的管型液性包块影，位于腹腔动脉与肠系膜动脉之间，内见小气泡影，部分可见扩张的胆管、胰管。

【治疗】

输入袢综合征如不及时治疗，可导致严重水电解质紊乱，甚至输入袢肠管坏死穿孔、急性胆管炎或胰腺炎、十二指肠残端因输入袢压力过高而破裂或十二指肠点状坏死等严重后果。因此，输入袢综合征的诊断一旦明确，应尽早手术治疗。术中详细检查，发生内疝的肠管尽早复位，对因粘连而造成的输入袢梗阻可松解粘连，对已出现十二指肠残端

漏者，视局部情况而予以缝合修补或于十二指肠残端内放置引流管。对于输入袢综合征的手术方式，目前多数学者的观点是作 Roux-en-Y 吻合。

【预防】

输入袢综合征的发生多与手术操作有关，输入袢的长度要恰当，一般认为吻合口至 Treitz 韧带的长度在 12~20cm 为宜，术中应根据具体情况来确定吻合口的位置，在吻合前应检查输入袢有无被牵拉成锐角，输入袢是否过长，如发现问题应及时调整。吻合口大小以 3~5cm 为宜，吻合时要避免胃壁或肠壁过度内翻，使用胃肠吻合器有助于避免过度内翻。输入袢对胃大弯的吻合方式对预防输入袢综合征有一定的帮助。在胃大部切除后即以 Roux-en-Y 吻合术重建胃肠道或在 Billroth Ⅱ 式完成胃 - 空肠吻合后行 Braun 吻合可预防包括输入袢综合征在内的多种胃术后并发症。

四、慢性输出袢梗阻

【概述】

因其多由术后内疝引起，有的教材也称之为 Billroth Ⅱ 式胃部分切除后内疝。其临床表现如小肠梗阻。梗阻由粘连或内疝所致。

【原因】

1. 术后肠粘连：手术后的肠粘连加上患者的饮食不当，可致远期的输出袢梗阻。

2. 内疝的形成：内疝的凹陷是建立在吻合口后间隙。在结肠前 Billroth Ⅱ 式重建后方。Billroth Ⅱ 式重建在后方可形成两个陷凹，即胃空肠吻合口上方或下方，有经验的医生认为施行结肠前胃空肠吻合较好的方式是输入袢必须位于胃的左侧和缝于大弯侧，输出袢离开胃右侧时，能悬挂下垂。

【临床表现】

与急性输出袢表现有所不同，患者一般表现为持续时间较长的由轻到重的高位空肠梗阻症状，可有上腹部疼痛，偶有呕吐，病程后期可呕吐频繁但量不大，也不含胆汁，呕吐后

症状不缓解。上腹部有压痛,后期可触及包块。

【诊断依据】

1. 临床表现:胃大部切除术后几年内,患者出现由轻到重的上腹部饱胀不适,继而出现呃逆、恶心、频繁呕吐草绿色液体,后期胃管内引流出大量胃内容物,伴或不伴有低热,无高热、寒战、呕血等高位小肠梗阻的表现。

2. 体格检查:体检可见有上腹部轻或中等程度中上腹部压痛,无反跳痛,余腹部未见压痛及反跳痛,胃部振水音阳性,肠鸣音减弱或正常。

3. 影像学检查:同急性输出袢梗阻表现,口服稀钡剂 X 线造影检查可见有胃扩张胃潴留,钡剂可通过吻合口,但不能进一步通过输出袢或仅少量通过输出袢。

【治疗】

与治疗小肠梗阻相似,对于临床症状较轻的患者可给予禁饮食、胃肠减压、静脉营养支持等对症处理,如经保守治疗 48 小时后症状不减轻应积极准备手术治疗。术中多发现为空肠内疝或由于肠粘连引起的输出袢梗阻,多数患者的手术效果较佳。

【预防】

1. 术中仔细操作,避免引起肠粘连的动作。

2. 吻合时要辨明肠管走行,恰当摆正残胃与空肠的对吻位置和方向,输入袢靠后,输出袢在前。

3. 胃大部切除术 Billroth II 式吻合的同时行 Barun 肠肠吻合或行胃空肠 Roux-en-Y 吻合术,也是预防输出袢梗阻的较为有效的手术方法。

4. 术中注意将有内疝可能发生的地方给予预防性处理,如闭合无效腔等。

(王磊 刘广伟)

第四节 术后胃排空障碍

【概述】

又称术后胃瘫综合征,是一种术后非机械性梗阻因素引起的以胃排空延迟为主要征象的胃动力紊乱综合征,是腹部手术后常见的并发症之一,其患病率为 0.47%~28%。术后胃排空障碍的发生极不利于患者的胃肠功能恢复,严重影响营养吸收从而阻碍患者体质恢复,并且会增加护理成本,延长住院时间。

【原因】

发病机制尚未完全阐明,目前多数学者认为迷走神经干切断和胃窦切除是引起胃排空障碍的主要原因。迷走神经的切断,使得小肠动力激素分泌减少,致使胃周期性移动性肌电综合波III相不易触发,同样使排空延迟。另外围术期贫血、低蛋白血症、高血糖、患者精神紧张等也是引起胃瘫的原因。

【临床表现】

患者术后 4~12 天进半流质饮食后出现上腹部饱胀不适,恶心、呕吐,呕吐物为大量含有胆汁的内容物,含酸臭宿食,呕吐后症状缓解。部分患者可出现肛门停止排便排气。行胃肠减压后每日可引流 800~1600ml 胃液。患者因胃肠症状明显,均停止进食,一般状况恢复较差。

【诊断依据】

1. 术后 1 周仍需胃肠减压或进流质饮食或半流质饮食后出现胃潴留再行减压治疗。

2. 胃流出道无机械性梗阻征象。

3. 胃肠减压引流量超过 800ml/d,持续超过 1 周。

4. 无离子紊乱和酸碱失衡。

5. 排除糖尿病和结缔组织疾病等造成胃排空障碍的相关疾病。

【治疗】

绝大多数的胃瘫患者可经保守治疗后好转。

1. 心理干预:给予患者心理疏导,消除患者的焦虑和紧张,缓解迷走神经的抑制状态,可根据病情应用镇静剂。

2. 给予患者禁食水、应用胃肠减压充分

引流,可以应用 3% 温盐水洗胃,有效的减轻胃壁和胃肠吻合口水肿。

3. 纠正离子紊乱、维持机体酸碱平衡,纠正低蛋白血症、肠外营养支持提供人体代谢能量。

4. 胃动力药物的使用,如多潘立酮、枸橼酸莫沙必利、甲氧氯普胺、红霉素等。

5. 中医治疗:使用复方大承气汤加减、足三里、内关、合谷等穴位针刺治疗;胃电起搏治疗、内镜治疗等。

【预防】

1. 围术期注意消除患者的焦虑和紧张,纠正长期的贫血、低蛋白血症、高血糖、电解质紊乱等。

2. 手术中忌暴力操作,尽量减少因手术引起的迷走神经损伤。

(王磊　刘广伟)

第五节　呃　逆

【概述】

胃手术后呃逆是常见的术后并发症之一,部分患者呃逆呈顽固性持续发作,可持续存在数天甚至数十天,严重者可影响手术切口的愈合,甚至导致手术切口裂开,更严重的还可导致吻合口漏或食管、贲门黏膜撕裂引发上消化道出血。

【原因】

1. 全身麻醉中处理不当:主要为全身麻醉诱导时面罩加压给氧去氮时面罩内压力过高,氧气经食管被挤入胃内,或者由于手术中应用喉罩通气时气体漏入胃内引起急性胃扩张从而引起术后呃逆。

2. 胃肠胀气:术后残胃排空障碍致残胃潴留,胃管拔除过早,老年人胃排空慢等,均可引起胃肠胀气,从而刺激膈肌诱发呃逆。

3. 电解质紊乱:术中、术后失血,术后禁食时间较长,胃肠减压致电解质丢失过多,输注过量的低渗液(如 5% 葡萄糖)也可导致低钠血症。常见的电解质紊乱有低钠血症、低

氯血症及低钙血症。可使膈肌兴奋性增高引起抽搐导致呃逆。

4. 酸中毒:术后患者呼吸道分泌物增多及切口疼痛等不能有效的咳嗽、咳痰,导致通气、换气功能障碍,引起低氧血症和二氧化碳潴留,发生代谢障碍性呃逆。

5. 膈下感染:术中出血多、手术时间长、术中化疗、对膈肌干扰,均可增加术后膈下感染的发生,从而刺激膈,引起呃逆。

6. 引流管刺激、疼痛、焦虑和其他原因的影响:手术过程中刺激、压迫迷走神经和膈神经、术后留置胃管直接刺激胃壁以及术后切口疼痛、焦虑等均可诱发膈肌痉挛。

7. 药物因素:手术过程中和(或)术后应用地塞米松等药物引起呃逆。

【临床表现】

多数患者发生在术后 1 周内,表现为膈肌不自主的间歇性收缩运动,空气突然被吸入呼吸道内,并伴有吸气期声门突然关闭发出的短促声响,其发作频率可以在 4~60 次/分。

【诊断依据】

根据其临床表现较易诊断,一般不需做实验室及影像学检查。

【治疗】

持续的呃逆容易使患者产生对原有疾病预后的顾虑或对手术成功的怀疑,从而产生不安情绪,需要医务人员对患者进行解释、安慰,分散注意力,消除紧张的情绪,可以让患者深吸气、屏气、慢呼气,或喝一口水后分次咽下,以阻断呃逆的反射弧。必要时可以行持续胃肠减压。物理疗法主要是刺激迷走神经的方法,有时也很有效,如牵引舌头,挤压眼球或用拇指按压双侧的眶上神经等,也可以让患者吞入干面包或碎冰块以诱发呕吐。在适当的监护条件下,可以按摩一侧的颈动脉窦,或可以用手指深压胸锁关节后的膈神经。通过提高 $PaCO_2$ 也可抑制膈肌活动,可以嘱患者反复深吸气-屏气或向一纸袋内深呼气。其他方法还包括洗胃、电刺激膈神经、

用小探条扩张食管等。吸入含 5%CO$_2$ 的氧气也会有效。对于胃手术后患者，可能存在膈肌胸膜炎，除了应用腹带外，可在下胸部用腹带裹紧，也会有一定的作用。鼓励患者早日下床活动，以促进患者早日康复。

【预防】

要求手术者在术中操作轻柔，不刺激和损害周围脏器，尤其对膈肌的刺激，术毕对膈下积液正常运用引流术，防止积液对膈肌的损害。对术后腹腔肠管胀气及时应用胃肠减压，并用热敷或针灸、药物等方法，促进胃肠功能的早日恢复。

（王磊　刘广伟）

第六节　肝胆并发症

一、胆总管损伤

【概述】

胃大部切除术所致的医源性胆管损伤占非胆囊切除术所致者的首位，国内外学者报道其发生率为 0.2%~1.8%。

【临床表现】

1. 术中发现胆汁溢漏或发现切断的胆管断端。

2. 术中未及时发现胆管损伤，术后次日即可出现胆汁性腹膜炎表现，有腹痛腹胀、呃逆、发热等，继而出现腹腔膈下感染，全身感染中毒症状，若同时合并胆道感染，有出现黄疸等体征。若不及时处理，可能危及生命。

3. 术中误扎胆总管而未能及时发现者，术后主要表现为梗阻性黄疸，或合并反复胆管炎发作。视胆管狭窄程度，可在术后 1~2 天出现，也可数周后逐渐发病。

【原因】

1. 慢性十二指肠球部溃疡，特别是球后壁溃疡，溃疡周围炎性水肿明显或瘢痕组织挛缩，十二指肠球部严重变形，解剖关系发生变化，胆总管移位或其末段与幽门部距离缩短，或溃疡与邻近器官或组织发生粘连，甚或愈着。

2. 胃癌根治性术清除 No.12 淋巴结时撕破胆总管，或电凝止血时对胆总管的热损伤造成迟发性胆道穿孔；清除 No.5、6 淋巴结时超过胃十二指肠动脉右侧，易伤及肝外胆管。

3. 游离十二指肠，做 Kocher 切口，应在胰腺后方与下腔静脉间的疏松纤维组织平面操作，强行分离误入十二指肠和胰腺组织间，可切断或损伤胆胰管。

4. 未能识别的解剖变异，尤其是异常的右副肝管开口位置低，将其误认为纤维条索组织切断结扎。

【诊断依据】

术中发现胆汁溢漏或胆管断端即可诊断。术后诊断主要依靠黄疸、腹膜炎体征，腹腔引流出胆汁液体而考虑胆管损伤。B 超、CT 检查提示腹腔积液，或胆管扩张，而扩张下胆管横断缺如，MRCP 或 EPCP 检查即协助诊断。

【治疗】

术中和术后早期（<24 小时）及时发现并处理胆管损伤是最佳时机，此时局部解剖清楚，炎症反应轻，修复成功率高，再次手术和胆管狭窄的发生率低。

根据损伤类型，术中发现胆道结扎，应拆除结扎线，并放置 T 形管引流；裂伤或部分缺损可酌情行修补术（或带蒂的胆囊或十二指肠浆膜瓣或人工材料修补）；胆管横断且缺损不大，断端血运良好，张力不大，可行胆管对端吻合术，胆管壁不宜剥离过多，以保证良好血运；缺损大或无法行对端吻合者，应选择胆管 - 空肠 Roux-en-Y 吻合术。术后放置 T 形管支撑 3~6 个月。术后发生胆漏、腹膜炎、腹腔脓肿者，宜先行胆管和腹腔引流术，待病情稳定或 3~6 个月后再行确定性手术。如术后时间较长，第二次手术无法探及近端结扎处，胆囊又很大时，证实胆囊管与胆总管通畅后，行胆囊空肠 Roux-en-Y 吻合。

【预防】

1. 根据术中所见，对不宜或不能切除的溃疡病变，需果断地选用溃疡旷置术（Bancroft 法）或胃迷走神经切断和引流术；伴有出血者,可将溃疡旷置,也可行缝扎出血动脉和阻断相应的供血动脉以及胃-空肠吻合术,或加行胃迷走神经切断术。

2. 手术过程中,游离十二指肠操作应谨慎。分离其球部或近段需沿着肠壁进行,一次剥离的组织不宜过多、过厚,更不能超过胃十二指肠动脉右侧,需知再向下 1~2cm 便有损伤胆胰管的可能。行 Kocher 切口,游离十二指肠侧方,应在胰腺后方与下腔静脉间的疏松纤维组织平面操作。当遇到十二指肠溃疡病变与胆道或胆囊粘连致密,分离困难时可切开十二指肠,切除其黏膜,保留其浆膜,可避免损伤胆道或分破胆囊(除非已有内瘘)。

3. 分离肝十二指肠韧带,清除淋巴结,操作应细致、轻柔,严防分破或切破胆道。处理胃右和胃网膜右血管时,对任何管状结构或条索状物,在未明确性质前,不可贸然切断结扎;当发生出血意外,更应注意解剖变异,切不可盲目钳夹止血,只有在分清胆总管、门静脉和肝动脉的前提下,方予以妥善处理。

4. 必要时先切开胆总管,内置导尿管或探条作标志物,显示胆总管及其下段,再处理胃十二指肠病变,是较为有效的预防措施。病变切除后,应检查手术野有无胆汁渗出,用干纱布垫放置于术野观察有否胆汁沾染,必要时行术中胆道造影等,可有助于及时发现胆管损伤。

二、术后黄疸

【临床表现】

胃癌术后黄疸并非不常见,文献报道其发生率为 5%~10%,可发生在胃癌术后早期、中期或晚期。临床表现为皮肤和黏膜中、重度黄染伴皮肤瘙痒,头痛、乏力、精神不振,上腹胀痛,食欲缺乏,尿色加深,大便灰白,或可合并有高热,右上腹疼痛,并有腹膜刺激征,胆囊区可触及肿大胆囊,肝区叩痛等腹腔感染征象。

【原因】

1. 非梗阻性黄疸有两种原因　①胆红素入血过多:输入库存过久的血液,输血后溶血反应,输入库存超过 3 周的血液 20% 可发生黄疸。全身感染尤其是败血症、脓毒血症,毒素吸收入血致溶血。吻合口胆汁瘘,大量胆汁吸收入血,可致黄疸。急性胆囊炎胆囊扩张、胆汁淤积入血;②肝细胞破坏:术前原有肝病加重、复发;术前肝脏无疾病,因术中休克、缺氧、心衰、肝炎血清输入、肝动脉结扎等,常导致肝细胞损害引起黄疸。

2. 梗阻性黄疸　梗阻性黄疸可分为良性梗阻性黄疸和肿瘤复发致梗阻性黄疸。良性梗阻性黄疸中由于胃癌术后发生胆结石和胆管周围脓肿致黄疸,偶见于医源性损伤,如胆总管损伤,肝固有动脉结扎,胆管周围脓肿多因吻合口瘘或腹腔感染而发生。胆结石的发生原因:①术中迷走神经损伤,胆囊收缩功能不良,胆囊扩张;②术后长期禁食,胆囊体积扩大,易发生胆汁淤积诱发胆石的形成。

肿瘤复发致梗阻性黄疸主要是由术中胰头残留癌、术后淋巴结转移、术后肝转移、术后肿瘤广泛转移引起。以下因素可能导致癌瘤复发时并发梗阻性黄疸:①首次手术消化道重建时采用 Billroth I 式吻合,肿瘤复发常可浸润到肝门部和肝十二指肠韧带;②近端胃癌根治术后残胃癌可侵犯肝十二指肠韧带,十二指肠或胰头部;③幽门上下淋巴结转移并侵犯胰头;④肝十二指肠韧带淋巴结转移等。

根据梗阻性黄疸出现的时间及伴随症状明确病因:①术后早期黄疸(1~10 天)多见于术后溶血、淤胆型肝炎、医源性胆管损伤,肝动脉结扎及吻合口瘘等致胆管周围脓肿;②术后中期黄疸(0.5~6 个月)多见于输血性肝炎、胆石症及胰头残留等所致黄疸;③术后晚期黄疸(6 个月以后)多为肿瘤或淋巴结复发致胆管梗阻。

【诊断依据】

1. 胃癌术后出现皮肤、黏膜黄染,皮肤

瘙痒等临床表现,或伴发热、腹膜刺激征等感染征象。

2. 血清总胆红素 17.1μmol/L 时未出现巩膜黄染或皮肤黄染,称为隐形黄疸;出现肉眼所见的黄疸,称为显性黄疸。尿胆红素增高,据具体病因,白细胞、肝功能酶谱升高或不升高。

3. 腹部 CT 及 B 超检查　显示胆总管结石,上位胆管扩张,胆囊增大,胆囊壁增厚,肝周积液、脓肿,胰头部、肝十二指肠韧带肿瘤复发等表现;关键在于明确梗阻性黄疸的病因,梗阻的部位、程度及与复发癌瘤的关系,为再治疗提供依据。

【治疗】

胃癌术后良性黄疸经对症、保肝等内科治疗多能治愈。

胃癌复发致黄疸多属于肿瘤终末晚期,原发癌灶多浸润广泛,常侵犯邻近脏器,淋巴结转移站数多而远,亦常出现肝、肺等处血行转移,治疗效果不佳,但是早期诊断、积极治疗仍有可能延长生存时间,提高生存率。胃癌的病理类型及初次手术的彻底性对于术后出现梗阻性黄疸及再次手术的预后有着十分重要的影响。

全身情况允许,无恶病质,应积极进行手术探查。术前应:①详细了解首次手术的术式,根治程度及术后治疗情况;②评价患者的全身情况及肝功能;③利用影像检查了解梗阻的部位、程度及与复发癌瘤的关系,有无后腹膜淋巴结多发转移,有无腹水及肝脏等远处转移等;④改善患者的全身情况及肝功能,改善凝血功能,纠正贫血及低蛋白血症,预防性使用抗生素等。

无明显远处转移病灶,应积极进行根治切除手术,包括转移淋巴结在内的淋巴结清除,残胃联合受侵脏器切除及胆道和消化道的重建。对于孤立的淋巴结转移的病例,不能单独清除淋巴结应包括残胃在内的联合脏器切除术,才能彻底清除转移淋巴结,称之为根治切除术。如果残胃癌侵犯十二指肠或胰头部或幽门上下淋巴结转移且较为固定,可

选择残胃联合胰十二指肠切除术。对于存在多发转移如左锁骨上淋巴结、腹主动脉淋巴结、肝脏、腹膜、盆腔直肠窝转移,血性腹水或腹水中有脱落癌细胞等,应放弃根治性切除,选择改道手术。减黄治疗可以提高晚期胃癌或胃癌术后复发所致黄疸患者的生存质量,延长生存期。胃癌术后肿瘤复发性梗阻性黄疸选择外科手术时,一定要衡量手术可能给患者带来的利弊,一定要把手术的安全性放在第 1 位,根治性放在第 2 位。再次手术前辅以新辅助化疗,则可能增加完整手术切除的机会。全身情况差,明显恶病质,无手术指征的患者应尽可能采用非手术或微创治疗疗法,以缓解症状,改善生存质量。此类患者往往无法耐受高剂量化疗,先行经皮肝穿刺胆管引流(PTCD)减黄,并采取降黄、降酶、保肝对症治疗,待黄疸指数及肝功能降至接近正常水平,方采用常规化疗。

【预防】

1. 围术期评估肝功能,尤其合并慢性乙型肝炎等慢性肝病者,术中尽量较少出血,输血等,应用 VitC 等保肝药物。

2. 对长期禁饮食患者,常规应用保肝、利胆等药物,预防胆汁性淤积病变,减少胆石症发生。

3. 减少医源性胆管损伤发生率,详见胆管损伤。

4. 对胃癌患者,合并肝十二指肠韧带淋巴结转移,应尽可能行淋巴结清扫术。

(王磊　刘广伟)

第七节　胰腺并发症

一、胰腺损伤

【概述】

胃癌 D2 根治术及胃溃疡向胰腺穿透者,在剥离胰腺被膜、处理十二指肠残端、分离胃后壁与胰腺的粘连、裸化血管、清扫胃周淋巴结、脾切除时均可能损伤胰腺,而十二指肠解

剖部位与胰腺更为密切,行十二指肠溃疡做胃大部切除术时,胰腺损伤的发生率远高于胃溃疡手术。

【临床表现】

常见的胰腺损伤的类型:胰腺实质损伤、主副胰管损伤、胰腺横断损伤;其术后主要表现为急性腹膜炎、胰瘘、胰腺假性囊肿形成,出现相应的临床表现,如术后不明原因持续性腹痛,腹腔引流管引流出胰液等。如误扎副胰管,多无临床表现。

【原因】

1. 胃远端癌过度游离十二指肠球部,或胃或十二指肠后壁溃疡穿透至胰腺,如强行切除,有可能伤及开口靠近十二指肠球部的副胰管(一般位于主胰管的近端),胰管或周围胰腺组织、血管。

2. 胃后壁肿瘤浸润胰腺,从胰腺上锐性分离癌灶时易致胰腺实质出血,应用高功率电凝止血可致胰腺损伤。

3. 清扫胰腺周围淋巴结,如6、8、10、11、14组时,可造成胰腺表面小动脉活动性出血或胰腺组织损伤,清扫淋巴结时首先要明确胰腺的边界,沿解剖间隙操作。胰腺表面还有突起的腺叶,勿将其当成淋巴结切除。

4. 术中广泛剥离胰腺被膜,手法粗暴,损伤胰腺。

5. 近端大弯侧胃癌,主张采取切脾保胰手术。切脾前将脾-胰体尾游离至腹腔外。仔细辨别胰尾脂肪组织和胰腺组织的界限。将脾动脉和脾静脉游离、结扎。

【诊断依据】

1. 术后早期出现较为剧烈的上腹部持续性疼痛,镇静止痛治疗效果不佳甚至有加重趋势,腹胀进行性加重,胃肠功能恢复障碍等表现。

2. 体征可表现上腹部局限或弥漫性腹膜炎体征,腹腔引流液有血性转变为无色黏稠液体,血、尿及引流液淀粉酶含量明显增加。

3. 腹部 B 超及 CT 检查可见胰腺体积增大,边界模糊、胰周渗液,胰管扩张等。

【治疗】

术中胰腺损伤,对浅表胰组织挫伤、裂伤以及不伴有胰管伤者,如为较小的挫裂伤,可用纱布压迫止血或电凝止血即可;如为较大的裂伤,可单纯修补和充分引流,最好放置双套管。伴胰管损伤的严重撕裂伤,可切除远段胰腺,其中胰管予以结扎,断面双层缝合,胰床用双套管引流。术后并发症的发生率为7%,死亡率为14%。切除胰腺组织80%以下者并不会引起胰内、外分泌功能不足。如胰腺中段严重损伤,需切除胰腺组织90%以上时,术后可发生胰腺功能不足。可于清创后,取胰腺两断端各作空肠吻合术,但操作稍复杂。至于胰管修补术,操作不易,术后胰管狭窄的发生率高,不宜采用。胰尾严重损伤的最简单方法是胰尾切除,如合并脾破裂,可同时切除脾脏。术后胰瘘及急性胰腺炎,胰腺假性囊肿的处理见本书胰腺相关章节。副胰管被结扎时,如无症状可暂不处理,如 CT 检查副胰管扩张较重且累及主胰管也扩张时,可行胰管空肠 Roux-en-Y 吻合术。

【预防】

1. 仔细操作确保术野清晰和层次清楚。淋巴结清扫过程中特别是在易损伤胰腺的部位,始终以胰腺为中心,循筋膜间隙进行分离,只有进入正确的解剖层次,血管脉络化和淋巴结清扫才可能顺利进行。血管脉络化应遵循从主干血管到分支血管推进的顺序,走行于血管鞘内。

2. 合理选择止血方法。胃十二指肠动脉、肝总动脉和脾动脉至胰腺上缘的小分支均直接起源于主干大血管,其变异多,压力高,清扫第8、11 组淋巴结时容易被撕裂,术中宜逐一结扎或电凝止血,一旦撕裂出血切忌盲目钳夹、慌乱电凝及粗暴缝扎。如胰腺表面出血不宜用止血钳,应予纱布轻轻压迫止血,多数情况下压迫止血效果明显且胰腺也少有损伤;持续出血时用电刀凝固止血或5-0 无损伤针线缝合止血,肥胖患者在剥离横结肠系膜前叶至胰腺下缘时,需充分暴露并仔细寻找胰腺和脂肪的界限,避免将胰腺组织向前剥离而损伤胰腺。

3. 处理困难的十二指肠后壁溃疡很容易将副胰管损伤结扎或将副胰管开口遗漏于腹腔内,引起胰腺炎和胰瘘,在估计切除困难的十二指肠球部溃疡,宜果断采取溃疡旷置术;分离十二指肠时不能切断胰周血管过多;包埋十二指肠残端时缝合胰头被膜不宜过深。

二、急性胰腺炎

【临床表现】

胃切除术后急性胰腺炎(post-gastrectomy acute pancreatitis,PGAP)是胃手术(尤其是胃大部切除术及胃癌根治术)后的一种严重并发症,临床少见,文献报道发病率为0.4%~0.5%。

临床表现包括高热、轻度黄疸、肌紧张和上腹部放射痛,也可表现出低血压、休克、腰背部疼痛及无法用其他原因解释的腹痛、腹胀、恶心、呕吐等。由于胃切除术尤其是胃癌根治术在剥离胰腺被膜、分离胰周组织和清除胰周淋巴结时,可使胰腺周围几乎完全分离、间隙暴露,导致坏死液、渗出液不受胰腺被膜及周围组织限制而迅速进入腹腔和手术分离间隙。一旦发病则全身反应重、腹痛较为剧烈,但腹痛位置模糊,很少有腰背痛,而且易引起包括出血、吻合口瘘等致命性并发症。

【原因】

1. 手术操作本身引起的胰腺实质损伤。手术时由于游离十二指肠、分离胰周组织间的严重粘连、剥离胰腺被膜、清除胰周淋巴结或同时需行胰腺部分切除以及电刀对胰腺组织细胞的热损伤,均可直接损伤胰腺组织或胰腺导管,使胰腺腺泡破裂,从而导致胰酶被激活或外溢,造成胰腺自溶而局部坏死,引发创伤性胰腺炎。

2. 胰腺微循环障碍　手术创伤及麻醉刺激可引起机体应激反应,从而分泌大量儿茶酚胺,致使内脏血管收缩,造成胰腺血流灌注减少。此外,因术中需要而结扎胰十二指肠动脉,亦可导致胰腺供血不足或发生血管痉挛、微小血栓形成等,使胰腺组织缺血缺氧,引发胰腺细胞自溶坏死。

3. 术后十二指肠的高压力状态　胃切除术尤其是 Billroth Ⅱ式术后,由于输入袢闭袢性梗阻的发生,可致十二指肠液排泄受阻,造成十二指肠潴留性扩张,如梗阻时间较长,可使十二指肠内压力持续性升高,致使十二指肠液反流入胰管,通过十二指肠内的肠激活酶、激活胰蛋白酶,从而引发胰腺炎。

4. Oddi 括约肌水肿或痉挛　手术创伤引发机体的应激反应,吗啡类镇痛药物以及异丙酚等麻醉药物的不适当使用而引起的副作用,手术刺激十二指肠降部或十二指肠血运受损,以及切断迷走神经合并神经内分泌功能紊乱时均可引起 Oddi 括约肌水肿或痉挛,以致胰液、胆汁淤积甚至胆汁反流,使胰液引流不畅、胰管内高压及胰蛋白酶活性增强,胰腺产生广泛性自溶,从而诱发胰腺炎。

5. 术前检查有胰腺功能不全、饮酒,术后胃肠道胀气及过早、过多进食等,均与术后胰腺炎的发生有关。

【诊断依据】

1. 术后早期出现较为剧烈的上腹部持续性疼痛,镇静止痛治疗效果不佳甚至有加重趋势。

2. 排除血容量不足影响的可能,术后出现不明原因的烦躁、冷汗、心动过速、血压低,常规治疗效果不佳。

3. 现与病程恢复进程不符的胃肠功能恢复障碍。

4. 伴有上述症状的淀粉酶显著升高,或连续数日动态观察血清及腹腔引流液淀粉酶稳定在一较高水平(>500 苏氏单位)或持续升高,且腹腔引流液淀粉酶特异性优于血清淀粉。

5. 腹部 B 超及 CT 检查示胰腺体积增大、

胰周积液或蜂窝织炎形成,腹部 CT 还可排除吻合口瘘、腹腔脓肿和出血等,从而对 PGAP 确诊具有极大的帮助。

【治疗】

治疗方法主要取决于病理类型和临床表现轻重程度,如有无胰腺坏死、胰腺脓肿及器官功能不全等。据文献报道,对于胃切除术后发生且确诊的急性胰腺炎全身反应期、水肿性胰腺炎及尚无感染的出血坏死性胰腺炎应采用积极的非手术治疗,包括禁食、胃肠减压、营养支持,同时应用山莨菪碱、生长抑素以抑制胆汁和胰液分泌,防止胰液反流;合理及时地扩容、补液、纠正水电解质平衡紊乱以改善胰腺微循环障碍;通过上述治疗阻止或延缓轻型胰腺炎向重症胰腺炎的转化进程。

如患者术后出现下列情况则应考虑手术治疗:①经保守治疗无效或病情进一步恶化而出现全身感染症状;②腹部 B 超及 CT 提示腹腔积液量明显增多,且引流液较少;③血清或腹腔引流液淀粉酶持续升高,影像学检查提示胰腺坏死范围不断扩大;④出现腹腔活动性血;⑤不能排除十二指肠残端瘘、吻合口瘘可能;⑥并发胆道梗阻或坏死组织继发感染;⑦非手术治疗不能缓解的肠梗阻、输入袢梗阻。

手术方法:一般情况下,采用常规切开胰腺上下腹膜及十二指肠外侧腹膜,游离胰头及体尾部,使胰周及腹膜后间隙得以充分引流。术后行腹腔灌洗及胰周灌注,减少毒素吸收,清除继发产生的坏死组织,并针对各种并发症积极治疗,同时加强全身的营养支持。

【预防】

1. 术前积极全面的准备,详细评估患者胰腺功能。

2. 术中精细解剖,轻柔操作,避免拉钩等动作对胰腺造成的机械性损伤,术中剥离胰腺被膜、清除胰周淋巴结时,尽量避免对胰腺组织直接和粗暴刺激,以减少术后肝胰壶腹括约肌痉挛和胰腺血管痉挛的可能。同时尽量避免使用电刀或电凝,以减少胰腺组织的热损伤。

3. 术中仔细探查,辨清因瘢痕挛缩及与周围粘连所致的复杂局部解剖关系,以免误伤胆管、胰管。发现有小胰管损伤应及时结扎,较大的胰管损伤则应行胰腺与肠管之间的 Roux-en-Y 吻合。

4. 对于剥离范围大、渗血渗液较多的手术(如胃癌根治术等),术后常规放置引流管引流并保持通畅,可在术后及时观察腹腔渗液和监测淀粉酶,对 PGAP 的治疗和预防均具有重要意义。

5. 术中行消化道重建时,将鼻胃管常规置入十二指肠或输入袢并保持通畅,可有效减少十二指肠潴留性扩张及十二指肠液反流的几率,对预防十二指肠残端瘘、输入袢梗阻及 PGAP 的发生均有积极意义。

6. 对手术剥离范围大、有饮酒嗜好或术中疑有胰腺损伤等高危患者,术后适当应用生长抑素及质子泵抑制剂,慎用吗啡类镇痛药等,对本病具有积极的预防意义。

7. 术前预防性小乳头插管、放置支架及 Oddi 括约肌切开术可能对预防 PGAP 发生与发展具有一定作用,但因均属侵入性操作,其应用价值尚存争论,临床实际效果还有待于进一步研究。

(王磊　刘广伟)

第八节　脾脏损伤

【原因】

1. 缺乏相关的局部解剖知识,主要是脾网膜束带,为牵引时的着力点,过分牵拉胃大弯和大网膜左半侧易致脾门或脾下极的撕裂。

2. 术者操作不当,探查腹腔和关腹前冲洗时动作粗暴,或术野显露不清时深部拉钩用力过猛造成脾损伤。

3. 胃癌根治术行脾门淋巴结清扫时,由于转移淋巴结浸润、粘连,操作不慎易损伤脾静脉。

4. 病理性脾,因本地区早年为血吸虫病疫区,50 岁以上人群大多存在不同程度的血吸虫病肝硬化、脾肿大,脾脏包膜紧张、脆性增加致损伤。

5. 麻醉欠佳,手术切口过小或选择不当时,手术野显露欠妥,勉强的手术操作导致脾脏撕裂,术中出血时,因盲目钳夹止血,有时也可造成脾被膜撕裂及脾实质损伤。

【临床表现】

近年来国内文献报道,胃癌手术中医源性脾损伤率为 3.31%~5.76%。

1. 术中发现脾脏裂伤或进行性出血。

2. 术后有心率增快,血压下降,腹腔引流管为鲜红血性液体,血红蛋白进行性下降等失血性休克等表现。

【诊断依据】

目前,国内多采用 2000 年中华外科学会脾外科学组提出了国内统一的脾损伤程度分级。I 级:被膜下破裂或被膜及实质轻度损伤,手术所见损伤长度≤5.0cm,深度≤1.0cm;Ⅱ级:裂伤总长度≥5.0cm,深度≥1.0cm,但脾门未累及,或脾段血管受损;Ⅲ级:伤及脾门或脾脏部分离断,或脾叶血管受损;Ⅳ级:脾广泛破裂,或脾蒂、脾动静脉主干受损。胃手术所致的医源性脾损伤多为Ⅱ级以下,Ⅲ级少见,Ⅳ级损伤一般不可能出现,对绝大多数患者常规做腹部超声和 CT 检查来明确诊断和脾破裂的分级定型。

【治疗】

根据脾损伤程度不同,分别选择合适的手术方式。胃手术所致的医源性脾损伤多为Ⅱ级以下,Ⅲ级少见,Ⅳ级损伤一般不可能出现。因此,除了病理性脾脏,术中脾损伤绝大多数可以保脾止血。决定手术方式前应清除脾脏周围凝血块,准确判断脾损伤的程度。对Ⅲ级以上脾损伤,应立即行脾切除手术,如果条件允许,可行脾组织移植。对Ⅱ级脾损伤,可采用脾修补术或脾动脉结扎加脾修补术。对I级脾损伤,可采用缝合修补术或局部凝固粘合止血术。

【预防】

胃癌根治术中脾损伤的预防措施主要有以下几方面:①熟悉局部解剖知识;②选择合适的切口,分离胃短动脉时,如粘连、脾胃韧带过短、过厚时,需仔细解剖,分清脾胃间的关系,尽量靠近胃壁处理胃短血管,可先切开胃膈韧带,扩大脾胃间隙,这样可减少处理胃短动脉时对脾上极损伤;③选择有效的麻醉方法,确保腹肌松弛、术野显露满意,严格按照手术原则及操作规程施行手术;④左上腹尽量不用深拉钩,避免强力牵拉和盲目止血,开腹后可先用 1~2 块大纱布将脾脏垫起以减小此韧带的张力;⑤离断左侧大网膜时避免过度牵拉胃和脾胃束带,尽早离断脾胃束带是预防脾损伤的良策;离断脾胃韧带时,恶性病变如脾门浸润或淋巴结转移,应将脾列在根治范围内。

(王磊　刘广伟)

第九节　碱性反流性胃炎

【概述】

术后碱性反流性胃炎(alkaline reflux gastritis,ARG),又称胆汁反流性胃炎、肠胃反流等,是胃手术后常见的并发症之一。文献报道的发病率相差悬殊,由 10% 直至 50% 以上,也反映了对本病的认识尚不统一。

【原因】

1. 胃肠动力改变　胃正常的蠕动在胃体中上 1/3 交界处发生,并受迷走神经支配;小肠蠕动的发生点在十二指肠;而幽门功能对于防止碱性消化液反流,保持胃内酸性环境是必不可少的。无论是胃大部切除还是迷走神经干切除或选择性迷走神经切除术均破坏了胃肠正常蠕动节律的发生,破坏了幽门功能,造成顺蠕动减少,甚至出现逆向蠕动,食糜和碱性消化液(如胆汁、胰液和十二指肠液等)滞留于胃内,对胃黏膜造成严重破坏。也有部分学者提出,由于胃手术破坏了迷走神经肝胆支,造成胆囊收缩功能下降,胆汁不能有效地储存在胆囊中,持续向十二指肠排出,也容易向胃反流。相比之下,高度选择性迷走神经切除术后 ARG 发生率明显较低,也证实了胃肠动力和幽门功能在 ARG 发病中的重要作用。

2. 碱性消化液对胃黏膜的破坏作用　目前已经知道,过量十二指肠内容物反流进入残胃,使结合胆酸在残胃内转变为更具毒性的游离胆酸,卵磷脂在胰酶的作用下转化为溶血卵磷脂,共同作用破坏胃黏膜屏障,致使大量氢离子逆向弥散;继而肥大细胞破裂,释放 5- 羟色胺、组胺等血管活性物质;终致胃黏膜炎症、糜烂,甚至浅表性溃疡。

3. 幽门螺杆菌(*Helicobacter pylori*,Hp)的作用　过去报道反流的碱性消化液破坏了 Hp 的生存环境,有清除 Hp 的作用。但 Ladas 等报道,Hp 可能诱发胆汁反流,抗 Hp 治疗也可减轻 ARG 的临床症状。随着老年人 Hp 感染率的下降,ARG 的发生率也明显下降。Hp 和胆汁在 ARG 的发病过程中似有协同作用。

【临床表现】

患者常缺乏特异性症状,表现为上腹部持续性烧灼样疼痛,晨间明显,进食后及卧位时加重,不为抗酸剂及 H_2 受体阻滞剂所缓解。易在进食后发生胆汁性呕吐,常混有食物,呕吐不能缓解疼痛。症状严重者常自限饮食,以致消瘦、营养不良。少数可有慢性失血及贫血。体检除上腹部轻度压痛外,没有可资诊断的特殊体征。

【诊断依据】

1. 内镜检查　诊断 ARG 必须行内镜检查和病理活检。内镜检查可见胆汁性肠内容物经吻合口反流入胃。炎症弥漫性分布于残胃。根据 Sydney 系统的标准,内镜下 ARG 的诊断标准为距吻合口 2cm 以上的胃黏膜,同时存在以下两种以上征象:胃黏膜水肿、间有红斑、组织脆弱易出血、渗出、多发性糜烂甚至浅表溃疡、黏膜增生或萎缩、黏膜下血管凸现、肌层内出血点和结节形成,任何单一征象在残胃中都可以是正常的。

观察到胆汁积聚仍不足以诊断 ARG,必须同时有病理诊断。胃黏膜活检呈萎缩性胃炎或浅表性胃炎改变。可采用 Rauws 评分评价严重程度,包括如下四项标准:①固有层炎性浸润密度(0~2);②固有层多形核白细胞密度(0~3);③上皮内多形核白细胞(0~3);④浅表糜烂(0~2)。

0 代表无,1 代表轻度,2 代表中度,3 代表重度。

需注意的是,ARG 临床症状的严重程度与病理活检并无对应关系,部分没有任何临床症状的患者,内镜检查和病理活检亦可能发现严重的黏膜病变。

2. 其他辅助检查

(1) 放射性核素监测胃排空和胆汁反流:进食以 ^{99m}Tc 标记的固体餐后行 γ 射线检查,可判断胃运动功能;静脉注射 $^{99m}Tc-$ 二甲乙氨基乙酰醋酸(^{99m}Tc-hydroxyiminodiacetic acid,^{99m}Tc-HIDA)后,放射性核素从胆管排入肠道,如在胃内出现放射性即可诊断肠胃反流,同时可判断残胃排空、清除胆汁的能力。如诊断有怀疑,可作激发试验。方法为经胃管分别向胃内注入 20ml 生理盐水、0.1N HCl 及 0.1N NaOH,若仅注入 NaOH 后复现典型症状即为阳性,且阳性者手术疗效较佳。

(2) 24 小时胃内 pH 值测定:如胃内 pH 值持续偏高则胆汁反流可能性较大。

(3) 胃液胆酸测定:有症状的 ARG 患者,胃液中反流的胆酸量均在 120μmol/h 以上。24 小时胃内胆汁连续测定更有利于了解胆汁反流程度。

【治疗】

(一) 非手术疗法

对症状轻微的 ARG 患者,可先试行非手术疗法,但疗效差强人意。主要根据 ARG 病因运用如下几类药物。

1. 促胃肠道动力药物　如多潘立酮、西沙必利等,希望通过促进胃十二指肠的蠕动,加速胃排空,减少碱性消化液反流。但对于胃肠蠕动起搏点和迷走神经已遭破坏的术后病例来说,即使用此类药物也很难彻底改善胃动力,故效果并不理想。

2. 胃黏膜保护剂　如硫糖铝、考来烯胺、熊去氧胆酸等。硫糖铝可与胆汁及溶血卵磷脂结合,并在酸性环境下变黏稠,黏附到损伤黏膜上形成保护层;考来烯胺与胆酸结合;熊去氧胆酸提高反流肠液中的结合胆酸,降低更具毒性的游离胆酸、去氧胆酸和石胆酸,可以试用。

静脉高营养能有效抑制胆汁和胰液的分泌,明显缓解症状,显著改善胃黏膜炎症,但停用后易复发。静脉高营养反应佳者手术疗效亦较好,并可用作术前准备。

3. 抗 Hp 药物　运用阿莫西林、甲硝唑、枸橼酸铋钾三药联合治疗后,放射性核素标记的胆汁反流评分由 14.3% 下降至 3.3%。

(二)手术治疗

对于临床症状明显,影响进食,造成营养不良、消瘦、贫血,药物治疗效果不佳或不能耐受药物治疗者,诊断明确可行手术治疗。

手术治疗的目的是分流碱性消化液,使之不接触胃黏膜。术式选择较多,各有利弊。

1. Roux-en-Y 胃空肠吻合术　是最常用的手术方式。一般认为 Roux 袢 40~50cm 以上可有效防止碱性消化液反流。但是,相当一部分患者会出现 Roux 雍滞症,表现为上腹部胀痛、恶心呕吐、胃排空延迟等,严重者甚至需要再次手术治疗。Roux 雍滞症的发生是由于十二指肠失去蠕动起搏点作用,游离空肠袢蠕动不良或发生逆蠕动,影响了食糜的下行。

2. Henley 顺蠕动空肠间置术　1952 年,由 Henley 首创,开始是用于治疗 Roux 雍滞症,后来逐渐成为治疗 ARG 的术式之一。方法是将一段 40cm 游离空肠段顺行吻合于残胃和十二指肠残端之间,以减少碱性消化液反流液入胃。如原为 Billroth I 式吻合,只需拆除原吻合口,间置入顺蠕动肠段即可;如原为 Billroth II 式吻合,则需在接近原吻合口处切断输入袢,关闭残端,在输出袢 40cm 处切断,与十二指肠残端作端 - 侧吻合,原输入袢肠段再与远端空肠作端 - 端吻合。Henley 术的优点在于利用十二指肠蠕动排空食糜,术后胃排空较好,但手术操作较复杂,术后易发生肠麻痹,目前应用不如 Roux-en-Y 术普及。

3. Tanner-Roux-Y 术　与 Roux-en-Y 术接近,但在胃 - 空肠吻合口处作空肠 - 空肠端 - 侧吻合,对于 ARG 同时伴有倾倒综合征的患者疗效较佳,但增加了 Roux 雍滞症的发病率。

4. Billroth I 式吻合加胆总管空肠端 - 侧吻合术　通过胆总管空肠吻合达到令胆汁改道的目的,但手术操作复杂,在胆总管无扩张的情况下十分困难,增加了胆瘘的危险。

5. 保留幽门的胃大部分切除术　该手术适用于直径小于 3cm 的黏膜内和黏膜下高分化胃癌、直径小于 3cm 的黏膜内和直径小于 1cm 的黏膜下低分化胃癌,且第 5、6 组淋巴结无转移。但不适用于胃十二指肠溃疡的手术治疗。且有作者指出,此类手术仅在形式上保留幽门,而无助于保留幽门功能,术后 ARG 并无减少。

还有多种手术方式,但均不能完全令人满意,ARG 的治疗仍是临床难点之一。

(王磊　刘广伟)

第十节　倾倒综合征

【概述】

倾倒综合征(dumping syndrome)是胃大部切除术和各式迷走神经切断术附加引流性手术后常见的并发症。1913 年,Hertz 首先将胃术后患者进食后的一系列症状与胃排空过速联系在一起;而倾倒综合征的概念是由 Andrew 和 Mix 于 1920 年提出的,他们应用放射性核素显影的方法对某些具有一系列循环及胃肠道系统症状的胃术后患者进行观察,发现其体内胃排空过快。目前,人们对手术的要求不仅是要根治疾病,而且要求尽可能的不影响生活质量。因此,临床医生应加强对胃术后倾倒综合征的认识,以便对其进行更好的防治。

【原因】

胃手术后胃排空过快是发生倾倒综合征的主要因素。如在远端胃切除术后并有症状的患者中，约55%的食物在进餐5分钟内被排空，在迷走神经干切除术后的患者平均60%的食物是在前5分钟被排空的。而进餐前5分钟内食物排除的比率与患者餐后腹胀、恶心及呕吐的症状呈明显正相关。胃排空功能由胃的协调性、幽门窦的功能及十二指肠的反馈进行调节。胃手术后上述调节机制改变造成胃排空功能障碍。造成胃排空过快的手术因素有：①胃切除导致胃容积缩小；②幽门缩小或因胃空肠吻合等因素使胃排空失去控制；③迷走神经切断使近端胃适应性迟缓与调剂功能丧失；④胃空肠吻合使食物不流经十二指肠。十二指肠控制胃排空的反馈机制丧失。

早期倾倒综合征可能的发病机制是大量高渗性食物快速进入小肠。导致大量液体从血管内渗入小肠腔，引起小肠膨胀及增加肠腔的蠕动程度和频率，进而引起腹胀、腹绞痛、腹泻等胃肠道症状。同时血容量的降低、血清钾离子的减少引起心动过速、头晕等神经循环系统症状。在立位时，食物和进入肠腔内体液的重量牵拉已游离的残胃，刺激腹腔内脏神经，引起反射性上腹症状和心血管症状。另外，在早期倾倒综合征患者体内，一些胃肠道激素和生物活性物质，如5-羟色胺、激肽、血管活性肠肽、胰高血糖素、胃动素、神经降压素、血清素、P物质等，高于无倾倒综合征的胃术后患者，这些物质是否参与、及如何参与了发病过程则并不明确。晚期倾倒综合征发生在餐后2~3小时，也称作反应性低血糖综合征，其可能的发病机制是，大量含糖食物快速进入小肠，葡萄糖被迅速吸收，同时近端小肠释放肠活性胰高血糖素，刺激胰岛B细胞分泌过量胰岛素，引起进餐后2~3小时的低血糖。进而出现神经循环系统症状。另外，有研究显示，一些胃肠道激素和生物活性物质对胰岛素过量分泌也起到重要作用，

如葡萄糖依赖的胰岛素释放肽（GIP）和胰高血糖素类似肽-1（GLP-1）等。可见倾倒综合征的发病是多因素综合作用的结果，其具体机制尚未完全阐明。

【临床表现】

倾倒综合征大多发生在胃术后几周内，患者恢复正常饮食并且活动量增加时。可分为两组症状，一组是胃肠道症状，如：腹胀、腹部绞痛、恶心、呕吐、腹泻、稀便等；另一组为神经循环系统症状，如：心慌、出汗、眩晕、苍白、发热、无力等。倾倒综合征分为早期与晚期两种，早期倾倒综合征发生于进食后1小时内，患者既有胃肠道症状也有神经循环系统症状；晚期倾倒综合征发生在饭后2~3小时，大多有神经循环系统症状，症状可持续15~20分钟，主要是低血糖表现，如疲劳、无力、发抖、嗜睡等。大约75%患者患早期倾倒综合征，25%患者患晚期倾倒综合征，少数患者两者都有。患者大多不能耐受流质或高糖饮食，严重的倾倒综合征患者，会并发营养不良及消瘦。

【诊断依据】

倾倒综合征的诊断主要依靠临床表现，一些特殊检查有益于诊断。倾倒刺激试验是帮助诊断的客观指标。给患者口服100ml 50%葡萄糖液，服用后1小时内心率增加大于或等于10次/分钟，则有90%的可能出现早期倾倒综合征，呼出气中有H_2，也提示会出现早期倾倒综合征。这一试验比较简便，且重复性强，指标结果客观。其他客观指标有脉率增快、血细胞比容增高及循环血容量减少。胃排空试验也有助于诊断，使用1.5mCi^{113m}In口服后在γ照相机下监测胃排空情况，以第一个10分钟的胃排空百分比为指标，如果平均每分钟排空4.8%则可能有症状；如果平均每分钟排空1.0%则可能无症状。其他如内镜、胃肠钡餐也有辅助诊断意义。

【治疗】

（一）非手术治疗

1. 饮食疗法　饮食成分和进食餐次的

控制是所有治疗中最首要、最必需的部分,患者应增加进食次数,而减少每次进食量,建议每日总食量分 6 次进食,这样既可以降低倾倒综合征的发病率,又可保证每日所需热量而不至于营养不良。饮食成分应为低碳水化合物、高蛋白质、高脂肪及大分子量淀粉,减少糖及其他小分子量碳水化合物的摄入。每餐后 1~1.5 小时可补充一些固体食物以免发生低糖血症,避免刺激性食物如辣椒、辣粉或咖喱食品。轻到中度倾倒综合征经饮食调整可得到控制。

2. 内科治疗 尽管大多数患者经过饮食治疗后可减少倾倒综合征的发生,但仍有一些症状较严重的患者需要药物治疗。补充食用纤维是一种有效的方法,它可阻止低血糖症的发生,但由于食用纤维的口感不尽如人意,因此它不适于长期治疗。抑葡萄糖苷酶(acarbose)可控制晚期倾倒综合征的症状,它的作用机制是抑制碳水化合物的吸收。短期试验证明使用 50mg 与 100mg acarbose 的效用是相同的,但对长期使用该药的情况知之甚少。另外,由于碳水化合物吸收不良所致的腹泻也是该药不能长期使用的原因。

3. 奥曲肽 奥曲肽(octreotide)是生长激素(somatropin)的同源类似物,作用与内源性 somatostatin 一样,它可抑制腺垂体生长激素、甲状腺刺激激素和胃肠胰腺内分泌系统中多肽的释放。它可用于治疗类癌综合征、新生儿低血糖、反应性胰腺炎、胰岛素依赖型糖尿病、进食后高血糖及倾倒综合征。在治疗倾倒综合征方面,它们的作用机制是抑制胰岛素释放及胃肠激素的释放。同时它可减缓胃排空、减缓肠蠕动、减少小肠水和电解质的分泌、延长小肠吸收时间及减少内脏血流,这些作用都是奥曲肽治疗倾倒综合征的优势。但奥曲肽在治疗严重倾倒综合征及长期使用效果方面的实验数据很少。它的主要不良反应是腹泻及脂肪痢,进而可致消化不良及吸收不良。

(二)外科治疗

外科治疗只能短期缓解症状,长期的效果同样是令人失望的。常用的术式有:幽门重建术、间置空肠术、改 Billroth II 术式为 Billroth I 术式或改为 Roux-en-Y 吻合。至今,外科治疗仍不能完全缓解严重的倾倒综合征的症状。

【预防】

倾倒综合征重要在于预防而非治疗,避免残胃过小,吻合口过大,高选择性迷走神经切断而非迷走神经干切断,选用 Roux-en-Y 胃空肠吻合,以及尽可能采用毕 I 式手术均可减少倾倒综合征的发生。

(王磊 刘广伟)

第十一节 Roux 空肠袢滞留综合征

【概述】

胃切除、迷走神经切断、残胃/食管空肠吻合术是治疗消化性溃疡、肿瘤及反流性食管炎、胃炎的主要术式。然而,在术后的随访过程中,学者们发现 Roux-Y 吻合术后,相当一部分患者出现饭后上腹饱胀、腹痛、恶心、呕吐,重者发生营养不良、胃肠石形成等症状。这组症状称为胃切除术后 Roux-Y 滞留综合征(Roux-Y stasis syndrome after gastreetomy, RSS)。

【原因】

目前病理机制仍未彻底明了,认为主要与迷走神经切断、上升肠袢的长度、进食类型有关,进食后消化道动力复合波的 III 期改变及肠道电位学改变也有一定的作用。

1. 迷走神经切断 迷走神经切除术后减低了胃的张力,使其蠕动减慢,引起排空延迟,加速症状出现。目前看来。上升肠袢的滞留与迷走神经切断后残留胃排空延迟关系不大,但又不能完全解释切除残胃后症状却能得到改善。

2. 上升肠袢的长度 如果上升肠袢过长,则易发生扭曲粘连,其排空受到影响,导致滞留产生,该长度要求抗反流和排空通畅。

目前基本统一于 35~40cm。

3. 细菌过度生长　其可能的原因是：胃酸缺乏，Roux-Y 空肠袢灭菌能力降低；Roux-Y 窄肠袢内非传导性和向口传导性 MMC Ⅲ 相出现率增加，使难以胜任清除内细菌的功能；Roux-Y 空肠袢内 MMC Ⅲ 持续时间缩短，使内 sIgA 分泌减少，导致肠袢内免疫功能和灭菌能力降低。由于上述因素，使得 Roux-Y 空肠袢内细菌易于繁殖和过度生长，从而加重了其动力紊乱。因此，在治疗时，除应用消化道促动力剂外，还应考虑抗生素的使用。

4. 食物因素　当前认为胃排空固体食物延迟是引起 RS 的因素之一。相关学者则通过测定压力变化曲线表明上升肠袢及胃排空食物，亦与食物形态有关。有些患者症状较轻，可能与长时间进流质饮食有关。此外，消化道内动力复合波Ⅲ期改变有关及肠道起步电位的改变也有一定的影响。

【诊断依据】

Roux-Y 胃空肠吻合术后的患者，如出现上腹饱胀、疼痛、食物性呕吐等，即应考虑 RSS，但首先应排除术后机械性梗阻因素，结合 GI、同位素闪烁照相、内镜等即可诊断，其中闪烁照相是最好的方法。尽管研究观察排空非常有用，但治疗应取决于患者症状的轻重。

【治疗】

目前，RSS 治疗尚缺乏有效的方法，随着时间的推移症状会逐渐消除，可先行保守治疗，包括耐心向患者解释，消除其紧张心情和恐怖心理，主要包括以下措施：

(一) 非手术治疗

1. 禁食　持续胃肠减压。每天用 3% 温盐水或生理盐水洗胃，并抽空胃内容物以减轻胃黏膜和吻合口炎症水肿，促进胃张力恢复。

2. 维持患者的营养、水电解质和酸碱平衡。根据每天的胃液量，尿量等及时调整输液量，特别应注意补充钾，微量元素和维生素，使血清钾含量保持在正常范围的高限为宜，因低钾本身可致胃肠平滑肌张力低下。

3. 药物治疗　可试用增强胃肠动力的药物，如甲氧氯普胺、多潘立酮、西沙必利等，对增加胃肠道蠕动，促进胃的排空有一定的疗效。近年来，红霉素被认为能与促胃动素受体结合，发挥类似的作用而促进肠蠕动和胃排空。一般重者需再次手术。

(二) 手术治疗

1. 近全胃切除。

2. 缩短上升肠袢长度。近全胃切除指保留残胃容积 50~75ml，然后再行胃空肠端-侧吻合，但这种方法亦不能完全满意。

3. 各种重建电流的术式，如将 Roux 肠袢和更近端的小肠和起动电位相连接。但是如果 RS 长期存在，将导致不良后果，一旦 Roux-Y 吻合建立，目前还未找到能够纠正其动力改变的方法，也无有效的药物彻底解决 RSS，尚需进一步研究其发病机制。找出关键因素，针对主要原因进行再手术或药物治疗，方能取得确切的疗效。

【预防】

应注意首次 Roux-en-Y 消化道重建时注意选择上升肠袢的合理长度，术后饮食调理及适当应用消化道促动力剂。

目前，部分学者提出了一种改进的 Roux-en-Y 术式，即非离断式 Roux-en-Y 术，旨在避免切断空肠，维持电活动的连续性和消除异位电位的产生。

（王磊　刘广伟）

第十二节　残　胃　癌

【概述】

残胃癌意指良性胃十二指肠疾病行胃部分切除术后残胃发生的癌。有少数学者也将胃癌切除术 5 年、10 年或 15 年以上残胃发生的第二原发癌称为残胃癌。近年来残胃癌的发现率逐年增高。其主要原因，一是由于 20 世纪盛行胃大部切除；二是对残胃这种特殊的癌前状态的认识加深。

【原因】

1. 胃切除术后改变了胃内环境,幽门功能丧失,十二指肠肠液反流,胆汁和胰液对胃黏膜都会产生损害作用,同时促胃液素减少,随着时间延长,胃黏膜出现萎缩性胃炎,肠上皮化生和发育不良等公认的癌前期病变。

2. 胃切除术后胃酸分泌明显减少,甚至处于无酸状态,适合厌氧菌和粪球菌生长,改变胃内微环境,使硝基化合物等致癌物质产生增多。肠液等破坏残胃黏膜的屏障作用,黏膜细胞动力学改变,致癌物质易进入胃黏膜细胞引起癌变。

3. 幽门螺杆菌和 EB 病毒感染与残胃癌的发生有密切关系。

【临床表现】

早期残胃癌往往无症状,到中晚期才出现类似胃癌的症状,将其归纳为 3 种表现溃疡复发症状、胃切除术后综合征、晚期胃癌症状。

【诊断依据】

纤维胃镜加胃黏膜活检是确诊残胃癌的主要手段。医生和患者对本病要有足够的认识,出现一些早期症状以后,必须做全面、细致的纤维胃镜检查,对黏膜色泽改变、隆起不平、糜烂或溃疡等处应多处取活检(残胃癌病灶呈多中心性),对可疑者,一次活检阴性不要轻易否定,因纤维胃镜也可能漏诊,应在短期内行胃镜复查以便及早确诊。由早期胃癌发展到进展期癌需要数月至数年时间,给我们提供了早期发现残胃癌的机会。由于术后所致的胃正常形态变异和继发的黏膜病变可掩盖早期病变,残胃癌的钡餐确诊率不高,且多为中晚期病变。

【治疗】

以外科治疗为主,非根治切除术后可行放射治疗。

(一) 外科治疗

1. 首次为胃良性疾病行远侧胃切除术的近侧残胃癌。因首次手术已将胃左动脉干或其降支切断,沿胃左动脉及胃小弯中下部淋巴流改向贲门右侧及腹腔动脉周围流动。残胃大弯侧淋巴系主要走行于脾门、脾动脉远侧半(No.11d)。首次手术为 Billroth Ⅱ式重建者,吻合口癌居多,癌侵及空肠,则吻合口肠系膜淋巴结转移率甚高,约占 40% 上下。所以切除淋巴结的重点范围是 No.2、4s,No.1、9、10、11d 及吻合口肠系膜淋巴结。

2. 首次为胃癌行远侧胃切除的残胃癌。过去数十年,国内多行 Billroth Ⅰ式重建术,发生吻合口癌,癌肿多侵及胰头、胆总管下部,手术变得复杂、困难。另一特点是再发残胃癌恶性程度有增高趋势。确定手术前应充分了解首次癌肿的病期与病理特点。如两次均为早期或中期,病理为限局型则应积极行外科治疗。对伴有明显出血、梗阻者,亦可考虑行姑息切除或改道术。

3. 切除范围与方法　对早期残胃癌可行大部或全残胃切除术;左右的进展期残胃癌有周围脏器受侵,宜行联合脏器切除。早年多是首先竭力、强行分离癌周组织,最后确实分离不开时,被迫行联合脏器切除。近年主张开腹后仔细认真的探查,如有周围脏器受侵,则不分离癌周组织,主动进行联合切除,这样既符合癌肿"大块"切除原则,又节省手术时间,减少组织损伤、出血等。

(二) 放射治疗

对姑息切除或未切除的残胃癌行放射治疗,偶可获得一定疗效。亦可并用氟尿嘧啶、铂剂等小剂量化疗。

【预防】

1. 严格掌握良性病胃切除手术适应证,尽量采取 Billroth Ⅰ式手术。恶变溃疡中部分可能开始就是溃疡型癌。根据胃溃疡恶变率与残胃癌发生率的比较及药物治疗的进展,过去认为早期胃切除可以预防消化性溃疡恶变的观点应予摒弃。

2. 术后定期胃镜检查及多处活检。钡剂 X 线检查对早期残胃癌诊断价值不大,为了早期发现残胃癌,胃切除术后 10 年以上或首次手术时年龄大于 55 岁者应定期接受纤维胃镜检查并作病理观察、测定空腹胃液 pH

值,残胃的萎缩性胃炎、肠上皮化生、腺体囊状扩张、重度不典型增生、黏膜发育不良以及空腹胃液 pH 值 >4,可能为残胃癌的先兆,应强调短时间定期复查的重要性。

3. 白介素受体 -2(IL-2)检测　有报道 IL-2 血清水平的升高与胃癌的发生、发展及转移相关,其阳性率高于 IAP 和 CEA,也可作为残胃癌的检测指标。

4. 减少癌前期病变的发生,注意控制幽门螺杆菌感染,重视慢性萎缩性胃炎的治疗,严重胆汁反流者应再次手术做 Roux-Y 吻合。

5. 手术吻合时,如组织层次错位重叠、瘢痕组织形成、不吸收缝线残存的刺激性均可引起残胃癌的发生,所以提高吻合技巧,改用可吸收缝线,可能降低残胃癌发生的危险性。

(王磊　刘广伟)

第十三节　吻合口溃疡

【概述】

胃肠吻合口溃疡(marginal ulcer)又称边缘性溃疡,为胃大部切除术后严重的并发症之一,过去多见于单纯胃空肠吻合术后,其发生率较高。目前手术技术日臻完善,但仍时有发生,其诊治较为困难。

【原因】

吻合口溃疡的发生与第一次手术减酸效果不佳关系密切。另外。胃切除术后吻合口溃疡的发生还与下列因素有关:①胃切除不足;②胃窦部黏膜残留;③空肠输入袢过长;④输入、输出段间加了侧 - 侧吻合;⑤胰源性溃疡。

【临床表现】

吻合口溃疡的主要症状为剑突下、背部、左季肋部疼痛,但缺乏周期性和节律性的特点。可伴有恶心,呕吐较常见,可能与吻合口附近的炎性水肿和痉挛有关。其他症状有继发性贫血、嗳气、烧灼感、体重减轻等。溃疡的内镜下表现与一般性溃疡相同。通常,单发性深溃疡和多发性并有深溃疡者多数腹痛较重。多发性浅溃疡则疼痛较轻,而以间歇性出血为主要表现居多。吻合口溃疡的临床特点是并发症的发生率高。最常见的并发症是出血,发生率高达 50%~60%,多表现为黑便或大便隐血强阳性。穿孔的发生率为 1%~5%,穿孔可为急性,穿入游离腹腔内;更常见为慢性穿孔,与邻近器官包裹成炎性肿块,甚至穿透至前腹壁,形成外瘘,或穿入结肠,形成胃 - 空肠结肠瘘。

【诊断依据】

若存在以下症状,需考虑吻合口溃疡的可能——患者既往有溃疡病手术史。常有腹痛,以夜间为重,服用碱性药物可部分缓解;疼痛多在左上腹或脐旁,有时伴有便血。X 线检查可使 50% 以上的患者确诊;胃镜检查可明确溃疡的部位及严重程度,其诊断的准确率在 95% 以上。

【治疗】

若没有严重并发症。吻合口溃疡应首选内科治疗。随着质子泵抑制剂的发展,绝大部分吻合口溃疡可经保守治疗治愈。对吻合口溃疡合并出血者行内镜下药物注射也获得一定疗效。存在并发症时应行外科治疗。外科手术根据情况可以施行全胃切除、迷走神经干切除、迷走神经干加 60% 的胃大部切除或胃大部分切除加 Roux-Y 胃肠吻合近年来随着腹腔镜手术的广泛开展。对吻合口溃疡穿孔使用腹腔镜进行探查和修复,也获得了良好的效果。

【预防】

吻合口溃疡预防的关键还是在于规范施行初次手术。十二指肠溃疡行胃大部切除术时胃远端至少应切除 60%,胃溃疡行胃大部切除术时胃远端至少应切除 50%。十二指肠溃疡行旷置术时要准确辨认幽门的解剖标志,并且切除胃窦黏膜应至幽门环以下。

(王磊　刘广伟)

第十四节　空肠胃套叠

【概述】

胃大切术后急性空肠胃内逆行套叠较为

罕见。

【临床表现】

胃空肠吻合术后腹痛、呕血及腹部梗阻症状为本征的三大典型症状。

急性套叠典型表现为急性高位肠梗阻的症状与体征,大多有突发性剧烈腹痛,呕吐频繁,因套叠肠管于胃内易出现绞窄而出现呕吐血性液呕吐物,常不含血块而易发生休克。上消化道大出血常无剧烈腹痛且呕吐物常有血块。

【诊断依据】

急查腹部 CT 检查是确诊的重要依据。胃镜或消化道钡餐 X 线检查也可以确诊,但在急性期此项检查常常受到限制。

【治疗】

对急性空肠胃套叠,一经确诊必须尽早手术。在套叠肠祥出现不可逆改变之前行外科治疗常可以获得满意效果。

【预防】

预防应从第一次手术时开始,根据导致本症可能的因素,笔者认为应注意以下几点:①胃空肠重建术后应该尽早下床活动或行半卧位防止腹内粘连;②胃空肠吻合手术的术式最好采用 Billroth Ⅱ 加行 Brown 吻合,此术式可减少如吻合口瘘、输入及输出祥梗阻等近期并发症,亦可避免像空肠胃套叠等远期并发症;③胃空肠重建患者需长时期注意饮食,避免进食刺激性食物或酸性食物,适当减少进食或中和胃酸的食物或药物;④减少引起腹内压力增高因素;⑤尽量避免导致机械性肠梗阻的因素。

(王磊 刘广伟)

第十五节 营养性并发症

一、营养不良

胃手术后营养并发症是由于改变了食物的摄入和食物消化或营养物质吸收的功能。部分患者为避免倾倒症状等,常减少食物摄入或改变膳食成分,因而导致显著营养不良。

但主要是由于切除了部分或全胃和非生理性胃肠道的重建所致。这些障碍包括:①蛋白质、脂肪和碳水化合物的消化不良,并可伴有脂肪泻;②食欲、饱满感异常;③铁、VitB$_{12}$ 和叶酸缺乏;④骨软化症。主要表现为食欲缺乏、食量减少、体重下降。胃癌术后食欲缺乏较溃疡病术后更明显,而且症状持久。食量减少、消瘦、体重下降是胃术后常见的现象,有少数患者甚至始终不能恢复到原来水平。

二、贫血

1. 由于胃术后胃酸减少,影响铁质的吸收,导致缺铁性贫血。膳食中的铁主要是三价铁,三价铁必须和胃酸相作用转化成二价铁才能有效吸收。胃切除术后,胃酸分泌减少,铁吸收能力减弱。另外,二价铁吸收在十二指肠和空肠上部进行,胃切除毕Ⅱ式重建越过了最有效的铁吸收区。

2. 由于胃切除后抗贫血内因子缺乏,造成 VitB$_{12}$ 吸收障碍,导致巨幼红细胞性贫血。

3. 缺铁性贫血主要通过口服无机铁盐及稀盐酸制剂治疗,对于巨幼红细胞性贫血需注射 VitB$_{12}$,严重者可输血。

三、腹泻、脂肪泻

胃切除术后约 20% 的患者有腹泻,毕Ⅱ式术后约有 50% 的病例可出现脂肪泻。一般情况下,若每日粪便脂肪量超过 15g 以上将可引起营养失调。正常 24 小时粪脂排出量为 ≤6% 摄入的饮食脂肪,粪氮排出量 ≤2g。扰乱最大的为全胃切除,合并平均粪脂排出量为 16%,粪氮排除约 2g。有部分胃切除术后的患者不能耐受牛乳,被称之为牛乳不耐症,其发生率为 25%~30%。

四、营养不良性骨病

【病因】

1. 摄入不足 因胃术后进食脂肪类食物感觉不适,而选择清淡食物,导致饮食中缺乏钙与 VitD。

2. 胃肠改道　胃肠改道会从许多方面引起 VitD 和钙的吸收不良,尤其在 Billroth I 式胃切除后,因为主要吸收钙的部位——十二指肠被旷置。

3. 脂肪泻　脂肪吸收不良不仅会影响脂溶性维生素的吸收,还会使脂肪在肠道与钙形成钙皂,妨碍钙的吸收引起骨病。

4. 其他原因　如日照机会少,既往体质差等。

【临床表现与诊断依据】

1. 病情显著时可有骨痛、压痛、病理骨折及放射线上显示骨质稀疏等各种症状与体征,在此之前早有代谢,生化方面的异常。

2. 胃术后骨病的诊断关键在于及时注意临床生化的异常,早期发现无临床症状的骨质病变。将血清钙、磷和血清碱性磷酸酶(SAP)的测定作为诊断的第一步,如有异常,需作骨活体检查。

3. 虽然有学者观察到胃术后患者掌骨皮质较薄、髂骨或股骨可有改变,推荐用 X 线诊断,但体内储存钙,骨内钙要减少 30% 以上,降低至正常量近一半,才能从 X 线上看出,所以单凭 X 线诊断是不可靠的。

【治疗】

胃术后如有营养不良,应间断或持续的补充 VitD 和钙,同时观察 SAP 的变化。据报道,一般治疗 3~6 个月即见效,在生化、组织、放射学和症状上均得到改善,骨质密度增加。VitD 的用量不等,从 500~200 000U,因人而异。一般每月肌注 4 万 U,每日口服 1~2g 钙即可。极少数有严重脂肪泻的患者,需经肠外供给钙。此种方法是安全的,但治疗期间应测定血清钙。

（王磊　刘广伟）

第十六节　其　　他

一、胃石

胃石(gastric bezoar)是指进食某些食物或药物后在胃内聚集形成特殊的凝固物或硬块,既不能被消化,也不能顺利通过幽门部的异物。

【分类】

1. 胃石的分类

(1) 植物性胃石:植物性胃石主要由于食入各种难以消化的水果、蔬菜、植物纤维等与胃酸作用凝集成块所致。它在各种胃石中最为多见。进食柿子、黑枣、山楂、石榴、葡萄、香蕉、芹菜、海带等均可形成胃石。其中柿石症较多见。由于柿子中含较多鞣酸,在胃酸作用下,鞣酸与蛋白结合形成不溶于水的沉淀物,同时柿子中的果胶、树胶遇酸也可发生凝结,并将果皮、纤维及食物残渣胶着在一起形成凝块,许多凝块可互相黏结积聚形成巨大团块状的胃石。尤其是未成熟的、未脱涩的果实或果皮中鞣酸含量更高,进食后易发生胃石。若上述食物与鱼、虾、螃蟹等高蛋食物一同食用,会增大胃石发生的风险。

(2) 动物性胃石:动物性胃石是由于咽下较多的毛发、兽毛或兽毛制品、难消化的瘦肉等在胃内缠绕或沉积而成。

(3) 药物性胃石:药物性胃石是长期服用含钙、铋等无机化学药物或制酸药(如氢氧化铝凝胶、磷酸钙)、中药丸以及 X 线造影钡剂等形成。这些药物可在胃内沉淀,也可在胃酸作用下形成小团块与食物残渣聚结在一起形成胃石。

(4) 混合性胃石:混合性胃石是针对胃石的主要成分及其形成因素而言,由多种成分混合而成。

【临床表现与诊断依据】

1. 相关病史　有摄入鞣酸含量高的水果(山楂、柿子等)或较多毛发、特殊药物(硫糖铝、抗酸剂)等的病史。

2. 症状及体征　可有上腹部不适、疼痛、胀满、食欲缺乏、反酸、胃灼热、吞咽困难、恶心、呕吐等消化系统症状,甚至引起上消化道出血,可有呕吐咖啡样物等表现,导致大量出血少见,若发生胃穿孔可出现急性腹膜炎的症状,若进入小肠可引起肠梗阻的症状。查体上腹部有压痛或不适,有时可以触及包块。

3. 并发症　胃石症的并发症有溃疡、出血、穿孔、梗阻等,其中以溃疡并发症最常见,约为60%。溃疡的原因为:①胃石在胃的蠕动下前进,反复摩擦致使胃黏膜机械性损伤,同时压迫黏膜影响血运,使黏膜受损;②胃石反复刺激使胃酸分泌增多,加重了黏膜破损糜烂,甚至形成溃疡。胃石越大越不规则,越易形成溃疡。

4. 辅助检查

(1) 胃镜检查:胃镜检查最直观,它是胃石症的主要诊断手段。内镜下通常于胃底、胃体部可见褐色、黑褐色或绿色的无定形的团块状物,表面光滑或有黏液包裹,也有的呈疏松粗糙团块。胃镜是大多数胃石症确诊的首要检查手段,但对消化道症状较重、年老体弱、小儿等特殊患者很难常规应用,具有一定的局限性。

(2) 超声检查:在胃石症的诊断中,超声检查越来越受到重视。它具有无创性,易于被大多数人接受,因此具有很大优势。具体方法:患者半卧位、坐位或站立位,在胃区进行连续扫查,经初步扫查后嘱患者饮胃肠造影剂或饮水500ml左右,再次进行全面细致扫查。饮胃肠造影剂或饮水后观察,胃壁结构及黏膜组织清晰可见,并于胃腔内见数量不等、大小不一、形态不规则的强回声光团,探头加压后团块均有不同程度移动,但形状无明显改变,后方均伴有明显声影。胃石超声检查时需与个别类型的强回声胃肠肿瘤区分,彩色多普勒检查中肿瘤内部有血流信号,而胃石中没有,可作为两者的鉴别点。

(3) X线钡餐检查:患者行X线钡餐检查,表现为胃内圆形、类似圆形充盈缺损,部分形态不规则,边缘不规整,表面呈不规则的斑片、斑点及网格状钡剂涂布。变换体位时充盈缺损影多有大幅度滚动或移动。然而,X线对较稀疏网状结石很难显示,对胃石症有较高的误诊率。

【治疗】

1. 药物治疗　①抑酸及抗酸剂:根据胃石的形成机制,胃酸在其形成、发展过程中起重要的作用。应用质子泵抑制剂(PPI)等抑酸剂,造成胃内低酸的环境,有利于胃石的裂解。临床常用碳酸氢钠治疗胃石,它遇水会发生化学反应,产生的CO_2形成一定压力,更易使胃石逐渐溶解变小,易于通过幽门经肠道排出。另外,抑酸剂对胃石引起的胃黏膜糜烂、溃疡均有作用。临床实践表明该法简便易行、安全有效,主要适用于形成不久、较软的胃石及合并糜烂、溃疡病变者。②胃动力药:胃石的治疗中常用到胃动力药物,如多潘立酮,可促进已破碎的胃石排出。③中药。

2. 内镜治疗　①活检钳、异物钳、四爪钳、异物篮、圈套器等碎(取)石法;②胃镜下微波碎石法;③激光碎石及引爆碎石法;④热探头碎石法。

3. 手术治疗　主要适用于动物性胃石、胃石并发胃大量出血、穿孔、肠梗阻的患者。缺点是患者痛苦大、费用高、并发症多。

二、内疝

【病因】

1. 胃大部切除BillrothⅡ式手术,特别是结肠前胃空肠吻合法,输入段肠管和吻合口后间隙是发生内疝的潜在危险和形成因素。

2. 结肠后胃空肠吻合法形成内疝因素之一是横结肠系膜孔固定不牢,在胃与横结肠系膜之间形成裂孔,小肠疝入。因素之二是输入段小肠过长,后间隙增大,小肠可疝入。但因一般结肠后吻合时输入段小肠短,后间隙较小,内疝发生的不多。

【临床表现与诊断依据】

1. 凡是BillrothⅡ式手术后患者,在术后近期或远期出现有剧烈腹痛、呕吐、停止排气排便,和(或)存在弥漫性腹膜炎均应考虑有内疝发生的可能。

2. 绞窄性肠梗阻是胃术后内病的特点。一个胃术后的患者,出现肠梗阻,医生常想到的是粘连性肠梗阻。但要出现绞窄性肠梗阻,就要想到是内疝。特别是患者表现有频繁的呕吐,腹部剧烈疼痛,伴有腰背部牵扯痛,有黏液血便,X 线平片有闭袢性肠梗阻征象,腹腔穿刺有血性液体,弥漫性腹膜炎,表明患者已有绞窄性肠梗阻发生。如果患者作过 Billroth Ⅱ式手术即应考虑诊断为胃术后内疝。

3. 中毒性休克是胃术后内疝病程进展的严重后果。内疝往往有大量的小肠疝入吻合口后和输入段空肠后间隙内,使肠管出现循环障碍,甚至发生绞窄性肠梗阻。由于疝入的小肠多,而且多为近端空肠,患者腹胀不明显,呕吐却十分频繁。如果不能及时的解除绞窄疝,大量毒素吸收,往往出现中毒性休克。如果时间长小肠肠管可发生坏死,中毒性休克将加重。所以胃大部切除 Billroth Ⅱ式胃肠吻合的患者,若出现肠梗阻并出现中毒性休克应考虑是由胃术后内疝引起。

【治疗】

本病唯一的有效治疗是手术。手术方式为回纳内疝,缝闭吻合口后间隙。如有坏死肠管,则予切除。如输入袢过长,则应将冗长输入袢缩短,或行输入输出袢侧 - 侧吻合,或改行 Roux-en-Y 式吻合。

【预防】

1. Billroth Ⅰ式手术符合解剖,尚未见发生内疝的报道,行胃大部切除术,应争取做 Billroth Ⅰ式吻合式。

2. 结肠后吻合术比结肠前吻合并发症少,内疝发生也少,故应尽量作结肠后吻合术。

3. 有作者提出吻合口后间隙可自行粘连闭合,我们认为必须关闭后间隙,此间隙是构成内疝的解剖学基础,是内疝发生的潜在危险和必备因素。

4. 输入袢空肠的长度应因人而异,只要吻合口无张力,不压迫横结肠,输入袢尽可能短为好,以缩小吻合口后间隙。一般结肠前以 10~12cm 为宜,最好不超过 15cm;结肠后以 6~8cm 为宜。

5. 有作者提出 Billroth Ⅱ式手术尽可能采取结肠前输入袢对胃大弯吻合或结肠后对胃小弯吻合。本文结果表明输入袢对大弯与输入袢对小弯两种吻合方式,内疝发生率大致相同。笔者认为应根据 Treitz 韧带与残胃相应位置选择输入袢对大弯侧还是小弯侧。Treitz 韧带位于脊柱左侧时,应选择输入袢对大弯吻合,位于脊柱右侧时,应选择输入袢对小弯吻合,以避免输入、输出袢交叉扭曲。

三、肠粘连

【原因】

一般认为术后肠粘连发生系因腹腔组织创伤、缺血、炎症刺激、异物存留等,导致腹膜、肠管、网膜等腹腔内器官血液循环障碍、组织缺血、血管通透性增加、组织液渗出、渗出液中纤维蛋白原和纤维蛋白沉积和凝固,机化后产生纤维蛋白性粘连。

【治疗】

1. 减少组织损伤　轻柔的操作、细致的止血、充分的灌洗、预防性抗感染、防止异物残留等仍被认为是减少术后肠粘连发生的基本手段。

2. 防止局部组织缺血。

3. 防止肠粘连最直接的方法是减少纤维蛋白沉积,这方面的药物有以下几种:①皮质类固醇和非类固醇类抗炎药物;②奥曲肽;③抑肽酶。

4. 促进纤维溶解　重组组织纤溶酶原激活剂(γ-tPA)是人类腹腔中主要的纤溶酶原激活剂,它能与纤维蛋白原结合,并激活纤溶酶原成为纤溶酶,使纤维蛋白溶解液化。

5. 浆膜表面隔离。

四、腹腔内脓肿

多由于溃疡穿孔或术中消化道内容溢出污染腹腔所致,或胃肠吻合口、十二指肠残端瘘病变局限而形成。多发生在膈下、肠间、吻合口周围。症状、体征、诊断和治疗同一般腹腔内脓肿。

五、大网膜梗死

为罕见并发症,发生于大网膜嵌顿或绞窄于吻合口后间隙或腹腔陷窝。症状是突发性腹痛,1~3 天发展为局部压痛,白细胞计数升高,由于不易排除更为严重的术后并发症,通常进行剖腹探查。

六、残胃坏死

手术时胃左动脉紧靠起源部分断离,而脾亦切除,这种情况残胃的血供依靠不恒定的膈动脉分支。残胃缺血坏死亦可发生于高选择性迷走神经切断合并胃窦切除,这种情况,胃左动脉已在迷走神经切断时分离,残胃血供依靠脾动脉,若脾脏缺如或手术时损伤,则必须施行近全胃切除,以免缺血坏死。

残胃坏死的症状是严重腹痛和休克表现,发生在手术后 24~72 小时内。用水溶性造影剂注入鼻胃管显示漏出胃腔外,必须立即进行手术。若可见残胃部分存活,施行 Roux-en-Y 空肠袢做端 - 侧吻合。否则,施行全胃切除用 Roux-en-Y 空肠吻合重建。若坏死扩展到食管下段,在这区域有显著炎症反应,可能需要结扎远端食管,或做导管引流。施行颈部食管造瘘,放置空肠营养管,若患者能生存,继之可施行食管空肠吻合或结肠间置术。

七、炎性肠梗阻

早期炎性肠梗阻确实是肠梗阻的一个独特类型,其病理生理机制是由于部分患者腹部手术的创伤或腹腔内炎症等原因导致肠壁水肿,炎性渗出,肠袢间相互粘连而形成的一种机械性与动力性并存的肠蠕动功能障碍。

【特点】

1. 发生在腹部手术后早期,肠蠕动曾一度恢复,多为术后 3~7 天左右开始出现梗阻症状。

2. 症状以腹胀为主,无腹痛或轻度胀痛,腹胀症状大于腹痛。

3. 腹部肠梗阻症状、体征十分典型,一般不发生肠绞窄症状。

4. 本病常见于腹腔内手术操作创面范围广,创伤、污染严重、年龄大、体质差的患者。

【临床表现与诊断依据】

1. 近日内有腹部手术史,术后肠蠕动、肠鸣音曾一度恢复,并有排便排气。

2. 腹部出现全腹性胀满向胀痛过渡,腹胀逐渐加重,严重者有呕吐,很少出现肠型。

3. 全腹轻度压痛,但无固定的压痛点,很少有腹膜炎体征。

4. 肠鸣音减弱,很少有高调肠鸣音及气过水音。

5. 白细胞一般在 $13 \times 10^9/L$ 以内的轻度感染,很少有 $15 \times 10^9/L$ 的严重感染。

6. 腹部 X 线片见多个不规则的气液平面。

【治疗】

1. 胃肠减压,引流胃肠积气及积液减轻或缓解腹胀是其基础,依据患者的具体情况也可以从胃管内灌入中药。

2. 营养支持治疗,补充机体所需营养,维持水电解质平衡,有条件者可给予完全胃肠外营养。

3. 尽早使用肾上腺皮质激素、生长抑素,但应用时间不要太长,一般不要超过 5 天,可缓解腹腔粘连,促使吸收,又不至于太多影响切口或吻合口的愈合。

4. 预防性应用抗生素。

5. 中草药的应用及穴位封闭,有助促进肠蠕动的恢复。

八、小肠套叠

【病因】

1. 营养管于空肠内置入过深,致使营养管在该段肠管内形成管芯作用。当有其他能够促使肠道蠕动功能紊乱的诱因联合作用时,肠管会以营养管为依托互相套叠。与肠道蛔虫导致肠套叠有相似之处。

2. 营养管置入长度不是和肠道自然长

度相等,而是肠管皱缩套于营养管之上。

3. 肠内营养液温度不适宜,主要是温度较低易促使肠道痉挛。

4. 营养液滴速过快肠道功能没有恢复,肠道蠕动功能紊乱。

【临床表现】

表现为慢性反复发作,很少引起完全性肠梗阻,而且往往可以自行复位。主要症状有肠梗阻表现,阵发性疼痛、恶心、呕吐,在腹痛发作时有的患者腹部可触及包块。

【预防】

1. 消化道重建后营养管头端过最低位置吻合口并保持在 25cm 以内。

2. 营养管进入肠管的长度应与肠管的自然长度相等,不能形成肠管皱缩重叠于营养管上。

3. 肠内营养液的温度尽量接近体温,滴速不宜过快。

(王磊　刘广伟)

-------------- 参 考 文 献 --------------

1. 梁斌,王杉.胃手术中医源性损伤的原因和处理.中国实用外科杂志,2005(25),9:524-526.

2. 曹金铎,周新平.非胆囊切除术所致医源性胆管损伤.中国实用外科杂志,1999,19(8):455-458.

3. Roviello F,Marrell,iM orgagni P,et al. Survival Benefit of Extended D2 Lymphadenecto my in Gastric Cancer With Involvement of Second Level LymphNodes:A Longitudinal Multicenter Study. Ann Surg Onco,2002,9(9):894 -900.

4. Sakamoto J.Incidence of and treatment options for chyloperitoneum from the Japanese gastric surgeon's point of view. Gastric Cancer,2005,8(1):37 -38.

5. Takeshi Sano,M itsu ru Sasako,Seiichiro Yamamoto,et al. Gastric Cancer Surgery:Morbidity and Mortality Results. Froma Prospective Randomized Controlled Tri l Comparing D2 and Extended Para-Aortic Lymph adenectomy Japan Clinical Oncology Group Study 9501. J Clin Onco,2004,22(14):2767-2773.

6. Yol S,Bost anci EB,Ozogul Y,et al. A rare complication of D3 dissection for gastric carcinoma Chyloperitoneum. Gastric Cancer,2005,8(1):35-37.

7. 黄前堂.胃癌 D2 根治术中医源性胰腺损伤的防治对策.临床误诊误治,2013,26(6):74-75.

8. Menges M,Hoehler T.Current strategies in systemic treatment of gastric cancer and cancer of the gastroesophageal junction[J]. J Cancer Res Clin Oncol,2009,135(1):29-38.

9. 戴冬秋.胃上中部癌保留胰腺的脾及脾动脉切除D2 根治术[J].中国实用外科杂志,2005,25(7):396-398.

10. 倪晓春,姜波健.胃癌根治术后并发胰腺功能异常的临床研究.国际外科学杂志,2007,34(9):587-589.

11. 黄昌明.腹腔镜胃癌手术常见并发症的预防和处理.中国微创外科杂志,2010,10(11):995-996.

12. Sheng-Zhang L,Hollges Fei T,Zhong-Lin N,et al. Treatmen tand Prev ention of lymphorrhea after radical gastreetomy of gastric cancer. Cancer Res Clin oncol,2009,135(4):613-616.

13. 秦新裕,刘凤林.胃癌根治切除术后再次手术的原因及对策.腹部外科,2012,25(1):3-4.

14. 赵春翔,金太欣.胃切除术后急性胰腺炎的临床研究进展.腹部外科,2010,13(12):983-985.

15. Kuo IM,Wang Liu KH,et al. Postgastrectomy acute panereatitis in a patient with gastric carcinoma and pancreas divisum [J]. World J Gasroenterol,2009,15(36).

16. 李文惠,仪孝信,高峰等.胃癌切除术中的医源性脾损伤及其处理[J].中国综合临床,2005,21(4):351.

17. Sakar B,Karagol H,Gumus M,et al. Timing of death from tumor recurrence after curative gastrectomy for gastric cancer [J]. Am J Clin Oncol,2004,27(2):205.

18. 王陆森.普通外科手术与并发症[M].郑州:郑州大学出版社,2002. 228.

19. 雍召生,柴福录.胃癌手术中的脾损伤原因分析和处理方法[J].山西医药杂志,2007,36(9):830-831.

20. 陆伯豪,詹利永.胃癌根治术中脾损伤的防治[J].浙江实用医学,2004,9(6):407-408.

21. 李文惠,仪孝信.胃癌切除术中的医源性脾损伤及其处理[J].中国综合临床,2005,21(4):351-352.

22. 丁卫星.胃切除术致脾损伤的处理.中国胃肠外科杂志,1999,2(2):111-118.

23. 季加孚,李子禹.胃癌根治术中淋巴结清扫的彻底性与脾脏损伤的风险.中国实用外科杂志,2008,28(6):508-509.

24. 陈方正,赵国海.胃癌根治术中医源性脾损伤的防治.浙江临床医学,2009,11(6):586-588.

第五章

小肠手术的并发症及处理

第一节　出　血

【临床表现】

小肠术后出血包括腹腔内出血和消化道内出血。腹腔内出血常发生于术后 24 小时以内,腹腔引流管内有新鲜出血,出血量大时可有失血性休克;肠管切除手术后经鼻肠管常可吸出少量血性液体,12~24 小时后逐渐减少或消失,这种出血多由吻合口渗血所致,可自行停止。如术后立即经鼻肠管不断吸出较大量的血性液体或鲜血,且数小时不见减少或反复出现呕血者,不论有无血压、脉搏的变化,都应认为是术后吻合口活动出血的征象。而手术 24 小时以后再出现鼻肠管内吸出较大量血性液或鲜血时应警惕急性肠黏膜病变的可能。

【原因】

腹腔内出血多为术中操作造成肝脏、脾脏损伤;网膜血管集束结扎后,结扎线脱落;淋巴结清扫后手术创面出血以及电刀电凝不完全或凝结点脱落的再次出血。消化道出血常见于肠道断缘,肠吻合口处黏膜下血管处理不满意所致;也可见于术后早期急性肠黏膜病变。

【诊断依据】

1. 吞线试验　这是消化道出血的传统诊断技术,且该试验经济、简便易行,不需要特殊设备,患者无痛苦,对于基层单位,不失为一种简易实用且能为消化道出血疑难病例提供定位的诊断技术。

2. 选择性动脉造影　该检查对小肠出血有定位及定性价值,并兼有治疗作用。DSA 不仅能发现出血速度 >0.5ml/min 的出血部位,即使在出血量小或出血间歇期仍有可能发现出血的基本病变,为术中定位提供便利。

3. ^{99m}TC 标记 ECT 对小肠出血较为敏感,出血速度为 0.05~0.1ml/min 时可以发现红细胞浓集现象(提示出血),但不能明确出血原因,所以仅供初步筛选检查,需结合其他检查手段综合分析。

【治疗】

1. 药物治疗　可选择促进肝脏合成酶原的药物,增加血小板数量及功能的药,抑制纤维蛋白溶解的药物,配合输血及给予铁剂等措施。

2. 内镜治疗　包括内镜下电凝、激光以及硬化剂注射等。以上方法适用于病灶局限、出血量轻微及有手术史、不宜或不易手术者,但需注意激光或电凝过深引起大出血或肠穿孔等并发症。

3. 介入治疗　通过造影导管推注栓塞剂封闭畸形血管团或肠腔出血点达到治疗作用。有止血快速简便、疗效确切的优点,但有造成肠坏死等并发症的缺点。

4. 手术治疗

（1）手术时机的选择：①经内科保守治疗，在出血停止或基本控制后，通过各种检查手段综合分析明确病变的部位及性质，充分做好肠道准备，在有手术适应证条件下择期手术；②经各种保守治疗无效，出现血流动力学不稳定时急诊手术。剖腹探查必须慎之又慎，尤其是基层单位，缺乏相应的诊断手段及治疗方法，如盲目探查，不但不易找到病灶或遗漏病灶，收不到止血的效果，而且为下一步治疗增加困难。

（2）术中处理：①术中探查应仔细全面，从空肠起始段开始，逐段顺序向远端检查，并辅以无影灯或冷光源透照肠壁等，可发现肠道的微小病灶、多发病灶等。②术中借助相应的影像检查，如术中肠镜，相应动脉注入亚甲蓝染色及肠管分段钳夹等发现病灶。

【预防】

术中轻柔操作，避免腹腔内脏器损伤，确实可靠的血管结扎或电刀凝结，受损脏器及手术剥离创面的妥善处理，手术结束前腹腔内仔细的检查；术后，可以先给清流食或流食，逐步过渡到半流食、软膳食或普通膳食，并可采用少食多餐的方式增加营养摄入。

【典型病例】

2011年2月24日凌晨6点30分，58岁的张先生因大量暗红色血便急诊收入院。既往8天前患者于外院行胃癌根治性切除术（Rouxen-Y吻合）。2月26日凌晨1点，患者突然大量血便，急诊行结肠镜检查，还是未发现出血部位和原因。当天下午4时许，患者又出现便血，总量约800~1000ml，血压下降，心率增快。予患者急诊行介入血管造影检查，查找出血部位，行栓塞止血治疗。腹腔血管反复插管、造影-肝动脉造影、胃十二指肠肠动脉造影、肠系膜上动脉造影、肠系膜下动脉造影，排除患者体位及呼吸伪影的干扰，细心检查每一条血管影像后，终于找到肠系膜上动脉一迂曲的血管分支畸形，有造影剂外溢，导管超选择性送到出血血管、避开主要分支，

吸收性明胶海绵颗粒栓塞，患者出血血管不再显影，栓塞成功。患者血压从80/60mmHg缓慢上升，很快患者的意识也逐渐好转。介入术后积极治疗，患者生命体征恢复平稳，未再便血。行腹部CT及全消化道造影仍未发现明显的胃肠道器质性病变，患者于2011年3月18日痊愈出院。

（张建立　王政坤）

第二节　吻 合 口 瘘

【临床表现】

吻合口瘘发生后对人体的干扰可因瘘口大小、发生瘘的时间早晚而有不同。出现比较晚、小的外瘘，消化液丢失不多，如患者全身情况良好有可能自愈。但大多数吻合口瘘的病情严重，胃肠内容物进入腹腔后，即造成弥漫性或限局性腹膜炎，消化液的大量丢失迅速出现水电解质紊乱及营养障碍，处理不当，死亡率较高。吻合口瘘发生的时间多于5~8天。常表现为突然出现的腹部剧烈疼痛，并有急性腹膜炎的临床表现，部分患者表现为术后体温持续不退或逐渐升高，切口周围压痛或红肿，拆除缝线或膈下脓肿引流发现有胃肠内容物始才诊断。

【原因】

与吻合技术有直接关系，特别是：吻合技术不当仍是发生吻合口瘘的主要原因：肠管黏膜回缩，吻合边缘对合不严密，缝线结扎过紧引起组织坏死，结扎过松滑脱；肠管缝线太浅，造成肠管壁撕裂；术后胃肠减压欠佳使肠管扩张，加大吻合口张力，致使缝线切穿肠壁，引起早期吻合口瘘；挤捏肠道水肿，不当的缝线破坏吻合口区血供（包括动脉及静脉的损伤、血肿等），游离肠管段过长，破坏节段性血供，术中揉捏肠袢，使其黏膜下层或肌层形成血肿均可造成吻合口区组织供血不足并发吻合口瘘；吻合局部条件差：吻合口周围有积液、吻合口旁脓肿，引起吻合口缝线感染撕破吻合口，造成晚期吻合口瘘；术前放疗、断

端癌残留,吻合处组织水肿、损伤严重;全身条件差;术前未予纠正的严重营养不良、贫血等;作深部吸瘘时误捅破吻合口,术后强行拔除误缝于吻合口边缘的胃肠减压管或空肠营养管,撕破吻合口,术后过早吃硬食等,均可使吻合口破裂成瘘。

【诊断依据】

腹穿抽出混浊液体或食物残渣;CT 提示局限性腹腔包裹性积液,特别是在进食后出现的。消化道钡餐(碘油)造影可发现吻合口瘘的位置、口径大小及瘘的引流方向。也有认为以上检查不能准确反映瘘口情况,而应直接内镜检查。瘘口小者症状轻,可表现为持续低热,以上的诊断方法较难确诊。

【预防】

重在预防。术前全面、细致、有效的准备工作,合理改善营养,纠正贫血,控制糖尿病对保证吻合口愈合很有帮助。手术操作应注意以下四点:①吻合口两端消化道血运状态良好;②保证吻合口无张力;③减少吻合口附近组织的损伤;④吻合后吻合口的充气检验。此外,在使用吻合器吻合时应注意正确操作:首先应选择合适型号;吻合口两侧 2cm 消化道要保证脂肪组织切除干净(包括系膜),避免过多组织嵌入而致吻合不全;做荷包缝合时应保证缝线将肠管全层紧扎于中心杆上,保留组织过多或过少均会导致吻合不全;吻合器击发前保险应始终关闭,避免缝钉丢失而致吻合不全;退出吻合器应轻柔,不可强行硬拉造成吻合失败;仔细检查吻合两端切除的组织圈是否完整,如不完整必须复查吻合口是否有缺损,并用缝线修补加固;近年来,医用生物胶喷洒吻合口也被证实对降低吻合口瘘有一定的帮助作用;正确放置引流管并保证引流通畅也是不容忽视的问题。

【治疗】

吻合口瘘发生后的治疗应根据瘘口大小和患者全身情况而定,时间较长且瘘较小或已成为瘘管的患者,可行保守治疗,有自愈的可能。除此以外,有急性腹膜炎表现者均应

立即手术,手术目的以建立良好有效的引流为主,原则上不要试图早期修补瘘口,因此时局部炎症水肿严重,组织不易愈合,临床已证实此种修补劳而无功。无论何种吻合口瘘,放置空肠营养管作为术后肠内营养支持的通道非常重要。术后持续的胃肠加压,水电解质平衡的维持,有效的肠内外营养支持及充分的引流,瘘管常自愈。如 2~3 个月仍不愈合者可采取手术修补,手术方式应具体分析,但成功机会较大。

【典型病例】

患者,男性,47 岁,术前体重 55kg,身高约 170cm,1 周前在当地医院因"结肠多发息肉病癌变"行全结肠切除术,末段回肠、直肠端 - 端一期吻合。3 天前出现腹痛、发热,急诊转入笔者单位。入院查体:体重 47kg,体温 38.6℃,心率 120 次 / 分,呼吸 28 次 / 分,血压 96/61mmHg,双肺呼吸音粗,下腹部肌紧张,压痛、反跳痛,肠鸣音弱,17 次 / 分。盆腔引流引出暗红色混浊液体。实验室检查:白细胞 16.7×10^9/L,中性粒细胞 82.1%,总蛋白 44.0g/L,白蛋白 22g/L。血钾 2.8mmol/L,血钠 130mmol/L。入院诊断:①感染性休克;②全结肠切除术后吻合口瘘;③低蛋白血症。入院后立即予抗感染、补充血容量、纠正电解质紊乱等治疗,并予肠外营养支持,造影检查证实为直肠吻合口瘘,瘘口直径约 1.0cm。根据患者重度低蛋白血症,腹腔感染重,存在明显电解质及酸碱平衡紊乱,肠液漏出量大,而原留置引流管位置欠佳的情况,制定了早期抗炎、充分冲洗引流、足量肠外营养支持、防治并发症、必要时择机手术的诊疗方案。引流管负压持续冲洗引流,禁食减少消化液及粪便形成,予卡文 1920ml/d,应用力太补充丙氨酰谷氨酰胺,提供细胞代谢所需的能量与营养底物,维持肠道组织器官结构及功能,调节免疫功能,增强机体抗病力,减轻感染。同时补充电解质,肠外营养同时监测并胰岛素控制血糖,应用肠外营养 15 天后患者营养状态明显改善,体重停止下降,感染得到有效控

制。吻合口瘘周围窦道形成,漏出量减少,经进一步肠外及肠内营养并行 12 天后,改为完全肠内营养,保守治疗 80 天后患者瘘口愈合,康复出院。

(张建立　王政坤)

第三节　吻合口狭窄

【原因】

1. 选择吻合器型号不当,偏小。

2. 吻合口附近肠壁肌层套埋过深、过紧,使吻合口更为狭小。

3. 抵钉座与吻合器身钉架间距调节过紧,致吻合口组织损伤,纤维组织增生,导致瘢痕形成。

4. 部分肠管梗阻患者近端肠管扩张,炎性水肿明显,吻合后产生吻合口部炎症而致瘢痕形成。

5. 吻合不全,吻合口哆开,再追加修补缝合及包埋。使吻合口失去光整而易产生瘢痕及狭窄。

【临床表现】

主要表现为餐后腹胀、腹痛,肛门排气排便减少等不全梗阻症状,症状进一步加重时可出现恶心、呕吐,呕吐物为胃内容物或肠内容物。胃肠吻合口一般在术后 2~3 天内开始出现狭窄,且为持续性、不能自行缓解;因缝合处胃肠壁炎性水肿与痉挛所致梗阻,症状往往在术后 6~10 天才出现,多为暂时性,经有效的胃肠减压 1~2 周均能解除梗阻。脓肿、炎症压迫所致的吻合口狭窄症状也在术后数天出现,很难自行缓解。

【诊断依据】

X 线钡餐可见吻合口环状或漏斗狭窄,钡剂通过困难。CT 示:吻合口以上肠管明显扩张,积气积液明显。

【治疗】

术后吻合口发生梗阻,其性质往往一时不易确定,宜先采取非手术疗法。大多数患者经保守治疗后梗阻症状可以自行消失。包括禁食、胃肠减压、高渗盐水洗胃、肠外营养支持、酌情使用抗生素等。经上述治疗 2~3 周症状仍无改善者,多次 X 线钡餐钡剂均不能通过吻合口,或胃肠镜发现机械性梗阻者,需再次手术扩大吻合口。

【预防】

1. 术前须对吻合器械进行检查,并熟悉其使用方法,术中加强配合。避免发生吻合口哆开。

2. 选择适当型号的吻合器,宜采用偏大一些的吻合器。一般以 28 号为宜。

3. 吻合时旋紧尾端螺丝,勿过紧或过松,使抵钉座与吻合器身钉架间距恰当。

4. 如对吻合器吻合满意。不再加强包埋吻合口。

5. 吻合后吻合口止血彻底可防止术后吻合口血肿压迫。

6. 术前、后及时纠正贫血及低蛋白血症,做好肠道准备,避免肠内容物污染吻合口。

【典型病例】

患者,男性,48 岁,术前体重 60kg,身高约 170cm,1 周前在当地医院因"回肠双腔造口,直肠癌术后"行回肠造口还纳术。术后第 3 天前出现大量腹泻,伴发热,最高体温 39.0℃,第 4 天出现腹胀、发热,肛门停止排气排便。全腹 CT 示:小肠吻合口上段肠管扩张,积气积液明显,符合吻合口狭窄表现,给予禁饮食、胃肠减压、肠外营养支持、纠正电解质紊乱、抗感染治疗,治疗一周后,腹胀、发热症状加重,并出现呼吸困难,复查 CT 示:小肠积气积液较前加重,腹腔积液,胸腔积液。查体:体重 50kg,体温 38.6℃,心率 120 次/分,呼吸 28 次/分,血压 96/61mmHg,双肺呼吸音粗,全腹胀,无压痛、反跳痛。实验室检查:白细胞 18.7×10^9/L,中性粒细胞 82.1%。总蛋白 44.0g/L,白蛋白 22g/L。血钾 3.8mmol/L,血钠 128mmol/L。目前诊断:①吻合口狭窄;②腹腔感染;③胸腔积液。经全科讨论,行急症剖腹探查术,术中见腹水(+),回肠吻合处肠管呈暗红色,水肿严重,肠管扭曲,术中诊断:吻合口狭窄,行吻合口切除术 + 回肠双腔造口术,术后给予充分冲洗引流、禁饮食、足量肠外营养支持、抗感染治疗,应用力太补充丙氨酰谷氨酰胺,提供细胞代谢所需要的能量与营养底物,维持肠道组织器官结构及功能,调节免疫功能,增强机体抗病力,减轻感染。同时补充电解质,应用肠外营养 7 天后患者营养状态明显改善,经进一步肠外及肠内营养并行 3 天后,改为完全肠内营养,康复出院。

(张建立　王政坤)

第四节　肠　梗　阻

一、麻痹性肠梗阻

【原因】

1. 腹部手术中的机械性刺激　患者在行肠道手术时,因肠管及其系膜受牵拉刺激后蠕动功能暂时丧失,或肠壁有不协调的蠕动存在。

2. 腹腔内的炎症刺激　各种原因所致的腹膜炎尤其是弥漫性腹膜炎,常发生肠麻痹乃至腹膨胀。

3. 肠系膜病变　手术引起肠系膜血管阻塞、扭转等均可因神经冲动传导到肠壁受阻而出现肠麻痹。

【临床表现】

麻痹性肠梗阻的突出表现为全腹的明显腹胀,且常伴有呕吐胃内容物,呕吐物中无粪味。患者不能坐起,感觉呼吸困难。因体液大量丢失,感极度口渴、尿量减少。体检:腹部膨隆,腹式呼吸消失,未见肠型及肠蠕动波;腹部压痛多不显著;叩诊呈均匀鼓音,肝浊音界缩小或消失;听诊时肠鸣音明显减弱或完全消失。患者一般情况常较严重,但无特殊的痛苦。

【诊断依据】

根据患者病史、临床表现,结合 X 线、CT 等检查诊断即可明确。立位 X 线片检查时,往往全部肠袢有充气扩张现象,并可见肠腔内有多个液平面。但也有少数病例只有个别肠袢发生局限性的肠麻痹。CT 扫描影像可见胃、小肠结肠均有充气扩张,以结肠改变较为明显,可见液平面,与机械性肠梗阻比较,动力性肠梗阻肠腔扩张广泛但程度较轻。

【治疗】

1. 非手术疗法　是麻痹性肠梗阻的主要治疗手段。

(1) 药物治疗:静脉泵入生长抑素,抑制消化液的分泌。

(2) 胃肠减压:经鼻插入十二指肠管,并给予连续抽吸减压,并维持到肛门能自动排气、肠蠕动音正常为止。至腹胀消退时,还可自导管注入 30ml 蓖麻油至肠腔中,若能引起强烈的肠蠕动,肛门有大便自动排气,则表示肠麻痹已经解除,胃肠减压导管即可拔除。

(3) 其他可刺激肠蠕动的方法:10% 高渗盐水溶液 75~100ml 静脉滴注或 10% 的高渗盐水 300ml 保留灌肠,均有刺激肠蠕动的作用。口服热水对刺激肠蠕动有一定的作用。腹壁的冷敷也能引起较强烈的肠蠕动。

2. 手术疗法　小肠术后麻痹性肠梗阻患者一般进行非手术治疗大多都可获得痊愈。但在经胃肠减压等非手术疗法失败,或不能排除机械性或绞窄性肠梗阻的情况下,偶尔可以考虑行肠减压造瘘术。

【典型病例】

患者,肖某,男,36 岁,因“腹痛腹胀,伴肛门停止排气排便 2 天”急诊入院,入院后急查血常规电解质,行腹部 CT 示:小肠梗阻,给予禁饮食、胃肠减压、纠正电解质紊乱、静脉营养支持治疗,腹痛腹胀症状加重,急症行剖腹探查术 + 肠粘连松解术,术后给予禁饮食、胃肠减压、生长抑素、静脉营养支持治疗,术后第 3、4 天,患者有少量排气,第 5 天以后未有排气,查体:腹部膨隆,腹式呼吸消失,见不到肠型及肠蠕动波;腹部柔韧,无压痛;叩诊呈均匀鼓音;听诊时肠鸣音消失。复查全腹 CT 示:小肠肠壁明显水肿增厚,部分小肠积气积液。上消化道造影示:未见明显胃肠蠕动,只见少量造影剂经幽门进入十二指肠。

嘱患者活动半小时后,复查上消化道造影:十二指肠内减少量造影剂,造影剂未进入空肠。复查血常规、生化、电解质未见明显异常。提请全科讨论,讨论意见为:患者行肠粘连松解术后,引起肠管炎症反应,管壁充血水肿,蠕动减弱甚至消失。制定保守治疗方案为:禁饮食、持续胃肠减压、静脉泵入生长抑素、充足静脉营养支持治疗;如若患者感腹胀症状进一步加重,可考虑行手术小肠造口治疗。经过 30 天保守治疗后,患者腹胀症状明显缓解,肛门排气排便通畅,医嘱出院。

二、粘连性肠梗阻

【原因】

该并发症主要原因是肠道手术时腹腔封闭环境遭到破坏或术后炎症反应,盆腔手术和下腹部手术尤其容易产生肠粘连和肠梗阻,其原因是盆腔小肠更为游离,而上腹部小肠则相对固定。但肠粘连的患者并不一定都发生肠梗阻,而发生粘连性肠梗阻也不一定代表腹腔有广泛、严重的粘连。只有当肠管黏着点形成锐角使肠内容物的通过发生障碍、粘连束带两端固定将肠袢束缚,或是一组肠袢粘连成团,肠壁有瘢痕狭窄才会造成粘连性肠梗阻。

【临床表现】

粘连性肠梗阻最主要的临床表现即是机械性肠梗阻的症状:腹痛、呕吐、腹胀、停止排气排便。

1. 腹痛　肠梗阻时,因肠蠕动增强,常有阵发性腹绞痛。腹痛发作时患者常自感腹内有气体窜行,可见到或扪到肠形,听到高亢肠鸣音;如果是不完全肠梗阻,当气体通过梗阻后,疼痛骤然减轻或消失;如肠系膜过度受牵拉,疼痛为持续性并阵发性加重;到病程晚期由于梗阻以上肠管过度扩张、收缩乏力,疼痛的程度和频率都减轻;当出现肠麻痹后,腹痛转变为持续性腹胀。

2. 呕吐　呕吐的频度、呕吐量及呕吐物性状随梗阻部位的高低而有所不同。高位小肠梗阻呕吐出现较早、较频繁,呕吐量较多;低位小肠梗阻及结肠梗阻时,呕吐出现较晚,次数也较少,呕吐量较少,呕吐物常具有粪臭味。

3. 腹胀　梗阻时因肠管扩张而引起腹胀。腹胀程度因梗阻是否完全及梗阻部位而异。梗阻越完全,部位越低,腹胀越明显;有时梗阻虽完全,但由于肠管贮存功能丧失,呕吐早而频繁,亦可不出现腹胀;若不注意这一情况,可导致漏诊、误诊。如果梗阻肠管形成闭袢,常表现出不对称性腹部膨胀,有时可在该处扪到扩张的肠管。

4. 停止排气排便　肠梗阻因为肠内容物运送受阻,不能排出体外,故肛门停止排气排便。但必须注意,梗阻部位远端的肠内容物仍可由蠕动下送。因此,即使完全梗阻,在这些内容物排净之前,患者可继续有排气排便,只是在排净之后才不再有排气排便。当然,在不完全性梗阻,排气排便现象不会完全消失。此外,肠梗阻的临床症状还有水、电解质和酸碱平衡紊乱,遇有绞窄性肠梗阻、肠坏死,可出现休克、腹膜炎和胃肠出血等表现。

【辅助检查】

影像学检查对粘连性肠梗阻的定性、定位诊断十分重要。腹部 X 线片立位检查可见到阶梯样长短不一的液平面;卧位检查时可见到胀气肠袢的分布情况,小肠居中央,结肠占据腹部外周;高位空肠梗阻时,胃内出现大量的气体和液体;低位小肠梗阻,则液平面较多;完全性梗阻时,结肠内无气体或仅有少量气体;绞窄性肠梗阻时,在腹部有圆形或分叶状软组织肿块影像,还可见个别膨胀固定肠袢呈"C"字形扩张或"咖啡豆征"。腹部 CT 和 MRI 能够更直观的帮助医生判断患者肠梗阻的原因、部位、程度以及有无肠绞窄,尤其是带血管成像的增强 CT 及 MRI,可以很好的鉴别有无肠扭转或肠管血供障碍,避免误诊、延误治疗。对于不全性粘连性肠梗阻,水溶性造影剂消化道造影不但可以帮助判断梗阻部位、通过其到达右半结肠的时间来推测非手术治疗成功与否,甚至还能起到治疗作用。血液学检查中,血红蛋白及白细胞计数在粘连性肠梗阻早期正常。梗阻时间较久,出现脱水征时,则可以发生血液浓缩与白细胞增高。白细胞增高并伴有左移时,提示可能出现肠绞窄。血清电解质(K^+、Na^+、Cl^-)、二氧化碳结合力、血气分析、尿素氮、血细胞比容的测定都很重要,用以判断脱水与电解质紊乱情况,及指导液体的输入。而血清无机磷、肌酸激酶及其同工酶的测定对诊断绞窄性肠梗阻有重要意义。许多实验证明,肠壁缺血、坏死时血中无机磷及肌酸激酶升高。

【诊断依据】

典型临床表现＋影像学检查即可诊断此并发症。

【治疗】

粘连性肠梗阻的治疗包括非手术治疗和手术治疗,两者并不矛盾。非手术治疗的目的即是为了缓解患者的梗阻症状,又是在为可能实施的手术做准备。而手术治疗亦不能解决所有的粘连性肠梗阻,如硬化性腹膜炎所致的瘢痕性粘连导致的肠梗阻,只有依靠非手术治疗争取缓解。

1. 非手术治疗　适用于单纯性粘连性肠梗阻的患者,其核心内容就是尽量减少肠内容物量、减轻肠腔压力、消除肠道水肿、维持内稳态,改善患者的营养状况。如果决定对肠梗阻行非手术治疗,则一定要将每项治疗措施落实到位,不能流于形式。胃肠减压不是简单地在患者的胃内置一根引流管,这样达不到肠道减压的目的,必须将减压管的尖端放到梗阻近端,使肠管保持空虚,梗阻才容易缓解。

为减少肠内容物导致的肠膨胀,除禁食、胃肠减压外,还应该使用足量的生长抑素或其类似物最大限度地减少消化液分泌和丢失。肠壁水肿也是造成肠梗阻难以缓解的重要原因之一,通过利尿、脱水等方式提高血浆胶体渗透压有助于缓解肠壁水肿,扩大肠管内径,改善肠黏膜氧供,必要时还可加用糖皮质激素。除非梗阻肠袢内细菌过度生长产生

盲袢综合征时可短期应用抗生素,此类肠梗阻一般不需应用抗生素。营养支持通过改善营养状况提高血浆胶体渗透压,并能够为机体提供所需的营养物质,维持正常的生理需要,是肠梗阻患者必需的选择。近年来,水溶性造影剂在肠梗阻非手术治疗中的作用受到重视。水溶性造影剂能加速不全性小肠梗阻和麻痹性肠梗阻的缓解,缩短患者的预期住院日。

2. 手术治疗　手术治疗适用于绝大多数非手术治疗无效以及反复发作的粘连性肠梗阻患者。手术时机的把握应在肠梗阻发展至绞窄前进行,所谓的咖啡样排泄物、血性腹水等是肠绞窄的标志,绝不能把这些标志单纯理解为手术探查的指征,更不能因为没有上述症状而消极等待,直到出现这些症状时才进行手术,这种行为是严重的失职。众所周知,肠粘连现象开始后,2周左右加重,3个月内最为显著,3个月后,粘连开始逐渐松解。因此,手术治疗最好在肠粘连发生3个月以上,或在2周内。当然,如果患者非手术治疗无法缓解,应随时手术,但要慎重选择手术方式,不宜太复杂。评估粘连肠管能否分开的可能性除要考虑患者病史外,腹部体检也很有帮助,如腹部较韧,表明腹腔粘连严重;如腹部柔软,则粘连肠管容易分开。通过腹部CT也可了解肠管粘连程度及分开的可能性。肠排列术是预防术后再次粘连性肠梗阻的一种治疗手段,但不是首选的手段,不宜广泛应用。仅在多次手术后仍发生粘连性肠梗阻以及经历了广泛的肠管分离后,肠壁粗糙,肠浆膜层大量破损,预测粘连性肠梗阻将不可避免地发生的情况下适用。

【预防】

粘连性肠梗阻重在预防,预防措施包括减少组织缺血、保护肠管,减轻损伤,手术结束时用大量生理盐水冲洗腹腔,去除异物、血块和其他污染物等。

【典型病例】

男,77岁,停止排气排便3天,伴恶心呕吐,患者于30年前行小肠穿孔修补术,本次

发病以中下腹为主,呈阵发性加剧,于当地医院行保守治疗3天无效,病情加重,以粘连性肠梗阻收入我科。体格检查:T36.4℃,P:80次/分,R:20次/分,BP140/80mmHg,心肺未见明显异常,腹部膨隆,腹肌略紧张,右下腹及脐周压痛明显,未见肠形及蠕动波,听诊肠鸣音亢进,可闻及气过水声,无金属音。辅助检查:腹部平片:右下腹及中腹部可见数个大小不等气液平面,血常规:WBC:12.9×10^9/L,N:81%,心电图基本正常,肝肾功未见异常。入院后给予禁饮食、胃肠减压、灌肠、抗感染治疗,并嘱患者多下床活动,保守治疗3天后症状未见明显好转,体检时腹部可见肠型,肠鸣音减弱,患者一般情况较差,有肠坏死可能,行剖腹探查术,术中见回盲部及回肠广泛粘连,距回盲部20cm见长约60cm肠管因粘连带致坏死,肠管青紫,血运障碍,阻断坏死肠管血运,切除坏死肠管,端-端吻合,锐性分离粘连肠管,腹腔用温盐水反复冲洗,直至清亮为止,右下腹放置引流,术后继续禁饮食、胃肠减压、纠正电解质紊乱、静脉营养支持、输白蛋白等支持治疗,术后48小时排气排便,10天后拆线,切口一期愈合,治愈出院。

(张建立　王政坤)

第五节　短肠综合征

因小肠被广泛切除术后,小肠吸收面积不足导致的消化、吸收功能不良的临床综合征。

【临床表现】

早期的症状是不同程度的水样腹泻,多数患者并不十分严重,少数患者每天排出水量可达2.5~5.0L,可致脱水、血容量下降、电解质紊乱及酸碱平衡失调。数天后腹泻次数逐渐减少,生命体征稳定,胃肠动力开始恢复,但消化吸收功能极差。若无特殊营养支持治疗措施,患者则会出现营养不良症状,包括体重减轻、疲乏、肌肉萎缩和低白蛋白血症等。40%~50%的短肠综合征的患者有胃酸分泌亢进,这可使腹泻加重,并可能冰法吻合口溃疡。长期营养不良,可恶化导致多器官功能衰竭。

【原因】

肠扭转、肠系膜血管栓塞或血栓形成和Crohn病行肠切除术所致。

【诊断依据】

1. 有肠切除术病史。
2. 临床表现。

【治疗】

(一)非手术治疗

1. 维持机体的水、电解质和酸碱平衡及营养。
2. 控制腹泻。
3. 防治感染。
4. 肠外及肠内营养支持治疗。

(二)手术治疗

1. 小肠倒置术及结肠间置术

(1)小肠肠段倒置术:将一段小肠倒置吻合使倒置的肠管呈逆蠕动,能减慢肠运输和改变肌电活动,有利于营养物质的吸收。

(2)结肠间置术:利用结肠蠕动缓慢且肠段蠕动冲击少见的特点,将结肠间置于空肠或回肠间,延长肠运输时间。

2. 小肠瓣或括约肌再造术。

3. 小肠移植术。

【预防】

手术中避免过多切除小肠。

【典型病例】

女性,77岁,因"急性出血坏死性肠炎"在当地医院行"小肠大部分切除,近端空肠与远端回肠吻合术"。术后体质量下降约5kg,每天解稀水样便10余次。2周后,以短肠综合征转入我院。全胃肠造影,残余小肠约30cm,保留回盲瓣。血清血总蛋白65g/L,清蛋白27g/L。入院后,立即给予PN支持,供给非蛋白质热量104.5~125.5kJ/(kg·d),由5%~50%葡萄糖和20%中长链脂肪乳剂(力能MCT)提供,糖脂比例为2:1,氮量为0.2g/(kg·d),由氨基酸溶液(8.5%乐凡命)提供,非蛋白质热量与氮量比为590kJ:1g。其他供给钾、钠、氯、钙等电解质,多种微量元素制剂(商品名:安达美),水溶性和脂溶性复合维生素(水乐维他和维他利匹特)以及甘油磷酸钠(商品名:格利福斯),并供给 Gln(力肽)0.3~0.4g/(kg·d),所有制剂均按"全合一"的要求配制"全营养混合液"于 3L 袋中,输注途径为中心静脉置管(CVC),24 小时持续均匀输注,共进行 4 周,其中每天给予 Gln 共 10 天,肌内注射重组人生长激素(商品名:思增)10U,持续 2 周。治疗结束后,患者营养状况改善明显,体质量较入院时增加 3kg,血清总蛋白 67g/L,清蛋白 35g/L,但每天解稀便 4~6 次。能耐受普通低脂饮食而出院。

(张建立　王政坤)

第六节　盲袢综合征

小肠内容物在肠腔内停滞和细菌过度繁殖引起的腹泻、贫血、吸收不良和体重减轻的综合征。

【临床表现】

1. 胃肠道症状　为脂肪泻、腹泻、腹痛、贫血、恶心、呕吐、体重减轻。

2. 消化吸收不良的症状　由于维生素 B12 吸收不良和被消耗,常引起高色素性大细胞贫血,亦可因铁吸收障碍而有低色素性小细胞贫血消瘦,多种维生素缺乏导致视力减弱、舌炎及黄疸。偶有手足搐搦、骨软化、低蛋白血症和营养性水肿等。

3. 神经系统症状　少数患者可能出现深部感觉受损、步态不稳、共济失调、肌张力异常等神经系统症状。

【原因】

1. 主要见于胃切除、胃肠吻合术导致的术后盲袢。

2. 先天性肠腔狭窄或由 Crohn 病、结核、溃疡引起的狭窄。

3. 神经功能失调导致小肠蠕动失调。

【诊断依据】

1. 临床病史。

2. 全小肠 X 线片可发现盲袢。

3. 实验室检查吸收不良的证据。

4. 小肠液细菌培养发现细菌过度生长。

5. 小肠内镜和小肠活检。

【治疗】

1. 内科治疗　治疗原发病,应用抗生素,营养支持。

2. 外科治疗　手术纠正结构异常或再次手术切除盲袢。

【预防】

回结肠捷径吻合时,一定要顺蠕动,与大肠蠕动方向一致,且在吻合的近端,应加强 2~3 针,浆肌层缝合,使蠕动方向更一致。

(张建立　王政坤)

第七节　小肠造口术并发症

小肠造口术的目的是灌注肠内营养或减轻肠道压力。多数情况下,小肠造口术是腹部其他手术的附加手术。根据不同的目的与造口的部位,小肠造口术分为:①隧道式小肠插管造口术;②荷包缝合小肠插管造口术;③小肠外置造口术;④导管针穿刺造口术。

一、小肠造瘘口狭窄

【临床表现】

腹痛、腹胀、肛门排气排便不畅。

【原因】

1. 造口处腹壁切口过小。

2. 粪便刺激造口肠管的浆膜而发生浆膜炎,致瘢痕挛缩。

3. 造瘘口二期愈发生瘢痕挛缩而致狭窄。

4. 肿瘤的局部复发。

【诊断依据】

手术史及临床表现。

【治疗】

定期手扩造口。术后 1~2 周开始指导患者及家属用示指戴指套后,涂以液体石蜡,徐徐插入造口,10 分 / 次,2 次 / 周,如已发生狭窄的患者应每天扩肛,先从小指开始,一般2~3次/天,逐渐改用示指、中指,坚持3~6个月。

【预防】

1. 造口处腹壁切口适当。

2. 重视造瘘口护理工作。

3. 定期手扩造口。

4. 定期复查。

二、小肠造瘘口周围皮肤糜烂

【临床表现】

一般发生在术后2~3周,造口周围皮肤湿疹样改变并糜烂,开始有针头到粟粒样大小的丘疹、严重时有小瘢痕,常融合成片,境界不清,有浆液性渗出及结痂,可有少量鳞屑伴刺痛,逐渐皮肤肥厚、色暗红或有色素沉着,表面粗糙,呈苔藓样变,无渗出,有鳞屑。

【原因】

术后护理不当是造成造口周围皮肤糜烂的主要原因:①造口结构使造口周围皮肤接触粪便;②造口底盘剪裁与造口尺寸不符;③移除底盘发现粪便侵蚀粘着;④揭除底盘或清洗技术太粗暴;⑤底盘更换过于频繁;⑥造口袋粘贴不正确。

【诊断依据】

手术史及临床表现。

【治疗】

运用中西医结合局部外用药治疗,另要防止粪便或肠液继续污染皮肤。对湿疹轻者,于氧化锌软膏外敷,起到保护皮肤和隔离粪便作用,若发生糜烂可用护肤粉涂在糜烂面上,再贴上皮肤保护剂的剪片,采取双重保护。于造口内放置导尿管引流粪便,防止粪液与皮肤继续直接接触。

【预防】

1. 造口位置选择 造口应避开脐孔、皮肤凹陷、骨隆起、腰带处,对于肥胖、佝偻病、多次手术者更应细心选择,以便于造口器具的安置和术后护理。

2. 手术方式的选择 造口端肠段去黏膜折叠式、去黏膜远端肠段浆肌层外翻式、游离结肠肠瓣外箍式(适用于结肠造口)、带蒂小肠瓣外箍式等方法。

3. 术中注意止血 适当的缝合张力和密度,注意造口肠段与皮肤的可靠性,有效的保护造口周围等手段来避免。

4. 重视造瘘口护理工作。

三、造口旁疝形成

【临床表现】

平均发生于术后2年,与造口旁疝的大小及是否出现并发症有关。早期无明显临床症状或仅在造口旁出现向外突出的皮下肿块,在长时间站立行走或增加腹内压,肿块会渐增大。因疝囊扩张牵扯腹壁和造口,部分患者可出现局部钝痛,坠胀感、饱胀感、消化不良、便秘等不适。巨大疝可影响穿衣和生活。

【原因】

1. 造口区域的组织缺陷。

2. 手术操作及造口位置选择不当。

3. 老年人、肥胖、营养不良、服用激素类药物及患有慢性咳嗽的患者可能。

4. 放疗和化疗影响造口生长。

【诊断依据】

1. 病史 有腹部造瘘(口)史。

2. 临床特点 造口旁膨胀或伴有造口肠袢的脱垂;巨大膨胀时伴有腹痛。

【治疗】

1. 非手术治疗 对于疝体较小、无明显不适者,可用腹带、造口带加压包扎,指导患者日常生活习惯,治疗基础病,使用弹性造口袋。

2. 手术治疗 多数外科医师相信通过腹直肌进行造口可有效地减少这一并发症的发生率。手术方式:重建造瘘口和修补原有的缺损区或是在原造瘘口处修补,亦可以选择腹腔镜下腹腔内修补。

【预防】

1. 造口位置选择要适宜及大小要适当,

造口大小要适宜一般直径在 1.5~2.0cm 之间，肥胖者可适当扩大拖出肠管应高出皮肤 1cm 左右选择要点：①造口位置宜选择在左下腹或右上腹；②应在腹部切口旁造口尽量避免经腹部切口造口；③尽可能选择经腹直肌造口或腹膜外造口。

2. 术中严格无菌操作，避免操作粗暴，彻底止血，预防切口感染，并适当应用抗生素。

3. 指导患者生活习惯，积极治疗引起腹压增高的疾病。

四、造口周围感染

【原因】

1. 造口周围被粪便污染。

2. 由于将肠管固定时缝合肠管过深且结扎过紧；或过分修剪造口肠系膜，导致肠管发生灶状坏死而出现肠穿孔感染。

【诊断依据】

1. 手术史。

2. 临床表现。

【治疗】

1. 早期感染　及时清洗和湿敷，加强抗感染治疗，形成脓肿则早期切开引流，剔除线头，滴水双套管冲洗，若已形成瘘管则做瘘管切除或重做肠造口。

2. 抗生素应用。

【预防】

1. 加强无菌观念，术后及时清洁造口及更换肛袋，局部皮肤涂抹氧化锌软膏预防。

2. 术前、术中、术后应用抗生素。造口周围用碘纺纱布条围绕，可有效防止造口感染。

3. 重视造口护理。

（张建立　王政坤）

------------- 参 考 文 献 -------------

1. 王成宏. 血管介入技术在小肠出血诊治中的作用[J]. 中国实用杂志, 2004, 24 (3): 175-176.

2. 王崇文. 小肠出血[J]. 中华消化杂志, 2007, 17 (2): 73-74.

3. 王廷, 王玲, 凌瑞. 等常见小肠出血的原因分析及诊治体会[J]. 中国实用外科杂志, 2009, 29 (6): 502-503.

4. 叶正宝, 朱正纲. 进展期胃癌综合治疗的现状和进展[J]. 继续医学教育, 2007, 21 (9): 10.

5. 黎介寿. 肠外瘘[M]. 北京: 人民军医出版社, 1995.

6. 毕连臣, 麦威, 秦千子, 等. 肠外瘘并腹腔感染的临床诊治[J]. 中国普外基础与临床杂志, 2009, 7 (16): 573-574.

7. 陈峻青, 夏志平, 主编. 胃肠癌根治手术学[M]. 北京: 人民卫生出版社, 1998.96.

8. 毛永红, 马玉龙, 吕利成, 等. 食管癌 1022 例外科治疗后并发症的防治[J]. 肿瘤研究与临床, 2003, 15: 404.

9. 刘世祺. 全结肠切除术后直肠吻合口瘘一例[J]. 中华普通外科杂志, 2013, 28 (4).

10. 王弼. 食管贲门癌切除术后并发症防治. 重庆: 科学技术文献出版社重庆分社, 1984.20.

11. 潘凯, 夏利刚, 陈小春. 术后早期肠梗阻的临床特点与对策分析[J]. 腹部外科, 2003, 3 (28)

12. 刘云峰, 程建峰, 刘云升. 临床治疗术后肠麻痹 68 例的疗效观察[J]. 健康必读 (下旬刊), 2010, 9 (1).

13. 吴阶平, 裘发祖. 黄家驷外科学. 外科学. 北京: 人民卫生出版社, 2000 年.

14. 朱维铭. 肠梗阻的手术治疗[J]. 中国实用外科杂志, 2008, 2 (9): 692-694.

15. 吴在德, 吴肇汉. 外科学[M]. 北京: 人民卫生出版社, 2008.46.

16. 袁璐. 应用肠外营养支持治疗短肠综合征 2 例. 肠外与肠内营养, 2007, 5 (14): 231-233.

第六章

结直肠手术的并发症及处理

第一节 出 血

一、切口出血

【临床表现】

感染、腹痛、晕厥、休克。

【原因】

1. 止血不完善或缝合过紧，引起切口血运差而致切口裂开。

2. 切口感染。

3. 切口位置选择不当。

4. 全身情况差，如糖尿病、慢性肾病、重度贫血等，使切口不易愈合。

【诊断依据】

1. 感染、腹痛、晕厥、休克。

2. 腹部超声检查。

【治疗】

未见切口裂开，出血量不多，一般状态良好的患者，嘱卧床休息，给予广谱抗生素及止血药物，观察病情变化。对于确认为切口全层裂开或非手术治疗短时间内无明显疗效的患者，必须尽快行剖腹探查。术中必须仔细探查清楚，以便决定手术范围。

【预防】

术中应重视横切口的长度，切口应按解剖层次准确缝合，避免缝合过密、过多以及缝线过紧，导致组织坏死而影响切口愈合。

二、腹腔内出血

【临床表现】

面色苍白、脉搏增快、细弱、脉压变少、收缩压可下降，腹痛呈持续性，一般不很剧烈，腹肌紧张及压痛、反跳痛，较空腔脏器破裂时轻，损伤处即为体征最明显处，肩部放射痛，腹部包块等症状对诊断有一定帮助。

【原因】

1. 血管结扎不确实。

2. 电刀烧灼直径大于 3mm 的血管后血痂脱落。

【诊断依据】

1. 面色苍白，脉搏增快，血压下降。

2. 引流管观察引流量，如引流量较多，或者术后早期出现休克等临床症状时应警惕大出血的可能。

3. 诊断性腹腔穿刺术 腹腔穿刺术是闭合性腹腔内出血的首选的诊断方法。

【治疗】

1. 压迫止血法 如骶前静脉丛出血或骶椎静脉丛出血，压力不高，出血流量不大，可用吸收性明胶海绵和热盐水纱布压迫 20~30 分钟即可停止出血。

2. 缝扎止血法 骶前静脉丛出血，可在骶前筋膜"Z"字形缝扎止血，注意勿撕裂骶前筋膜。

【预防】

掌握手术易发生出血的"危险区"的解剖,肿瘤或肿大淋巴结压迫动、静脉时,应沿血管轻轻锐性分离,弄清肿瘤与血管的关系,先阻断供血血管,然后切除肿瘤,勿撕裂血管壁。血管结扎应确实。

(张建立   王政坤)

第二节   感   染

一、切口感染

【临床表现】

切口感染仍然是腹部外科手术后最常见的感染并发症,切口感染的局部表现是红肿、疼痛和压痛,一般在手术后 4~10 天出现,伴有发热和白细胞计数增高。切口感染发生的越早,全身症状、体征也越重。发热常常是切口感染的第一症状,因此手术后发热超过预期时限者应注意检查切口。肥胖患者切口深部感染时可能局部红肿不明显,发热时更要注意观察。年迈、反应低下的患者可能局部症状不明显或只有低热,并不意味着感染轻微。

【原因】

1. 切口感染多属内源性,即感染病原菌来源于从消化道溢出的内容物,主要是革兰阴性肠道杆菌(如大肠埃希菌、克雷伯菌属)、厌氧脆弱类杆菌,其次才是革兰阳性金黄色葡萄球菌和肠球菌。

2. 导致感染的危险因素包括:①高龄;②营养不良;③免疫功能低下;④糖尿病;⑤肥胖;⑥远隔部位感染病灶;⑦手术前住院时间过长;⑧手术区皮肤准备不当;⑨手术时间过长;⑩手术中肠内容物溢出;⑪手术技巧欠佳,组织损伤大;⑫手术者手套破裂;⑬留置引流不当。

【诊断依据】

1. 浅表切口感染   表浅切口有红、肿、热、痛或有脓性分泌物。

2. 深部切口感染   ①从深部切口引流出或穿刺抽到脓液;②切口自然裂开或由外科医生打开的切口,有脓性分泌物或有体温高于 38℃,局部有疼痛或压痛。

【治疗】

1. 多数切口感染只需作切开引流即可。

2. 全身症状明显的侵袭性感染则需进行抗菌治疗和支持治疗。

3. 大的切口经积极处置后若局部干净,肉芽健康,可考虑部分关闭以加速愈合,减少瘢痕和形成切口疝的机会。

【预防】

1. 积极改善患者手术前的全身情况,如加强营养支持、纠正贫血和低蛋白血症等。

2. 积极治疗已有的疾病,如糖尿病。

3. 积极治疗术前已经存在的感染,如慢性气管炎、尿路感染等。

4. 正确进行手术区皮肤准备   传统剃毛极容易造成皮肤的微小破损,招致微生物的入侵,增加手术后感染的机会。临床研究表明,不同备皮方法的术后切口感染率,剃毛组最高,用脱毛剂脱毛或用剪刀剪毛组明显降低,不作任何去毛处理组最低。对汗毛不重的中国人,上腹部手术不去毛而只作局部清洗处理是完全可行的。少许毛多影响操作者,剪毛可能是更好的选择。

5. 手术中精心操作,尽量减少创伤,减少污染,缩短手术时间。

6. 严格执行消毒隔离制度和无菌技术。

7. 预防性使用抗生素。

【典型病例】

女性,49 岁,大便次数增加、带血 3 个月。3 月前无明显诱因,排便次数增多,3~6 次 / 天,不成形,间断带暗红色血迹。有中、下腹痛,无明显腹胀及恶心呕吐。无发热,进食可。近来明显乏力,体重下降约 4kg。为进一步诊治收入院。既往体健,家族中无类似疾病患者。查体:T37.2℃,P78 次 / 分,R18 次 / 分,BP120/80mmHg。一般状况稍差,皮肤无黄染,结膜苍白,浅表淋巴结未及肿大。心肺无明确病变。腹平坦,未见胃肠形及蠕动波、腹软、无压痛、无肌紧张，肝脾未及。右下腹似可及约 4cm×8cm 质韧包块，可推动，边界不清，移动性浊音(−)，肠鸣音大致正常，直肠指诊未及异常。辅助检查：大便潜血(+)，血 WBC $4.6×10^9$/L，Hb 86g/L，入院后查血 CEA42ng/ml。行电子结肠镜检查示结肠癌。肠道准备充分后，行根治性右半结肠切除术。术后 2 天，首次换药出现脂肪液化，术后第 3 天，切口处有脓液渗出伴恶臭，患者体温升至 39℃，有腹痛，遂取分泌物送检，药敏回报更换抗生素，并行切开引流术，定期换药，密切观察切口情况，转归出院。

二、腹腔感染

【临床表现】

结直肠术后腹腔感染大多与术中处理不够完善有关，少数则是原发伤病的自然延续。可表现为弥漫性腹膜炎、局限性腹膜炎和腹腔脓肿，以后两种比较多见；它们可以是独立的表现形式，也可以是同一病理过程的不同阶段。75% 以上的腹腔感染是混合感染，由需氧菌和厌氧菌共同引起。需氧菌中主要是大肠埃希菌、克雷白菌属、变形杆菌、肠杆菌属、肠球菌等；厌氧菌中主要是脆弱类杆菌、梭状芽孢杆菌和消化链球菌。需氧菌主要引起腹膜炎及脓毒症，厌氧菌则在后期形成脓肿中发挥主要作用。

【原因】

1. 术后吻合口漏、胆漏和胰漏，是最常见的原因。

2. 手术中污染很严重，未能彻底清除污染物、坏死组织或凝血块。

3. 原发疾病无法通过手术完全解决，或手术切除范围不够，继续发生坏死、穿孔。

【诊断依据】

1. 术后有腹壁紧张，压痛、反跳痛等腹膜刺激征（老人及体弱患者可无腹膜刺激征）。

2. 术后发热，血白细胞计数升高。

3. 留取标本送涂片染色及培养阳性。

【治疗】

1. 经皮脓肿穿刺引流(PAD)。

2. 积极抗菌治疗，主要针对革兰阴性肠道杆菌，可选用哌拉西林、第三代头孢菌素或氨曲南，与氨基糖苷类抗生素(如阿米卡星)配伍，并根据细菌培养和药敏试验结果作必要的调整。

3. 剖腹手术与腹腔冲洗（腹腔双套管冲洗引流）。

4. 腹腔开放疗法。

5. 注重引流部位及引流方式。

【预防】

1. 术前改善患者一般状态，提高机体应激能力。

2. 术中减少出血，缩短手术时间

3. 术后保持引流通畅，尽早肠内营养，适当应用抗生素。

（张建立　王政坤）

第三节　肠　梗　阻

【临床表现】

术后肠梗阻为结肠癌根治术常见并发症，且多为单纯性粘连性肠梗阻，预防较为困难。术后肠粘连、梗阻的发生有较大的个体差异性，其形成主要和手术相关。症状主要有阵发性腹绞痛与反复呕吐、呕吐物为黄绿色液体，甚至为粪汁样，摸到肠形及听到高亢肠鸣音。

【原因】

结直肠手术肠梗阻形成原因主要有以下几方面：

1. 误将肠管缝合在腹膜上，肠管成角形成机械性肠梗阻。

2. 肠表面渗出纤维蛋白原交联形成纤维蛋白条索，造成机械性肠梗阻。

3. 术后自主神经和相应肠段血管被切断、弥漫性腹膜炎等造成麻痹性肠梗阻。

4. 有时在盲肠部位肿瘤手术后，由于正常解剖位置的改变，肠液分泌，随着压力增高，回盲瓣的生理作用减弱或消失等也可引起引流不畅和肠梗阻。

5. 盆底腹膜裂开,形成小肠内疝导致肠梗阻。

6. 肠切除、肠造口术时肠系膜关闭不全,小肠进入孔隙形成的内疝。

7. 乙状结肠切除过多时膀胱后出现较大空腔,如小肠坠入与周围粘连可形成梗阻。

【诊断依据】

既往有腹部手术史,则梗阻原因以粘连为最可能。根据腹痛、腹胀、呕吐、停止自肛门排气排便四大症状,腹部可见肠形或蠕动波,肠鸣音亢进。X 线腹部检查:完全性梗阻见梗阻以上肠祥明显充气和扩张,梗阻以下结肠内无气体。不完全梗阻呕吐与腹胀都较轻或无呕吐,X 线所见肠祥充气扩张都较不明显,而结肠内仍有气体存在。

【治疗】

1. 症状较轻者,可保守治疗。禁食、胃肠减压、纠正水、电解质紊乱和酸碱失衡,防治感染和中毒等。

2. 如有血运障碍(绞窄性肠梗阻),应立即再次手术探查,解除梗阻。

【预防】

手术中仔细操作,腹腔内操作尽量使用湿纱布,手术结束前用大量生理盐水冲洗术区,术后应鼓励和督促患者适当翻身和早期下床活动等措施都有利于减少肠梗阻的发生。近年来,玻璃酸钠的应用,在防止术后肠粘连中起到了一定作用。

(张建立 王政坤)

第四节 吻合口瘘

【临床表现】

吻合口瘘是结直肠癌术后比较常见和严重的并发症,早期文献报道结肠吻合口瘘的发生率为 10% 以下,直肠癌低位前切术有症状的吻合口瘘 20% 左右。20 世纪 80 年代开始使用双吻合器技术使得吻合变得容易,但仍有 2.9%~10.2% 的吻合口发生瘘。结肠癌术后吻合口瘘,一般出现腹膜炎表现,全身感染中毒症状明显,体温较高。直肠癌尤其低位直肠癌吻合口瘘,局部症状明显,多表现为直肠坠胀感,引流液由血性变为混浊脓性或粪便,直肠阴道瘘患者可发现阴道粪便流出等。若高度怀疑吻合口瘘而一时无法确诊,可行泛影葡胺低张力消化道造影。临床上 CT 或 MRI 也有助于吻合口瘘的诊断。

【原因】

1. 患者本身的因素 一般结直肠癌患者多为高龄患者,合并有高血压、糖尿病等,存在低蛋白血症、贫血等情况,导致吻合口的愈合能力较差。

2. 手术操作因素 术前肠道准备的不充分、吻合技术欠缺、手术时间长(超过 2 小时)、引流管位置放置不当或引流不畅等。

【治疗】

1. 对于直肠癌患者,临床上出现发热、腹痛、腹胀和腹膜刺激征象的患者,不论引流管中有无粪汁流出,应毫不犹豫立刻剖腹探查行腹腔引流和近端横结肠失功性造口(祥式),一期开放,并且最好在术中对造口远端结肠腔进行清洁灌洗,以保证术后不再有粪汁自漏口中溢出;对临床上并无上述全身症状,仅表现为引流管中出现粪汁的病例可暂不手术而采用保守治疗:①加强全身支持治疗,给予深静脉营养、血浆、白蛋白制剂等以提高患者愈合能力;②吻合口瘘出现在术后一周内者宜暂停进食,一周后者则宜迅速改为普食,并告之饮食尽量干燥,汤水与食物分开饮用,使粪便早日成形、干燥,每日三餐,每次尽量吃饱,餐次不宜太多。同时为减少排便次数可给复方地芬诺酯二片,日服 2~3 次,使每日排便次数控制在 2~3 次;③加强盆腔冲洗吸引,保持引流通畅;④甲硝唑 200mg 口服,每天三次。如患者能保持无全身症状,服用 1~2 周即应停用,之后不必再用抗生素,对保守治疗无效且出现全身症状者,应改行手术,抗生素亦应更换。通常保守治疗成功,多数漏口在 24 周内即能愈合,其愈合速度视漏口大小而异。

2. 对于结肠吻合口瘘患者,应尽早行结肠造口术,择机行结肠造口还纳,一般术后10~12周还纳效果满意。

【预防】

1. 术前改善患者的全身状况,纠正低蛋白血症,白蛋白不低于 30g/L;贫血患者,术前可间断成分输血,血红蛋白达 8g/L 以上;糖尿病患者控制血糖在 6~8mmol/L。

2. 术前做好充分肠道准备　结直肠肿瘤术前肠道准备包括调整为无渣饮食和降低肠道内容物的含菌量(导泻药物、全肠道灌洗等)两个方面。术中若发现肠道准备不满意,肠内容物多,可行术中灌洗,预防吻合口瘘的发生。术后肠内或肠外营养支持,适时适量进食。

3. 术中注意拟吻合肠管的血供,游离系膜时确保供应血管完好。尤其对高龄、糖尿病患者,因其肠管供应血管本身可能有动脉硬化改变,更应保留足够的血管供应,避免术后吻合口缺血导致吻合口瘘的发生。

(张建立　王政坤)

第五节　吻合口狭窄

【临床表现】

多为排便次增多、粪便形状变细,严重的患者有结肠梗阻表现。

【原因】

1. 吻合口缺血。

2. 吻合口瘘和局部感染。

3. 吻合器的机械故障及使用不当。

【诊断依据】

直肠指诊,窥镜检查,应先排除直肠癌的局部复发和残留的可能,必要时进行活检,或影像学及肿瘤指标的检测。

【治疗】

对较轻的、没有明显症状的吻合口狭窄可通过通便剂和增加食物纤维和扩肛来进行治疗,最好通过有规律的排便来完成,这提供了最自然的扩张可能。如果这一方案失败,

每日的手指或机械扩肛就应该应用。但临床上,有部分患者不能耐受这种治疗。

对于严重的吻合口狭窄或伴有重度的肛管狭窄有多种手术方法,包括狭窄松解、内括约肌切开及黏膜或皮瓣转移等。

【预防】

1. 术前适当的肠道准备,术中严格的无菌操作,可以减少吻合口感染的发生,术后预防性应用抗生素。

2. 术中荷包缝合尽量保持在一个水平且不可过深,尽量少带肌层。

3. 术后要求患者流质饮食,注意纤维素的补充,以建立良好的饮食排便机制。

(张建立　王政坤)

第六节　直肠阴道瘘

【临床表现】

直肠阴道瘘(rectovaginal fistula,RVF)是直肠与阴道之间的病理性通道,又称粪瘘。近年来随着直肠癌保肛手术的增加,尤其是直肠癌超低位前切除术及双吻合器技术的普遍应用,RVF 的发生率有所升高,极大地影响了患者的术后恢复,延误后续的治疗。对于女性患者,RVF 的发生给患者带来了极为严重的社会心理问题。

【原因】

1. 直肠癌根治术中低位吻合引发的直接损伤　低位直肠癌术后 RVF 大多发生于直肠癌行低位前切除术(LAR)时,并与使用环形吻合器有关。吻合口暴露不清或对阴道后壁游离不充分,错误击发吻合器或盲目缝合,导致部分阴道壁卷入吻合部位,针或吻合钉穿透阴道后壁,这些因素都可直接导致RVF 的发生。

2. 在发生吻合口漏等并发症时,阴道后壁缝合处或阴道断端容易被局部发生的脓肿等穿透引起 RVF。

3. 局部进展期肿瘤的患者通常局部复发率高,复发肿瘤沿切缘浸润所导致的恶性

RVF 也占相当大的比例。

4. 术前盆腔放疗引起直肠的急性组织改变包括炎症细胞浸润、纤维组织增生、肠壁充血、黏膜坏死脱落等；远期影响则包括纤维化所致的细动脉狭窄、内皮变性、血小板栓塞等，这些改变均影响了直肠尤其是吻合部位组织的血运和组织修复。增加了手术难度，影响分离及吻合质量。

【诊断依据】

1. 直肠癌术后 RVF 的发生时间平均为手术后 12 天。最常见的症状为患者主诉经阴道有排气或少量粪样液体流出，可合并低热、阴部疼痛等。

2. 瘘口较大的患者，常会从阴道排出成形便。

【治疗】

1. 对症状轻微的单纯型 RVF 的患者，可先行非手术治疗并观察，包括低渣饮食、肠外营养、使用 1~2 周广谱抗生素等，并予局部治疗，充分引流吻合口漏周围脓肿、阴道局部冲洗、坐浴等。

2. 症状严重的单纯型瘘则应手术修补，局部情况差、等待手术时间长的患者可考虑行转流性造口。

3. 而复杂型瘘尤其是放疗后 RVF 的患者，应行转流性造口并择期手术修补。

4. 手术修补方式　①低位单纯型瘘：合并括约肌损伤者，行会阴直肠切开术或经会阴直肠推进瓣修补术；未合并括约肌损伤者，经肛直肠推进瓣修补术或经会阴瘘管切除术；②中位单纯型瘘：根据术者经验行改良经阴道瘘管切除术或经肛直肠推进瓣修补术；③复杂型瘘：行组织瓣 / 肌瓣修补填充术、APR 术等。

【预防】

1. 术前详细了解既往盆腔手术史、放疗病史等。

2. 对存在高危因素的患者采取预防性措施。在联合部分阴道后壁切除或阴道后壁分离不满意的患者，可考虑预防性地在直肠阴道间隙填入大网膜或肛提肌瓣等，以确保充足血供，并对炎症脓肿形成屏障。

3. 术中认真细致地操作，寻找正确层次并充分游离直肠至盆底。尽量做到直视下吻合，低位吻合前要认真区分阴道壁与直肠的间隙，术者可使用示指于吻合部位推开阴道后壁再击发吻合器。

4. 合理放置引流管，预防吻合口漏、脓肿形成等，对预防 RVF 也有重要意义。

（张建立　王政坤）

第七节　手术相关并发症

一、结直肠手术神经损伤

【临床表现】

坐骨神经损伤主要表现为患肢疼痛、无力、抬腿困难、行走困难。

【原因】

髋部过度屈曲同时膝关节过度弯曲将会牵拉大腿肌群便可能损伤坐骨神经。

【诊断依据】

1. 患肢疼痛、无力、抬腿困难、行走困难。

2. 感觉功能的检查　检查痛觉、触觉、温觉、两点区别觉及其改变范围，判断神经损伤程度。

3. 电生理检查　通过肌电图及诱发电位检查，判断神经损伤范围、程度、吻合后恢复情况及预后。

【治疗】

1. 非手术治疗

（1）糖皮质激素治疗　保护神经，常用地塞米松 10mg 静脉滴注。

（2）扩血管，改善微循环药物常用尼膜同 10mg 静脉滴注，每日 1~2 次。低分子右旋糖酐 500ml 静脉滴注，每日 1~2 次。

（3）神经营养及代谢药　常用有能量合剂、脑活素、GM1 神经生长因子及甲钴胺。

2. 手术治疗　神经重建术。

3. 中医治疗。

【预防】

巡回护士在为患者摆放体位时,应使患者的下肢处于生理功能位置,在符合手术操作要求同时尽量避免患者的髋部过度屈曲、膝关节过度弯曲,可减少损伤坐骨神经的可能。

二、输尿管损伤

【临床表现】

1. 输尿管黏膜裂伤仅有血尿和局部疼痛。一般可迅速缓解和消失。

2. 尿外渗　可以发生于损伤一开始,也可于4~5天后因血供障碍(钳夹、缝扎或外膜剥离后缺血)使输尿管壁坏死而发生迟发性尿外渗。尿液由输尿管损伤处外渗到后腹膜间隙,引起局部肿胀和疼痛、腹胀、患侧肌肉痉挛和明显压痛。如腹膜破裂,则尿液可漏入腹腔引起腹膜刺激征。一旦继发感染,可出现脓毒血症如寒战、高热。

3. 尿瘘　如同时有腹壁创口或与阴道、肠道创口相通,可发生尿瘘。

4. 结扎输尿管可引起患侧腰区胀痛、叩击痛,体检时可扪及肿大肾脏。如无继发感染,结扎一侧输尿管不一定有严重症状而被忽视。故凡盆腔或腹部手术后12小时仍无尿者,均应警惕输尿管损伤之可能。

【原因】

1. 术中解剖层次不清是引起损伤的重要原因。当游离结肠系膜时,如解剖层次不清,可将输尿管一并提起而误伤;在游离乙状结肠、剪开乙状结肠两侧腹膜时,也可误伤输尿管。因左侧输尿管贴近乙状结肠系膜,故输尿管损伤以左侧多见。

2. 由于肠系膜下动脉位于左输尿管腰段的内侧,并与输尿管平行下降进入盆腔,故在结扎肠系膜下动脉时容易把输尿管一起结扎切断。

3. 处理直肠侧韧带时,误切输尿管。

4. 肿瘤浸润累及输尿管,造成切除肿瘤时一并切断输尿管;或因盆腔有广泛粘连,致使解剖关系不清引起误伤。

5. 在肛提肌水平游离直肠侧壁时,将输尿管拉向外侧而被损伤;另外经腹游离直肠若未达肛提肌平面,则会阴部术者可误将膀胱和输尿管拉向会阴部术野而误伤之。

6. 过深、过外在膀胱两侧缝合盆底腹膜时可将输尿管缝扎在内。

7. 过长、过分地剥离输尿管周围的筋膜组织会造成输尿管缺血。

8. 在膀胱直肠凹或子宫直肠凹进行分离时,近骶骨岬部输尿管与输精管便在此处交叉,如操作不慎就可能损伤输尿管和输精管。

9. 结扎髂内动脉时,可损伤跨越该动脉前方至盆壁的输尿管。

10. 术中遭遇大出血时,慌忙钳夹结扎止血,亦可误伤输尿管。输尿管损伤常发生于术者试图控制出血的时候,此时由于盆腔位置深、暴露困难,以及出血时周围组织关系不清,容易出现输尿管损伤。

11. 另外,恶性肿瘤粘连、增大的子宫、非正常解剖以及盆腔器官脱垂等,这些情况大多改变了输尿管及其周围的正常解剖关系,分离组织困难导致输尿管损伤。

【诊断依据】

盆腔腹膜关闭前要了解尿量,检查输尿管行程及腹、盆腔内有无尿液,这是发现输尿管损伤的重要步骤。尿量减少或无尿,可静推呋塞米观察,如见腹腔或盆腔内有尿液则提示输尿管损伤或切断而未结扎;发现输尿管扩张、变硬,提示输尿管结扎,并可了解其结扎部位。输尿管损伤并非常见而其症状又常为其他脏器损伤所掩盖,故在临床上常被忽视。即使出现无尿的情况,有时也被误认为是休克、肾病或磺胺药物等所致。凡腹腔、盆腔手术后患者发生无尿、漏尿、腹部或盆腔有刺激症状时均应想到输尿管损伤的可能。对怀疑输尿管损伤的患者,应进行系统的泌尿系检查。输尿管瘘的诊断不仅仅是确认尿液系从输尿管的某一段漏出,更重要的是需要了解瘘道的方向、明确位置、瘘道的上下段输尿管的通畅情况,才能为进一步的治疗提供依据。特别是输尿管下段瘘,瘘道曲折迂回,诊断上有一定困难。输尿管损伤处常有瘢痕狭窄,引起该侧上尿路梗阻,故静脉尿路造影常显示患侧肾功能受损及肾、输尿管积水。核素肾图常显示患侧肾功能减退及梗阻型曲线。如梗阻严重,患侧肾可无功能。膀胱镜逆行插管时,常发生在病变处受阻。输尿管阴道瘘应与膀胱阴道瘘鉴别,后者从阴道漏尿,无正常排尿(小瘘孔除外)。临床上常作膀胱灌注亚甲蓝溶液以鉴别。

【治疗】

1. 单纯结扎者松解结扎线即可。

2. 破裂者用肠线缝合修补,腹膜外置引流管引流。

3. 切断且位置较高,则行输尿管端-端吻合,内置输尿管导管支撑,腹膜外置引流管引流。

4. 切断位置近膀胱处,则行输尿管膀胱内植入术加输尿管导管支撑。

【预防】

1. 首先必须熟悉输尿管的解剖与毗邻器官的关系,尤其是上述易损伤的部位。

2. 剪开乙状结肠侧腹膜时,左侧后腹膜的切开应在输尿管的外侧,盆腔部乙状结肠右侧腹膜的切开则应在输尿管的内侧。

3. 在结扎肠系膜下动脉之前,应在左侧髂总动脉分叉处找到左侧输尿管,在其右侧找到右侧输尿管,并继续向上显露至乙状结肠系膜根部,然后把左侧输尿管引向外侧,在明视下结扎肠系膜下动脉,这样便可避免损伤输尿管。

4. 处理两侧直肠侧韧带之前,应将盆段输尿管下段及膀胱牵开,若有必要可将双侧输尿管向下显露直至膀胱,同时将直肠向对侧上方提起,在直视下贴近盆壁分束切断侧韧带。另外,在处理直肠侧韧带和直肠膀胱凹或直肠子宫凹旁时,如难以直视则尽可能摸清无条索状物后行小片膜状组织钳夹结扎切断。

5. 术中始终要明辨解剖层次,操作轻柔,细心分离,避免大块结扎,切忌盲目钳夹

止血,否则均有可能损伤输尿管。要时刻注意输尿管可能与结肠系膜粘连而被提起,因此在结扎切断系膜血管时必须明确不是输尿管后再切断。

6. 若肿瘤较大、较固定,有盆腔炎病史,曾做过盆腔或下腹部手术,或盆腔放疗病例,术前应作泌尿系造影检查,以了解输尿管有无移位、畸形或其他病变,必要时可进一步作膀胱镜检查和输尿管逆行插管,以利于术中辨认输尿管。手术中可先显露正常部位的输尿管,再根据其走行关系以便追踪保护。

7. 为减少对输尿管营养血管的损伤,手术中输尿管只需显露而不应游离,必须游离时亦不宜超过10cm,且须注意保持其外膜的完整,否则输尿管的血供将受损。这是因为输尿管的血液供应是多源性的,不同部位有不同的血液来源。由于血液来源不恒定,且少输尿管动脉的吻合支细小,故输尿管手术时若游离范围过大,可影响输尿管的血运,有发生局部缺血、坏死的危险。由于供血到输尿管的动脉多来自内侧,因此手术时应在输尿管的外侧游离,可减少血供的破坏。

8. 缝合盆底腹膜时要看清输尿管并避开。

9. 手术结束关腹之前,应再次检查双侧输尿管的完整性,以便及时发现问题并能立即修复,否则术后将酿成严重后果,且处理困难。

三、十二指肠损伤

【临床表现】

1. 腹痛或腰背部剧痛,可伴有呕吐血液、胃液或胆汁。

2. 腹膜刺激征,腹腔十二指肠损伤时明显,腹膜后十二指肠损伤时不明显。

3. 患者可有内出血或出血性休克表现。

【原因】

1. 肿瘤侵犯肠壁,致十二指肠周围组织炎症粘连,组织松脆,正常解剖间隙消失。

2. 术者低估手术难度,处理方式不合理。

【诊断依据】

1. 腹部手术史。

2. 腹痛或腰背剧痛,腹膜刺激征。

3. 内出血或出血性休克。

4. 腹腔穿刺或灌洗可得阳性结果。

5. X线胸腹部平片,可见腹腔内游离气体或腹膜后气影。

【治疗】

1. 防治休克。

2. 抗生素治疗。

3. 纠正水电解质紊乱。

4. 诊断明确或有探查指征时,应尽快剖腹探查。

5. 术后营养维持和对症治疗。

【预防】

1. 术前仔细评估 术前对十二指肠受侵犯的可能性进行评估,尤其对肿块型结肠癌术前可行强化CT及十二指肠镜检查,明确原发病变与十二指肠的关系,如考虑有十二指肠受累,应针对可能发生的问题制定不同手术方案。

2. 术中保持高度警惕 熟悉右半结肠切除术的并发症及结肠与十二指肠的毗邻关系,术中操作小心谨慎,勿存在侥幸心理。

3. 针对原发病选择合理手术方式 勿为清除病灶而盲目扩大手术,不考虑由此导致的并发症。

四、脾脏损伤

【临床表现】

1. 症状 ①低血压和失血性休克:随着失血量的增加,患者会出现烦躁、口渴、心悸、呼吸急促、皮肤苍白、四肢冰冷等失血性休克症状。②腹痛:是最常见的症状,多因外伤所致的腹部软组织损伤等引起,而脾脏损伤所致的脾被膜感觉神经刺激常不能引起患者的重视。如伤情严重者突发剧烈的腹痛,自左上腹扩展至全腹,此系脾破裂出血的扩散对腹腔产生刺激所致,提示病情严重,结局不良。③恶心、呕吐:较常见,尤其是发病初期。主要是由于出血刺激腹膜自主神经所致。如果症状明显加重,还提示可能合并消化道穿

孔、腹膜炎。④腹胀:多因出血所致。少量出血早期可能没有明显的腹胀,但随着时间的延长,由于腹膜炎出现,可导致肠麻痹而加重腹胀。

2. 体征 患者弯腰曲背、神志淡漠、血压下降、脉搏增快,如腹腔出血量较多,可表现为腹胀,同时有腹部压痛、反跳痛和腹肌紧张。叩诊时腹部有移动性浊音,肠鸣音减弱。直肠指诊时,Douglas窝饱满。有时因血液刺激左侧膈肌而有左肩牵涉痛,深呼吸时这种牵涉痛加重,此即Kehr征。

3. 延迟性脾破裂 脾脏被膜下破裂形成的血肿和少数脾真性破裂后被网膜等周围组织包裹而形成局限性血肿,可在36~48小时冲破被膜和凝血块而出现典型的出血和腹膜刺激征。再次破裂一般发生在2周内,少数病例可延迟至数月以后发生。

【原因】

1. 对结肠和脾脏的毗邻关系,脾门解剖部位不熟悉而盲目操作所致。

2. 术中欠缺结肠脾曲位置关系,故游离脾曲时往往过度牵拉而引起撕裂出血。

3. 术者经验不足,盲目操作,探查时动作过于粗暴,不恰当使用深部拉钩,盲目钳夹或大块结扎脾周围组织,都可致脾损伤。

4. 二次手术史,术野广泛性粘连而致暴露困难。

5. 术中麻醉效果欠佳,或过于肥胖,手术视野难于暴露充分,均可引起脾损伤。

【诊断依据】

1. 腹痛、腹胀、恶心、呕吐等症状。

2. 实验室检查 脾破裂出血时血常规红细胞计数、血红蛋白等呈进行性下降,白细胞可略微升高。

3. 超声检查 是首选方法,具有无创、经济、快捷等优点,能显示破碎的脾脏,较大的脾包膜下血肿及腹腔内积血。

4. CT检查能清楚地显示脾脏的形态和解剖结构,对诊断脾脏实质裂伤或包膜下血肿的准确性很高。

【治疗】

临床上结肠手术偶有损伤脾脏。切脾、保脾需酌情而定,原则是抢救生命第一,保脾第二。

1. 脾修补术　适用脾被膜撕裂伤,浅表性脾实质破裂,及脾下极边缘型破裂。

2. 脾切除　如术中遇到损伤较严重,面积较广,或脾蒂撕裂,出血量较多,合并生命体征不稳定者,则以抢救生命为主,行脾切除术。

3. 自体脾移植　严重广泛的大部分或全脾撕裂和脾门大血管干离断,出血汹涌,为了抢救患者生命,必须迅速切下全脾,做自体脾移植。

【预防】

1. 手术过程中要保持高度的思想警惕,提高防范意识。

2. 手术医师要具备良好的解剖知识和娴熟的手术操作技术。警惕病理情况下可能的解剖变异,动作轻柔,强调在直视下进行操作;在行直肠癌根治会阴原位肛门重建术、Dixon 根治术和右半结肠切除术时,要常规松解结肠脾曲,以获得足够的肠段,减少吻合口张力。

3. 术中必须有良好的麻醉,特别对于肥胖及二次手术患者。

4. 手术切口位置和大小要合理,对暴露不满意的可适当延长切口;使用拉钩力量要均匀、放置位置要得当。

五、肠系膜上血管损伤

【临床表现】

肠系膜血管损伤的临床表现主要取决于损伤程度、累及血管种类以及是否合并其他部位器官和组织的损伤,从而出现内出血、腹膜炎和休克征象。严重的肠系膜血管损伤导致的肠壁血运障碍,最终会因造成相应肠段坏死而出现延迟性腹膜炎。

【原因】

1. 病变本身因素。

2. 术者不认真,手术操作粗暴。

3. 对局部解剖关系不熟悉。

【诊断依据】

1. 出现进行性血压下降,腹膜炎或休克症状。

2. 腹腔穿刺及灌洗　对腹腔内出血诊断的准确率可 90% 以上,特别是对于尚未造成血流动力学波动的少量缓慢出血的诊断具有重要意义。

3. X 线检查　在肠系膜血管损伤时,腹平片的主要表现为肠郁胀、肠梗阻,如出现"新月征"和"穹隆征"说明有胃肠道气体溢出,提示胃肠道损伤或因血运障碍造成迟发性肠坏死、肠穿孔,后者亦为系膜血管损伤的晚期表现。

4. 腹部 CT 及 MRI 检查　可以清楚识别肠系膜血管及小肠系膜根部情况,如肠系膜区出现不均质影像则对肠系膜血管损伤具有重要的定位诊断意义。

5. 选择性肠系膜血管数字减影　是术前确诊肠系膜血管损伤的最好方法,但因其检查操作繁琐而在急症诊断中极少应用。

【治疗】

为保障肠壁的血液供应,对于肠系膜血管主干的损伤应尽量进行修补重建。范围较小的损伤,可对损伤部位连续单纯缝合或外翻缝合修补。

肠系膜静脉侧支循环比较丰富,结扎后发生坏死机会较少,但应谨慎行事,对肠系膜静脉大血管损伤也要尽量修复、重建。由于血管损伤而引起的失活肠组织必须予以切除,肝曲以远的结肠切除后进行一期吻合必须十分慎重,乙状结肠血管受损造成肠坏死者可选用 Hartmann 手术,以后再行二期吻合。

【预防】

在腹部手术操作中,外科医师应具有丰富的解剖学知识,注意腹膜后区的局部毗邻关系,注意手术操作的层次,注意术野的充分暴露,都可以在一定程度上防止因手术操作失误而发生医源性肠系膜血管损伤。

六、吻合口扭转

【临床表现】

腹痛、腹胀、恶心、呕吐。

【原因】

由于术中麻醉效果欠佳,肠管不断涌出,术者将涌出的肠管还纳腹腔,致使肠管互相扭结,吻合完毕后,亦未作进一步检查,仓促关腹,以致发生这种严重错误。

【诊断依据】

1. 术后发生腹痛、腹胀、恶心、呕吐。

2. 钡餐检查可证实梗阻的存在,但不能发现吻合口扭转,唯有手术探查可以证实。

【治疗】

吻合口切除,再行吻合,虽然手术时间长,损伤大,但比单纯拆除原吻合口缝线,在原吻合口重新行吻合的效果可靠,因为切除了原吻合口,利用健康的肠管重新进行吻合。这样,术后发生吻合口瘘、吻合口水肿、吻合口炎的几率小。

【预防】

手术要有满意的麻醉效果,手术野暴露要良好,吻合时必须在确认无扭转的情况下,才能吻合。

七、前切除后综合征

【临床表现】

排便次数增加、便急、排便不规律、排便困难以及轻度失禁。

【原因】

1. 肛门括约肌损伤。

2. 新建直肠的顺应性下降与术后大便失禁有关。

3. 直肠癌低位前切除术对患者造成的内括约肌反射通路神经损伤。

4. 异物作用　在吻合后缝线或吻合钉的异物刺激作用下,吻合口炎性细胞分泌增加,产生慢性炎症反应,从而新建直肠,特别是吻合口处敏感性增强,致使患者肛门坠胀、便意频频,甚则排便不止。

【诊断依据】

术后排便次数增加、便急、排便不规律、排便困难以及轻度失禁。

【治疗】

1. 手术治疗　如增加新建直肠容量,保留盆底自主神经。

2. 非手术治疗　肛门括约肌训练。

3. 中医治疗　服用中药或针灸。

【预防】

结肠成形术,注意盆底自主神经的保护。

八、肛门失禁

【临床表现】

腹泻、排便频率异常,排便障碍、肛门松弛、肛门湿疹瘙痒,肛门括约肌松弛。

【原因】

1. 创伤　主要是括约肌损伤,最多见的原因是肛管直肠部手术,尤其是高位肛瘘手术破坏肛管直肠和括约肌。此外,内痔、肛裂、直肠脱垂、直肠肿瘤等手术处理不当,或肛管部组织遭受外来暴力、药物注射、灼伤、冻伤等均可引起肛门失禁。

2. 肛管直肠结肠疾病　最多见为直肠肿瘤及炎症性疾病。

3. 神经系统疾病　如中枢神经系统疾病、脊柱裂、脊髓脊膜膨出、脊髓及骶神经损伤、感染和脊髓瘤;肛门直肠先天畸形和肛门直肠神经障碍均可导致肛门失禁。

【诊断依据】

1. 肛门排便异常。

2. 直肠指诊　肛门松弛,收缩肛管时括约肌及肛管直肠环收缩不明显和完全消失,如为损伤引起,则肛门部可扪及瘢痕组织,不完全失禁时指诊可扪及括约肌收缩力减弱。

3. 内镜检查　直肠镜检查可观察肛管部有无畸形,肛管皮肤黏膜状态,肛门闭合情况。

【治疗】

(一)非手术疗法

1. 促进排便　治疗结直肠炎症,使有正

常粪便,避免腹泻及便秘,避免服用刺激性食物,常用多纤维素食物。

2. 肛管括约肌操练　改进外括约肌耻骨直肠肌、肛提肌随意收缩能力,增加肛门功能。

3. 电刺激　常用于神经性肛门失禁。

（二）手术疗法

由于手术损伤和产伤或外力暴力损伤括约肌致局部缺陷。先天性疾病,直肠癌术后肛管括约肌切除等则需进行手术治疗,可采用括约肌修补术、直肠阴道内括约肌修补术、括约肌折叠术、皮片移植管成形术、括约肌成形术等。

【预防】

1. 饮食应以清淡饮食为主,忌刺激性或油腻的食物。

2. 积极参加轻微的体育活动,增强体质,提高机体各脏器的活力,防止便秘的发生。

3. 加强肛门功能的锻炼,养成定时排便的习惯,每天定时并且排空大便,减少对直肠黏膜感受器的刺激。

（张建立　王政坤）

第八节　造口相关并发症

一、造瘘口狭窄

【临床表现】

狭窄可早期或晚期发生,多在皮肤-黏膜连接处,偶在造口顶端,以往常将肠管拖出腹壁外 3~4cm,腹壁各层与浆膜层间断缝合,皮肤也与浆膜层缝合,由于浆膜易受粪便、分泌物等刺激而引起浆膜炎,炎性肉芽组织增生,日久瘢痕挛缩,是造成严重狭窄的重要因素。

【原因】

1. 手术皮肤切口太小,因此术后早期即表现出来。

2. 由于造口周围感染、炎性肉芽组织增生、纤维化后瘢痕挛缩,故肠造口狭窄多出现较晚,并逐渐加重。

【诊断依据】

1. 暴露的浆膜及皮下组织出现炎性肉芽组织增生。

2. 造口周围瘢痕形成导致环形狭窄。

【治疗】

1. 狭窄的早期和轻度狭窄的病例可用手指扩张,每日一次,保持造口容示指近端指间关节能通过,然后逐步改为隔日扩张一次,一周二次至一周一次,约需维持扩张 3~6个月。

2. 重度狭窄或扩张治疗无效者可行手术治疗,包括狭窄环放射状切开,或沿肠管环形切除瘢痕组织,适当切除皮肤、皮下组织和部分筋膜,或重建造口。

【预防】

1. 造口时结肠段无张力、伴良好血供,造口肠段在腹膜平面先缝合固定 4 针,以防回缩,造口一期开放与皮肤作间断缝合,然后贴好造口袋,以防粪汁污染。

2. 造口的口径在 2.0~2.5cm,不能太小,又不宜过大。

二、造瘘口旁疝

【临床表现】

造口旁疝即小肠从结肠旁脱出,是常见的晚期并发症,乙状结肠造口旁疝比回肠造口旁疝更易发生。造口旁疝分 4 型:①真型造口旁疝,最多见,占 90%。有一腹膜囊自扩大筋膜缺损凸出,腹膜囊可在皮下或在组织间。②造口间疝:多半合并脱垂。由于腹腔内肠袢随造口肠袢向皮下突出,筋膜有缺损并扩大。③皮下脱垂(假性病):其筋膜环完整,由于造口处肠袢向外突出所致。患者站立时,皮下冗长肠袢凸出,类似疝。若需治疗,仅行局部修补,不必经剖腹治疗。④假性疝:极少见,由于腹壁薄弱或腹直肌外侧神经损伤所致。特点是在造口侧方有不变性弥漫性突出,无卧隐立现的表现。

多数无明显临床症状,或仅有造口旁肿胀,少数巨大造口旁疝可有症状,如肠功能不全,影响穿衣及正常生活。若疝囊扩张牵拉腹壁和造口皮肤可有腹痛。由于造口旁疝的颈部一般较宽大,肠狭窄的发生率较低。

【原因】

1. 医源性　与造口位置的选择、造口技术及手术前后的处理有关。目前认为经腹直肌旁造口及经剖腹切口处造口最易发生造口旁疝,而经腹直肌造口可减少造口旁疝的发生。

2. 患者全身状况　如造口周围肌肉和组织的萎缩、营养不良、术后感染、慢性咳嗽、过度肥胖以及尿路梗阻等腹内压增高的因素都可诱发造口旁疝的发生。

【诊断依据】

1. 造口旁肿胀、皮肤破损。

2. 造口袋固定困难、影响穿衣及正常生活。

3. 疝囊扩张牵拉腹壁和造口皮肤可有腹痛,甚至发生肠祥嵌顿。

【治疗】

1. 早期或症状轻微者,经用合适的腹带或特制的造口带后症状可缓解,并可预防其发展。

2. 有下列情况应考虑手术治疗　①原造口位置不满意,行造口移位同时修补;②原造口处合并肠脱垂而致狭窄或功能不满意时;③疝的存在妨碍配戴造口袋或造口灌洗;④病颈过小使复位困难,有急性狭窄的发生或潜在的危险;⑤造口旁病巨大,严重影响体形外观。

3. 手术方法　病原位修补和造口移位两种:传统的观点认为后者长期效果好,理由是利用自身组织直接缝合修补,由于存在局部张力,复发率高达 76% 以上,但随着外科技术和材料学的发展,应用合成 Marlex 网,取得较好效果。特别是较大的筋膜缺损,多次复发,持续多年的巨大造口旁疝都是应用 Marlex 网的适应证。对 Marlex 网是用内置法还是外置法,有人形象地将 Marlex 比着澡盆

内的塞子,采用它由外向内堵塞孔,水压必将塞子推开;若用塞子由内向外堵,水压将把塞子牢牢地顶在澡盆壁上。正确应用 Marlex 可大大降低造口旁疝的复发。

【预防】

1. 预防造口旁疝的发生有赖于造口肠管与腹壁的严密缝合,尤其是与腹膜的缝合,两针之间不能容一指尖。

2. 经腹直肌造口钝性分离肌束,也有助于降低造口旁疝的发生率。

3. 筋膜一般沿着肌肉纹理的方向作"一"字形切开,不作"十"字形切开或圆形切除,后者易损伤腹壁神经血管,导致造口旁疝。

4. 积极防治慢性咳嗽、呼吸道感染、便秘等导致腹内压增高因素。

5. 采用腹膜外隧道肠造口,相对固定了结肠,有利于防止造口旁疝。

三、造瘘口坏死

【临床表现】

造瘘口坏死是一种严重的早期并发症,多发生在术后 24~72 小时。末端肠造口缺血性坏死比祥式造口多见。坏死的原因是由于合并术后其他并发症,影响了结肠中动脉的血液循环,或提出肠管时牵拉张力过大或扭曲,或因造口孔过小压迫肠系膜血管所致。坏死通常在肠系膜对侧距造口几厘米处,多为局限性,常累及 1/4 的造口部。轻者留置观察,黏膜将自行坏死脱落,长出肉芽组织或上皮化自愈。若局部纤维增生致造口狭窄,则需切除,重建造口。广泛性坏死是因肠壁主要营养动脉血液循环受影响而发生,不太多见。少数坏死累及腹腔内的肠段,需靠经造口处插入内镜检查明确诊断。

【原因】

1. 损伤结肠边缘动脉。

2. 提出肠管时牵拉张力过大。

3. 扭曲及压迫肠系膜血管。

4. 造口孔太小或缝合过紧影响肠壁血供。

【诊断依据】

1. 黏膜成黑紫色或漆黑色,有分泌物,有异常臭味,造口中央成淡红色或红色,用力擦洗黏膜有出血。

2. 严重者全部黏膜成漆黑色,有多量异常异味,擦洗黏膜没有出血点。

【治疗】

1. 轻度造口坏死,造口黏膜边缘暗红色,局部黑色不超过造口黏膜的 1/3,无分泌物,无臭味,造口周围皮肤没有改变。处理:更换底盘;折除缝线;观察血运情况;局部生物频谱仪照射。

2. 中度造口坏死　黏膜呈 2/3 的黑紫色,有分泌物,有异常臭味,造口中央成淡红色或红色,用力擦洗黏膜有出血。处理:按轻度方法处理后坏死黏膜脱落再按伤口处理方法进行清创,皮肤保护粉保护膏。

3. 重度造口坏死　全部黏膜成漆黑色,有多量异常异味,擦洗黏膜没有出血点。处理:必须急诊手术,重做造口。

【预防】

1. 术中要保护好肠壁血管,选择造口肠段时应充分考虑造口的血供。

2. 术中要松动造口肠段,避免压迫肠段血管。

3. 在作祥式结肠造口时,应将支持杆插在肠壁动脉和肠之间,以防压迫动脉阻断肠壁血供。

4. 腹壁切口不宜过小,直径一般以 2~2.5cm 为宜,以防术后挤压造口致缺血。

5. 急性造口脱垂要积极治疗,避免恶化发生坏死。凡疑有肠管坏死,应判明坏死范围,如坏死位置表浅、局限而不影响肛管收缩者,仅需清除坏死组织,局部放引流,应用抗生素。如坏死区已延至腹腔内,已不能清楚地看到正常肠管,应立即进行再手术,以免结肠坏死,回缩至腹腔内,肠内容物外溢,造成严重后果。

四、造痿口回缩

【临床表现】

双腔结肠造口发生回缩机会多,常因结肠游离不充分,结肠短,外置结肠有张力或过早去除支持肠管支持杆而发生。而腹腔内有炎症、瘢痕粘连、癌肿浸润、肥胖、肠系膜过短时,更易发生此并发症。造口回缩程度小时,临床可无异常表现;如回缩大、造口黏膜已看不到,或已缩回至腹腔内者,可引起渗漏,导致造口周围皮肤损伤,严重者可致腹腔感染或腹膜炎。

【原因】

1. 拉出做造口的结肠段较短有张力,以致发生回缩和内陷。

2. 继发于轻、中度结肠缺血坏死后,造口平面缝线滑脱,肠段回缩。

3. 造口腹壁孔过大,明显粗于肠管,缝合针距过大,祥式造口支撑物撤出过早亦可引起造口回缩。

【诊断依据】

1. 造口内陷低于皮肤表层,出现渗漏、造口周围皮肤损伤。

2. 患者出现发热,白细胞计数增高等感染症状。

3. 造口周围腹壁紧张,压痛、反跳痛等腹膜炎表现。

【治疗】

1. 造口回缩程度小,造口边缘黏膜尚可见者,可保守治疗,加强创面处理。

2. 如回缩过大,造口边缘黏膜已不能见到,或已回缩至腹腔内者,尤其早期回缩,可造成严重腹内感染或弥散性腹膜炎,应二次手术重建造口。

【预防】

术中合理操作可减少或避免造口回缩的发生:

1. 从腹壁孔拉出的肠管必须无张力,这对于防止造口回缩尤为重要。

2. 造口肠管提出腹壁的长度不应 <4cm,

外翻缝合后要高出周围皮肤表面约 1~2cm。

3. 采用腹膜外隧道肠造口,这样既可以防止造口回缩或脱垂,也可以消除结肠旁沟,防止内疝。

4. 祥式造口支撑的塑料棒或玻璃管去除的时间至少要在两周后,若患者全身情况极差伴有低蛋白血症者,则应延长时间。

五、造瘘口脱垂

【临床表现】

造口脱垂多发生于游离大的横结肠处,而附着于后腹壁之降结肠部位发生率低。故祥式横结肠造口较末端乙状结肠造口多 10 倍。肠管由造口内向外翻出来,可由数厘米至 10~20cm,多发生于环状造口,可能引起水肿、出血、溃疡、肠扭转、阻塞或缺血而坏死,导致病者极度尴尬及心理问题。

【原因】

1. 肠管固定于腹壁不牢。

2. 腹壁基层开口过大。

3. 腹压增加。

4. 腹部肌肉软弱。

【诊断依据】

造口固定不可靠或者腹内压持续偏高的原因造成肠管由造口内向外翻出来,脱垂肠管长度可从几厘米到十几、二十几厘米。

【治疗】

1. 轻度膨出或脱垂者不影响造口袋的戴用,可用弹性腹带对肠造口稍加压。

2. 重者表现为外突性肠套叠,发生后应手法复位,局部注射硬化剂,或手术固定,切除多余肠段,重建皮肤黏膜的连接,或重建肠造口。

【预防】

1. 术中游离肠管不可过长,并将腹内段肠管与侧腹膜间断缝合 8~10 针。

2. 采用腹膜外隧道造口法。

3. 腹壁各层要严密缝合,腹膜、腱膜、皮下与肠壁浆肌层缝合。

4. 腹壁隧道孔不可过大,一般单腔造口

的腹壁孔应容两指,双腔造口则要容三指。

5. 避免便秘及其他使腹压增高的因素,如防治咳嗽、排尿困难。

六、造口周围皮肤炎症及感染

【临床表现】

肠造口周围皮炎是造口术后早期常见并发症之一,发生率为 3.8%~26.9%,一般多发生在术后 1~2 周,常表现为皮肤炎性破溃渗出。肠造口感染主要由造口部位皮下或深部软组织感染引起。初起时表现为造口周围红肿疼痛,继而形成脓肿,脓肿可自行向外溃破或切开引流后愈合,产生瘢痕,引起造口狭窄。脓肿亦可向内经结肠穿破,形成造口旁粪瘘,经久不愈。

【原因】

1. 造口周围皮肤炎症

(1) 损伤性皮炎:如应用造口器材不当,在更换时,上皮易从真皮撕下,诱发损伤性皮炎。

(2) 接触性皮炎:常由于造口器材对皮肤的刺激或造口排泄物漏出刺激皮肤。

2. 造口感染主要是由术中和术后污染造成的。此外,糖尿病患者易并发造口感染。

【诊断依据】

1. 皮肤潮红、充血、水肿、糜烂。

2. 形成红斑,继而溃疡、脱皮,局部剧痛。

【治疗】

1. 造口周围皮肤炎症的治疗　造口排泄物漏出刺激皮肤时,先用生理盐水棉球清洁造口周围皮肤,再涂以氧化锌软膏保护;对于皮肤炎性破溃、渗出,应用生理盐水清洗、擦干,将溃疡粉洒于表面,然后用皮肤保护膜。

2. 造口感染的治疗　感染早期要清洗和湿敷造口,及时更换造口袋,加强抗感染治疗。脓肿形成则需及时切开引流,剔除线头。导致造口狭窄者,按照造口狭窄处理,若瘘管形成则需行瘘管切除术或重建造口。

【预防】

1. 造口周围皮肤炎症的预防

(1) 造口技巧:腹膜内侧的一段造口肠祥平面低于造口平面,使肠内容物通过肠蠕动间隙性外排,而不是通过重力及高位因素持续不断的流出。造口肠管外翻缝合后使造口高出皮肤表面1~2cm,这样安装造口袋后粪便可以直接流入袋内。

(2) 造口护理:术后2~3天开放造口,此时粪便稀薄,对腹壁皮肤刺激大,尤其是回肠造口者排泄物量大,易浸透造口袋底板,皮肤易出现过敏、刺激性皮炎。先用生理盐水棉球清洁造口周围皮肤,再涂以氧化锌软膏保护。一件套造口袋更换较勤,易引起损伤性皮炎,二件套造口袋易清洗及使用时间较长。尽可能选择底盘顺应性好、直径匹配的造口袋。对于皮肤炎性破溃、渗出,应用生理盐水清洗、擦干,将溃疡粉洒于表面,然后用皮肤保护膜。排便过稀者可适量给予止泻药。

(3) 结肠造口灌洗:定时的结肠造口灌洗可以训练肠道规律的蠕动,达到同正常人一样定时排便的效果,能减少排便次数,有效地防治皮肤糜烂。一般术后第5~7天即可开始,每天早上或晚上定时灌洗,每次500ml温开水连续灌注2次。通常需要较长的训练时间,大多数人在1~3个月后可达到规律排便。本方法能减少肠道积气,消除或减轻异味,降低造口周围皮炎的发生率。

2. 造口感染预防

(1) 重点在于充分肠道准备,加强无菌观念,减少组织损伤。

(2) 固定肠管的缝线不应穿入肠腔内,否则将发生肠漏,继发造口感染。造口时不能过多切除皮下脂肪,手术结束时造口内填塞油纱一块,使造口肠管周壁扩开与皮下组织充分接触,消灭无效腔,避免造口周围积液和脓肿形成。

(3) 糖尿病患者易并发造口感染,注意血糖调控十分重要。

(4) 肠造口是污染性手术,围术期应使用抗生素。造口周围用碘纺纱布条围绕,这样可以有效防止造口感染,又可以防止造口边缘出血。

(张建立　王政坤)

第九节　回结肠储袋术后并发症

一、盆腔脓肿

【临床表现】

出现弛张型高热,腹膜刺激征明显,出现直肠压迫感、排便感及排尿痛等直肠和膀胱刺激征,并有全身中毒症状。双合诊及肛门指诊感觉盆腔饱满,直肠子宫陷凹组织增厚、发硬或有波动性肿块,伴有明显触痛。

【原因】

盆腔脓肿主要是由于病原体感染,以厌氧菌为主。

【诊断依据】

1. 发热、腹膜刺激征、直肠压迫感等。

2. B型超声　表现为盆腔内圆形或片状的无回声区,大部分边界不清楚,内可见点、斑状及条索状中等回声或弱回声。

3. 立位腹部平片　盆腔脓肿脓腔内液平面和反射性肠淤胀、肠粘连以及盆壁脂肪线模糊或消失外,侧位观察骶骨前直肠不充气。

4. CT扫描　脓肿壁增厚毛糙,如有液化,中心为低密度。增强扫描呈环状强化,中心液化区无强化,脓肿内如有气体,为确诊的可靠依据。

5. 诊断性穿刺　女性已婚者可自阴道后穹隆穿刺,男性可经直肠穿刺,抽出脓液即可确诊。

6. 肛门指诊　可发现肛管括约肌松弛,直肠前饱满并有触痛的软块。

【治疗】

1. 应用对厌氧菌(尤其是脆弱类杆菌)有效的广谱抗生素。

2. 脓肿切开引流。

3. 手术切除脓肿。

【预防】

1. 高能量饮食,注意水、电解质平衡,必要时输液、输血、输清蛋白,提高机体的免疫和防御能力。

2. 杜绝各种感染途径,保持会阴部清洁、干燥,每晚用清水清洗外阴。

3. 若见便中带脓或有里急后重感,要立即到医院就诊,以防盆腔脓肿溃破肠壁。

4. 注意个人卫生、增加营养、锻炼身体、增强体质、注意劳逸结合、提高机体抵抗力。

二、肛周皮肤糜烂

【临床表现】

肛周皮肤潮红、肿胀、糜烂。

【原因】

术后腹泻次数多,对肛周皮肤刺激较大,如果腹泻后处理不好,使肛周皮肤长期处于潮湿状态,肛周皮肤黏膜薄,肛门周围容易红肿,严重者破溃,引发肛周脓肿或肛周皮肤感染。

【诊断依据】

1. 肛周皮肤潮红、肿胀、糜烂。

2. 腹泻次数多。

3. 肛周皮肤长期处于潮湿状态。

【治疗】

1. 及时用温湿软毛巾轻轻拭去排泄物,每次清洗后给予吹干,保持皮肤干燥。

2. 红外线理疗每天3次,充分暴露臀部皮肤。

3. 皮肤潮红处涂擦氧化锌软膏,糜烂处外敷皮维碘纱块以达到消毒及促进收敛的作用。

4. 会阴部红肿或有湿疹时,每次便后用0.1%高锰酸钾溶液2000ml坐浴15~30分钟,外涂咪康唑霜。

5. 肛周糜烂时,会阴及肛周冲洗,晾干后涂皮肤保护粉。女患者月经期间不要坐浴,防止逆行感染。

【预防】

注意保持肛门周围的清洁与干燥,每次

腹泻后清洗,先用软布或卫生纸轻轻按压肛周以吸净水分后,可选用无刺激性的湿纸巾轻轻擦拭肛周,注意不要来回用力擦,以免损伤皮肤。

三、储袋炎症

【临床表现】

主要表现为储袋功能不良,如大便次数增多(4~8次/天)、便质偏烂、腹部绞痛、里急后重和大便失禁;个别患者有发热和直肠出血等。也可有肠外表现,主要为关节痛。

【原因】

储袋炎的发生原因与炎症性肠病一样,仍未明确。因其一般只在溃疡性结肠炎术后发生,所以人们猜测其发生存在遗传易感性;而抗生素、益生菌治疗有效则提示还有共生菌群失调的因素参与,两者可能存在相互作用;即该种遗传易感性影响菌群的变化,而菌群变化在此类易感人群中最终导致储袋炎的发生。

【诊断依据】

1. 在临床上主要根据症状及经验,出现储袋功能不良的症状即可考虑诊断。

2. 内镜检查表现为出血、溃疡、组织水肿、脆性增加和结节形成等。

3. 活检镜下可以看到,在绒毛萎缩、慢性炎症细胞浸润的背景下,组织呈急性炎症改变,表现为白细胞浸润、隐窝脓肿、黏膜溃疡。

【治疗】

1. 药物治疗　急性期患者主要使用抗生素治疗。

2. 应用益生菌。

3. 手术治疗　适用于严重的储袋炎,可作永久性造口。

【预防】

益生菌已被成功用于储袋术患者,以预防储袋炎和延缓减轻慢性储袋炎。

(张建立　王政坤)

第十节 性功能障碍

【临床表现】

性功能障碍是直肠切除术后一个较为重要的并发症,因为它是反映手术后病员生活质量的一个指标,以往较少被重视,一种错误的想法,认为癌肿患者能生存下来已不容易,还考虑什么性功能。正常的性功能与盆腔神经和血管的解剖密切相关,受交感神经和体神经的支配。Cirino 等研究指出 Miles 术后患者有 32%~100% 出现性功能障碍。男性患者常表现为阳痿或不射精,女性患者表现为无性冲动或性生活不适。

【原因】

1. 男性阳痿主要是由于副交感神经损伤之故。在分离直肠时由于解剖层次不清,系骶前筋膜(Waldayer 筋膜)自骶骨上撕脱,同时撕断 6 根勃起神经干。

2. 男性不射精则是由于交感神经的损伤,导致精囊不会收缩,以致无精液排出;同时膀胱颈部内括约肌麻痹(松弛),精液回流入膀胱,病员可有满意的快感。

3. 女性 Miles 术后会阴部瘢痕形成和挛缩改变了阴道的柔韧性,性生活时产生不适或疼痛,也可能降低了患者对性生活的兴趣。阴道后壁切除,破坏了阴道的完整性,性交时缺乏快感,甚至还产生不适感,就不愿意过性生活了。

4. 术中要结扎切断供应盆腔脏器的血管,从而影响了性生活中盆腔的充血和性快感的出现。

5. 造口患者,由于造口造成的身体外形的变化,以及造口的不可控性,导致心理障碍,就加重了性生活的不和谐。

【诊断依据】

1. 男性患者术后阳痿或者不射精。

2. 女性阴道萎缩、纤维化,阴道干燥,导致无性冲动或性生活疼痛不适。

【治疗】

1. 手术技巧 手术损伤与术后性功能障碍有直接关系。因此,手术在保证肿瘤根治的前提下,尽可能保留盆腔的自主神经,以保护患者的排尿和性功能。对于阴道后壁切除后可用可吸收线修补或阴道再造术。

2. 心理治疗 为使直肠癌患者尤其是造口患者克服紧张、自卑的心理,恢复正常的尊严及信心,要强化术前术后的心理咨询和指导,帮助患者适应手术和肠造口带来的变化,卸下沉重的精神、心理负担,消除顾虑,树立正确的性观念,恢复正常的性能力,提高生活质量。

【预防】

1. 要熟悉解剖,交感神经节后纤维在主动脉分叉前分两支跨越骶岬,在直肠两侧,靠近子宫骶韧带向下、向前,在腹膜返折平面下,直肠壶腹的侧面与来自 S_{2-4} 的副交感神经纤维组成 Frankenhauser 丛。

2. 游离直肠必须按直肠系膜全切除的原则,直视下在骶前间隙中进行锐性分离。

3. 断离直肠侧韧带时宜尽量将直肠牵向对侧,并用深 "S" 形拉钩将盆壁处腹膜牵开,避免大块钳夹、结扎。

【典型病例】

患者,女,35 岁,2000 年 5 月,直肠癌行 Miles 术加阴道后壁切除术。术后阴道后壁由直肠切除后增生形成的瘢痕组织替代,阴道壁的腺体分泌组织减少,甚至前庭大腺亦被切除,表面粗糙,阴道固有的光滑性及柔软性大大减低,双方均有性生活时的疼痛及极度不适,特别是女方更明显。

(张建立 王政坤)

第十一节 肛门狭窄—— 痔的手术、改良 Bacon 术

【临床表现】

1. 粪便形状改变 肛门狭窄,排便困难而便秘,服泻药后,粪便可成扁形或细条状,且自觉排便不净,即使排便次数增加,也多为

少量稀便排出。

2. 肛门失禁 肛门狭窄、纤维化、瘢痕形成,从而使肛门失去良好弹性。一方面表现为肛门狭窄,另一方面表现为肛门收缩功能差,即肛门失禁、漏出粪便或分泌物。

3. 出血 肛门弹性差,粪便通过肛门时,使肛管皮肤裂口而出血。

4. 肛门瘙痒 因裂口致分泌物增加,引起肛门瘙痒和皮炎。

5. 排便困难 由于肛门狭窄,肛门有环状瘢痕,肛门缺乏弹性,即缺乏伸缩性,从而使较硬或较粗的粪便不易通过。

6. 疼痛 由于粪便通过困难,排粪便时经常导致肛管裂伤,从而出现持续性钝痛。也可在排粪便后出现持续性剧痛,甚至长达数小时。

【原因】

1. 先天性肛门直肠畸形。

2. 炎症引起的肛门直肠狭窄。

3. 肿瘤引起狭窄。

4. 外伤性狭窄。

【诊断依据】

肛门或肛管狭小,不能通过手指,有时摸到坚硬环状狭窄的纤维带或管状狭窄。

【治疗】

1. 内治法 出现轻度狭窄,大便困难,腹胀、肠鸣或便秘者,可给予药物润肠通便。

2. 外治法 扩肛疗法适用于肛门或肛管轻度狭窄。

3. 手术治疗

(1) 扩肛术:适用于肛门或肛管轻度狭窄,患者取侧卧位或截石位,局部常规消毒,肛门周围浸润麻醉,在肛门后正中线上,切开肛管皮肤和一部分括约肌,使肛门扩大,能顺利通过示指,外敷盖凡士林无菌纱布。

(2) 放射切口瘢痕松解术:适用于肛门和肛管轻、中度狭窄。肛门狭窄治疗中最重要的还在于预防,包括避免过多损伤皮肤黏膜及括约肌以保证术后肛管直肠的正常容积。

【预防】

1. 肛门部手术时,要防止肛门狭窄。譬如痔疮手术切除痔块时,应在痔块之间保留一条正常皮肤和黏膜。此外,肛瘘手术时不可切除过多皮肤。手术后,要保持局部的清洁卫生,防止各种感染,引起肛门狭窄。

2. 肛门扩张 即在肛门手术和损伤后,对有轻度狭窄者应用手指扩张肛门每周 1~2 次,间隔时间逐渐延长,直到狭窄消散后不再发生。一般疗程需 6~7 周,效果良好。人工手指扩张疗法,对狭窄严重或狭窄时间较长者,效果不佳,应当选择手术治疗。

(张建立 王政坤)

第十二节 其 他

一、切口裂开

【临床表现】

该并发症常发生于术后 1 周之内。往往在患者一次腹部突然用力时,自觉切口疼痛和突然松开,有淡红色液体自切口溢出。腹壁切口的一层或多层裂开,而皮肤或腹膜仍保持完整,称部分裂开;切口全层裂开,有肠或网膜脱出者,为完全裂开。

【原因】

1. 全身情况 年老体弱和伴随疾患是主要因素。

(1) 年龄与性别:年龄越大发生腹部切口裂开的机会越多,60 岁以上的开腹术后患者,约有 5% 发生此并发症,为年轻患者的 3~6 倍。而男性又多于女性,其比例约为 4:1。故对老年男性患者,更应注意防止腹部切口裂开。

(2) 伴随疾患:全身营养情况差,组织愈合能力不佳,切口容易裂开。导致此种情况的疾患有糖尿病、尿毒症、黄疸、低蛋白血症、败血症、慢性气管炎、免疫抑制、肿瘤以及长期应用类固醇激素等。

2. 局部因素 缝合不当、腹内压增加和切口愈合不良是导致切口裂开的三个主要原因,而且两种以上复合因素较单一因素造成切口裂开的情况更多见。

(1) 缝合不当:是最重要的单一因素,而腹壁筋膜层是缝合中强度最大的关键层次,若此层分离切口也就裂开了。故腹壁切口必须按层次对合。许多切口裂开源于缝线切割开了筋膜层,为避免发生此种情况,应掌握正确手术技术,包括匀称整齐的切口,轻柔操作以防止筋膜层失活,正确进针和打结,以及选用合适的缝线等。此外,缝合时要注意消除无效腔,造瘘口及引流管均要另戳口引出,避免从原切口通过,以降低伤口感染和切口裂开的发生率。

(2) 腹内压增高:慢性梗阻性肺呼吸道疾患,由于应用腹肌协助呼吸可使腹压升高。手术后呕吐、呃逆、剧烈咳嗽和喷嚏,都可使腹压突然增加。其他增加腹内压力的因素有术后肠梗阻、肥胖、肝硬化腹水及排便排尿困难等。因而术后应尽量减少腹内压增高的各种因素,并要格外注意防范切口裂开。

(3) 切口愈合不良:半数以上切口裂开病例伴有感染,另外切口有引流物通过或有血肿、积液时,均妨碍切口对拢、延迟愈合。

【诊断依据】

1. 切口有粉红色血水渗出。

2. 患者在咳嗽或呃逆而腹压增加时,有一种突然的崩裂感。

3. 检查时戴无菌手套触摸切口,可发现缺损触及典型的血清状血水。

4. 在肝硬化腹水患者术后,要注意鉴别是伤口裂开抑或是腹水漏出。

【治疗】

1. 切口裂开伴有内脏脱出的患者,必须卧床,伤口以无菌湿纱垫覆盖,在全麻下,将已突出切口的网膜或肠管,以含有抗生素的等渗盐水冲洗后,还纳入腹腔。裂开之切口经反复冲洗后,去除残留的线头,以 10 号丝线或尼龙线作全层贯穿间断缝合,针距 1~1.5cm,再加作腹膜外全层减张缝合。减张缝合线应在重新缝合后 12~14 天拆除。

2. 若切口完全裂开,并已伴有明显感染,无一期愈合可能,或全身情况甚差,不能耐受重新缝合者,则只能在静脉麻醉下,将脱出的肠管用抗生素盐水洗净后纳回腹腔,以大网膜覆盖在肠管上,用长条凡士林纱布平铺在大网膜和创口之间。自切口下端引出,起保护肠管与引流腹腔和腹壁切口的作用,再以宽胶布条或蝶形胶布拉拢切缘。每 2~3 天更换油纱布和胶布条一次,直至肉芽长出后再考虑缝合。对此类患者要积极治疗腹膜炎及切口感染,保持胃肠减压,维持水和电解质平衡,充分供给营养,方能成功修补腹壁裂口。

3. 伤口裂开不伴内脏脱出者,应及时做选择性手术,关闭切口。若为稳定的部分裂开(例如皮肤尚完整),而患者处于危险期,则可暂缓缝合,留待后期处理。但皮肤缝线需保留至 2 周后方拆除,并用腹带包扎腹部切口,以防筋膜层裂口扩大或覆盖的皮肤突然崩开。在处理伤口感染时发现切口已部分裂开,则应尽可能等到感染得到控制,伤口已愈合,约 6~7 个月后再缝合。此类病例在修补切口疝时,要根据原伤口细菌培养、药物敏感试验结果,选用适当的抗生素。

【预防】

1. 术前应对患者情况和影响愈合能力的疾患有全面了解,并作出相应处理。

2. 选择恰当切口,一般认为横切口裂开机会少一些,但有不同意见和结果,故应以显露手术野,便于操作为主。

3. 应用可靠的缝合材料、缝线。

4. 正确的缝合方法,除腹膜层外,间断缝合较连续缝合可靠,对血液供应影响小,缝合勿过稀,不要离切缘过近等。关键在于组织对合好、张力小和保持良好的血液循环。

5. 对有可能发生切口裂开的病例,可预防性加用减张缝合有一定效能。

二、内疝

【临床表现】

腹内疝是指腹腔内脏器或组织离开原有

位置而进入腹腔内正常或异常的隐窝、凹陷或非常大的缺损,肠管疝入可形成嵌顿或绞窄,其发病率为 0.2%~0.9%。手术探查是明确诊断与治疗此病的主要手段。

【原因】

1. 任何腹部手术后均可导致不同程度的腹腔脏器之间脏器与腹壁的粘连带而形成间隙,增加了腹内疝的发生率粘连带是构成疝环的主要成分。

2. 直肠癌根治术后腹腔内可形成两个空隙,一是腹壁造口的结肠与腹壁之间的空隙,若缝闭不良则可造成内疝,二是盆底腹膜缝合不当或术后腹胀所致盆底腹膜裂开,形成间隙,肠管进入即可造成的腹内疝。

【诊断依据】

1. 有明显腹痛、腹胀、恶心、呕吐及肛门停止排气排便。

2. 腹部可见肠形、蠕动波,腹部有压痛与肠鸣音亢进。

3. 随病情进展出现肠管绞窄及腹膜刺激征,患者疼痛难以耐受,辗转不安。

4. 腹部平片示肠腔扩张、多个液平或孤立性肠袢扩张。

【治疗】

1. 腹内疝一旦诊断明确,应早期进行剖腹探查,松解粘连,解除梗阻;

2. 如发生肠坏死,行肠切除,Ⅰ期肠吻合术,术毕将小肠按顺序排列,大网膜覆盖肠管减少术后发生肠粘连。

【预防】

1. 术中尽量减少手术机械不良刺激和副损伤。注意保护手术部位肠管,防止在空气中暴露过久和过度牵拉创面要缝闭光滑,避免一切增加肠粘连的因素。

2. 术中注意对腹腔的清理,保持腹腔引流的通畅,各种吻合口要符合生理要求,无张力,血供良好。

3. 完善腹部术前的准备和术后有效的各种处理,保证胃肠减压通畅,腹腔引流管的

通畅,术后短时间内严禁暴饮暴食和负重,避免长时间卧床和及早下地活动等措施,可以有效地减少腹腔粘连带形成与避免腹内疝性肠梗阻的发生。

三、下肢深静脉血栓形成

【临床表现】

深静脉血栓形成(deep vein thrombosis, DVT)是临床上常见的血栓性疾病之一,也是外科手术后常见的并发症之一,尤以恶性肿瘤手术后更为多见。

【原因】

1. 结直肠癌患者在手术前就存在高凝状态,甚至有些结直肠癌患者可以 DVT 为首发症状。

2. 结直肠癌患者在手术中所采用的体位也可能是导致 DVT 的关键环节之一。结直肠癌患者在手术中经常采用的截石位和折刀位容易导致下肢血流缓慢,从而引起静脉淤滞,进一步为 DVT 创造条件。

3. 结直肠癌患者术后长期卧床、血液浓缩和下肢深静脉穿刺等也是 DVT 发生的有利条件。

【诊断依据】

1. 受累肢体有不同程度的肿胀、疼痛和皮温增高。

2. 具有高危因素(既往有血栓形成病史、手术史、卧床超过 3 天、年龄 >70 岁或肥胖等)者应行下肢深静脉彩色多普勒超声检查,其 DVT 阳性诊断率 >90%。对于彩色多普勒超声检查不能确诊的病例则进行顺行性深静脉造影以确诊。

【治疗】

1. 抬高患肢、绝对卧床休息及穿着阶梯式压力袜。

2. 无抗凝治疗禁忌证的情况下主要采用:①LMWH 钙 5000U,皮下注射,每 12 小时 1 次,使用 1 周;②将踝关节以上浅静脉阻断,重组链激酶从足背静脉直接注入深静脉,剂量为 50 万 U/d,维持 3~5 小时,视情况连续使

用 3~5 天;或尿激酶从足背静脉直接注入深静脉,剂量为 10~20 万 U/d,1 小时内滴完,每 12 小时 1 次,视情况连续使用 5~7 天;③前列腺素 E₁20μg 静脉滴注,1~2 次/天;④低分子葡聚糖 500ml,1~2 次/天;⑤口服肠溶阿司匹林 0.1g,1 次/天,双嘧达莫 25mg,3 次/天。

3. 其他对症和支持治疗以及抗肿瘤治疗等。

【预防】

结直肠癌患者,特别是合并肥胖、糖尿病、高血压和冠心病等内科疾病患者围术期属于 DVT 的高危人群,应警惕发生 DVT 的可能。

1. 手术后应慎用或不用止血药物。

2. 必要时应用 LMWH 预防 DVT 的发生。

3. 需静脉输液的患者尽可能避免作下肢静脉穿刺,以减少下肢静脉的内膜损伤。若无可避免地损伤了静脉,应行预防性的抗凝治疗。有专家提倡对高危人群,预防性应用抗凝和祛聚药物。如不进行预防,此类患者罹患下肢 DVT 的机会高达 40%~80%。

(张建立 王政坤)

-------------- 参 考 文 献 --------------

1. 黄筵庭,主编.腹部外科手术并发症.北京:人民卫生出版社,2000.234.
2. 黎沾良.外科感染主要病原菌及其药物敏感性的变化趋势.普外临床杂志,1995.10:1-2.
3. Nichols RL. Surgical infections:Prevention and treatment-1965 to 1995. Am J Surg,1996,172:68-74.
4. 黎沾良.外科感染的抗菌药物治疗.中华外科杂志,1998,36(增刊):4-5.
5. 蔡三军.结直肠肛管癌[M].北京:北京大学医学出版社,2006.266-270.
6. 郁宝铭,李东华,郑民华,等.直肠系膜全切除在双吻合器低位前切除术中意义.中华外科杂志,2000,38:496-498.
7. Niels K,Willem D,Zarina L,et al. After-hours colorectal surgery:a risk factor for anastomotic leakage[J]. Int J colorectal dis,2009,24(7):789-795.
8. 刘荫华.低位直肠癌前切除术后吻合口漏的再认识[J].2006 中华医学会北京分会外科专业委员会学术年会论文汇编,2006.63-64.
9. Knight CD,Griffen FD. An improved technique for low anterior resection of the rectum Using the EEA stapler. Surgery,1980,88:710-714.
10. 顾晋,王林.低位直肠癌术后直肠阴道瘘的诊断和治疗.中华外科杂志,2006,12(23):1587-1588.
11. 赵嵘.结肠造口并发症原因分析.中国中西医结合外科杂志,2006,12(2):111-112.
12. Pilgrim CH,McIntyre R,Bailey M. Prospective audit of parastomal hernia:prevalence and associated comorbidities. Dis Colon Rectum,2010,53(1):71-76.
13. 姚琪远,何凯.降低肠造口疝修补术后复发的经验与技术.外科理论与实践,2010,15(6):597-599.
14. Lian L,Wu XR,He XS,et al. Extraperitoneal vs.intraperitoneal route for permanent colostomy:a meta-analysis of 1071 patients. Int J Colorectal Dis,2012,27(1):59-64.
15. 叶广坡,向和平.肠造口并发症防治进展.中国实用医药,2011,6(32):246.
16. 黄筵庭,主编.腹部外科手术并发症.北京:人民卫生出版社,2000.419.
17. 华静蕙,王凌.肠造口患者恢复期并发症的处理.中国综合临床,2004,20(11):1039-1040.
18. 叶广坡,向和平.肠造口并发症防治进展.中国实用医药,2011,6(32):247.
19. 卢震海,万德森.肠造口手术的并发症及其处理.广东医学,2009,30(8):1029-1030.
20. 史熠,宋安,朱振亚.腹壁肠造口周围皮肤糜烂的防治[J].浙江肿瘤,1998,4(4):211-212.
21. 黄乃健.中国肛肠病学[M].济南:山东科学出版社,1996.1264.
22. 宋安,史熠,张根福.肠造口周围皮肤糜烂[J].大肠肛门病外科杂志,2001,7(1):38-39.
23. 孙鑫荣,陈钟秀.乙状结肠造口术并发症 73 例分析[J].浙江肿瘤,1998,4(4):213-214.
24. 李德川,钱俊.对肠造口的理解和造口技术的改进.结直肠肛门外科,2007,13(4):211-213.
25. 梁小波,江波.肠造口的实施及并发症的预防.大肠肛门病外科杂志,2004,10(2):90-91.
26. Cirino E,Pepe G,Pepe F,et al. Sexual complications after abdominoperineal resection. Ital J Surg Sci,1987,17(4):315.

27. 张艾莉,闫于悌,张光华,等.女性直肠癌术后性功能障碍的调查与治疗.大肠肛门病外科杂志,2005,11(4):303.

28. 张艾莉.女性直肠癌患者 Mile 术后性功能障碍.中国实用外科杂志,1999,19(6):332.

29. 韩舟,黄涛,魏明,等.腹部手术切口裂开 24 例原因剖析及处理[J].中国误诊学杂志,2007,7(28):6896-6897.

30. 陆海琴,闵辉,郑多安,等.腹部切口裂开的常见原因及防治[J].中华临床外科杂志,2004,12(1):962-964.

31. 沈惠忠,陆熠,罗芸葆,等.腹壁切口裂开 60 例分析[C].全国第十九届肝胆胰外科学术交流会资料汇编,2006.365-367.

32. 耿小平,孙昀.切口裂开的预防与处理[J].中国实用外科杂志,2007,27(1):45-47.

33. 吴阶平,裘法祖,主编.黄家驷外科学.第 6 版.北京:人民卫生出版社,2002.1067-1074.

34. 曾辉,谢勇.腹内疝的诊断和治疗[J].中国普通外科杂志,2005,14(3):212-214.

35. 刘细平,钟德许,林辉.胃次全切除、胃空肠吻合术后腹内疝发生因素及其预防的探讨[J].中国普通外科杂志,2006,15(9):679-681.

36. HOYT DB,SWEGLE JR. Deep venous thrombosis in the surgial intensive care unit [J]. surgical Clinics of North America,1991,71:811-814.

37. 林少芒,姚燕丹.下肢深静脉血栓形成的病因分析[J].血栓与止血学,2002,8(1):16-17.

第七章

阑尾手术的并发症及处理

阑尾切除是外科最常施行的手术,近年来由于抗生素的广泛应用及手术的改进,手术死亡率低于1%,但手术后并发症仍未明显减少。因此,急性阑尾炎术后并发症仍是临床重要的问题,必须给予重视。

第一节 感 染

一、切口感染

【概述】

切口感染是阑尾切除术最常见的并发症,占所有腹部感染的首位。由于病变阑尾本身是感染病灶,故切口感染率较高,一般占10%~30%。除与阑尾本身的发病严重程度、患者的机体抵抗力及细菌数量和毒力有关外,手术操作不够细致、无菌技术不严格、术中污染等亦有关。

【原因】

切口感染多发生在皮下或肌肉下腹膜外层。主要病原菌是患者本身肠道细菌污染所致,或是术中创缘遭到污染或止血不善导致腹壁内形成血肿而继发感染。有些感染是因操作时无菌观念不强,用手指寻找阑尾,造成污染手指沾污切口;操作粗暴,造成无活力的组织增多;原切口腹腔引流继发感染;局部积液等因素引起脓肿形成;全身因素引起感染,如糖尿病高血糖状态影响白细胞的功能,包括白细胞的吞噬作用、细胞渗出及细胞内杀菌作用等均受障碍,以致增加切口感染的几率,长期应用激素使患者对感染抵抗力降低。切口止血不严,有血肿或无效腔,增加感染机会。

【临床表现】

术后数日出现发热,一般在术后5天左右,尤其在术后体温下降后又升高时应注意。患者往往体温逐渐升高,切口疼痛加重,性质为胀痛、跳痛。切口出现红、肿、压痛,皮肤温度上升,早期轻者有硬结,并有渗液,当脓肿形成后,有波动感,穿刺有脓液。切口深部感染可仅表现为切口及周围皮肤水肿,僵硬感,有深压痛及凹陷性水肿。

【诊断依据】

右下腹切口局部有感染症状和体征,白细胞升高,体温上升,若疑为深部切口脓肿,则可以做B超检查或局部穿刺。

【治疗】

在未形成脓肿前,可做局部乙醇湿敷、理疗,以利于血液循环,促进炎症消散,并应用抗生素,加强抗感染。当脓肿形成时应全部拆除缝线,充分引流,去除坏死组织及异物;当创面新鲜、渗液少时,可将切口两侧拉拢,以利于早日愈合。

如果患者临床有发热,应适当应用抗菌药物。一般来说,当感染的切口引流后体温很快恢复正常,即可停用抗菌药。如果体温仍然不降,可能为切口引流不畅或伴有其他部位的感染灶存在。

切口引流后需每日换药。换药中应注意以下几点:①应仔细检查切口各种异物(如缝线)和坏死组织;②局部尽量不用抗生素;③引流数天后,当创面干燥、渗液不多时可考虑将创面对合,一般采用蝶形胶布对拢伤口;④如果切口引流物有粪样物,则可能为粪瘘形成,做相应处理。

【预防】

1. 加强医护人员无菌观念,手术要轻巧、仔细、严密止血。

2. 手术切口创缘要严格加以保护,避免局部血肿引起感染。

3. 阑尾切口不宜过小,否则影响阑尾通过切口的感染。

4. 对阑尾穿孔有腹膜炎的患者,术前应用抗生素,有影响切口感染的疾病如糖尿病、营养不良等,应积极治疗。

5. 缝合切口时应彻底止血,对合严密,消灭无效腔血肿,减少异物。

6. 放置引流物时,不宜把引流物从切口引出,而应另处截口引出体外。

7. 腹膜外翻保护切口的方法　切开腹膜前即准备好吸引器,先将腹膜切一小口吸尽脓汁,再扩大剪开腹膜,用浸有生理盐水纱布蘸尽腹腔内的脓汁或渗液;根据切口大小用6~8把弯止血钳将腹膜外翻固定在护皮巾上,掩盖保护切口。

8. 切口缝合方法的改进　阑尾切除术后切口感染发生率较高。因此,人们研究了一些切口缝合方法来减少切口感染的发生率。①切口二期缝合法:南京医科大学第一附属医院曾对易发生感染的阑尾切口采用二期缝合法,即间断缝合腹内斜肌、腹外斜肌,皮下预置缝线,不结扎。创口填以纱布,以利于术后引流,如切口无感染迹象,可予结扎缝合。②抽线缝合法:阑尾切除后,腹膜不缝合,缝线从切口一侧进针,穿过皮肤、皮下脂肪、皮肤出针,U形缝合,术后7天抽线。原理:

切口感染与异物有关,异物常引起组织过度增生和排斥反应,有助于厌氧菌繁殖,而该方法抽线后切口无线头,可减少异物刺激而导致的感染。③不缝合腹膜法:充分引流,增强腹膜的吸收能力。

9. 合理放置腹腔引流　腹腔内感染严重、渗出多,为利于引出,减少腹腔内脓肿,多放置引流,应在切口外侧另戳孔引流,且要注意与切口隔离。术后引流量多时,要勤于更换,防止污染切口。

二、腹腔感染

【概述】

阑尾术后出现的腹腔感染常见有弥漫性腹膜炎、盆腔脓肿、膈下脓肿、肠间隙脓肿、右下腹及髂窝脓肿、阑尾荷包内脓肿等。

【原因】

阑尾切除术后脓肿形成的常见原因:

1. 腹腔残余感染。

2. 阑尾基底结扎线脱落、阑尾根部和盲肠明显水肿使残端愈合不良、荷包内脓肿向腹腔和切口穿破、术中盲肠损伤未被发现或处理欠妥、盲肠本身的病变在阑尾切除中未被发现等。

3. 手术时损伤肠管。

4. 腹腔血肿继发感染。

5. 手术时异物存留于腹腔。

【临床表现】

一般发生在术后的5~10天。主要表现为发热、腹部不适并出现腹痛、腹胀、不能进食及中毒症状,腹部有局限而固定性触痛者,应考虑有腹腔脓肿的存在。由于盆腔低位并邻近阑尾,盆腔是脓肿形成的最常见部位。盆腔脓肿多表现为低热,伴有明显的直肠刺激症状,如排便次数增多,黏液样便,排便不尽感等。有时可刺激膀胱出现尿痛、尿急、尿频。触诊时可有下腹部压痛,直肠指诊最有助于诊断,在直肠前可触及疼痛的肿块。其他部位腹腔感染常缺乏突出的症状,发热、腹胀或腹痛、白细胞增高是最常见的表现,在术后有这类症状持续者,应警惕腹腔感染的可能。

【诊断依据】

术后腹腔感染要求及早作出诊断,早期诊断、正确定位对预后至关重要。诊断要点:

1. 结合手术情况,如有腹膜炎者术后感染机会较多;术中有阑尾残留者,残株炎不难诊断。

2. 需排除切口感染。

3. 注意腹部有无固定压痛部位或肿块,盆腔脓肿时直肠指诊常能触及直肠前壁肿块。

4. X线检查在膈下脓肿病例常会提示胸膜炎性改变。

5. 超声检查对腹腔脓肿诊断和定位灵敏度较高,是一种较好的诊断手段。

【治疗】

宜早期切开引流。严防自行溃破引起全腹膜炎。切开方法多采取最接近脓肿的途径,切开腹壁直达脓腔。盆腔脓肿则可经肛门直肠切开引流,女性患者可经阴道后穹隆切开引流。术前应排空膀胱,在良好的麻醉和显露下,于直肠壁膨隆部位穿刺抽得脓液,顺穿刺针方向戳开脓腔并扩大切口。术后定时肛指扩张及检查切口,使其引流通畅。经直肠切开较之经腹切开的优点包括:

1. 感染不扩散腹腔及腹壁。

2. 切口在低位易于引流,手术操作简单。但要注意脓腔与直肠间有小肠襻或肠系膜,若被误伤则可发生肠瘘和大出血等;同时加强抗感染和营养支持以及局部处理仍然重要,这样可缩短疗程加速愈合,部分小而分散的肠间脓肿,定位及引流较困难,多数可经非手术治法而愈,部分病例在 B 超和 CT 引导经腹部穿刺引流盆腔脓肿是有效、安全的。对单个的与腹壁间无肠管阻隔的水肿,可采用 B 超引导下经皮置管引流。多发性脓肿或经皮引流失败者,需行手术引流。

(李振凯)

第二节 出 血

一、阑尾残端出血

【概述】

阑尾残端大出血,是指阑尾切除术之后,发生在阑尾残端部分的出血,其主要表现为下消化道出血为主。阑尾残端出血,由于部位特殊,极为隐蔽,尚无特异表现,故其诊治棘手。

【原因】

1. 阑尾残端保留过长,或是包埋其残端的荷包缝合过大,手术后过长的残端组织继续发炎、坏死以及形成局灶性溃疡,致使阑尾基底部的盲肠壁也受到侵蚀和破坏,一旦侵蚀的血管腐蚀破裂即可发生局部病灶的出血,这种情况一般发生在手术后 3 日左右。

2. 阑尾残端结扎线松脱,见于阑尾残端极度肿胀、增粗,在手术操作时其残端结扎过松,当水肿和炎症一旦消退,其结扎线便可松脱,致使其残端的断面发生出血,这种出血一般发生较早。

3. 钳夹阑尾根部时用力过大或结扎过紧,致使手术后其残端再形成一个新的断面所致出血,这种出血一般发生较晚。

4. 局部解剖结构变异,阑尾动脉在绝大多数情况下起源于回结肠动脉,但也有极少数起源于回结肠动脉的盲肠前支或后支,甚至回肠支,绝大多数为一终末血管,手术中只要把这些血管处理稳妥,一般在阑尾切除术后,其残端是不至于发生出血的,但有少数病例为两支血管并存,如其处理不当,于阑尾切除术后早期便可发生出血。

5. 其他,如凝血功能障碍或血液病所致的出血,这在术前就应认真检查,加以防范。

【临床表现及诊断依据】

阑尾残端出血并不多见,由于部位特殊,极为隐蔽,则尚无特异表现,致使术前诊断困难,故在临床上往往误诊为消化性溃疡、肿瘤或内痔等疾病所致的出血。因此,我们认为,阑尾切除术后短期内(1~7日),突然发生下消化道大出血,或伴有不同程度的失血性休克以及急性贫血者,在排除消化道疾病或其他出血性疾病的同时,要高度警惕阑尾残端出血的可能。如有条件有必要行急诊纤维结肠镜检查以及增强 CT 等检查,对明确诊断有重要价值。但作为一般医院,由于条件受限,对于阑尾切除术后早期发生的下消化道大出血者,在排除其他疾病的同时,经短时间(6~12小时)积极地非手术治疗无效者,施行剖腹探查手术不失为明确诊断和相应处理的唯一有效方法。

【治疗】

手术中处理阑尾残端的方法很多,不外乎是阑尾残端单纯结扎、或缝扎后行荷包包埋等法;残端结扎、缝扎后加肠脂垂或阑尾系膜覆盖固定缝合法,或残端处理后行"Z 字"或"8 字"缝合包埋法等。阑尾切除术中其残端的处理方法不能一概而论,最好根据局部病理解剖以及患者的全身情况综合决定,规范的手术操作和娴熟的手术技巧不失为预防阑尾残端出血的可靠方法。但是,无论采用哪种手术方法,一旦手术后发生残端出血,如经短时间积极非手术治疗无效者,其明智之举是尽快的施行剖腹手术并予相应的处理,此为解决主要矛盾和扼制病情进展的唯一可靠方法。

【预防】

牢固的局部解剖学知识,规范手术操作,娴熟的手术技巧为预防阑尾手术后残端出血的可靠保障。在阑尾切除手术中,妥善地处理好阑尾及其周围相应的血管至关重要;尽可能将发炎的阑尾全部切除,其遗留的残端(根部)长短适度,以免埋下潜在隐患;钳夹其根部用力恰当,结扎应松紧适度,必要时可采用缝扎或 8 字缝合后结扎,荷包缝合以能包埋其残端为度,其结扎要牢固可靠,术中避免和减少不必要的创伤等均可有效的防止阑尾切除术后残端出血的发生。

二、阑尾系膜出血

【概述】

阑尾切除术后阑尾系膜出血十分少见,起病突然,病情发展快,易引起误诊,潜在生命危险。

【原因】

阑尾系膜的结扎线松脱,引起系膜血管出血。

【临床表现】

表现为腹痛、腹胀和失血性休克等症状。

【治疗】

手术时阑尾系膜结扎确切,系膜肥厚者应分束结扎,结扎线距切断的系膜缘要有一定的距离,系膜结扎线及时剪除不要再次牵拉以免松脱。一旦发生出血表现,应立即输血补液,紧急再次手术止血。

【预防】

阑尾系膜出血重在预防,阑尾手术要熟悉解剖位置,回结肠动脉有一终末支在阑尾系膜内供应阑尾的血液。阑尾动脉在阑尾系膜内的位置是在沿系膜的游离侧。手术时可推开回肠,在系膜根部控制阑尾动脉。特别是炎症明显时,系膜充血水肿而容易被夹断;可稍离阑尾则组织接近正常,并且可贯穿缝合 2 针或以上。阑尾动脉的第一分支在阑尾根部,与盲肠后动脉有交通,所以在此处最好贯穿缝合一针止血。

(李振凯)

第三节　粪　瘘

粪瘘是阑尾切除术后较严重的并发症,虽为低位肠瘘,很少造成生命威胁,但给患者造成较大痛苦。

【原因】

1. 术后残端扎线脱落。

2. 阑尾根都和盲肠炎性水肿,致术后残端愈合不良。

3. 荷包缝线包埋组织过多,由此形成的

荷包内脓肿向腹腔和切口穿破。

4. 引流管过硬或放置时间过长,压迫肠壁引起坏死穿孔。

5. 术中盲肠损伤未被发现或处理欠佳。

6. 盲肠本身的病变(结核、炎症性肠病、肿瘤等),在阑尾切除术中未被发现,术后病变进一步发展且向切口穿破形成粪瘘。

【临床表现】

粪瘘多发生于术后 6~9 天,肠内容物及坏死组织先从肠壁瘘口进入腹腔,引起腹膜炎及腹腔脓肿,表现为不同程度的发热、腹胀、局部腹痛、切口感染等症状,以后阑尾切口或引流管溃破,流出脓液、渗液和粪质,即形成粪瘘。回肠损伤发生肠瘘者渗液量明显增多,同时伴有切口周围腹壁明显的炎症表现和皮肤的肠液侵蚀表现。粪瘘为低位肠瘘,对患者机体影响不重,一般不致发生营养障碍或水、电解质的紊乱。

【诊断】

粪瘘一般发生在术后 1 周左右。形成前均有腹腔内局部感染的症状。对可疑患者可做钡灌肠、瘘管 X 线造影和采取瘘口组织做病理学检查,更能进一步确诊。

【治疗】

1. 扩大创口,保证引流通畅,当粪瘘引流通畅,全身和局部症状可很快改善。

2. 当盲肠远端通畅无梗阻现象,瘘管周围无脓液、渗液积聚,引流通畅,肠管瘘口无黏膜外翻,未与皮肤粘合形成唇状瘘口者,瘘很快能愈合。

3. 但如果粪瘘经久不愈,应进一步检查是否有影响愈合的因素存在,必要时可以做瘘管 X 线造影和取瘘管组织做病理检查或钡剂灌肠等检查,以便找到不愈的原因。

4. 营养不良者需积极营养支持。

5. 瘘口引流液量大时,按肠瘘处理。

6. 若经上述治疗 2~3 个月仍不愈合,或有任何妨碍瘘口愈合的因素存在,均应再次行根治性手术,或者作捷径手术,即回肠横结肠吻合,使粪便不经过肠瘘段肠管,以期瘘口

自然愈合。

【预防】

1. 在做阑尾切除术时,要正确判断阑尾及盲肠病变情况,手术方案选择要恰当,必要时可以考虑做阑尾切除术加局部盲肠切除术。

2. 瘘口缝合后要无张力,周围无积液,若有应彻底清除。

3. 术后留置的引流管质地不宜太硬,位置要妥当,不能压迫肠管,而且放置的时间不宜过长。

4. 术后加强抗生素及营养支持。

5. 寻找阑尾或剥离阑尾周围粘连时,注意避免损伤回肠末端或盲肠,如发现有损伤时应及时修补。

6. 术中发现阑尾无明显病变,不能解释临床症状时,不应盲目地切除阑尾,应仔细探查回盲部及末端回肠有无其他病变存在。

7. 行阑尾脓肿切开引流时,操作宜轻,找到脓腔后,必要时也可用细针头先行穿刺确定脓腔。再以示指分离粘连时缓缓深入脓腔,以防损伤肠管。脓液排尽后,阑尾即见于脓腔内,如切除不困难,应予切除,以减少瘘的发生。

8. 如阑尾已穿孔,腹腔脓液较多。应彻底冲洗。术后应用有效的抗生素,以防阑尾残端发生感染或小脓肿形成而致瘘。

9. 术后 2 周内不应高压灌肠,以防结肠内压力增高而发生阑尾残端穿孔。

(李振凯)

第四节　阑尾残株炎

【概述】

阑尾残株炎是指阑尾切除时根部残留过长并再次发生炎症,又称阑尾残端综合征。可在阑尾切除术后数天,甚至数十年发病。由于患者有阑尾切除史,临床医师常常想不到或者不首先考虑本病,因而易造成误诊误治。

【原因】

主要是由于局部炎症、水肿严重或因回

盲皱襞的变异。致使解剖关系不清或未充分游离出阑尾根部。阑尾根部应完全游离，尤其是根部被盲肠浆膜包绕不易分离处应将其充分解剖。阑尾根部结扎线的近端残留不应大于0.5cm，一般0.3~0.4cm为宜。为了保证结扎线不脱落，可以用丝线缝浆肌层行阑尾根部固定结扎残端的方法。

【临床表现】

要表现为右下腹痛，多数为隐痛，少数为胀痛，有时可有轻度恶心或呕吐。时有轻度压痛及反跳痛。严重时形成脓肿，由于炎症局限程度不同和脓液多少的差异，临床表现有较大差异，体温37.5~38℃，重者可达39℃，伴周身乏力、食欲不佳、大便干结等。局部有压痛，不活动，肿块多呈半球状，脓液多者有囊性感，脓液少的质地较硬，表面不平。此外，右下腹手术切口的影响，掩盖了右下腹体征，致使左下腹症状体征而显得突出。由于脓汁刺激盆腔及膀胱，可有会阴及膀胱区疼痛并感排尿困难。阑尾残株炎所致荷包脓肿，在阑尾切除术后至脓肿破裂前，多不出现腹腔内有感染征象，一般情况好，不发热，脓肿破裂后突发高热及出现腹膜炎的表现。

【诊断依据】

1. 明确的阑尾切除手术史。
2. 真实的手术记录残端过长。
3. 临床症状和体征。
4. 排除右下腹其他疾病。
5. B超示右下腹炎型包块；钡灌肠造影提示残端或显影。

【治疗】

应立即手术探查和引流。术中可见腹腔内混浊液体，盲肠的荷包缝合破裂，阑尾残端结扎完整。除非阑尾残端已脱落或荷包缝合已造成盲肠壁的坏死，粪瘘是不常见的。更为常见的是腹腔内脓肿形成而需手术引流。

【预防】

为了预防残株炎，提倡阑尾全切除取代前盛行的次全切除。在切除阑尾时可将阑尾提起，分离其根部浆膜，直至三条结肠带交界处，或见到阑尾基底，使阑尾根部彻底松解，阑尾残端保留在0.5cm，≤1.0cm。Greene介绍根据阑尾动脉后返支以确定阑尾根部，即结扎切断阑尾动脉后，尚应结扎切断其后返支，才能暴露阑尾根部。

（李振凯）

第五节 脏器损伤

一、肠管损伤

下列情况时易发生盲肠或小肠的损伤：

1. 切开腹膜时误将肠管一同提起并切开。
2. 因麻醉欠佳、肥胖、切口过小等致显露不好，且手法粗暴、牵拉盲肠致肠管壁撕裂。
3. 阑尾的炎症较重，波及盲肠并与之粘连，强行分离使本已脆弱的肠壁损伤、破裂。
4. 患者因疼痛而使肠管膨出切口外，用金属镊强行还纳，刺破肠壁。
5. 缝合腹膜时误将肠壁一同缝扎。

综上，均与手术者手法粗暴，操作草率有关。因此加强职业道德教育与基本功训练，能有效地减少术中副损伤。另外，麻醉效果不佳，切口过小也是导致本症的重要原因，应使初学者懂得切口大小并不是衡量手术质量的标准。要保证麻醉完全，特别是在局麻时，要达到无痛、肌肉松弛、显露良好的效果。

二、肠脂垂损伤

当腹腔炎症较重，使结肠带不易辨认时，有时可将充血、肿胀、发炎的肠脂垂误认为阑尾切除掉，而发炎的阑尾却遗留在腹腔内。此错误多发生于初学者，或患者过于肥胖，或麻醉欠佳等情况。肠脂垂系脂肪组织，无管腔，不在三条结肠带交汇处，因此只要仔细认真，本症也不难避免。

（李振凯）

第六节 肝脓肿及门静脉性败血症

【原因】

1. 门静脉炎、肝脓肿及脓毒症起源于阑尾系膜小静脉的血栓形成和化脓感染。感染的血栓或栓子沿着回结肠静脉,流经肠系膜上静脉到达门静脉,引起化脓性血栓性门静脉炎。

2. 继续发展可引起多发性肝脓肿和败血症或脓毒血症。

3. 致病菌毒力甚强,很快出现阑尾系膜静脉脓栓形成,以致细菌通过阑尾系膜静脉-肠系膜上静脉-门静脉-肝脏-体循环。

4. 术中操作粗暴,挤压阑尾,也是可能的因素。

【临床表现】

化脓性感染的全身症状,发热与腹痛,体温 38.6~39.0℃,伴寒战、肝区疼痛、腹胀,伴精神异常,触诊肝大,轻度黄疸,叩诊腹水征阳性及不同程度的原发病表现。门静脉炎者表现为高热,腹部不适,肝脾肿大,有时可能有黄疸。腹部原发病灶的表现。如麦氏点压痛及反跳痛,肝胆化脓性疾病时,肝区疼痛,出现黄疸等。

肝脓肿的临床表现为右季肋部疼痛、厌食、寒战和发热、体重降低和肝区叩痛等。

脓毒症少见,多发生在门静脉炎的基础上。临床表现为阑尾切除后体温不降或高热、寒战,可出现神志的改变,如烦躁、嗜睡、谵妄等。

【诊断依据】

由于化脓性门静脉炎缺乏特异性临床表现,其症状与体征往往与原发病混淆在一起,容易被忽略而延误病情,使脓性炎症循门静脉的分支直接蔓延,或细菌栓子入肝,形成肝脓肿或肝周围炎。其诊断是排除性的。以三大症状为诊断依据:①原发性疾病的症状;②脓毒血症症状如弛张高热、畏寒;③肝脏症

状,如黄疸、肝区疼痛、肝大及压痛等,同时应排除其他感染。

实验室检查:血红蛋白 50~125g/L,白细胞 $(3.5~21.2)\times10^9$/L,血小板 $(5.0~29)\times10^9$/L。肝功能轻度异常;血培养阳性;B 超检查:肝脏轻度增大、门静脉增宽,内膜面粗糙,回声增强,腔内可见不规则稍强回声光团或絮状强回声物,血流减少或中断,少量腹水。出现严重并发症:肠系膜血栓、食管静脉曲张伴出血、肝脓肿、肝性脑病。

此外,凡腹内感染病灶被清除后,再次出现寒战、高热而不能被术后感染或其他原因解释者;肝大或肝功能改变者;X 线腹透右横膈抬高运动受限者,应考虑到有化脓性门静脉炎的可能。

【治疗】

1. 主要是控制感染,应用广谱抗生素,当细菌培养和药敏试验结果报告后就选用敏感的抗生素,控制门静脉炎,不使之发展为更严重的并发症,如肝脓肿、肺脓肿和脓毒症等,加强支持治疗,提高机体抵抗力。

2. 怀疑门静脉炎时,可静脉应用类固醇激素。

3. 脓肿较大可切开引流,或在 B 超引导下反复抽液或经皮置管引流。

4. 手术切除原发病灶。急诊行阑尾切除术,术中操作应轻柔以防脓栓脱落。如腹腔脓液过多时,应同时行腹腔引流术,可放置橡皮管或烟卷引流。

5. 在应用抗生素前,适当应用糖皮质激素,具有抗炎、抗过敏、抗毒素、抗休克的作用,同时有降低毛细血管通透性,抑制炎性渗出,稳定溶酶体等作用。

6. 同时必须加强支持治疗和保肝治疗。在临床工作中,所有急性阑尾炎手术后,都应密切观察病情转归情况,如遇术后寒战高热反复者,或体温下降后又再次升高者,注意有无门静脉高压和肝脓肿发生的可能,及时复查血常规、肝功能、B 超、CT 等检查,以明确诊断并及时处理。

【预防】

阑尾严重发炎或坏死穿孔者,应在手术前后使用有效足量的抗菌药物。阑尾切除术操作应轻柔,不要过度挤压阑尾,一般应先阻断阑尾血管。不要钳夹阑尾本身,以减少细菌或脓性栓子回流入静脉。清除腹腔脓液。必要时置放引流物,也是预防门静脉感染的措施之一。

术中明确诊断为肠系膜化脓性血栓性静脉炎,为了预防和阻断细菌或化脓性栓子继续向门静脉及肝内播散,在切除阑尾的同时可施行发炎的回盲肠静脉结扎术。术后持续给予抗生素及适量的抗凝血药物,必要时可施行回盲静脉切开去除化脓性血栓。但不宜作静脉切除,以免增加感染的扩散机会。

对急性阑尾炎发病后不久即出现寒战高热者,应警惕可能并发门静脉炎,应及时行阑尾切除术,并应用广谱抗生素。

（李振凯）

第七节　其　他

一、粘连性肠梗阻

术后早期炎症性肠梗阻是腹部手术后早期发生的肠梗阻,除因肠麻痹以及内疝、肠扭转、吻合口狭窄等机械因素造成外,还可因手术不当而造成。病理表现为腹腔内有广泛粘连,剥离后肠浆膜层有炎性渗出,肠袢相互黏着,有些可能还有成角的现象。从机制上分析,腹腔内任何异物都能刺激腹膜单核 - 吞噬细胞系统,产生大量细胞因子和炎性介质,造成无菌性炎症和肠管粘连,从而导致早期炎症性肠梗阻的发生。

术后早期炎性肠梗阻应采用保守治疗,肠绞窄或有肠绞窄的趋势时应及时手术,反复发作的粘连性肠梗阻应积极手术。在具体的治疗方法中,可用胃管内注入复方泛影葡胺及通便理气的中药,如大承气汤;要加强营养支持,营养支持要维持到患者能够正常进食后才能逐渐停用;应用生长抑素,降低胃肠液的分泌量、减轻肠腔内肠液的潴留量,减轻大量液体积聚导致的肠管扩张;给予肾上腺皮质激素,促进肠道炎症和水肿的消退;应用适当有效的抗生素,激发小肠和整个消化道的周期性收缩,刺激小肠和结肠运动。

总之,开腹阑尾切除术后粘连性肠梗阻发生率比较高,多发生于术后 12 天内,保守治疗能取得比较好的效果。

二、继发性腹股沟疝

【原因】

当腹横肌和腹内斜肌发育不全时或其支配神经受损伤后,其保护不发生疝的作用就失掉,亦即失去神经作用。此神经有:

1. 髂腹下神经其分出一皮支　从腹内斜肌穿出,在腹股沟内环上方,外斜肌腱膜下向内行进。它支配腹股沟和耻骨联合处的皮肤。

2. 髂腹股沟神经　位于前述神经下面并行于此神经。在腹股沟韧带上并行于韧带,它在腹内斜肌和腹外斜肌腱膜之间经过,进入腹股沟内环。

临床上绝大多数都用 Mc Burney 切口,分离和牵拉腹外斜肌腱膜及腹内斜肌、腹横肌的边缘,或在缝合切口时将缝线穿过神经则可损伤髂腹下和髂腹股沟神经或其分支,或由于需要延长切口而延伸至髂前上棘水平以下的危险区,则可损伤这些节段神经。因而导致受其支配的腹横肌和腹内斜肌软弱或麻痹。腹壁强度降低,失去保护作用,这是形成疝的原因。阑尾切除术采用下腹旁正中或经腹直肌切口,一般不损伤髂腹下和髂腹股沟神经。因此,这种切口与腹股沟疝的发生无关。

【诊断依据】

诊断并不困难,但必须认识到可能是阑尾切除手术后所发生的多种因素所致,以神经肌肉损伤为基础的主要因素。

【治疗】

阑尾切除手术后,一旦发生右侧腹股沟

疝,就应积极实施疝修补术,若修补术后,再复发者,就应采用同侧腹直肌前鞘向外下翻转修补缺损为佳。如用无张力(填充式)疝修补术,术后有复发者,亦可同样采用腹直肌前鞘瓣行疝成形术,术后痊愈。

【预防】

为避免阑尾切除术时损伤髂腹下和髂腹股沟神经,应注意避免损伤危险区的重要结构,如髂腹下和髂腹股沟神经的分支等,保证良好的麻醉,以免因术时显露不佳而向下延伸切口至髂前上棘到腹直肌外缘水平线以下的危险区。术前充分估计手术范围及难易程度,必要时应选用下腹旁正中或经腹直肌切口,以期神经损伤的机会更少。术中应按纤维走向轻轻地分离,防止粗暴强行钝性分离或切断腹壁肌纤维。

三、大网膜粘连综合征

大网膜粘连综合征临床少见,多数病例病程长,症状多且无特征,体征轻,往往笼统地诊断为术后肠粘连而易被忽略。由于对本综合征认识不足和缺乏具体诊断方法,以致延误治疗而影响正常生活。

【临床表现】

患者在腹部手术后 2 周或数年内发生,主要表现为腹痛。多在餐后半小时左右发生,呈阵发性胀痛,个别患者可出现较严重的持续性绞痛,阵发性加重,取屈身侧卧位时可明显缓解甚至消失。伴恶心、呕吐、食欲缺乏等症状,并有不同程度的便秘,一般 3~7 天排便一次,重者可 10 天一次或更久。躯干伸直腹部有牵扯痛,走路常呈弯腰状。体检常于右腹触及饱满的升结肠,光滑而左右移位,排便后体积缩小,腹部切口瘢痕区压痛,肌紧张及反跳痛不明显。

【治疗】

据病程长短、症状的严重程度决定。非手术治疗适用于症状轻,仅偶尔发作者,采用调理饮食、腹部理疗,并应用解痉及通便的药物可使症状缓解。手术治疗适用于症状显著、病程长、明显影响健康和劳动者,切除部分大网膜,解除对横结肠的压迫和牵托,并使保留部分的游离端不致再与原粘连处愈着,多数可获满意效果。

【诊断依据】

1. 躯干过伸试验　患者侧卧于检查床,尽量使躯干向后呈过伸状,出现手术切口区或中上腹疼痛者为阳性。

2. 切口下拉试验　患者仰卧,用手按压切口上部并用力向下牵拉出现腹痛者为阳性。

3. 钡剂灌肠 X 线检查　70% 以上患者有阳性发现,典型病例可见横结肠下降呈“V”字形,横结肠扩张、伸长或角状改变,呈局限性或分段痉挛,蠕动增强,钡剂排空迟缓。

4. 纤维结肠镜检查示肠镜通过结肠困难或显示有局限性狭窄,但肠黏膜正常。

5. 腹腔镜检查可观察到大网膜与下腹部或切口粘连挛缩的程度与范围。

【预防】

预防本病的发生术中及术后应注意以下问题:手术时勿将网膜覆盖固定于下腹脏器如阑尾残端,以免增加粘连的机会;术中如发现血供不全的大网膜应予以切除,以免日后发生炎症而与下腹壁发生粘连;关腹前平展大网膜并复位,勿将大网膜缝合于切口处,腹膜尽量外翻,使腹腔面光滑,以减少粘连机会;分离阑尾系膜时,要避免损伤盲肠浆膜,如已损伤必须细致修补;处理残端时切勿将消毒液溢染残端外的组织;术后促进胃肠蠕动,以减少粘连发生。

(李振凯)

-------------- 参 考 文 献 --------------

1. 吴在德,吴肇汉 . 外科学 . 第 7 版 . 北京:人民卫生出版社 .

2. 中国人民解放军总后勤部卫生部主编 . 手术学全集普通外科卷 . 北京:人民军医出版社 .

3. 齐立行,李志霞,龚家镇 . 术后早期肠梗阻及其治疗策略 . 中华普通外科杂志,2000,15(2):95.

4. 黄志强 . 现代腹部外科学 . 湖南:科技出版社,

1995.139.

5. 戴显伟.外科学[M].北京:人民卫生出版社,2003.494.

6. 李建国.急性阑尾炎致肠梗阻漏诊原因分析[J].临床误诊误治,2006,19(1):36.

7. 郑芝田.胃肠病学[M].北京:人民卫生出版社,1993.658.

8. 李玉民.外科感染引流时机与方法选择[J].中国实用外科杂志,2007,27(12):960.

9. 朱维继,吴汝舟.实用外科手术学[M].北京:人民卫生出版社,1996:583-589.

10. 孙永胜.阑尾炎术后并发症的临床分析[J].中国实用医药,2010,31(5):17-19.

第八章

腹部肿瘤射频治疗的并发症及处理

第一节　肝脏消融治疗的现状

近年来,影像指导下消融技术在肝癌治疗中发挥着重要的作用。其中,尤以射频消融(radiofrequency ablation)及微波消融为代表的局部消融治疗,因具有创伤小、易操作、可有效凝固灭活肿瘤等优点,使肝癌治疗效果取得了突破性进展。美国2008年版国立综合癌症网(NCCN)和日本外科学会有关肝细胞癌临床实践指南已确定RFA与手术、肝移植同为肝癌治疗的重要手段之一;中国肝癌专家汤钊猷院士、吴孟超院士早在2002年就在全国肿瘤大会提倡消融治疗肝癌,并于2006年开始举办专题研讨会。国内外多数文献报道RFA仅对灭活小肝癌有效,对大于3.0cm的肿瘤,坏死率仅为48%~56%。由于受消融热场区限制,即使多次治疗也难以完全灭活;对邻近重要脏器结构的危险部位肿瘤以及血管丰富肿瘤,RFA治疗后易复发且并发症发生率较高;诸多因素影响RFA的疗效及其推广应用。目前亚洲、欧洲诸国临床应用的消融治疗引导穿刺技术多数为超声或超声融合导航技术、超声造影(conlrast-enhenhanced ultrasound,CEUS)、彩色多普勒超声等相关技术,也有用CT/MR引导,以美国、欧洲诸国为主。超声引导经皮RFA治疗多可在门诊治疗室或手术室进行;通过超声多切面扫查行立体定位、指导整体重叠消融;可灵活选择穿刺途径,引导避开重要脉管结构进针;可从多角度实时观察进针深度及与相邻脏器关系;可实时监控消融治疗过程,灵敏发现出血等并发症并引导进行消融止血,在超声指导下实施精准消融可减少对正常肝组织的损伤。局部消融治疗肝功能损害轻,机体恢复快,一般不会造成肝内的播散转移;对新生成复发癌可行多次再治疗。尤其超声引导消融还具有无辐射、价廉、操作简便等优势,对局灶型肝癌及复发癌的治疗发挥重要作用,故该项技术逐渐得到医师及患者的认可。

消融治疗可分为温度治疗和化学治疗两种。温度消融是利用光、电、声等导入肿瘤组织内制造冷场(冰冻消融)或热场(微波消融、射频消融、激光消融和高强度超声聚焦),使肿瘤组织产生凝固性坏死(热场)或促使细胞脱水、形成冰晶而致肿瘤组织坏死。化学消融的原理是通过化学物质(乙醇、醋酸等)导致肿瘤细胞坏死,达到肿瘤消融的目的。

(韩玥)

第二节　热消融并发症的防治

【概述】

经皮肝癌的热消融治疗已经成为肝癌治疗的一项重要技术,尤其是对肝功能储备差的小肝癌显示了创伤小、恢复快和疗效肯定等优点。与传统的肝切除术、腹腔镜肝切除术相比，经皮的肝癌热消融治疗具有很高的安全性，但仍有并发症的发生。文献报道：病死率为 0.3%~0.5%，严重并发症发生率为 2.2%~3.5%。虽然发生比例不高，但对于一项以强调"微创"为优势的技术，仍要高度重视，积极预防。

并发症是指在肝癌热消融治疗过程中，引起的需要治疗的不良事件。按原因可以分为三类：①由穿刺引起，比如射频电极、微波天线穿刺引起出血、气胸、针道种植等；②由消融所导致邻近脏器的热损伤，比如胃肠道损伤、胆道损伤、皮肤灼伤等；③患者的因素，比如肝功能衰竭等。

并发症按发生时间分为即刻并发症（术后 24 小时内）、围术期并发症（术后 1 个月内）和延迟并发症（术后 1 个月后）。在临床工作中，要注意并发症之间的区别，二者不能混淆。并发症是指在一种疾病在发展过程中，合并发生了另外一种或几种疾病，如肝癌合并高血压、肝癌合并冠心病等。高龄的肝癌患者往往伴有并发症，治疗中要注意并发症的正确处理。

【临床表现及治疗】

1. 消融后综合征　表现为低热及全身不适等，为一过自限性症状，其严重程度及持续时间与消融肿瘤体积有关。发热多在术后第一日午后发生，占 43.75%，体温 37.8~38.9℃，一般历时 2~3 天。消融后综合征的治疗中，主要是对症支持，可给予物理降温、解热镇痛药物、补液等处理。

2. 胆心反射　主要是由于穿刺、消融、疼痛刺激胆道系统，引起迷走神经兴奋，从而导致心动过缓，甚至发生心室纤颤或心脏停跳，可伴血压下降、心律失常、心肌缺血。胆心反射是引起患者术中猝死的最重要的因素，在治疗中强调持续心电监测，一旦出现心动过缓，应即刻停止消融治疗，立即静脉注射阿托品 1mg；对血压下降、心律失常、心脏停跳患者给予相应的急诊抢救治疗。对肿瘤邻近胆囊、胆管的患者，术前可应用阿托品

0.5mg 静脉注射降低迷走神经兴奋性。

3. 心脏压塞　引导针、微波天线、射频电极针穿刺时误伤心包或心脏常可导致心脏压塞的发生，表现为血压突然下降或休克。一旦发生心脏压塞应立即停止消融治疗，对于少量心包积液（<100ml）应进入急诊抢救状态，密切观察病情变化，做好随时进行心包穿刺减压的准备；对于中等量以上心包积液（>100ml），应急诊行心包穿刺术和快速扩容等抢救治疗。

4. 肝包膜下血肿、腹腔出血　主要由于穿刺时肝包膜或肝实质撕裂所致。此外，邻近肝被膜的瘤体破裂、血管损伤、针道消融不充分也可以引起。急性出血时，消融术中影像学检查即可发现。对于少量出血者应密切监测患者生命体征，采取促凝、卧床制动等保守治疗；对于活动性出血者，应给予动脉栓塞或消融止血；发生失血性休克者应行积极的抗休克治疗；对于出血量大者，保守治疗无效时，应急诊行剖腹探查止血。

5. 气胸　由引导针、微波天线、射频电极针穿刺时直接损伤脏层胸膜或肺组织所导致。主要表现为突发胸痛、继而胸闷或呼吸困难，并可有刺激性干咳。一旦怀疑气胸发生应急诊行胸部 X 线检查。少量气胸保守治疗，中至大量气胸可行穿刺抽吸排气或胸腔闭式引流术。

6. 肝脓肿　主要由于消融治疗区组织液化坏死继发感染，或肿瘤消融后形成胆汁瘤继发感染引起。发生的高危因素有，肿瘤较大、患者体弱、合并糖尿病、既往行胆肠吻合者。肝内脓肿一旦形成，应行经皮穿刺引流脓液、抗生素冲洗脓腔及全身抗感染治疗，并结合细菌培养及药敏结果调整抗生素。

7. 胸腔积液　邻近膈肌肿瘤消融治疗时损伤膈肌和胸膜组织，消融时刺激胸膜引起渗出，消融后坏死组织液化或胆汁瘤直接破入胸腔等，均可造成胸腔积液。体质较弱者，继发感染甚至有脓胸发生可能。对于无明显症状的少量胸腔积液可予以保守治疗，

待其自行吸收；中至大量胸腔积液应及时行胸膜腔穿刺抽吸或引流术。

8. 胆管及胆囊损伤 常见于肝门部肿瘤，微波天线、射频电极可引起胆管及胆囊的机械性损伤，局部瘤灶消融时可引起邻近胆管的热损伤，表现为迟发的胆管狭窄。对于无症状体征的轻微胆管扩张，可先观察，给予消炎利胆的保守治疗；对于梗阻性黄疸者应行 PTCD、ERCP 术，必要时行胆道成形术；发生胆汁瘤者，有症状或逐渐增大时，首先行穿刺引流，减压退黄，必要时行经皮肝穿刺胆道引流。

9. 胃肠道损伤 是最常见的严重并发症，对邻近胃肠道的肿瘤进行消融时，可造成邻近胃肠道的热损伤，严重时甚至发生穿孔，如结肠、胃、十二指肠穿孔。穿孔多发生在消融术后一周左右，表现为急性腹膜炎，应立即禁食水、胃肠减压、静脉营养、抗感染，并及时进行相应的造瘘术，择期实施修补还纳术。

10. 膈肌损伤 对于邻近膈肌的肿瘤，消融治疗可对膈肌造成热损伤。膈肌损伤形成气胸或胸腔积液者，治疗见"气胸"及"胸腔积液"的处理。也有发生膈疝的报道。

11. 肿瘤种植 主要由反复多次穿刺及针道消融不充分造成，一般较少发生。文献报道，肿瘤种植的发生率与穿刺次数相关，因此要提高穿刺技术的成功率。对于已经发生的肿瘤种植转移可行消融治疗、外科切除、局部放疗等。

12. 皮肤灼伤 单极射频消融系统需要回路电极板，若粘贴不实、一侧回路电极板脱落等使局部电流负荷过大可引起粘贴皮肤的热损伤。皮肤损伤后，按烫伤处理原则处理，及时应用烫伤膏、换药并预防感染。射频电极或微波天线可直接引起穿刺点皮肤的灼伤。

13. 肝功能衰竭 多发生在多发肿瘤或肿瘤较大时。或者患者肝功能储备不佳时，术后并发感染、出血、胆道损伤等严重并发症时，易诱发肝功能衰竭。肝衰竭发生后，应在积极保肝的同时，积极处理诱发因素，如相应的抗感染、脓肿引流、止血、扩容、胆道引流等。

14. 血红蛋白尿 热消融治疗时，高温使流经肿瘤部位血液中的红细胞破坏，释放血红蛋白，从而导致血红蛋白尿，表现为肉眼血尿。若血红蛋白堵塞肾血管，可导致急性肾衰竭。因此，当出现血红蛋白尿时，应给予扩容、水化尿液、碱化尿液，并应用利尿剂，保持 24 小时尿量在 2000ml 左右。观察尿液的颜色、性质及量，监测肾功能。

15. 其他少见并发症 肋间动脉损伤、肋间神经损伤、胆道 - 支气管瘘、肝动脉 - 门静脉瘘、肝动脉 - 肝静脉瘘等。

【预防】

1. 预防大于治疗 经皮肝癌热消融治疗的优势和特点就是微创、安全，但仍有严重并发症发生，死亡率为 0.3%~0.5%，其中大出血和肠穿孔是引起死亡的主要原因。因此，对于从事消融治疗的医生一定要在对患者强调"微创"的同时，要强调"有创"。病例的选择上一定要严格掌握适应证，尤其是对于初学者。对于直径 3~5cm 的肝癌、肝脏外周型肝癌、邻近肝门的肝癌，可以选择其他治疗手段，不要勉强而为，避免微创不微。

消融并发症有时是由穿刺直接引起，研究表明，穿刺的次数与并发症的发生相关。因此，在操作时要认真、谨慎，达到精准穿刺，避免误损伤的发生。

2. 合理的应用辅助技术 多数报道肿瘤消融获得完全灭活的安全范围至少达瘤周 0.5~1.0cm。所以，当肿瘤位于肝脏的外周边缘时，邻近重要脏器包括胃、结肠、胆囊、十二指肠、右肾、心包，肿瘤完全消融可能会导致邻近脏器结构的热损伤，引起严重并发症。

Livraghi 等报道的一组经皮穿刺肝癌射频消融治疗病例，发生了 7 例胃肠穿孔，所有病例均为距离肝被膜 1.0cm 以内的病灶。因此，建议将其列为经皮射频消融的禁忌证。对此类病例采用超声引导下穿刺注水辅助技术,穿刺针刺至肿瘤旁肝被膜与邻近脏器之间,注入等渗盐水,使癌灶与邻近脏器产生 >0.5cm 的盐水分隔带。然后安全有效地消融肿瘤,从而拓展经皮消融治疗的适应证。超声引导下或腹腔镜下人工灌注腹水技术,通过人工腹水使肿瘤和邻近脏器隔离,从而减少射频相应热损伤发生的报道。

对于邻近膈顶的肝脏肿瘤,因病灶邻近右肺底部,常规实施经皮消融易引起右肺的损伤,国外报道并发症高达 25%~45%,严重者发生血气胸,危及生命,限制着经皮消融术的应用。此类患者可先实施超声引导下右侧胸腔穿刺置管术,注入盐水(1000ml 左右),利用人工胸腔积液推移、压缩肋膈角内的含气肺组织,使右肺下叶萎陷,很好的显示肝脏膈顶肿瘤,从而完成精准的治疗,减少了发生肺损伤的可能。

3. 联合应用其他局部治疗方法　在合适的时机选择联合应用一些局部治疗方法,如 TACE、化学消融、粒子植入等,可使患者获益。

对于 3~5cm 的肝癌,先实施 1~2 次 TACE,可使瘤灶变小、荷瘤血管栓塞,此时再实施热消融,可减少“热沉降效应”的发生,增大热消融的范围。对于邻近肝门、胆囊、心包、胃肠道等重要组织的病灶,可对肿瘤大部实施热消融,对邻近重要组织的瘤灶可实施化学消融、粒子植入术,可在达到肿瘤完全消融的同时,减少邻近重要脏器副损伤的发生率,提高治疗的安全性。

总之,对于经皮肝癌热消融治疗这项微创技术的应用,我们必须要在保证安全的前提下提高疗效,杜绝严重并发症的发生,真正的做到微创、安全、有效。为此,消融医师既要有良好的肝脏肿瘤知识、扎实的影像学基础、熟练的操作技巧、丰富的围术期处理经验。同时还要坚持肿瘤的综合治疗理念,充分认识到热消融治疗的局限和不足,从患者的一般情况、肝功能情况、肿瘤的具体情况、治疗方法的选择等多方面综合考虑,制定客观合理的治疗方案。病例的选择与消融操作技巧同样重要,避免出现消融成功,而治疗失败的结局。只有适合的患者、在适当的时机选择恰当的治疗,才能减少并发症的发生,得到最佳的疗效。

(韩玥)

第三节　化学消融的并发症及处理

化学消融是指用化学的方法(即往病灶内注入化学物质如无水乙醇、醋酸等)使局部组织细胞脱水、坏死,崩解,从而达到灭活肿瘤病灶的目的,目前应用于肝癌治疗的主要有瘤内无水乙醇注射(percutaneous ethanol injection,PEI)、瘤内无水醋酸注射(percutaneous acetic acid injection,PAI)等。

化学消融术的并发症较少。除了极少数人对酒精过敏外,大多数人对酒精有良好的耐受性。因此,无水酒精消融治疗除了少数轻微并发症(如局部疼痛、短暂发热和醉酒等),严重并发症较为少见。在意大利对 11 个机构 1066 例酒精消融治疗的患者调查中显示,并发症的发生率仅为 3.2%,其中包括有 2 例死亡和 7 例发生了针道转移。

(韩玥)

第四节　冷冻消融的并发症及处理

【概述】

冷冻消融虽然在临床应用多年,但由于其他热消融方法成功应用,已逐渐被取代。冷冻消融对肝功能有一定的损害,尤其是 Child-PughC 级患者宜列为冷冻消融的禁忌证,另外,冷冻消融仍需要开腹手术,侵袭性较大,尤其是冰冻消融会产生超低温和冰冻休克等严重致死性并发症,已逐步被淘汰。

一、发热

冷冻消融治疗术后的患者多于手术当日

或次日出现发热,体温 38~39℃,持续 3~5 天。文献报道,冷冻消融术后发热是因肿瘤细胞缺血坏死,释放致热源引起的反应,肿瘤大范围坏死后极易发生继发感染。

【治疗】

1. 密切观察患者体温变化 体温 <38.5℃ 可给予物理降温。如酒精或温水擦浴、冰袋降温等;体温持续 >38.5℃,遵医嘱给予吲哚美辛栓 1/3 或 1/2 粒纳肛降温。如术后 7~10 天体温仍居高不下,则需检查血常规及腹部 CT。除外肝脓肿,遵医嘱给予抗菌药物、退热等药物治疗。

2. 使用退热剂后患者出汗较多,应鼓励其多饮温热水;出汗后及时擦干汗液,更换清洁衣被,注意保暖,增加舒适感。

3. 予以饮食指导,嘱患者进食清淡易消化的富含维生素食物。

4. 保持室内空气流通。减少探视,避免交叉感染。

二、皮肤冻伤

冷冻消融治疗过程中超低温导致针道局部冻伤,分为Ⅰ度、Ⅱ度、Ⅲ度。Ⅰ度冻伤损伤在表皮层,表现为局部皮肤充血、红肿,出现热、痒或灼痛感;Ⅱ度冻伤损伤达真皮层。除上述症状外局部红肿更明显,可有水疱、疼痛;Ⅲ度冻伤损伤达全皮层,可深至皮下组织、肌肉、骨骼。

【治疗】

1. 对于可能出现周围组织冻伤的患者,术中可用干纱布隔离周围组织,或温盐水纱布保护。

2. 术后密切观察局部皮肤颜色、温度、有无渗出及水疱形成。

3. Ⅰ度冻伤予以保持创面干燥、安尔碘消毒、无菌纱布包扎等措施;Ⅱ度冻伤除予上述措施外,对较大水疱可在无菌操作下用注射器抽出水疱内液体,创面予磺胺嘧啶银等冻伤膏外涂;对红肿明显部位予以硫酸镁湿敷,避开水疱及破溃处。

三、肝功能损害

冷冻消融治疗引起肿瘤及周围肝组织坏死。同时坏死组织吸收加重肝脏的负担;对肝功能 Child-Pugh B 级患者,冷冻范围广可引起肝细胞性黄疸或腹水。

【治疗】

1. 术前充分掌握患者病情,了解肝功能情况。对于 Child-Pugh B 级患者防止因消融范围过大而加重肝功能损害。

2. 术后 24 小时患者绝对卧床休息,不宜过早下床活动,术后 3~5 天仍以卧床休息为主,保证充足睡眠。

3. 饮食指导 以高热量、富含维生素、易消化的营养饮食为宜。

4. 观察患者皮肤及巩膜有无黄染。遵医嘱定期进行肝功能、凝血功能及电解质的检测。

5. 注意观察患者有无腹胀、腹痛,下肢有无水肿,记录 24 小时尿量;遵医嘱应用利尿剂,定期测量腹围,密切观察腹水的变化情况。

6. 遵医嘱应用保肝药物并补充人血白蛋白。

7. 保持大便通畅,对术后 3 天仍未排便者,给予乳果糖口服,或乳果糖、甘油栓剂等保留灌肠,避免血氨增高。

四、胸腔积液

部分肝脏肿瘤邻近膈面,冷冻消融时刺激膈肌及胸膜,引起反应性胸腔积液。冷冻消融术后 1 周左右患者如出现胸闷、胸痛、气促、心悸、发热、呼吸音减弱等,应警惕胸腔积液的发生。

【治疗】

1. 术后严密观察患者的呼吸情况,注意呼吸节律、频率、双肺呼吸音变化及血氧饱和度,注意有无呼吸困难、胸闷、气促等症状。

2. 协助患者取半卧位以改善通气,根据病情予以低流量持续吸氧。

3. 必要时行 B 超或胸部 X 线检查,诊断明确后,大量胸腔积液者可行胸腔闭式引流术。

4. 准确记录胸腔穿刺液量、性质,观察患者穿刺术后呼吸变化情况。

5. 遵医嘱应用抗菌药物预防感染,人血白蛋白提高胶体渗透压。

五、肝被膜下出血

肝癌患者多因合并肝硬化、肝功能失代偿而出现凝血功能障碍。可能出现肝内穿刺针道渗血。冷冻消融结束后,无法对针道进行消融,可导致出血。肝被膜下出血是一种严重的并发症,主要原因有:凝血功能差;肿瘤位于肝表面,冷冻时肿瘤膨胀,引起肝被膜破裂出血;穿刺时血管管壁损伤等。

【治疗】

1. 术前充分掌握患者的病情,了解凝血指标和肝功能。对于血小板减低或凝血功能欠佳者可遵医嘱给予纤维蛋白原、凝血酶原复合物或血小板静脉输入。

2. 术中可预防性应用止血药物,如巴曲酶注射液、维生素 K_1 肌肉或静脉注射,术后穿刺部位给予腹带加压包扎。

3. 术后 24 小时内应严密观察生命体征变化。注意观察患者有无贫血貌、腹部有无明显膨隆及皮下淤血等情况。准确判断是否有活动性出血,以便及早处理。

4. 怀疑出血者应行诊断性腹腔穿刺及急诊腹部 CT 检查。若出血诊断明确,应急诊行肝动脉导管栓塞止血治疗。

5. 一旦发生出血,嘱患者卧床休息,遵医嘱给予止血、补液、扩容治疗。

六、一过性肾功能损害

由于冷冻消融靶区较大,大量液化代谢产物释放到血液中,可在肾盂内弥漫性沉淀,导致肾内梗阻,引起肾功能损害,严重者可并发急性肾衰竭。少数患者于术后 1~3 天可出现酱油色尿。需及时复查肾功能、尿常规,予足量输液、利尿剂、碱化尿液等治疗。可预防肾功能严重受损情况的发生。

【治疗】

1. 术后 1~3 天密切观察患者尿量、颜色、比重、pH 值等,24 小时尿量保持在 2000ml 以上;如患者出现酱油色尿,或尿量 <30ml/h。应立即予以相应处理。

2. 定期复查肾功能、尿常规、电解质、血气分析,及时了解肾功能状态,预防性给予 5% 碳酸氢钠静脉输注碱化尿液,并给予足量输液。术后常规使用利尿剂。

3. 鼓励患者多饮水,以利于代谢产物排出,减少肾脏损害。

4. 必要时可行血液透析治疗,以防止肾功能严重受损。

(韩玥)

------------------ 参 考 文 献 ------------------

1. 中国抗癌协会肝癌专业委员会,中国抗癌协会临床肿瘤学协作专业委员会,中华医学会肝病学分会肝癌学组 . 肝癌局部消融治疗规范的专家共识 . 中华肝脏病杂志,2011,19:257-259.

2. Yan K,Chen MH,Yang W,et al. Radiofrequency ablation of hepatocellular carcinoma:long-term outcome and prognostic factors. Eur J Radiol,2008, 67:336-347.

3. Livraghi T,Solbiati L,Meloni MF,et al. Treatment of focal liver tumors with percutaneous radio-frequency ablation:complications encountered in a multicenter study. Radiology,2003,226:441-451.

4. 范卫君,叶欣 . 肿瘤微波消融治疗学 . 北京:人民卫生出版社,2012.

5. 中华医学会放射学分会介入学组 . 经皮肝脏肿瘤射频消融治疗操作规范专家共识 . 中华放射学杂志,2012,46(7):581-585.

6. 韩玥,蔡建强,郝玉芝,等 . 射频消融治疗老年肝脏恶性肿瘤的近期疗效与并发症观察 . 中国医刊,2011,46(6):31-33.

7. 韩玥,郝玉芝,蔡建强,等 . 经皮射频消融治疗肝脏恶性肿瘤中辅助注入等渗盐水技术的应用价值 . 中华肝脏病杂志,2012,20(3):266-269.

8. Rhim H,Lim HK. Radiofrequency ablation for hepatocellular carcinoma abutting the diaphragm:the value of artificial ascites. Abdom Imaging,2009,34: 371-380.

9. Kang TW, Rhim H, Lee MW, et al. Radiofrequency ablation for hepatocellular carcinoma abutting the diaphragm:comparison of effects of thermal protection and therapeutic efficacy. AJR, 2011, 196(4):907-913.

10. Shibata T, Shibata T, Maetani Y, et al. Transthoracic percutaneous radiofrequency ablation for liver tumors in tlle hepatic dome. J Vasc Interv Radiol,

2004, 15(11):1323-1327.

11. Gazelle GS, Goldberg SN, Solbiati L, et al. Tumor ablation with radio-frequency energy. Radiology, 2000, 217:633-646.

12. 闻炳基, 胡柳燕, 石展鹰, 等. 氩氦刀冷冻消融对Ⅲ/Ⅳ期原发性肝癌患者肝功能的影响. 中国肿瘤临床与康复, 2006, 13:340-342.

第九章

肝脏手术的并发症及处理

第一节　肝叶切除并发症

一、出血

【概述】

肝切除术碰到的最大障碍是出血,它可以发生在切肝前肝脏的游离过程、肝实质离断过程及肝切除后的残肝断面。出血量的多少直接与患者的预后相关,术中出血多,术后的并发症发生率和手术死亡率高,术中出血多对肝脏尤其是硬化的肝脏打击大,术后易发生肝功能衰竭,因出血而行输血对肿瘤复发有促进作用,因而影响患者的长期生存,极端情况下术中、术后出血而导致患者死亡,因此出血是肝切除手术的主要风险。

【原因】

1. 右肾上腺静脉出血　在做右肝切除分离肝裸区时可分破右肾上腺静脉发生出血,尤其当右后叶肿瘤侵犯右肾上腺更易发生。一旦发生出血很难在切除前准确缝扎止血,如果盲目缝扎或钳夹,常使破口越来越大,使出血变得更加凶猛。

2. 肝短静脉出血　肝短静脉出血通常发生在游离右肝过程,将右肝向左上方掀起撕破肝短静脉,或在离断肝短静脉将其分破,造成出血。

3. 主肝静脉出血　在游离右肝或左肝时,若过度翻转、牵拉肝脏,可能撕破右肝或左肝静脉造成大出血,这种出血多异常凶猛,处理起来较为棘手。

4. 肿瘤破裂出血　肿瘤较大时常侵犯膈肌、侧腹壁等,在游离过程中可分破肿瘤引起出血,若为肝海绵状血管瘤,则出血较凶猛。

术后出血原因:①术中止血不彻底;②血管结扎线脱落;③肝断面部分无血供的肝组织坏死;④膈下区引流不畅,积液继发感染出血;⑤肝功能差以及术中大量输血造成凝血因子耗竭产生的凝血功能障碍。

【诊断依据】

以下4条具备任意2条或2、3中的任意1条,就可诊断为术后出血:①手术后出现休克、意识淡漠、四肢皮肤湿冷,收缩压 <90mmHg,或脉压 <20mmHg,心率 >100次/分,或休克指数(休克指数=脉率/收缩压)≥1;②腹腔引流管流出较多血液;③腹腔穿刺抽出不凝血;④血红蛋白进行性下降。有学者认为术日当晚血液引流量≥400ml 即应急症开腹止血。

术中出血处理

1. 右肾上腺静脉出血　在遇到右肾上腺静脉出血时切忌盲目强行止血,可先用纱布垫填压暂时止血,按切肝程序照常切开,待切肝结束后,出血点暴露无遗,此时在直视下做8字缝合便可获得止血。

2. 肝短静脉出血　如果损伤的肝短静脉较粗大,则出血凶猛,此时可先用手指压迫出血点,吸尽积血,则出血点可显露,可在直视下用无损伤缝线修补止血,如出血点无法显露,处理方法同右肾上腺静脉出血,即先用纱布垫压迫暂时止血,待切肝结束后再做处理。

3. 主干静脉出血　这种出血多异常凶猛,所以最好的方法是预防。一旦遇到主肝静脉破裂大出血,千万不可惊慌而盲目钳夹、缝扎,以免损伤下腔静脉造成更大的出血。正确的方法应立即用手指压迫出血点,如已做全肝血流阻断准备,此时可阻断肝上、肝下下腔静脉,完成切肝后再做血管修补出血,如未做全肝血流阻断准备,则应分离并阻断肝下下腔静脉,同时果断开胸,在膈上控制肝上腔静脉,然后切肝、血管修补。

4. 肿瘤破裂出血　一般情况下,用纱布垫压迫破裂口即可止血而不影响继续游离,若在纱布垫压迫后仍有较多出血,应做肝门阻断控制出血,在肝门阻断下继续完成游离。少数情况下,因肿瘤巨大、与周围组织粘连紧密,如强行游离可引起较多出血,此时可先行切肝,待病肝完全离断后,再做肝周游离,可减少游离过程的出血。

【治疗】

常规给予补充液体,根据情况输入红细胞,并适当输入血浆、纤维蛋白原、凝血因子等,应用止血药物,观察出血量是否减少,中心静脉压维持在 5~10cmH$_2$O,肺动脉楔压维持在 10~15mmHg,尿量大于 30ml/h,说明出血基本控制,若持续出血不止,应根据情况及时再次剖腹止血。

【预防】

1. 用丝线结扎所有的血管,必要时缝合结扎。

2. 避免采用交锁褥式缝合法切肝或做大块肝组织束扎,尽量不用纱布填塞止血。

3. 术后一定要放置腹腔引流管并保持引流通畅。

4. 严格掌握手术指征,有出血倾向不能纠正者,不宜做肝切除术。

5. 术前仔细评估肝功能,应用保肝药物,补充 Vit K$_1$,术后补充血浆、纤维蛋白原、凝血因子等。

二、感染

1. 切口感染　肝切除术患者手术切口感染率可达到 10%~30% 左右,原因有肝脏手术多涉及胆道,易致切口感染,手术创伤及不恰当使用电刀,易造成切口脂肪的液化,手术操作粗暴,组织的损伤严重,老年患者体质虚弱所致的营养不良。切口感染多发生在术后 5~7 天之后,表现为切口逐渐加重的疼痛、发红、肿胀,体温升高而出现不规则的发热,脉率频速,白细胞计数增高,因肝切除术后切口感染多为革兰阴性杆菌,多不表现明显的切口疼痛及发红,仅有肿胀和深压痛,往往有不明原因的发热,切口波动感不明显,引流后体温很快下降。治疗除了全身使用抗生素,若发现线脚感染,及时拆除缝线,往往可达到自愈,若发现有溢液或切口有波动感,拆除缝线后,用血管钳将切口分开,直到脓腔深处,清除坏死组织,使引流通畅。切口感染重在预防,术前提高全身营养状态,纠正贫血、低蛋白血症及电解质紊乱,增强患者的抵抗力,认真备皮,手术室严格消毒,术中严格遵守无菌操作技术,仔细止血,对切口进行保护,防止污染,对可能污染或污染的术野,用大量等渗盐水进行冲洗,对于可能感染的切口,放置引流条,缝合切口,不留无效腔。

2. 腹腔感染　包括膈下脓肿及肝创腔感染,文献报道大块肝切除术后感染的发生率高达 16.7%~28.6%。

【原因】

1. 膈下具有丰富的淋巴网,平卧位膈下位置最低,脓液易积聚此处。

2. 腹内留有较大的残腔。

3. 存在缺血坏死的肝组织。

4. 残腔或膈下间隙内积留血液或胆汁,

为细菌的繁殖提供了良好的条件。

5. 术前存在黄疸，术中或术后低血压，多种手术包括胆肠吻合的同时实施。

6. 大块肝切除时能清除肠源性内毒素的肝脏 Kufer 细胞大量丢失，从而导致机体发生内毒素血症。

7. 手术创伤对机体免疫系统的抑制，使机体对感染的易感性增加。

【临床表现及诊断】

早期由于手术反应及应用抗生素的影响，症状及体征表现不明显，或原发病好转后又出现新的感染症状，发热是主要表现，常表现为体温原已下降又突然升高，热型常呈弛张热，伴有全身不适、恶心、腹胀、乏力等。脓肿部位可有持续钝痛，咳嗽、深呼吸会加重，膈下感染可通过淋巴引流导致同侧胸腔积液，亦可引起脓胸，或对侧膈肌的刺激引起呃逆。B 超、CT 检查可提供脓肿的大小及部位，对诊断有极大地帮助。

【治疗】

当脓肿较小时，选用敏感抗生素、加强营养支持，可使脓肿缩小或吸收。但对于较大脓肿往往需要手术治疗，经皮穿刺置管引流术，根据 B 超、CT 确定穿刺部位、方向和深度，引流脓液，约有 80% 的膈下脓肿可获得治愈。切开引流术，根据脓肿位置选择手术切口，引流脓腔，术后继续应用抗生素，重视营养支持疗法。

【预防】

术中尽可能多的保留正常肝组织，肝缝合时避免留下残腔，术后保证引流通畅，注意支持治疗及广谱抗生素的应用，引流管不可过早拔除。

三、胆瘘

【概述】

肝切除术后肝断面常有少量胆汁渗漏，只要保持引流通畅，多数在术后 3~7 天内逐渐减少，最终停止而自愈。若胆汁引流量在 1 周内不见减少或反而增多，提示有较大的

胆管漏扎或结扎线脱落，或局部肝组织坏死而发生胆汁外漏。

【治疗】

胆瘘治疗中最重要的是使漏出的胆汁充分引流到体外而避免胆汁性腹膜炎，只要保持通畅的负压吸引，一般在 2~3 周，最多 1~2 个月，引出的胆汁会逐渐减少，胆瘘将自行封闭，若患者有高热及腹部残腔，则需立即在超声引导下经皮穿刺并置管引流，或尽早手术引流，对胆瘘持续 1 个月以上者，可试行深部 X 线照射，亦有愈合的可能。对于经久不愈的胆瘘，应予手术治疗。

【诊断依据】

术后腹腔引流管有胆汁样液体引出。

【预防】

1. 在切肝时妥善结扎所有创面胆管，禁忌大块肝组织结扎。

2. 尽量不在切面上留下大块缺血、失活的肝组织。

3. 用干纱布垫反复轻蘸肝断面，通过观察纱布有无黄染而判断有无漏扎的胆管。

4. 有大胆管损伤者，除缝扎外应加做 T 形管引流术。

5. 保证术后引流通畅。

四、胆道损伤出血

【概述】

医源性胆管损伤是最常见的原因，邻近肝门的手术操作，探查胆管及 T 形管引流都有可能引起胆道出血。当胆管感染，炎症引起黏膜糜烂溃疡及凝血功能障碍时也可引起胆道出血。

【临床表现】

与出血量和出血速度有关，其典型的临床表现为右中上腹疼痛，上消化道出血和黄疸，即 Quinckes 三联症，胆道出血一般具有周期性和长期性特点，出血次数为 2~7 次，周期为 1~2 周，出血呈间歇发作，腹痛缓解后，出血亦停止，黄疸逐渐消退。当胆道出血量少，出血缓慢时，则无典型的临床表现，仅表现为

血便或大便潜血阳性,诊断较为困难。

【诊断依据】

对于典型临床表现者,诊断多不困难,对于临床表现不典型者,可借助辅助设施协助诊断。B型超声提示,胆道凝血块可呈搏动性,但较难明确出血部位。十二指肠镜可明确胆道出血,亦难确诊出血部位,但其优越性在于可同时排除食管,胃及十二指肠出血。选择性肝动脉造影是目前最精确有效的检查手段,当出血量大于 1.5~2ml/min 时,可迅速明确出血部位。

【治疗】

首先去除病因,如控制胆道感染,抗休克和支持治疗很重要。对于早期出血,一般主张一般性的治疗措施,如积极输血、补液、营养支持以及应用抗生素和止血药物治疗。局部用药,即对于胆道引流术后的患者可经 T 形管注入去甲肾上腺素等治疗,也可能有效。选择性肝动脉栓塞术用于治疗胆道出血,目前已被越来越多的应用,它具有定位准确、诊断与治疗结合、疗效确切、危险性小、患者易耐受等特点,栓塞的总有效率可达 85% 左右,特别适用于因一般状况差而无法耐受栓塞的危重患者,目前已成为治疗胆道出血的首选方案。对于介入治疗后仍持续性出血,反复大量出血导致失血性休克,休克不易纠正,有重症胆管炎临床表现,非手术治疗无效,并发中毒性休克,反复大量出血经积极手术治疗后出血周期越来越短,或出血量逐渐增加,查明出血病灶,估计非手术治疗不易治愈者应积极实施手术治疗。手术治疗的目的在于有效控制出血,尽可能清除病灶,建立通畅的胆道内外引流,合理选择手术方式是提高疗效的关键。常用方法有胆囊切除术、胆总管切开 +T 形管引流术、肝部分切除术、肝动脉结扎止血等。

五、胆道梗阻

【概述】

肝切除术后并发胆道梗阻、黄疸患者并不少见。

【原因】

1. 手术操作时肿瘤侵入胆道腔内。
2. 胆道癌栓。
3. 手术损伤大胆管。其中原因 1 和原因 2 密切相关,胆道癌栓的形成往往是继发性肿瘤对胆道的直接入侵。当侵入胆道的癌较大时,本身直接堵塞胆管归属于原因 1,当癌栓并不大,但不断有癌组织脱落。

【临床表现】

典型的临床表现包括腹痛、寒战发热、黄疸等三联症,腹痛可为上腹部隐痛、胀痛、绞痛,发热的程度与继发感染的程度相关。

六、胃肠道出血

【概述】

肝切除术后的胃肠道出血并不少见,有报道其发生率为 1.6%。发生机制尚不完全清楚。可能原因有,①应激性溃疡,肝切除术后消化道出血的最常见原因;②肝硬化和门静脉高压程度;③剩余肝组织量少而导致继发门静脉高压胃肠道出血。此外,还与肝门阻断时间长短、手术失血多少、术后全身及肝功能状况等因素有关。新近研究发现,肝切除将导致门静脉压力升高,这可能是出血的重要原因。

【诊断依据】

一般术后 2 周内发生,表现为胃肠引流出咖啡色或血性胃液,或出现呕血黑便,严重时生命体征发生改变,腹痛不一定存在。

【治疗】

出血量少时,给予胃肠减压,质子泵抑制剂及止血药物治疗,出血量大时,可采取三腔双囊管压迫止血,纤维内镜下注射硬化剂止血,药物止血,输入新鲜血等,给予静脉泵入生长抑素、垂体后叶素等。积极处理 48 小时后仍有出血者可考虑手术止血。

【预防】

术中同时行胃左静脉结扎或胃贲门血管离断术,术后常规预防性使用抑酸剂、止血药等。

七、胸腔积液

【概述】

胸腔积液是肝切除手术后最常见的并发症之一,可延长住院时间,增加患者痛苦,如未及时发现和处理可能导致更严重的后果。因此,防止此并发症的发生比治疗更为重要。

【原因】

肝切除术后出现胸腔积液的原因是多方面的,目前比较公认的有:

1. 术中切断了肝脏经肝周韧带的淋巴回流通路。

肝切除术时需要对肝脏进行充分的游离,切断肝周韧带以及对膈肌的缝扎止血等,使走行于这些韧带内的淋巴回流管道的完整性遭到破坏,是术后出现胸腔积液的主要原因。尤其是在进行右侧肝切除时,肝脏的游离较左侧更加广泛,这也是右侧肝切除术后较左侧肝切除更容易出现胸腔积液的原因。手术中,为了减少术后出现胸腔积液,应当在保证肝切除操作安全、方便的前提下尽量减少不必要的肝脏游离,避免损伤膈肌。同时,以往的经验是常规游离肝脏,膈肌出血点给予"8"字缝扎止血,肝切除后,膈下创面给予对拢缝扎消灭粗糙创面,这样处理可能减少术后的渗血。但笔者的临床体会是,以上常规的处理方法可能加重术后出现胸腔积液,因为常规游离肝脏的方法容易出血,尤其是粘连较重者,且膈肌上反复"8"字缝扎止血以及强行将膈下的腹膜进行对拢缝扎,使原本因肝脏游离而遭到破坏的肝周淋巴回流管道进一步加重。因此,笔者改用氩气电刀游离肝周韧带,肝切除后膈下创面不对拢缝扎,渗血处用氩气喷凝止血。只要掌握好肝周韧带的间隙,采用这种方法游离肝脏出血量非常少,一般在 10~100ml 左右,因而减少了对膈肌的不必要的缝扎。

2. 膈下渗液、积液甚至感染　肝切除对肝周的游离造成膈下的创面,容易渗液、出血,一旦术后引流不畅,甚至可能造成感染,

对膈肌产生刺激,引起渗出性的胸腔积液。因此,保持肝切除术后膈下引流管的通畅,对预防术后胸腔积液是非常重要的。

3. 术中肝门阻断　术中肝门阻断以及阻断时间较长引起肝细胞肿胀,减少了淋巴通路,且引起术后肝脏功能的损害,是造成术后出现胸腔积液的可能原因。当然,术中肝门阻断时间较长者术后出现胸腔积液的发生率高,除了因为肝门阻断对肝脏产生损害以外,还可能是因为手术本身难度高,手术切除范围大。

4. 肝硬化程度　行肝切除手术的肝癌患者常伴有不同程度的肝硬化和低蛋白血症,也是术后胸腔积液的原因之一。肝硬化患者在肝周韧带往往形成侧支,手术中肝脏的游离破坏了这些侧支循环;术后低蛋白血症引起胶体渗透压降低,使胸液生成、吸收平衡受到破坏;肾素 - 血管紧张素 - 醛固酮系统的作用使水钠潴留等。

5. 术后肝功能不全、腹水　肝癌患者行肝切除术后出现肝功能不全,中等量以上腹水者,因腹压升高,腹水可经破损的膈肌进入胸腔,从而导致胸腔积液。

【治疗】

1. 大多数轻微积液的患者可无任何症状,或仅有低烧(一般低于 38.5℃)、轻微胸闷、上腹胀、体位变动时出现干咳等,可由其自行吸收,不必特殊处理。

2. 较多量积液的患者常出现胸闷气急甚至需要吸氧等,机体的缺氧状态不利于术后肝功能的顺利恢复,故必须及时处理。多数情况下须作胸腔穿刺,一般穿刺 1~3 次即可。

3. 对于少数顽固性胸腔积液(一般超过 3 个月)须采取一些较为特殊的治疗措施。在排除低蛋白血症的前提下,可于抽净胸腔积液后注入四环素或高渗葡萄糖、高聚金葡素等以引发胸膜的无菌性炎症,造成胸腔粘连以消除胸腔积液,必要时还可行胸腔闭式引流。大多数经久不愈的胸腔积液多与患者

的肝硬化门静脉高压有关,须按肝硬化胸腹腔积液的治疗方法进行处理(保肝、利尿及维持肾脏的有效循环等),必要时须采取手术治疗如经颈静脉肝内门静脉分流术(TIPS)、胸腹腔积液转流术等。笔者在多年的临床实践中尚未遇到最终须接受手术治疗的顽固性肝切除术后的胸腔积液患者,个别患者胸腔积液在持续半年左右、肝功能好转以后即逐渐消退。

4. 对于癌性胸腔积液,可于胸腔积液抽净后注入榄香烯乳、顺铂、5-FU 等抗癌药物治疗。据报道,多药联用效果优于单用。

【预防】

1. 尽可能减少手术创面。应树立正确的爱伤观念,手术过程中尽量避免过度分离肝周韧带以及过多的切除正常肝组织,避免损伤膈肌(可紧贴肝脏离断韧带及粘连)。游离肝周韧带的范围应以能切除病变肝组织的范围为度,切不可盲目扩大游离范围。正常肝组织切除范围过大一方面会增加肝创面而增加渗出,另一方面也增加了术后发生肝功能不全的可能性。

2. 尽可能消除手术的粗糙面。应仔细地缝合肝创面,减少渗出,同时还应缝合膈肌腹膜,减少渗出。有报道使用 508 胶或纤维蛋白胶同时喷洒已缝合后的膈肌腹膜面和肝创面(喷后缝合)能明显减少胸腔积液的发生。如手术中发现膈肌受损,应仔细缝合,不留缝隙,避免腹水漏入胸腔。

3. 尽量缩短肝门阻断的时间。

4. 必须注意膈下积液的通畅引流,据笔者的经验双套管负压引流效果较好。如拔管后发现膈下积液较多,应及时在 B 型超声引导下穿刺引流。此外,合理使用抗菌药物也是避免膈下感染的重要环节。

5. 术前应尽可能准确地判断肝功能,严格把握手术指征,避免术后出现肝功能不全而引发胸腔积液。另外,术前术后均应加强保肝,必要时可输注蛋白制剂及利尿剂等,以避免低蛋白血症引发胸腔积液。

八、肝功能衰竭

【概述】

肝功能衰竭是多种因素引起的严重肝脏损害,导致其合成解毒排泄和生物转化等功能发生严重障碍或失代偿,出现以凝血机制障碍和黄疸肝性脑病腹水等为主要表现的一组临床综合征,在我国引起肝衰竭的主要病因是肝炎病毒(主要是乙型肝炎病毒),其次是药物及肝毒性物质(如乙醇化学制剂等),另外肝脏手术也是导致肝衰竭的重要因素。

【原因】

1. 术前因素　肝癌是我国常见的恶性肿瘤之一,其病死率占肿瘤病死率的第2位。从长远疗效看,手术切除目前仍然是治疗肝癌的最好方法;然而肝癌患者尤其是合并严重肝硬化门脉高压者肝切除术后容易发生肝功能衰竭。对于我国来说,大多数原发性肝癌患者合并乙型肝炎和肝硬化,术前肝功能不同程度受到损害。因此,手术切除容易导致肝功能不全,甚至发生严重的肝功能衰竭而死亡。对于肝癌肝切除患者术前应综合评价患者肝功能,对于术前合并严重肝硬化门脉高压症及凝血机制不全的患者,不应盲目追求肝癌的根治性手术,行半肝以上的肝切除术后发生肝功能衰竭的几率明显增大。

2. 术中因素　①手术创伤:手术切除了有效的肝组织,切除越多越易发生 AHFP,尤其在肝硬化的情况下。此外,手术创伤导致交感神经兴奋,儿茶酚胺类物质的大量释放,使 α 受体的血管平滑肌收缩,使肝脏供血显著减少,加重了肝细胞的损害。②麻醉:肝脏手术一般都要采取全麻,所选用的全麻药都经肝脏处理,增加了肝脏的负担及对肝脏毒性作用。③失血:肝脏血供丰富,组织脆弱,术中出血多,易出现低血压;而肝脏对低血压非常敏感,易于出现肝细胞变性甚至坏死。④肝脏缺血乏氧:在肝脏手术时,虽然都有全身性低血压,但是为了减少术中肝脏出血,常常进行肝门阻断,特别是在有肝硬化的情况下,肝功能可因肝门阻断时间长短发生不同程度的损害。

3. 术后因素　①药物(抗生素化疗药物免疫抑制剂)导致肝细胞损伤,全肠外营养导致胆汁淤积;②术后腹胀便秘:由于麻醉及手术的刺激,可发生腹胀或便秘,使含氨物质与肠道内细菌接触的时间延长,有利于氨及其他有毒衍生物的产生和吸收;③术后感染:肝切除术后患者极易发生感染;④低血糖及高蛋白饮食:低血糖可使肝糖原减少,抑制葡萄糖氧化磷酸化过程中 NH 与谷氨酸结合及其排泄,而增加血氨的含量;高蛋白饮食可促使肠道内氨类物质增多。

【治疗】

肝切除术后出现进行性高胆红素血症,血液凝固功能下降,转氨酶升高,血氨升高或肝性脑病等情况时可确诊肝衰,治疗上应注意消除导致肝衰的各种诱因,以免加重病情。近年来,充分地进行支持疗法,注重给予足够的胶体,如白蛋白血浆全血等营养支持人工肝及肝移植等治疗肝衰取得一定的进展。肾上腺皮质激素可以稳定细胞膜及改善微循环,肝血流阻断前 10~15 分钟静推氢化可的松 100~200mg 或地塞米松 10mg 或甲泼尼龙 0.5g,可改善缺血再灌注损伤。术后避免腹胀,可早期进行灌肠给予泻剂。

【预防】

1. 术前准确评估　①评估肝脏储备功能:尽管已有多种肝功能评分评级方法,但尚无一种方法得到普遍接受。目前,最常用的综合评定是根据检查结果,在一般综合评定中还要结合考虑病情严重性肝功能分级及有否胆道感染等因素。②靛青绿排泄试验(ICG):原形经胆汁排出,无肝肠循环,不经肾排泄 ICGR15<10% 可切除两个以上肝段或 30% 以上的肝组织 10%<ICGR15<20% 仅能切除一个肝段或最多 15% 的肝组织 20%<ICGR15<30% 切除一个肝段,风险也较大,TACE 治疗也应慎重 30%<ICGR15 禁忌 TACE 或肝切除治疗。③动脉血酮体比(AKBR)

AKBR>0.7 肝功能代偿良好;0.4<AKBR<0.7 提示肝功能受损;AKBR<0.4 肝功能严重损害。

2. 实质肝切除率预测　实质肝切除率 PHRR=(拟切体积 – 癌体积)/(肝体积 – 癌体积)×100% 肝切除量是关系到术后是否发生肝衰的至关重要因素。评估肝切除量:肝实质切除率 = 预切除的肝容量 – 肝癌容量)/(全肝容量 – 肝癌容量)×100%(无肝硬化者可切除 75%~80%,合并肝硬化者切除不超过 50%)。

3. 术中要精细操作　①控制入肝血流,减少术中出血,阻断肝十二指肠韧带之入肝血流,优点是简便迅速;缺点是对肝细胞功能影响较大,对于无肝硬化的患者阻断时间 30 分钟,轻、中度肝硬化,20 分钟以内,重度肝硬化患者,不用再次阻断,间隔 5~10 分钟。术中要尽量避免发生低血压缺氧,输血力求用新鲜血,从上腔静脉属支输入,保持管道绝对畅通。麻醉要符合安全无痛的原则,麻醉切忌过深过长,加重肝脏负担;②保护残肝:保证安全切缘下的不规则切除,尽可能多地保存肝组织。采用新技术 CUSAExcel 型超声外科吸引器、螺旋水刀、解剖学方法等进行肝切除,切断面的止血可贯穿肝组织全层缝合,纤维胶喷洒,大网膜包裹。

九、肝肾综合征

【概述】

肝肾综合征(HRS)是慢性肝病患者出现进展性肝衰竭和门静脉高压时,以肾功能不全、内源性血管活性物质异常和动脉循环血流动力学改变为特征的一组临床综合征,是终末期肝病常见的临床并发症,发病率约为 8%。该病一旦发生,病情危重、进展迅速、临床救治困难、病死率高,预后很差,因而临床上提高对 HRS 的认识、采取积极防治措施以改善预后非常重要。

【临床表现】

可有失代偿期肝硬化或严重肝病的临床

表现。HRS 出现前,部分患者有少尿或无尿、难治性腹腔积液或张力性腹腔积液、低血压、氮质血症、门脉高压、淤血、终末器官缺血等表现。实验室检查可有进行性血肌酐升高、电解质紊乱,但尿常规检查无明显异常。电解质紊乱是肝肾综合征的主要表现,其中低钠血症最为常见。另外,低钾血症、低氯血症、高钾血症发生率也较高。低钾血症常见于肝肾综合征早期,高钾血症常见于肝肾综合征晚期,并易引起恶性心律失常和重度高钾血症,须紧急处理。低氯血症往往使患者内环境和酸碱失衡更趋复杂化,提示预后较差。由于所有患者均有低钠血症、低蛋白血症,故肝肾综合征患者多处于低血浆渗透压状态,易引起难治性脑水肿、肝性脑病,甚至引起脑疝或脑功能衰竭,促使肾衰竭恶化。

【诊断依据】

确诊 HRS 必须具备 5 项标准:①慢性或急性肝病有进行性肝衰竭与门脉高压表现;②低肾小球滤过率,血清肌酐 >132mol/L 或 24 小时肌酐清除率 <40ml/min;③无休克和持续细菌感染,无近期或正在使用肾毒性药物,无胃肠道或肾性体液丢失;④停用利尿药,并以等渗生理盐水扩容后,肾功能无持续改善(改善指标为血肌酐 <132mol/L 或肌酐清除率 >40ml/min);⑤尿蛋白 <500mg/d,B 超检查未发现尿道梗阻或肾实质病变。附加标准:①尿量 <500ml/ 天;②尿钠 <10mmol/L;③尿渗透压 > 血浆渗透压;④尿红细胞 <50 个高倍视野;⑤血清钠 <130mmol/L。

【治疗】

1. 治疗原则　包括重症监护,加强原发病治疗,以及针对发病机制采取恢复有效动脉血容量,改善全身与肾脏血流灌注等过渡治疗。肝移植是最有效和永久的治疗措施。

2. 消除诱因,治疗原发病。

(1) 避免使用各种肾毒性药物,以免加重肾功能损害;

(2) 注意预防、处理各种感染、上消化道出血,及时纠正引起肾前性肾衰的各种诱因;

(3) 必要时给予氧疗,纠正低氧血症;

(4) 有大量腹腔积液时须注意鉴别真性低钠血症和稀释性低钠血症,根据具体情况采取治疗措施;

(5) 积极改善低钾血症,有利于纠正代谢性碱中毒和低钠血症;治疗代谢性酸中毒有利于纠正和预防高钾血症;

(6) 早期扩充血容量,虽然不能从根本上解决肾血流灌注和体循环紊乱,但有助于鉴别肾前性氮质血症和 HRS。

十、肝肺综合征

肝肺综合征(HPS)是肝功能不全的一种严重并发症,目前认为 HPS 包括三联症:基础肝脏病、肺血管异常扩张、动脉血氧合功能障碍所致的低氧血症,该诊断需排除原发性心、肺疾病。

【临床表现】

HPS 早期多无明显自觉呼吸症状,16%~20% 患者因呼吸困难为首发症状就诊。HPS 具有特征性的表现是直立位呼吸困难、仰卧呼吸、低氧血症、发绀,患者早期多无明显症状,随着肝病病程的进展,患者可出现呼吸困难和发绀,其特点为活动时和直立时加重。直立时呼吸急促加重而仰卧时呼吸困难改善,以及直立时低氧血症加重,是因为直立时肺底部通过扩张血管中的血流增加,致肺内右向左分流量增加,通气 / 灌注比例失调加重。患者可出现胸闷、气促胸痛、发绀、杵状指,但多无明显胸部体征。重者可出现晕厥。晚期患者即使静息状态时也会感到呼吸困难。当杵状指、肢端发绀发生在肝脏疾病及门脉高压的患者中时,需高度怀疑 HPS 的存在。

【诊断依据】

1. 有慢性肝病(酒精性肝硬化、坏死后肝硬化、原发性胆汁性肝硬化、慢性肝炎等),肝功能障碍不一定很严重;

2. 没有原发性心肺疾病,胸片正常,或有肺基底部的结节状阴影;

3. 肺气体交换异常,有或无低氧血症,$P(A-a)O_2$ 梯度 >15mmHg;

4. 各种实验室和影像学检查发现有肺内动静脉异常扩张(如 CEE、肺灌注扫描或肺血管造影)。

【治疗】

1. 一般治疗　治疗重点应长期保护肝功能和降低门脉压力。理论上,治疗原发性肝硬化改善肝功能或延缓肝硬化进展可减少血管活性物质的不平衡,减轻低氧血症,降低门脉的压力,有腹水者应给予利尿剂或放腹水以改善肺容量及功能性肺泡面积。

2. 吸氧及高压氧舱　吸氧一般应使 SO_2 维持在 90% 以上,适用于轻型、早期 HPS 患者,可增加肺泡内氧浓度和压力,有助于氧弥散,缓解患者症状,促进肝细胞再生和肝功能的恢复。病情较轻的早期患者,经鼻导管给予低流量吸氧即可纠正低氧血症;而病情较重者,单纯氧疗效果较差。高压氧疗法能使 PaO_2 升高,$P(A-a)O_2$ 下降,同时伴有内毒素和 NO 水平下降,不仅能使低氧血症改善,还能对低氧血症的血流动力学紊乱始动因素产生影响。

3. 栓塞治疗　适用于孤立的肺动 - 静脉交通支的栓塞,即肺血管造影 Ⅱ 型的 HPS 患者。尤其对吸入 100% 纯氧反应差的低氧血症患者,而对弥散性血管扩张者疗效较差。

4. 经颈静脉肝内门体分流术　经颈静脉肝内门体分流术(TIPS)可降低门脉压力,改善 HPS 的低氧症状,提高动脉氧分压,降低肺泡动脉氧分压差,使血流重新分布,并减轻神经及体液因子对肺血管的扩张作用,还可降低出血、腹水等并发症的发生率,对等待原位肝移植的患者,HPS 的近期疗效明显,TIPS 可降低围术期的病死率,提高手术成功率。但 TIPS 术后可出现明显的门体分流和心输出量增多,使肝性脑病的发生率增加。有研究表明,TIPS 后 6 个月 PaO_2 明显上升 20mmHg,但是放射性核素肺灌注扫描提示肺内分流持续存在并有心输出量增加,推断改善的氧合不是因为肺内分流逆转引起的。故目前 TIPS 在 HPS 中的应用尚不确定。

5. HPS 内科治疗　HPS 内科治疗的效果不令人满意,既不能持久改善氧合,也不能逆转肺内血管扩张,至今无肯定的疗效。有研究应用一氧化氮合酶(NOS)抑制剂亚甲蓝和左旋硝基精氨酸甲酯治疗 HPS,可使患者的低氧血症改善。还有一些报道指出,应用诺氟沙星、己酮可可碱、吲哚美辛、奥曲肽、阿司匹林、前列腺素等药物可缓解 HPS 的低氧血症,但缺乏随机的多中心研究,疗效有待进一步证实。

6. 原位肝脏移植　原位肝脏移植(OLT)是目前 HPS 的根治方法,术前对 HPS 患者的肺功能进行评估,有助于术后病死率的预测。$PaO_2<60mmHg$ 的 HPS 患者应尽早肝移植,<50mmHg 为禁忌证,因其可能增加手术风险及术后死亡率。OLT 常见的术后并发症有肺动脉高压、呼吸衰竭、脑出血、低氧血症加重,也可再发 HPS,应引起重视。85% 以上及时行肝移植的患者其肺血管扩张得到显著改善,但术前 PaO_2 <50mmHg 和(或)MAA 分流率 <20% 的患者术后病死率明显增高。因此,移植术前早期诊断 HPS 意义重大。低氧的纠正在肝移植术后还需 10 个月左右,当然,术后低氧血症恢复时间与 HPS 的严重程度呈正相关。

(赵永恒)

第二节　肝脓肿手术并发症

一、出血

多为肝静脉损伤出血,手术用手指分离脓腔一般不会损伤 Glisson 鞘造成出血,若出血量少,待脓液引流后多可自行停止出血,或经压迫数分钟后止血。若出血量大,可在有可能损伤的肝静脉近端 U 形缝合肝组织,注意勿损伤肝静脉主干,必要时缝合引流口另外寻找脓腔的引流途径。脓肿引流前手术视野往往不易显露和操作,此时肝组织严重充血水肿,体积增大、质脆,如脓肿部位隐蔽,寻找脓腔时反复移动肝脏易导致肝表面撕裂出血。因此,肝脓肿引流术应常规行右肋缘下斜切口,向内侧至腹正中线并向剑突根部延长,并用腹部牵开器增加暴露,可减少出血并发症的发生。

二、腹腔感染

主要表现为腹膜炎和膈下脓肿,当发生弥漫性肝脏小脓肿或术中腹腔冲洗不彻底,术后引流不通畅时,可能发生急性腹膜炎,严重时可继发膈下脓肿。临床表现为腹痛、腹胀,右上腹或全腹压痛、反跳痛,肌紧张多不明显。多数患者经抗生素治疗3~7天后多可缓解。若肝下间隙脓肿形成,则应尽早剖腹引流,或在B超引导下穿刺抽脓和冲洗。术中应重视冲洗腹腔,当有脓液污染腹腔时,用0.1%~0.2%的聚维碘溶液反复清洗肝上、下间隙。

三、感染性休克

手术时机延误是休克的主要原因。当脓肿位置较深,脓液稠厚,脓腔在肝内潜行且分隔较多时,B超显示为低回声,有时误诊为肝癌,不能确定脓肿是否形成,从而影响临床诊断,不能果断手术探查,有的患者虽经有效抗生素治疗,全身症状减轻,但并不能控制脓肿的形成和发展。患者表现为进行性加重的贫血和低蛋白血症,或顾虑有其他严重的并发症存在,如糖尿病、肝肾功能不全,而坚持保守治疗,有时对脓肿直径大于5cm,脓液稠厚的细菌性肝脓肿患者实施经皮肝穿刺引流术,由于引流不通畅导致病情反复。上述原因均可使肝脓肿得不到及时手术引流,当患者出现衰竭,水、电解质紊乱,严重贫血或低蛋白血症时,麻醉和手术创伤导致休克发生。由于耐药菌株多,中毒症状重,患者往往较早出现成人呼吸窘迫综合征,抢救往往较困难。因此,术前应积极准备,纠正贫血、低蛋白和水、电解质紊乱,术中和术后短期使用大剂量糖皮质激素,补充有效血容量,维护肝肾功能,加强营养和支持治疗。总之,肝脓肿的手术探查和引流应积极和及时,手术前充分考虑患者的全身因素,做好充分准备,切忌草率。

四、脓肿复发或迁延不愈

脓肿引流不通畅,脓腔未愈合或过早拔除引流管,是脓肿复发或迁延不愈的主要原因。临床表现为引流管拔除后,反复发生的腹痛和发热。术中引流采用双套管并放置在脓腔的低位,术后多次冲洗清除脓腔中的坏死组织,对于较大的脓肿,拔管前应常规行X线造影,观察脓肿愈合情况,这些措施都是预防术后复发的有效方法。若脓肿位置隐蔽或形状不规则,或因为出血及手术经验等原因,未能有效清除脓腔见的分隔使引流不彻底,或肝内多发的脓肿未扪及而遗漏,是造成术后病情反复,延迟不愈的另一常见原因。因此,术前应通过B超、CT等检查手段,尽可能确切估计脓肿的部位、大小、数目等,有条件者,术中采用B超检查,而获得较好的手术效果。尽量避免经腹膜外途径行肝脓肿引流术,此手术方式限制了对肝脏的探查。伴有胆石症特别是肝内胆管结石的患者,术中应做相应的处理,及时解除胆道梗阻,是预防术后复发的重要方法。对少数长期迁延不愈,脓壁已经纤维化或钙化的患者,应行肝叶切除术。

(赵永恒)

第三节　肝囊肿开窗术并发症

肝囊肿为先天性、非遗传性肝内囊性病变。囊腔通常不与肝内胆管系交通,囊肿是由上皮细胞排列组成的闭合腔隙,内含液体,可为单发性或多发性。肝囊肿生长缓慢,多数患者无明显症状,仅在体检时被偶然发现。巨大的肝囊肿可出现明显的压迫症状。若合并感染,可出现畏寒、发热、腹痛等类似肝脓肿的症状。一般认为肝囊肿的手术指征包括:①单发小囊肿直径 <5cm,且无症状者,一般不需要手术,但需定期观察。②直径在 5~10cm 单发囊肿,视病情而定,若有上腹部慢性疼痛及上腹部压迫症状,可考虑手术,对于无任何症状者,可继续观察。③直径 >10cm,有上腹部压迫症状,且可扪及包块,应视为手术指征。④伴囊内出血,并发感染或疑为肿瘤性囊肿时应考虑手术治疗。手术方式包括囊肿穿刺引流 + 注射硬化剂,开腹手术治疗,腹腔镜手术治疗等。腹腔镜肝囊肿去顶开窗引流术具有创伤小、恢复快、住院时间短、疗效可靠、并发症少等优点,应作为治疗肝囊肿的首选方法。

一、出血

出血多来自于囊壁上的肝静脉分支,出血量少时,可用超声刀止血或经压迫数分钟后多可自行止血。若出血量大,腹腔镜下止血困难,则考虑中转开腹,将囊壁上的出血点仔细缝扎,尽量不要用电凝囊腔,以免电凝过程中损伤囊壁表面的血管,行腹腔镜肝囊肿开窗引流术时,常规用超声刀切除囊壁,止血效果好,出血风险低。

二、囊肿复发

有文献报道如果术中操作不当,1 年内肝囊肿复发可高达 38%,因此术前应仔细阅读患者的影像学资料,必要时与放射科医师合作,术中肝囊肿去顶要彻底,窗口应尽量开在患者立位时的最低位,开窗要足够大,距离正常肝组织 0.5cm 完全切除囊壁,对于多房囊肿,要尽量打开隔膜,以充分敞开囊腔,通畅引流,因为囊肿开窗过小、遗漏多发囊肿是导致复发的主要原因。对于较大囊腔可用大网膜填塞,使大网膜与囊腔粘连,以防复发,引流管放在最低位。术后密切观察引流情况和生命体征变化,待引流停止和症状缓解后再次复查 CT,肝囊肿消失后方可拔管。

三、胆瘘

肝囊肿手术后胆瘘并不少见,主要原因是囊肿壁与胆管相通,术中未发现胆汁渗漏,术后引流管内有胆汁流出,若胆汁漏较多又未放置腹腔引流管,则会出现急性胆汁性腹膜炎,表现为腹痛、发热、全腹压痛、反跳痛等腹膜刺激征,术中仔细观察囊液性质,如囊液中混有胆汁,应仔细观察囊内变化,根据情况决定是否中转开腹。常规放置腹腔引流管于囊腔最低处。

(赵永恒)

第十章

肝移植相关并发症

第一节 排斥反应

【概述】

肝移植已成为慢性终末期肝疾病和急性肝衰竭最理想的治疗方法,其1年和5年生存率分别可达85%和76%。早期的器官移植后因排斥反应导致的移植物失功能,患者存活期短,一度使肝移植发展陷入停顿。随着新型免疫抑制剂的应用,急性排斥反应的发生率已由早期的75%降至不足30%,而慢性排斥反应导致的移植物功能丧失已减至不足3%。

【临床表现】

根据排斥反应发生的时间可分为三种:超急性排斥反应,急性排斥反应和慢性排斥反应,我国相关教科书均沿用这种分类方法。1994年国际胃肠病学会统一标准分类为:体液性排斥反应、细胞性排斥反应和慢性排斥反应。

1. 超急性排斥反应 肝移植术中再灌注后数分钟内迅速发生的暴发性免疫反应,移植肝很快被破坏,非常少见。胆汁少或不分泌,严重凝血障碍导致无法止血,可伴有严重酸中毒。

2. 急性排斥反应 所有排斥反应中最常见的一种。主要由淋巴细胞(CD4$^+$T)介导,典型临床表现为发热、肝大、肝区压痛,但这些症状体征并非特异。

3. 慢性排斥反应 发生率低,发生时间不定,并且胆汁淤积发生前通常无症状。发生胆汁淤积时,可伴有胆管狭窄,表现为急性发热或全身不适。

【原因】

1. 超急性排斥反应临床罕见,在同种异体肝移植中发生的超急性排斥反应与受体存在预存抗体有关。

2. 急性排斥反应发生的原因与低免疫抑制状态有关,也可能与配型、受者的年龄较轻、冷缺血时间较长有关。

3. 慢性排斥反应与配型、反复发生多次急性排斥反应损伤和巨细胞病毒感染相关。

【诊断依据】

1. 超急性排斥反应病理诊断标准 肝移植血流再通后迅速发生的移植肝功能快速下降,肝功能急剧恶化,肝脏功能衰竭。严重的凝血功能障碍可导致门静脉和肝动脉血栓。肝脏穿刺活检见肝组织缺血性坏死伴有中性粒细胞浸润,汇管区补体C_{4d}沉积。超急性排斥反应诊断前需与血管并发症鉴别。

2. 急性排斥反应诊断 肝功能损害指标常见转氨酶升高,也有γ-谷氨酰胺转肽酶和胆红素和碱性磷酸酶升高。肝移植术后患者应时刻警惕排斥反应发生可能,尤其是肝功能损害伴有抗排斥药物浓度低于治疗浓度时。一旦怀疑排斥反应,应立即安排经皮肝穿刺活检,病理三联组织学特征:①门管区以单核细胞为主的炎性细胞浸润;②门管区小叶间静脉血管内皮炎;③小叶间胆管损伤/破坏(非化脓性胆管炎)。确诊急性排斥反应后,可运用 Banff 评分系统进行严重程度评分(表 10-1):

表 10-1　肝移植急性排斥反应 Banff 评分系统

排斥反应类型	诊断标准
未确定	门管区炎性浸润未达诊断三大标准(见上文病理学特征)
轻度	炎性浸润见于少数汇管区,未超出门管区
中度	多数或全部门管区炎性浸润
重度	在中度基础上,浸润至门管区扩展至肝实质,中至重度血管周围炎,血管周围干细胞坏死

3. 慢性排斥反应　临床上既往常有多次急性排斥反应发生。肝功能检查 γ-谷氨酰转肽酶与碱性磷酸酶均升高。病理学特征是 50% 以上门管区小胆管消失和闭塞性动脉血管病,大多数慢性排斥患者肝脏活检镜下可见两种特征,部分病例这两种特征可单独存在。血管造影有助于慢性排斥反应的诊断。慢性移植物抗宿主病血管造影没有改变,其病理学变现与慢性排斥反应难以区分,应注意鉴别。

【治疗】

1. 超急性排斥反应治疗　尽管有一些中心有报道急诊脾切除、血浆置换联合吗替麦考酚酯,硼替佐米(bortezomib)联合血浆置换和利妥昔单抗的联合疗法对超急性排斥反应有效,但是这些都是个案报道或单中心的回顾性研究。目前仍然认为,超急性排斥反应发生迅猛,一旦确诊,尽快进行再次肝移植是拯救患者的唯一方法。

2. 急性排斥反应治疗　①冲击治疗,短期内大剂量激素冲击,有时可临时(甚至长期)口服增加了剂量的激素;②立即调整免疫抑制剂方案,根据免疫抑制剂的血药浓度(谷浓

度)增加原有免疫抑制剂剂量,并注意复查药物浓度;③对于激素抵抗的急性排斥反应,应用抗淋巴细胞球蛋白(ALG)或抗胸腺细胞球蛋白(ATG)或换用另外一种基础免疫抑制剂(例如从环孢素换成他克莫司等)。

3. 慢性排斥反应药物治疗无效,疾病将缓慢持续进展直至移植物失功能,再次移植是唯一有效方法。

【预防】

1. 肝脏虽然是免疫特惠器官,但血型配型有助于减少体液免疫相关的排斥反应。

2. 目前仍无确切预防排斥反应发生的措施。

【典型病例】

病例一　肝移植术后超急性排斥反应

男患,53 岁,因:"肝癌介入术后 16 个月,腹胀、腹痛 2 个月",患者 16 个月前外院诊断原发性肝癌,行 TACE 治疗,术后 1 个月再次予以酒精注射治疗。有 20 余年乙肝病史,未进行规律抗病毒。曾患有鼻咽癌,已行标准疗程放、化疗,鼻咽癌现在获得完全缓解。入院查体:T:36.2 ℃,P:102 次/分,R:20 次/分,BP:92/56mmHg。神清、对答切题,计算力及定向力正常,面色晦暗,肝掌及蜘蛛痣均阴性,胸前毛细血管无扩张,皮肤中度黄染,巩膜中度黄染,全腹部轻压痛及反跳痛,肝肋下 10cm,质硬,未扪及表面结节,脾肋下未及,Murphy 征阴性,肝区叩痛阳性,移动性浊音阳性,肠鸣音正常,双下肢凹陷型水肿,扑翼样震颤阴性。入院拟诊:"肝癌介入治疗术后"。行同种异体原位肝移植术,术式为附加腔静脉整形的改良背驮式,无腔静脉转流。术中血流开放后 10 分钟出现凝血障碍,渗血严重,经输血抗凝、支持对症处理后完成手术。术后转 ICU 监护治疗,查 HGB:65g/L,1 小时腹腔引流达 600ml 血性液,心率渐升,最高达 145 次/分,血压下降至 80/40mmHg。予以输血,药物升压,降心率后再复查血常规及凝血:WBC 1.646×10^9/L,HGB 70g/L,HCT 0.2,PLT 14×10^9/L,PT 18.8s,APTT-sec 76.2 秒,ALT 809U/L,TBIL

36.8μmol/L,CREAT 61.6μmol/L。床边彩超是:右膈下及盆腔多量积液,门静脉血流差,考虑腹腔出血。术后 5 小时予以急诊剖腹探查,术中探查见腹腔约有 3000ml,创面广泛渗血,移植肝颜色暗,取活检病理提示:"超急性排斥反应"(图 10-1),仔细止血控制后关腹送监护室继续监护。患者剖腹止血术后 1 小时出现少尿,查血:CREAT 202μmol/L,WBC 4.4×10⁹/L,HGB 89g/L,HCT 0.25,PLT 27×10⁹/L,PT 19.4s,APTT-sec 38.7s,ALT 5167U/L,TBIL 135.8μmol/L。考虑急性肾功能损害,超急性排斥反应,予以甲泼尼龙 1g 冲击治疗,CRRT 等。第一次肝移植术后 64 小时,行再次肝移植治疗,切除的移植肝(图 10-2),术后病理报超急性排斥反应。术后肝功能缓慢恢复,但因肺部感染严重,肾功能损害,血

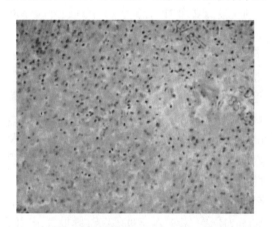

图 10-1　肝实质及包膜下灶性出血,部分肝细胞坏死,散在中性粒细胞浸润

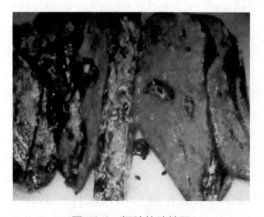

图 10-2　切除的移植肝

压心率不稳定需药物维持,最终自动出院。

病例二　肝移植术后迟发急性排斥反应

女患,47 岁,因:"自身免疫性肝炎肝移植术后 4 年,发现肝功能异常 1 天"入院,既往史无特殊。查体:T 36.4℃,P 16 次 / 分,R 20 次 / 分,BP 120/68mmHg。神志清,对答切题,全身皮肤巩膜无黄染,上腹部见人字形陈旧手术瘢痕,余无特殊。入院前 1 天我院门诊查肝功能:ALT 162U/L,AST 233U/L,GGT 358U/L,ALP 214U/L,TBILI 19.2μmol/L。入院拟诊:"肝移植术后肝功能异常查因"。入院后行肝穿刺活检病理示(图 10-3):肝小叶结构保存,肝细胞肿胀,水样变性,部分肝细胞内可见淤胆,门管区扩大,可见较多淋巴细胞、少量浆细胞及少许中性粒细胞和嗜酸性粒细胞浸润,可见碎片状坏死及纤维桥接,胆管上皮损伤、变性,有小胆管炎及血管内皮炎,病变符合中度迟发性急性排斥反应。免疫组织化学:HBsAg(-),HBcAg(-),HCV(-),CMV(-),影像学检查肝动脉、门静脉、干后段下腔静脉均未见狭窄。经调整他克莫司 + 吗替麦考酚酯剂量抗排斥及护肝治疗后,患者转氨酶下降,复查:ALT 27U/L,AST 56U/L。好转出院。

病例三　肝移植术后慢性排斥反应

男患,63 岁,因:"肝移植术后 2 年,肝功能异常 1 周"入院,患者 2 年前因乙肝肝硬化晚期失代偿于我科行同种异体肝移植术,术后恢复顺利出院,常规随访,1 周前无明显诱因出现乏力、易倦、食欲缺乏。既往 25 年前曾行阑尾切除术。入院查体:T 36.4℃,P 70 次 / 分,R 20 次 / 分,BP 103/68mmHg。神志清、全身皮肤黏膜无黄染,心肺未见异常,全腹部无压痛无反跳痛,移动性浊音阴性,外院辅助检查 ALT 807U/L,TBILI 10.3μmol/L。入院拟诊:"肝移植术后肝功能异常查因"。入院查:ALT 809U/L,AST 616 U/L,TBILI 10.3μmol/L,HBV-DNA<10E3copies/ml。予以行 B 超引导下肝穿刺活检,病理回报:正常肝小叶结构破坏伴假小叶形成,门管区内见多量淋巴细胞及浆细胞浸润,小胆管数量明显减少,较符合

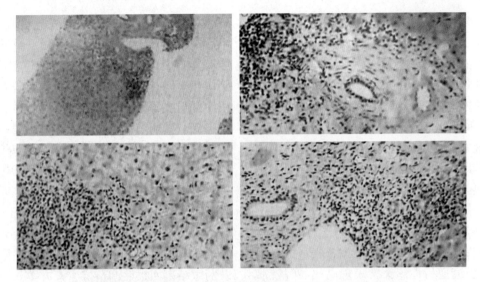

图 10-3　淋巴细胞为主炎性浸润,有小胆管炎及血管内皮炎

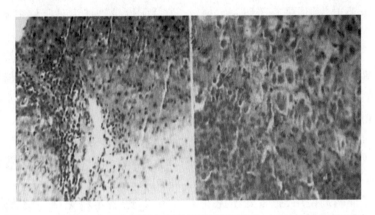

图 10-4　门管区内见多量淋巴细胞及浆细胞浸润,小胆管数量明显减少

慢性排斥反应(图 10-4),HBsAG(-),HBcAG(-),HCV(-),CMV(-)。经加强抗排斥、护肝等治疗 7 天后患者转氨酶下降,予以出院。出院前复查肝功能:ALT 143U/L, AST 208 U/L, TBILI 12.5μmol/L。

（李华　吴小材）

第二节　移植后感染

【概述】

尽管近年来肝移植死亡率有较大下降,但是肝移植术后感染仍是威胁患者生存的最主要并发症。大多数感染并发于术后 1 年之内,常按感染发生的时间分为早期感染(术后 1 个月内)、中期感染(1~6 个月)和后期感染(超过 6 个月)。按感染病原类型可分为细菌感染、真菌感染、病毒感染(主要是巨细胞病毒感染)和特殊类型的感染(例如卡氏肺孢子感染等),其中最常见的感染病原是细菌。早期感染病原谱和其他重症患者的病原谱相近。机会性感染病原如卡氏肺孢子、结核菌及巨细胞病毒则好发于中期及后期。如有在早期感染中有机会性感染的特殊病原,则需注意查找来自于环境及供体来源的感染病原。

一、细菌感染

【临床表现】

绝大多数早期感染来自于医源性的细菌

感染。常见的感染部位为腹腔感染、医源性导管相关感染、切口感染、医院获得性肺炎、泌尿系感染、肠道逆行性感染和中枢神经系统感染等。临床表现因感染部位不同而不同。由于免疫抑制剂的使用改变了患者基础免疫进程，所以肝移植术后细菌感染表现常较复杂。最常见的临床表现为发热，但是应注意发生排斥或对药物的反应也可有与感染相似的发热表现。腹腔感染常伴随腹痛、腹胀及腹膜炎体征；切口感染可见切口脓性分泌物，可无发热；肺炎患者除了发热还有咳嗽、伴有咳痰；泌尿系感染常有尿频、尿急、尿痛等表现；肠道逆行性感染常表现高热、寒战、腹痛、黄疸等化脓性胆管炎症状；中枢神经系统感染可有头痛、呕吐、颈项强直等肌张力增高表现。

【原因】

1. 术前长期慢性肝病所致较差的全身情况和再次移植。

2. 手术中相关因素　手术时间长、创伤大、腹腔渗出多而引流不畅、胆道、血管吻合问题导致胆汁、血液漏出至腹腔形成积液，胆肠吻合导致的逆行性感染。

3. 术后免疫抑制剂使用，患者处于免疫抑制状态，易导致机会性细菌感染。

4. 术后手术并发症如胆漏、肠瘘、胆管梗阻狭窄等。

5. 术后代谢紊乱、术后新发糖尿病及营养不良，患者抵抗力下降。

【诊断依据】

1. 术后发热并有以上所列临床表现之一。

2. 术后定期筛查血、尿、大便、引流管引流液、胆汁、切口分泌物的细菌培养阳性，可进一步行药物敏感试验，以利于抗生素的甄选。

【治疗】

1. 外科引流　肝移植患者因其手术创伤大，常需要放置腹腔引流，部分患者因术后低蛋白血症、肝功能恢复缓慢导致腹水不减，从而致使腹腔引流拔管时间延迟，增加了腹腔感染机会。腹腔感染强调充分引流积液。术后1周每日床边彩超监测移植肝情况及腹腔有无积液，若有肝周积液而引流管不通畅则应在换药时将引流管调整。胸腔若有大量积液则应在彩超引导下穿刺抽液，必要时置管引流。其他需引流情况如伤口感染一般要清除坏死组织后予以充分引流，待肉芽新鲜后二次清创缝合。肺炎患者可利用雾化及物理治疗促其排痰，重症肺炎咳痰困难可予以吸痰。

2. 药物治疗　药物治疗根据各个中心的经验先选用广谱抗生素抗感染，等待培养及药敏结果回报后调整抗生素方案。通常各个中心的常见细菌谱也有所不同，一般来说革兰阳性菌被认为是肝移植术后早期血行感染常见，但最近革兰阴性杆菌有增加趋势。多药耐药的革兰阴性菌的出现对于移植患者是一个巨大的威胁，增加移植物丢失及患者病死率。

【预防】

1. 外科医生应不断提高手术技术，术中操作仔细，确切止血减少医源性原因导致积液引发的感染。

2. 患者术后免疫抑制状态，术后常规隔离，家属及医护出入病房更换隔离衣及加套鞋套，加强病房消毒及通风换气。

【典型病例】

患者，男，58岁，因"下肢水肿4月，发现肝占位3月余"入院。入院查体：神志清醒，对答切题，定向计算力正常，面色晦暗，肝掌(+)、蜘蛛痣(−)、胸前毛细血管扩张(+)，皮肤、巩膜无明显黄染，球结膜未见水肿，睑结膜无苍白；心肺未查见异常；腹部查体未见阳性体征。双下肢无水肿，扑翼样震颤(−)。入院诊断：①肝S8段原发性肝癌；②乙肝肝硬化；③门脉高压症。入院后完善常规术前检查，行同种异体原位肝移植术。术程顺利，术后第2日患者出现血氧饱和度下降至85%左右，血压降至85/48mmHg，立即行呼吸机辅助呼吸，予多巴胺升压。并给予强心、利尿、活血管药物。术后1周患者指脉氧饱和度持续维持在94%~95%,听诊右下肺呼吸音弱,左肺可闻及少量湿啰音。床边胸片显示:双肺炎症。予纤维支气管镜检查,见左上肺背段开口处及右中下肺支气管开口处大量浓痰,痰培养结果:洋葱伯克霍尔德菌和嗜麦芽黄单孢菌,根据药敏应用头孢他啶等。右下肺细支气管开口可见少量血痂,予纤维支气管镜吸除部分痰液及血痂后,患者指脉氧饱和度可恢复至99%~100%。患者因肺部感染较重(图10-5),行气管切开术呼吸机辅助呼吸。病情好转后转入普通病房,继续心电监护、抗感染、营养支持、护肝等对症支持治疗。术后第92天开始患者出现气管切开处渗血,右侧呼吸音低。再次转入ICU予心电监护、吸氧、输血、营养支持,口腔吸痰时,咽喉部吸出大量陈旧性凝血块。气管切口周围较多渗血,双肺均可闻及湿性啰音,以左侧较重,考虑气管切口深部出血可能,立即给予纤维支气管镜下止血及吸血治疗,给予凡士林纱布填塞切口瘘管,予定期吸痰,后出血停止及症状较前明显好转。为纠正营养不良状态,予停留空肠营养管行肠内营养治疗,饮食改善,予拔除空肠营养管。患者复查胸片示肺炎好转(图10-6),术后4月余痊愈后办理出院。

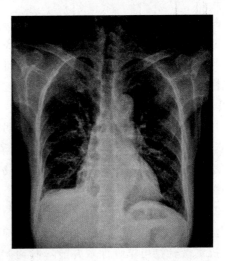

图10-6　经治疗后好转,出院前复查胸片肺炎已好转

二、真菌感染

【临床表现】

肝移植术后真菌感染发生率为7%~42%,死亡率可高达50%~75%。肝移植术后真菌感染与移植术后代谢异常导致的免疫状态改变和长期使用广谱抗生素有关。患者绝大多数是白念珠菌或曲霉菌感染,并且白念珠菌感染率在所有移植患者中以肝移植患者感染率最高。常见感染部位:肺部、皮肤黏膜等。真菌感染无特异临床表现,当移植术后患者出现不明原因的感染、使用广谱抗生素体温仍不见下降,就要考虑是否有合并真菌感染。

【原因】

1. 环境中存在真菌,肝移植患者术后免疫抑制状态,接触环境真菌导致发病。

2. 手术相关因素　手术时间长、术后手术并发症如胆漏、肠瘘、胆管梗阻狭窄等。

3. 术后免疫抑制剂使用,患者处于免疫抑制状态,易导致机会性真菌感染。

4. 术后代谢紊乱、糖尿病。

5. 合并病毒感染。

【诊断依据】

1. 真菌培养和组织活检阳性是诊断的金标准。

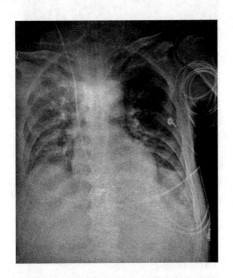

图10-5　患者床边胸片示肺部感染严重

2. 影像学发现肺部、腹腔深部感染。

3. 半乳甘露聚糖抗原检查和 1,3-β-D-葡聚糖抗原检查有助于诊断,但需注意排除假阳性。

【治疗】

1. 术后预防性治疗,由于难以早期确诊,真菌培养周期较长,常规送检真菌培养,应在培养结果回报前予以广谱抗真菌药物行经验性治疗。

2. 真菌培养结果出来后根据真菌药敏选用药物,原则是足量、足疗程,联合 2 种或以上抗真菌药物可增强疗效并能降低药物耐药性,但须注意监测药物毒性。

3. 严重真菌感染时需根据情况判别是否停用免疫抑制剂,联合运用 γ 干扰素增强抗真菌能力。

【预防】

预防性抗真菌治疗,肝移植后真菌感染常造成严重后果,对于有两项或以上如下危险因素的患者应预防性抗真菌:再次移植、术中使用血制品大于 40U、肌酐水平大于 20mg/dl、胆肠吻合。

【典型病例】

患者,男,40 岁,因:"发现 HBsAg 阳性 7 年余,腹胀、尿黄 2 周"入我院感染科,入院拟诊:"乙肝肝硬化失代偿期并原发性腹膜炎",经内科治疗后病情无好转,转我科在全麻下行同种异体原位肝移植术。术后转入移植 ICU 监护,期间痰培养发现白念珠菌阳性,无发热及其他感染迹象。术后第 13 天发现手术切口内组织坏死呈黑色,从皮肤直至腹直肌后鞘,予以清创引流并将坏死组织送病理检查见真菌菌丝(图 10-7),培养证实为:"黑色曲霉菌"感染。另痰培养结果示嗜麦芽窄食假单胞菌,根据药敏予以两性霉素 B 脂质体抗真菌,美罗培南及万古霉素抗感染,考虑感染严重,暂停抗排斥药物。加强营养支持,切口换药,隔离治疗预防与病区其他患者交叉感染。患者重症感染、出现肺炎及腹腔深部真菌感染。经积极治疗后,细菌、真菌感染

得到控制。多次复查肺部影像学提示炎症好转,但 MRI 提示位于肝右叶包膜下、右肾包膜下肝前间隙及左侧肾上腺区及 T12/L1 椎体及椎间盘(图 10-8)、棘突旁软组织多发真菌感染灶持续存在。经过较长时间(>1 年)的抗真菌治疗,复查 MRI 显示病灶缩小,真菌感染得到有效控制。手术切口缓慢愈合,形成窦道,经手术切除窦道后切口顺利愈合。患者好转出院,出院前复查肝功能:ALT:40U/L,AST:70U/L,TBILI:20.3μmol/L。

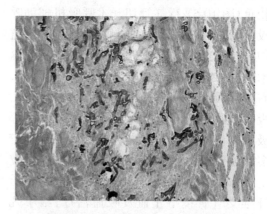

图 10-7　切口坏死组织见真菌菌丝

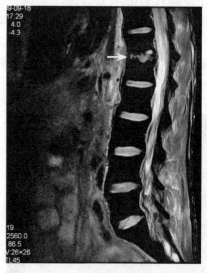

图 10-8　箭头所示为 T12/L1 病灶

三、卡氏肺孢子感染

【临床表现】

卡氏肺孢子虫是一种单细胞生物,兼有

真菌和原虫特点,可引起卡氏肺孢子虫肺炎(*pneumocystis carinii pneumonia*,PCP),是一种机会性感染。早期多见于早产儿及营养不良婴儿,但随着器官移植和免疫抑制进展及艾滋病的出现,在这些免疫抑制人群中 PCP 发病率上升。PCP 临床表现可有干咳、呼吸困难、盗汗、体重减轻和发热等非特异性表现。气胸是 PCP 的一个重要并发症,当患者有突发胸痛并呼吸困难时应注意是 PCP 引起的气胸。

【原因】

术后免疫抑制剂使用,患者处于免疫抑制状态。

【诊断依据】

1. 确诊依据是在痰液或支气管镜下支气管肺泡灌洗液中镜检查获 8 个或以上囊内小体。

2. 胸片并非特异性检查,典型胸片中可见双肺弥漫性肺间质浸润。

3. 血液学检查可有白细胞增高。

【治疗】

1. 一般治疗原则包括卧床休息、增加营养,纠正水、电解质紊乱及酸碱平衡、纠正缺氧、减少免疫抑制剂使用,严重者可短期少量使用糖皮质激素。

2. 药物治疗 大多数中心采用小剂量磺胺甲噁唑 / 甲氧苄啶(复方磺胺甲异噁唑)来预防 / 治疗 PCP,大剂量可能的毒性作用有骨髓抑制、肝、肾毒性等。

3. 其他药物包括戊烷脒、氨苯砜和阿托伐醌等,这些药物疗效不及复方磺胺甲异噁唑。

【预防】

肝移植术后预防性使用磺胺甲噁唑有助于预防 PCP。

四、病毒感染

【临床表现】

CMV 是肝移植术后病毒感染最常见的病原,其他病原有 EB 病毒、人类疱疹病毒、水痘 - 带状疱疹病毒和流感病毒等。巨细胞病毒(CMV)在普通人群中的血清学阳性率是 30%~97%,初次感染后,它在人体内终身潜伏。肝移植术后发生巨细胞病毒感染的几率是 29%。在缺乏术后预防性抗病毒情况下巨细胞病毒感染常发生在术后 3 个月内,现在由于正规预防性抗病毒的治疗,CMV 感染常见于停止预防性抗病毒治疗后的第 1 年之内或者是在免疫抑制剂加量后。①病毒血症:发热、萎靡不振、乏力、食欲缺乏、肌痛和关节疼痛等。②CMV 引起的组织侵袭性病变:发生在肺部为间质性肺炎、表现为持续性干咳、胸闷、气促、呼吸困难,常有肺泡出血,部分进展为呼吸衰竭。③CMV 肝炎:主要表现为肝功能损害引起的多种症状,常需要与 HBV、HCV 复发、急性排斥反应等鉴别。其他少见的侵袭至角膜、胃肠道引起相应病变。

【原因】

1. 长期免疫抑制状态,特别是抗淋巴细胞药物及大剂量吗替麦考酚酯使用。

2. 排斥反应。

3. 接受 CMV 阳性供肝。

4. 合并其他感染。

【诊断依据】

1. 临床表现。

2. 组织学病理,然而获取标本需要侵入性操作。CMV 培养耗时不被推荐用于诊断。

3. 美国肝脏病研究协会和移植协会推荐基于外周血标本 pp65 抗原检测和病毒 DNA 定量法。但是各中心定量标准不同,尚需统一标准。

【治疗】

首先应明确两个概念:第一,CMV 感染通常指有病毒复制证据而无论有无症状;第二,CMV 疾病是指有 CMV 感染证据并且并发症状发生。

1. 抢先治疗(preemptive therapy) 即对潜在 CMV 感染危险的移植术后患者进行周密的监测,如若发现有 CMV 早期活动性感染,在其 CMV 疾病症状出现前就开始抗病毒治疗。周密监测指的是移植术后一年每周进行 CMV 筛查,推荐基于外周血标本 pp65 抗原检测和病毒 DNA 定量法。确定有病毒复制后,予以缬更昔洛韦 900mg/ 每天 2 次,或者静脉用更昔洛韦 5mg/kg(每天 2 次),抗病毒治疗持续至病毒血症不复检出。

2. 预防性治疗　对所有潜在 CMV 感染危险患者,予以缬更昔洛韦 900mg/d,或口服更昔洛韦 3g/d,或者静脉用更昔洛韦 5mg(kg/d),所有剂量均需依据肾功能指标调整。要求在移植术后 10 天内开始抗病毒,疗程 3~6 个月。受体 CMV 阳性患者抗病毒剂量和疗程对减少 CMV 活动有效。预防性治疗缺点之一是对停止预防性抗病毒后迟发的 CMV 感染无效,停止抗病毒治疗后需制定周密的长期随访计划。

3. 已存在 CMV 感染的肝移植患者治疗。原则为,对于重症患者倾向于静脉用药,同时考虑胃肠道吸收问题选择剂型;禁用阿昔洛韦因其无效且导致更昔洛韦耐药。方法:予以静脉用更昔洛韦 5mg/kg(每天 2 次),直至临床症状缓解并血清病毒清除每周监测不检出,而且疗程不少于 2 周。疗程完成后可进行 1~2 个月预防性治疗。

4. 更昔洛韦耐药 CMV 感染治疗　一旦发现耐药,需减少免疫抑制剂用量甚至考虑暂停。治疗方法包括加大更昔洛韦用量至 10mg/kg(每天 2 次)或者换用膦甲酸。对于难治性病例可考虑家用西多福韦、来氟米特和青蒿脂。

【预防】

1. 术前供体和受体均需进行 CMV 抗体筛查。

2. 筛查供受体均阴性还需在术中、术后使用 CMV 阴性血制品或使用去白细胞的血制品。

【典型病例】

患者,男,43 岁。因:"肝癌肝移植术后 7 周,发热 1 周"入院,术后规律预防性抗病毒、抗感染和抗排斥等治疗。1 周前无明显诱因出现发热,最高达 38.5℃,伴随咳嗽,无咳痰。患者既往无特殊病史,入院查体:T:38 ℃,P:108 次 / 分,R:20 次 / 分,BP:139/96mmHg,双肺呼吸音粗,余无阳性体征。门诊查血:WBC 5.98×10⁹/L,NEUT% 0.585,ALT 114U/L,AST 135/L,胆红素正常。拟诊:"肝移植术后发热查因"。入院后查血发现 CMV-AG 阳性,CT 考虑间质性肺炎。经加用更昔洛韦抗病毒,护肝等治疗后患者发热、咳嗽症状好转,CMV-AG 转阴,复查胸片正常,肝功能正常后出院。

(李华　吴小材)

第三节　移植后肝功能不全

【临床表现】

移植后肝功能不全又称为早期肝功能不良,发生率大约为 25%。常见于术后 7~10 天出现持续性肝功能异常,多数经治疗可恢复,若病情持续加重可发展为不可逆转的移植肝无功能。

【原因】

发生机制不明,Busuttul 等人认为缺血再灌注损伤是其发生基础。其他危险性因素可能包括冷缺血时间过长,边缘供肝如脂肪肝的使用及受体原发病严重等,术后免疫抑制剂和抗生素方案也可能导致移植肝功能不全。

【诊断依据】

无统一诊断标准,目前文献大多数为单中心经验报道如表 10-2。

表 10-2　移植后肝功能不全诊断标准

出处	诊断标准
Benjamin Friedman	术后 1~7 天 AST 或者 ALT>2000U/L,第 7 天时总胆红素 >10mg/dl,或 INR≥1.7
Ikeqami T	术后连续 7 天高胆红素血症,总胆红素 >20mg/dl
Nanashima A	术后 72 小时内 AST 和(或)ALT>1500U/L
Ploeg RJ	肝移植术后 2~7 天 AST>2000U/L 和 PT>16s
Kim Olthoff	①术后第 7 天总胆红素 >10mg/dl,和(或)②INR≥1.6,③术后 7 天内 AST 或者 ALT>2000U/L

【治疗】

移植后肝功能不全可能会导致 ICU 时间延长,血浆置换对这些患者有益处。积极的对症处理和护肝能逆转大约 50% 的早期移植肝功能不良。约 50% 最终发展为原发性移植肝无功能,再次移植是唯一治疗方法。

【预防】

1. 慎用脂肪变供肝,严格筛选。

2. 缩短冷、热缺血时间。

3. 使用前列腺素类药物、谷胱甘肽、肝细胞生长因子等。

4. 防止小体积移植肝损伤。

【典型病例】

患者,男,62 岁。因"乏力、食欲缺乏、尿黄 20 余天,身目黄染 12 天"收住我科治疗。既往"空洞性肺结核"12 年,予抗结核治疗 2 年后治愈。慢乙肝病史 1 年余。其余无特殊。查体:神志清楚,定向力计算力正常;全身皮肤黏膜重度黄染,肝掌(+)、蜘蛛痣(+),巩膜重度黄染,心肺未见异常;腹部平软,全腹无压痛或反跳痛,肝脾肋缘下未触及,肝浊音界无缩小,肠鸣音正常。双侧下肢可见凹陷性水肿。余无特殊。拟诊:病毒性肝炎(乙型)慢性(重型)。入院后积极予护肝、降酶、退黄、利尿、抗病毒等积极治疗,症状无改善,肝功能:AST 272 U/L,ALT 79 U/L,TBILI 698μmol/L,DBIL 338μmol/L,ALB 34.79g/L,PT 56s。出现肝性脑病、便血,肝性脑病加重,呈浅昏迷状态,病情危重,肝移植指征明确。经完善术前准备,于全麻下行"活体右半肝供肝肝移植术",术中行腔静脉成形术,供肝肝中静脉、S8 段肝静脉与肝右静脉整形后与下腔静脉吻合,另一副肝右静脉与腔静脉吻合,术程顺利,受体手术时间约 8 小时;供体术后恢复顺利,一周后出院。严密监测受体状况,每日行床边彩超及肝功监测,术后早期肝功能稍有恢复,胆红素降至 319μmol/L,之后迅速升至 578μmol/L,排除血管并发症后经保肝退黄等治疗后肝功能逐渐恢复,胆红素逐渐下降,术后 10 日降至约 203μmol/L。但患者出现移植

肝功能不全后,又继之出现肾功能障碍、肠道菌群失调、中毒性鼓肠、呼吸功能不全,给予调整抗生素加强抗感染、肺部物理治疗、定期纤维支气管镜检查、吸痰及局部治疗、调节肠道菌群、改善肠道功能、持续血液净化、营养支持和调整免疫功能等处理,于术后两个月,患者移植肝、肾功能逐渐好转,感染控制。术后 3 个月,患者病情痊愈出院,后移植门诊定期随访,移植肝功能良好。

(李华　吴小材)

第四节　原发性移植肝无功能

【临床表现】

一项基于移植受者注册系统的研究显示原发性移植肝无功能的发生率为 5.81%(613/10 545)。原发性移植肝无功能与移植后肝功能不全有关,表现为高胆红素血症,进展为肝功能衰竭,患者可有意识淡漠、昏睡、昏迷等肝性脑病表现,凝血功能异常导致术后创面渗血,腹腔引流增加。最后发展为肾衰等多器官功能衰竭。

【原因】

多变量模型分析显示供者年龄、受体血清肌酐水平、胆红素、术前生命体征不稳需支持是危险性因素。

【诊断依据】

美国器官共享分配网络的定义,原发性移植肝无功能的诊断标准为:

1. 不可逆的移植肝功能无功能需要在第一次器官移植后 7 天内再次移植。

2. AST≥5000U/L,INR≥3 和酸中毒(pH≤7.3 和(或)乳酸浓度≥2 倍正常值)。

3. 其他诊断辅助检查包括放射核素检查无胆汁生成,血管造影未见门脉、肝动脉主干及主要分支的血栓等异常,肝动脉周围血管树可有造影剂延迟增强,肝穿刺活检无肝细胞缺血损伤证据。

【治疗】

原发性移植肝无功能一旦发生,极难逆

转,再次移植是唯一有效方法。也有少数文献报道使用前列腺素 E1 及血浆置换方法可逆转恢复,也有报道原发性肝移植无功能发生后将移植肝切除,代之于门腔转流,可稳定心肺功能直至等到二次肝移植。

【预防】

与原发性移植肝功能不全预防一致。

(李华)

第五节　出　　血

【临床表现】

出血是肝移植术后早期最严重的并发症之一,韩国一项最新的大样本回顾性研究显示其发生率为 9%。肝移植术后出血可分为腹腔内出血和消化道出血。大量出血时可表现为低血压,心率过快,皮肤、黏膜苍白,血氧饱和度下降,少尿等休克表现。

【原因】

1. 患者因素　术前受体严重的凝血功能障碍合并或不合并血小板减少;原发性移植肝功能不良或无功能。

2. 医源性侵入性操作如经皮肝穿刺活检、经皮肝穿刺胆道操作和肝脏腔内血管介入。

3. 术中出血多、大量输血及术后抗凝药物使用。

4. 血管吻合口漏、狭窄、血栓形成、肠道吻合口出血、门脉高压性食管胃底静脉曲张破裂出血。

5. 溃疡、肠炎等其他感染或脓肿侵及血管。

6. 手术技术并发症:关腹前不严格止血、肝裂伤、血肿破裂、活检部位未予以确切止血、引流管穿刺腹壁出血等。

7. 过度运动及胃肠蠕动导致吻合口撕裂。

8. 肝移植术后出血除了患者凝血功能障碍等自身因素以外,移植外科医生的手术技术是另外一个重要的因素,因此提高手术技术和经验的积累、手术时仔细操作是防治肝移植术后出血的可以控制的一个重要方面。

【诊断依据】

1. 腹腔内出血　①腹腔引流短时间内增多、引流液颜色鲜红,但仍需注意引流管堵塞情况,可行诊断性腹腔穿刺、彩超等检查确认;②动态 CT 及选择性血管造影确认。

2. 消化道出血　①呕血、黑便;②内镜检查有活动性出血或者最近出血的证据。

【治疗】

肝移植术后出血对移植肝与受者均产生严重影响,可导致移植肝无功能,甚至导致患者死亡,因此确诊出血存在后的临床决断非常重要。大量出血时可能需再次手术止血,再次手术止血的方式包括开放手术和介入手术。

1. 首先需明确急诊开腹探查指征　①出血性休克、24 小时内输入多于 4~6 个单位红细胞悬液,血流动力学仍不稳定,仍有活动性出血;②腹压增高导致少尿或影响呼吸;③明确伴有腹腔内感染。

2. 有凝血功能障碍引起的出血应积极纠正。

3. 血流动力学稳定的出血可行选择性血管造影确认出血部位,进一步行栓塞止血。

4. 无法确定出血部位的患者治疗选择取决于患者情况,若无急诊手术探查指征可保守治疗,密切观察。

【预防】

1. 注重不断完善手术技术,避免因手术技术导致的出血。

2. 手术操作过程确切止血,关腹前仔细检查。

3. 术前合理纠正凝血障碍,减少术中出血、输血量。

4. 术后适度运动。

【典型病例】

患者,男,51 岁,因"原发性肝癌介入术后 1 年余"入院,既往多年乙肝病史。入院查体生命体征平稳,神清,身目无黄染,体查未见明显阳性体征。行同种异体原位肝移植术,术后恢复情况可。术后第四天复查 B 超提示右肝下局限性积液,范围:95mm×43mm,遂行

B超引导下腹腔穿刺置管引流术,术后供引流出200ml左右暗红色液体,2天后患者引流管口处开始出现渗血,初始量不多,后进行性增多,并诉有上腹部疼痛。对症处理后患者症状缓解不明显,腹腔穿刺证实有不凝血性液,后患者出现两次休克,予以输血等抢救治疗后患者生命体征恢复平稳,考虑腹腔活动性出血。遂在全麻下行剖腹探查术,术中探查发现肝脏右叶破裂出血,予以缝合止血。手术顺利,术后经抗感染、补液等治疗后患者情况好转出院。

(李华　吴小材)

第六节　血管并发症

肝移植需重建肝动脉、门静脉、肝静脉流出道3处血管,移植术后发生于这些吻合口部位的并发症称之为血管并发症,肝移植后血管并发症威胁受体和移植肝的生存,加州大学洛杉矶分校(UCLA)医学中心大样本回顾性研究显示其单中心肝移植术后血管并发症发生率为6%。

一、肝动脉血栓形成

肝移植术后肝动脉血栓发生的发生率约为5%,儿童肝移植肝动脉血栓发生率(8%)较成人(3.9%)高些。

【临床表现】

通常将肝移植术后肝动脉栓塞分为两类:早期肝动脉栓塞和晚期肝动脉栓塞,移植后4周是区分这两种类别的时间界限。早期肝动脉栓塞病程通常为肝移植术后短期内发生肝动脉栓塞,紧接着发生胆管坏死,进而发生难以控制的败血症,最终导致患者死亡。常有低热,白细胞升高,转氨酶急剧升高和感染性休克。晚期肝动脉栓塞常发生于移植后数月乃至数年,其症状常不典型,可有胆道并发症、反复菌血症和肝功能下降表现。

【原因】

大多数肝动脉栓塞发生的原因目前仍有争议,高危因素包括小直径肝动脉(儿童肝移植),动脉变异需进行复杂重建和术前肝动脉损伤(TACE导致)。

【诊断依据】

1. 彩超用于移植术后常规筛查肝动脉血栓,其表现为肝内动脉无血流。

2. 其他影像学检查包括增强CT发现肝动脉无增强或选择性腹腔动脉造影未见肝动脉血流,若影像学检查有禁忌,可考虑急诊开腹探查。

【治疗】

1. 发现早,无症状,可根据情况选择溶栓治疗、介入手术或开放切除血栓再吻合,疗效不佳应行再次移植。血管腔内介入治疗包括经皮肝动脉球囊成形术和支架植入术。

2. 发现晚,已有症状,大多数需再次肝移植治疗。

3. 并发症治疗,合并胆道感染或胆汁漏的患者需根据药敏结果使用抗生素及充分引流。

4. 部分晚期肝动脉栓塞患者已建立侧支循环,可定期随访观察,不需要治疗。

溶栓治疗有并发出血的风险;手术取栓的手术成功率低,这些取栓的患者大多数需要再次移植,大样本的研究显示再次肝移植较溶栓治疗或开腹取栓可提高1年生存率,但对患者长期生存率无明显获益。

【预防】

1. 存在高危因素患者围术期予以抗凝治疗。

2. 术中避免肝动脉内膜损伤,UCLA的经验是先行予以无损伤动脉夹夹闭肝动脉,再解剖结扎胃十二指肠动脉,控制入肝动脉血流,再解剖肝门其他地方可减少对肝动脉损伤。无损伤镊子轻柔夹持肝动脉,放大镜下精细吻合动脉,避免内翻。

【典型病例】

患者,女,47岁,因:"身目黄染尿黄6年,腹胀伴皮肤瘙痒半月"入院。有"卒中"病史。诊断为:"原发胆汁淤积性肝硬化,肝功能失代偿"。入院情况:一般情况可,慢性病容,皮肤巩膜重度黄染,颈静脉无怒张,腹部软,全腹部无压痛及反跳痛,移动性浊音阴性,双下肢不肿。余未见异常。在全麻下行同种异体原位劈离式肝移植,供肝为右半肝,背驮式移植供肝,采用异体血管性肝动脉-腹主动脉搭桥。术后住院恢复过程中曾发生急性排斥反应1次及巨细胞病毒感染,予以分别处理后好转。术后近3个月时查彩超提示动脉血流不佳,行肝动脉造影示肝总动脉闭塞(图10-9),但多次复查肝功能提示正常,考虑已形成侧支循环,因此未予以特殊处理。患者好转出院。

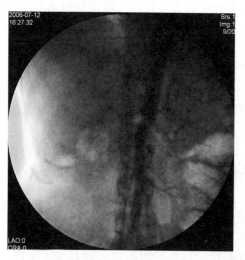

图10-9　动脉造影示肝总动脉闭塞,肝血管树无显影

二、门静脉血栓或狭窄

肝移植后门静脉并发症包括门静脉血栓和门静脉狭窄,一项包括了22 291例受体系统评价显示发生门静脉血栓的总体发生率为4.02%,其他文献报道发生率在不同类型肝移植的患者中有差别,UCLA的大样本研究显示门静脉血栓发生率在儿童肝移植(5.7%)较成人肝移植(1%)高,活体部分肝移植(8.7)较全肝移植(1.7%)发生率高。成人肝移植门静脉狭窄发生率为1%~2%,儿童活体肝移植术后门静脉狭窄发生率可达8%~22%。

【临床表现】

临床表现取决于患者栓塞或狭窄的严重程度。狭窄常发生于吻合口,缺乏特异性临床表现,门脉狭窄程度轻可无任何临床表现,狭窄程度重可影响肝功能,出现门脉高压症如曲张静脉破裂出血、腹水等表现。若门静脉血栓发生时间距术后已有较长时间,侧支循环建立,其门脉高压症表现可缓慢出现。

【原因】

1. 小直径门静脉(儿童肝移植),吻合时供、受体门脉口径不匹配。

2. 术前存在门脉血栓、术中取栓不彻底。

3. 吻合技术　静脉内膜外翻、内膜损伤、静脉过长、扭曲。

4. 静脉缺血时间过长、再次肝移植、人工血管重建。

5. 术前存在严重门脉高压症,已行脾脏切除或Tipss门腔分流等手术。

【诊断依据】

多普勒超声检查发现门脉血流缺如或CT、MRI门脉不显影可确定诊断,血管造影可明确血栓范围和狭窄长度。

【治疗】

1. 门静脉血栓治疗　①门静脉腔内介入治疗、溶栓治疗;②手术取栓;③针对门脉高压症处理:脾肾分流等分流手术;④肝储备功能差或解剖问题不适合以上重建手术,可考虑再次肝移植;⑤部分病例门脉血栓发生于肝移植相当长一段时间后,门静脉已建立广泛侧支循环,可不需要治疗。

2. 门静脉狭窄　①症状轻微,可密切随访观察;②门脉高压症状重,可行介入手术纠正狭窄,减轻门脉高压;③介入治疗不能纠正,可考虑行切除狭窄再吻合,肝功能衰竭者可考虑再次肝移植。

【预防】

1. 应尽量选择口径相当、长度适合的门静脉行端-端吻合。

2. 避免复杂血管整形及人工血管移植,

减少门静脉内膜损伤。

【典型病例】

患者,男,58 岁。因:"肝移植术后 4 年余,发现门脉血栓半月"入院。既往无特殊疾病。入院查体神志清,生命体征平稳,上腹部可见一人字形陈旧手术瘢痕。入院前门诊查 CT 示:门静脉主干闭塞,近端附壁血栓形成。肝功能:ALT 526U/L,TBILI 18.33μmol/L。入院拟诊:"肝移植术后门静脉狭窄并血栓形成"。患者入院后积极术前准备,行经皮肝穿刺门静脉造影(图 10-10)并成形、支架植入术(图 10-11),手术顺利,术后肝功能逐渐好转,复查彩超发现门静脉主干支架血流通畅,患者一般情况好转出院。

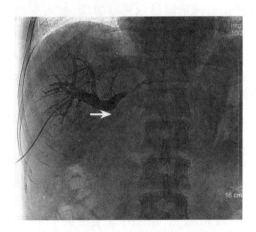

图 10-10　如箭头所示造影显示门脉血流堵塞

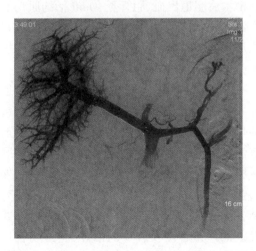

图 10-11　置入门静脉支架 1 枚后造影显示血流通畅,狭窄消失

三、肝静脉或上下腔静脉血栓形成或狭窄

【临床表现】

肝静脉或上下腔静脉血栓形成或狭窄又称流出道并发症,原位全肝移植中少见,研究显示在采取原位背驮式全肝移植的患者中流出道狭窄发生率为 1.5%~2.5%,但是在活体肝移植中并不少见,文献报道活体肝移植后流出道并发症的发生率是 3.9%~16.6%。临床表现取决于梗阻平面,下腔静脉肝后部阻塞、血栓,则可有下腔静脉高压,门静脉高压症、肝淤血肿大等表现。下腔静脉梗阻部位在肾静脉流入水平,好发血栓形成,表现为少尿、血压降低、肾脏肿大、腰痛,随时间累积可致肾衰。下段下腔静脉阻塞主要表现为双下肢及阴囊水肿。

【原因】

1. 高凝状态、肝细胞癌患者、下腔静脉或肝静脉结构异常(纤维化)、术前已有巴德-吉(基)亚利综合征或腔静脉血栓。

2. 背驮式肝移植术后急性发生的流出道梗阻原因可能与移植肝过大或其他器官、血肿等直接压迫肝静脉、腔静脉,移植肝过小又会导致流出道重建处扭转。

【诊断依据】

1. 临床表现。

2. 实验室检查可有转氨酶进行性升高,也可仅有轻微升高甚至正常。

3. 彩超是常规筛查,一旦有下腔静脉梗阻症状结合彩超怀疑有流出道问题,应立即行经皮腔静脉、肝静脉造影确诊。造影时刻测狭窄近、远端压力,即可成为诊断依据,也可成为介入治疗有效性指标。

【治疗】

1. 介入治疗　有经皮静脉球囊扩张成形和支架植入术两种术式,有文献报道术后早期流出道梗阻首选应用支架植入可避免球囊扩张导致的吻合口破裂、针对外部器官等压迫的狭窄有较好疗效。

2. 慢性流出道梗阻　根据移植肝功能

情况好坏选择观察或再次移植手术。

【预防】

1. 提高血管吻合技术。

2. 腔静脉侧 - 侧吻合有利于降低保留腔静脉所造成的流出道梗阻发生率。

【典型病例】

患者,女,46 岁,因:"肝移植术后 2 月余,腹胀 6 天"。患者 2 月余前因原发性胆汁性肝硬化于我院行同种异体肝移植术,术后规律服用免疫抑制剂并随访,入院前 6 天无明显诱因出现腹胀。入院查体情况:一般情况可。皮肤巩膜无黄染,颈静脉无怒张,腹部膨隆,上腹部见一人字形陈旧手术瘢痕,全腹部无压痛及反跳痛,移动性浊音阳性,双下肢不肿。余未见异常。入院后完善相关检查:ALT 82U/L,AST 38U/L,TBILI 8μmol/L,患者主诉腹胀难忍,予以腹腔穿刺置管引流腹水,利尿等治疗。超声造影显示下腔静脉根部狭窄,肝穿刺病理结果示:淤血性改变。遂在局麻下行经皮肝穿刺下腔静脉成形并支架置入术,经右侧股静脉插管成功后造影显示下腔静脉肝后段变窄,可见少量侧支血管,狭窄段长约 3cm,程度约为 40% 左右,血流基本通畅,测狭窄远端压力 10cmH$_2$O,近右房压力为 3cmH$_2$O,置入 2cm×5cm 大小支架,测狭窄远端压力 5cmH$_2$O,近右房压力为 3cmH$_2$O,经球

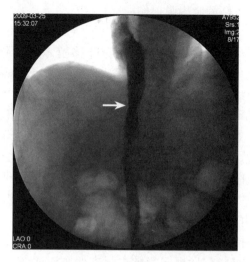

图 10-13　支架置入后再行造影狭窄消失

囊扩张后再造影显示狭窄解除,放入支架血流通畅,侧支血管未见显示(置入支架前后,图 10-12,图 10-13)。术后继续予以利尿、护肝、利胆等治疗。患者腹胀腹水明显缓解,好转出院。

(李华　吴小材)

第七节　胆道并发症

肝移植术后胆道并发症发生率大约是 10%~30%,最常见的类型是胆漏和胆道狭窄,其他包括移植肝胆管结石和胆泥形成、肝移植术后胆道出血、胆管炎、Oddi 括约肌功能失调、移植肝胆汁瘤、脓肿和积液等。胆道并发症常见,需要反复入院治疗,增加了再移植率,减少移植肝和患者生存率。

肝移植术后肝动脉并发症被认为是胆道并发症最主要的危险因素,其他危险因素包括供体年龄过大,冷、热缺血时间过长,胆道重建中 T 形管使用,巨细胞病毒感染,脂肪肝供肝及心脏死亡供体、手术技术原因等。《外科学年鉴》新近发表的前瞻性随机对照研究结果支持胆道重建使用 T 形管可减轻胆道并发症的严重程度及较少的治疗,胆道吻合口狭窄发生率较不使用 T 形管组下降。但目前大多数中心不使用 T 形管引流。

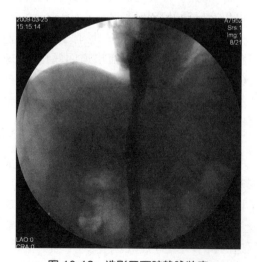

图 10-12　造影示下腔静脉狭窄

一、胆漏

【临床表现】

尸肝移植术后胆漏(bile leakage)发生率约为4.9%~9.5%,活体肝移植发生胆漏的几率要高于尸肝全肝移植。在供受体胆管端-端吻合或胆肠吻合两种重建方式之间发生率相近,而且在采用或不采用T形管的重建比较其发生率也相近。按发生部位分2种类型:吻合口漏和非吻合口漏,后者包括肝断面漏和T形管拔出后漏。漏胆量少、腹腔引流通畅者常无症状;也可有发热、黄疸、腹痛表现,合并腹膜炎时有腹肌紧张、压痛、反跳痛等。严重的胆漏可有败血症表现。

【原因】

1. 吻合口漏 可发生在术后早期,晚期由于肝动脉血栓引起的胆道缺血性病变所致胆漏。

2. 手术并发症 吻合技术因素,T形管拔除时窦道尚未形成和拔除的暴力撕裂胆管。

3. 免疫损伤因素 如血型不合肝移植有较多的胆漏发生率。

【诊断】

1. 发现腹腔引流液颜色变为黄绿色胆汁样,收集腹腔引流液进行胆红素定量检查。

2. 若有T形管引流可行胆道造影,可见造影剂漏入腹腔。

3. MRCP对诊断也有帮助。

【治疗】

1. 治疗原则是早期行介入或手术治疗以防败血症发生。

2. 将进入腹腔的胆汁充分引流,如在超声或CT引导下行穿刺引流;

3. 减少胆漏措施例如开放T形管引流、内镜下Oddi括约肌切开成形及放置胆道支架,经皮肝穿刺胆道外引流术等。

4. 大量胆漏,特别是在胆肠吻合的情况下应立即再次手术重新吻合。

5. 肝断面的胆漏见于部分肝移植患者,特点是量少,充分引流可自愈。T形管拔除后胆漏可能原因为窦道尚未形成和拔除的暴力撕裂胆管,部分可自愈。

【预防】

1. 提高吻合技术,争取一次吻合成功。

2. 供肝获取时常规冲洗胆道。

3. 移植术中减少对胆管血供破坏,尽量不过多或不解剖胆管直接进行吻合,吻合时避免内翻、张力过大。

【典型病例】

患者,男,56岁。因:"肝癌肝移植术后2个月,发现胆漏1个月,发热1天"入院。患者2月前肝移植后恢复顺利,1月前复查肝脏彩超时发现肝门部积液,考虑为胆漏,无发热及腹膜炎体征。予以留置腹腔引流管,每日引流量30~60ml,后带引流管出院。1天前突然发热,最高为38℃。入院查体:T 38℃,P 80次/分,R 18次/分,BP 120/70mmHg,神志清,查体配合,对答切题,全身皮肤巩膜无黄染,可见上腹部陈旧手术瘢痕,余无阳性体征。入院后复查彩超提示肝门部未见明显积液,考虑引流通畅,予以甲硝唑及生理盐水冲洗引流管,抗感染等治疗。患者体温逐渐下降。但腹腔引流增多,约200~300ml/d。予以行PTCD外引流胆汁,术中行胆管造影发现造影剂自胆总管漏出(图10-14)。此后患者体温正常,胆红素基本正常多日,拔除腹腔引流。好转带PTCD管出院。1个月后复查肝功正常,胆道造影通畅无胆漏,拔除PTCD管。

二、胆道狭窄

【临床表现】

胆道狭窄(biliary stricture)分为吻合口狭窄和非吻合口狭窄,两种类型从病理,危险因素及治疗都有很大不同。吻合口狭窄占胆道狭窄的80%左右,尸肝移植后发生吻合口狭窄的几率是13%。吻合口狭窄,临床表现为胆管炎症状,常有发热、败血症表现,然而症

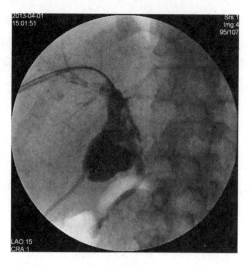

图 10-14   造影显示造影剂从胆总管漏出

状非特异性,且常常被免疫抑制治疗所掩盖,腹部体征不典型。非吻合口狭窄,表现为肝内弥漫狭窄又称缺血性胆道狭窄。轻度患者可无症状,胆道造影发现胆管树狭窄及扩张,末梢胆管消失。

【原因】

1. 吻合口狭窄主要原因是胆管血供不良及吻合技术欠佳。

2. 非吻合口狭窄主要原因是肝动脉并发症和缺血时间过长。

【诊断依据】

1. 肝功能指标例如 ASL、ALT 及胆红素、碱性磷酸酶等增高。

2. 多普勒超声为首选检查方法,在检查胆管同时检查肝动脉是否有并发症形成。

3. 若彩超有异常可行 CT、MRCP 及 ERCP 确诊。

【治疗】

1. 吻合口狭窄   ①药物治疗:狭窄程度小,症状轻者可行消炎利胆药物治疗;②介入治疗:主要经过各种入路(经 T 形管、经内镜逆行或经皮穿刺)在狭窄处行气囊扩张、支架置入;③手术治疗:介入治疗无效的胆总管端 - 端吻合者,重新吻合或改行胆管 - 空肠吻合;④再移植:以上治疗无效再次移植是唯一方法。

2. 非吻合口狭窄   治疗方法包括药物利胆、介入扩张胆道狭窄,这两种方法疗效常常不佳,再次移植是唯一选择。

【预防】

预防方式与预防胆漏一致。

【典型病例】

患者,男,49 岁,因:"再次肝移植术后发热、身目黄染 1 年"入院。肝移植前有剖腹探查手术历史。8 年前于我院行同种异体原位肝移植术,术后 1 年出现皮肤瘙痒、身目黄染,入院检查发现胆总管吻合口狭窄,肝内外胆管扩张,胆泥胆结石形成(图 10-15)。行 PTCD 及胆道球囊扩张(图 10-16,图 10-17)。肝功能好转,胆红素降至正常后拔除 PTCD 管。后因反复发生胆管炎入院,反复 PTCD 治疗。6 年前行再次肝移植术,术后常规复

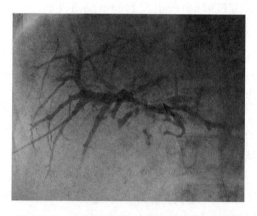

图 10-15   胆道造影见充盈缺损、狭窄(箭头)

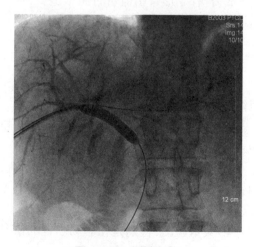

图 10-16   球囊扩张

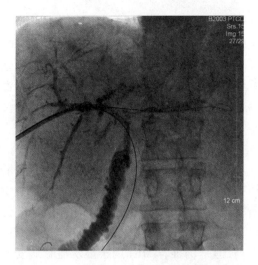

图 10-17　球囊扩张后造影见狭窄基本消失

查发现肝动脉吻合口狭窄,入院行肝动脉造影剂肝动脉支架置入术。1 年前患者再发身目黄染,反复治疗。患者入院后查肝功能:ALT 100U/L,TBILI 147μmol/L,DBILI 108μmol/L,行 PTCD,但术后总胆红素波动于 90~100μmol/L。B 超示供体段胆总管小结石及胆泥形成增多。遂在全麻下行胆肠吻合术,术后胆红素逐渐降至正常,动脉支架通畅,好转出院。

三、肝移植术后胆石形成

【临床表现】

肝移植术后胆道结石形成发生率各家报道介于 3.3%~12.3% 之间。胆总管结石及胆泥形成堵塞后患者可表现有黄疸、发热、腹痛等急性胆管炎表现。但仍有部分患者甚至到了晚期也不表现任何临床症状。

【原因】

1. 物理因素　胆道狭窄、胆管内异物如支架及 T 形管等。

2. 细菌感染。

3. 胆道缺血。

4. 免疫损伤,慢性排斥反应。

【诊断依据】

1. 胆管炎表现,肝功能指标增高。

2. 彩超及 CT 等影像学检查。

3. ERCP 及经引流管的造影检查。

【治疗】

ERCP 即可诊断又可同时治疗,大多数患者需多次 ERCP 取石。介入方法清除胆道铸型比结石和胆泥难度更大,需要多种方法例如 Oddi 括约肌切开、气囊扩张、网篮取石、支架置入和联合经皮和内镜途径的多种介入方法。如若还不成功,则需手术治疗,锐性切开胆道取出铸型,胆肠吻合。晚期患者需再次肝移植治疗。

【预防】

与胆漏预防方式一致。

【典型病例】

患者,女,24 岁,因"肝移植术后 1 年余,身目黄染 1 周"入院,患者既往无特殊病史,肝移植原发病为药物性急性肝功能衰竭伴有肝性脑病。入院查体:T 36.7℃,P 85 次 / 分,R 20 次 / 分,BP 110/70mmHg,神志清,对答切题,全身皮肤巩膜中度黄染,上腹部可见一人字形陈旧手术瘢痕。与体查无阳性体征。门诊查 TBILI 184.5μmol/L,AST 58U/L,ALT 58U/L。入院拟诊:肝移植术后黄疸查因。入院后行 CT 示:肝内胆管串珠样扩张,符合缺血性胆管炎并胆泥淤积表现,S4 段肝内多发小结石。肝动脉吻合口狭窄,但远端动脉主干及分支充盈良好。遂行 PTCD 术,术中发现胆道扩张明显(图 10-18),导丝不能通过胆总管入肠道,放置 PTCD 引流管至胆总管。每日引流 400~500ml,但患者胆红素波动,下降不明显,复查影像学检查胆道扩张仍明显。遂在全麻下行胆道探查 + 肝门部坏死胆道清除 + 胆肠吻合术。术中探查发现肝呈重度淤胆改变,肝门部胆道扩张明显,予以横断胆总管,探查见胆总管供体段,左右肝管内为缺血坏死组织伴有胆泥,予以去除已形成胆道铸型(图 10-19)的肝门部胆管树,发现肝门部形成大小约 4cm×5cm 的空腔,内有胆汁流出,遂决定行肝门部胆管 - 空肠吻合术,手术顺利。术后病理示:(胆管)镜下可见胆泥、凝血块、纤维素性渗出及破碎标签的胆管黏膜组

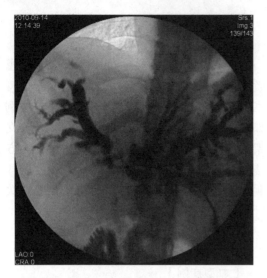

图 10-18　造影显示胆道扩张明显,胆总管堵塞

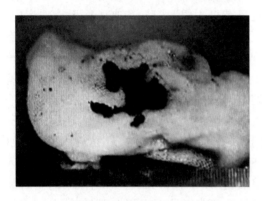

图 10-19　手术取出胆石

织。术后予以抗炎、护肝、抗排斥等治疗。2周后行经 PTCD 管造影见胆道扩张明显缩小,后拔除 PTCD 管,好转出院。

(李华　吴小材)

第八节　脑血管意外

【临床表现】

肝移植术后脑血管意外常在肝移植术后 2 个月之内发生,发生率为 2%~6.5%,大多数是脑出血。临床表现与脑血管意外发生的部位有关。可出现偏瘫、失语、意识障碍等表现。

【原因】

相关危险性因素包括凝血系统紊乱、继发于免疫抑制治疗相关并发症如糖尿病及高血压等、围术期大脑血流低灌注及大量输血、合并中枢系统感染例如曲霉菌感染颅动脉壁所导致的假性动脉瘤。此外,高龄和全身性感染也是颅内出血的危险因素。

【诊断依据】

1. 临床表现。

2. CT 和 MRI 影像学检查。2011 年肝移植术后神经系统并发症防治指南指出,诊断脑血管意外 MRI 比 CT 更敏感,虽然部分患者不能耐受或其他因素不能立即执行 MRI 检查,但是仍推荐 MRI 用于显示血管病变或作为其他病变的鉴别诊断工具。

【治疗】

与非移植患者脑血管意外采用的治疗方法一致。若为急性脑出血,并出现偏瘫、意识障碍、口齿不清等症状,应急诊开颅清除血肿。

【预防】

1. 术前纠正凝血系统紊乱,例如输入血小板等血制品,避免围术期脑血流低灌注。

2. 针对术后危险性因素的治疗(特别注意控制血压),定期常规筛查细菌或真菌感染病原。

【典型病例】

患者,男,43 岁。因:"反复呕血、黑便 1 年,加重 3 天"入院。既往发现"乙肝"2 年,规律抗病毒治疗。入院查体:生命体征平稳,神志清,皮肤巩膜轻度黄染,腹部查体无阳性体征,双下肢稍肿。患者行同种异体原位肝移植术后第 2 天出现左侧肢体偏瘫、口齿不清,急诊颅脑 CT 提示左侧枕、顶叶脑出血破入脑室(图 10-20),转脑外科行开颅血肿清除术 + 去颅骨瓣减压术加脑室外引流术。清除的颅内血肿约 60ml。手术顺利,术后转 ICU 继续监护。后出现颅内感染,予以全身及鞘内抗感染治疗后好转,复查 MRI 示:原出血灶吸收(图 10-21),体温逐渐恢复正常。

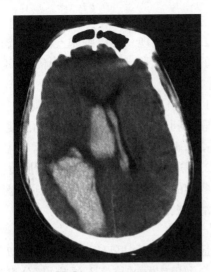

图 10-20 CT 提示脑出血

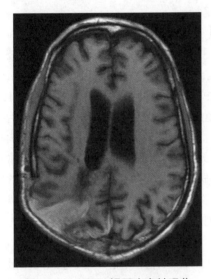

图 10-21 MRI 提示出血灶吸收

(李华 吴小材)

第九节 原发病复发

一、肝炎复发

(一) 乙肝复发

乙肝免疫球蛋白在 20 世纪 80 年代才运用于乙肝肝移植术后患者乙肝复发的预防,而核苷类类似物抗病毒药物是较之稍晚些的 90 年代才被应用。在此之前,乙型肝炎患者行肝移植治疗后无预防肝炎复发的有效措施。

【临床表现】

乙肝复发分为两种类型:①暴发型,发展迅速,肝功能很快恶化,常发生于术后半年之内。②迁延型,症状较轻,肝功能恶化速度较慢,注意与排斥反应等疾病相鉴别。

【原因】

乙肝病毒变异、免疫抑制剂、肝外 HBV 病毒、供肝 HBV 等。

【治疗】

乙肝复发的治疗参考慢性乙型肝炎治疗指南,主要有核苷类类似物和乙肝免疫球蛋白的联用方案,干扰素对肝移植后乙肝复发的疗效不佳。

【诊断依据】

1. 主要依据肝穿刺活检及血清学指标,具体指标为 HBsAg、HBcAg 及 HBV-DNA 再次检出阳性。

2. 主要组织学改变 急性期改变包括肝细胞水肿、嗜酸性变、胆汁淤积、凋亡小体、点状或桥接坏死,汇管区淋巴细胞浸润等。慢性期可见毛玻璃样细胞、肝纤维化和肝硬化。注意鉴别排斥反应。

3. 肝功能指标异常。

【预防】

四项原则:①对于血清 HBV DNA 阳性患者,肝移植手术前行口服抗病毒治疗尽量将 HBV DNA 定量降至最小水平;②术前抗病毒方案参考慢性乙型感染抗病毒指南;③术后需长期口服抗病毒药物和应用乙肝免疫球蛋白预防乙肝病毒复发,移植时若已检出 HBV DNA 阳性(病毒复制活跃),乙肝免疫球蛋白疗效可能不佳;④为了防止乙肝复发,肝移植术后尽量选择抗病毒能力强并且低耐药发生率的抗病毒药物,对于耐药患者,抗病毒药物治疗方案参考慢性乙型感染抗病毒指南。

【典型病例】

患者,男,58 岁,因:"肝移植术后 3 年余,发现转氨酶升高 1 天"入院。既往有 15 余年乙肝病史,移植后应用拉米夫定联合乙肝免疫球蛋白预防乙肝复发。入院查体：生命体征平稳，神清，全身皮肤、巩膜无黄染，上腹部见"人字形"切口瘢痕，全腹无压痛，反跳痛。住院后行 B 超引导下肝穿刺活检，常规病理及免疫组织化学检测提示（图 10-22）：乙肝复发及急性排斥反应。彩超显示肝动脉、门静脉及下腔静脉均未见明显异常。血清病毒学指标：HBsAg 阳性，HBV-YMDD 阳性，HBV-DNA $4.34 \times E5$ copies/ml，予以抗排斥治疗及换用恩替卡韦 + 阿德福韦酯抗病毒治疗，患者转氨酶降至正常，HBV-DNA 复制量降低。好转出院。

（二）丙肝复发

丙肝肝移植后预防病毒复发尚无循证医学依据供参考，复发在西方国家十分常见，大样本的回顾研究显示 anti-HBV 阳性受者较 anti-HBV 阴性患者 3 年存活率低（78.5% *vs.* 81.4%，风险比 1.14，95% 置信区间 1.03-1.25；*P*<0.01）。

【临床表现】

丙肝复发有时候可无任何临床表现，部分病例可迅速发生纤维化或肝硬化产生相关症状。

【复发的危险因素】

丙肝病毒的基因型、病毒载量、免疫抑制剂的使用等。

【诊断依据】

1. 血清免疫指标如 antiHCV-IgG，HCV RNA 定量等。

2. 病理表现　淋巴细胞浸润、门管区为基础的纤维化、胆汁淤积、凋亡、坏死表现。

【治疗】

1. 移植术后抗病毒治疗宜早期进行，干扰素联合利巴韦林对于已经发生丙肝复发的患者持续病毒应答率为 30%。

2. 需要对丙肝肝移植术后丙肝复发抗病毒药物的剂量、疗程进行随机对照试验，为规范治疗提供依据。

【预防】

最近的研究结果显示移植前可行以干扰素联合利巴韦林的抗病毒治疗，部分患者对这种治疗方案不耐受及终末期肝硬化的患者效果差。

【典型病例】

患者，男，57 岁，因："黑便伴双下肢水肿 1 月余"入院。1 个月前于当地医院就诊，诊断为："丙肝肝硬化，门脉高压症"，行 TIPS 手术，经综合治疗后好转。为行进一步治疗入我科。入院查体生命体征平稳，神志清，皮肤巩膜无黄染，前胸蜘蛛痣阳性，腹部体查未见明显阳性体征。完善术前检查，排除手术禁忌。在全麻下行同种异体原位肝移植术，术后恢复顺利，antiHCV-IgG、HCV RNA 定量转阴。但术后 2 月余复查丙肝 RNA 定量为：6.82×10^6 IU/ml，肝功能异常，考虑丙型肝炎复发，给予干扰素联合利巴韦林治疗，肝功渐恢

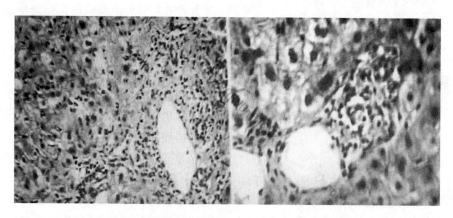

图 10-22　明显的肝细胞肿胀及较多嗜酸性变，小叶内见淋巴细胞浸润剂 kupffer 细胞增生，门管区少量淋巴样细胞浸润

复。现常规感染科门诊随访治疗。

二、肿瘤复发

我国目前对于肝癌患者肝移植的标准尚未达成共识，来自中国肝移植注册登记的数据表明有大约一半的肝癌肝移植患者超过米兰标准，1 年肝癌复发率为 18.5%。

【临床表现】

肝癌复发临床表现与复发部位有关，早期肝内复发可无任何症状，一旦复发，可能进展较快。复发肺转移易产生恶性胸腔积液，引起呼吸不畅甚至呼吸困难，侵犯纵隔引起上腔静脉综合征。骨转移可有转移部位疼痛。

【原因】

肿瘤的病理分期、血管侵犯、血清 AFP 水平、肿瘤组织分化程度、免疫抑制剂剂量和包不包含 mTOR 类免疫抑制剂被认为是肿瘤复发的相关危险因素。复发一般发生在术后 2 年内，复发后患者中位存活时间少于 1 年。

【诊断依据】

1. AFP 水平增高。

2. 影像学检查如彩超、CT 或 MR 等发现肝内或其他部位的转移瘤。

【治疗】

1. 每 6~12 个月常规监测项目包括血清 AFP 水平，胸腹部的增强 CT 或 MRI，早期发现转移灶。早期发现的肿瘤复发有大约 1/3 能通过局部消融治愈。

2. 对于已经复发的肿瘤，一般不建议再次肝移植，靶向药物索拉非尼可作为肝癌肝移植后复发肿瘤的推荐疗法，但因其副作用仅部分患者能耐受。

【预防】

1. 严格病例筛选，参考米兰标准，UCSF 标准和匹兹堡改良 TNM 标准。

2. 改进手术技术，术中注意减少对肿瘤的挤压。

3. 等待肝移植前综合治疗，若肿瘤直径 <2cm，不推荐在移植前进行介入干预治疗，若肿瘤直径在 2~5cm 之间或≤3 个，每

个≤3cm，等待时间大于 6 个月，应采取 TACE、射频消融、酒精消融等局部治疗控制肿瘤生长。

【典型病例】

患者，男，56 岁，因："发现肝占位性病变 1 周"入院，既往肝炎病史 20 余年，未正规抗病毒治疗，无出血病史。入院查体生命体征平稳，神志清，对答切题，全身皮肤巩膜中度黄染，腹部膨隆，无腹壁静脉曲张，移动性浊音阳性，余体查未见明显阳性体征。外院 MRI 检查发现肝 S2 段肝占位，肝硬化。拟诊："肝占位性病变，乙肝肝硬化"收入院。入院完善相关检查，未发现手术禁忌，在全麻下行同种异体原位肝移植术，术后恢复顺利，术后病理提示中分化肝细胞癌。术后检测 AFP 逐渐下降至正常，术后 2 个月开始发现 AFP 上升，影像学检查未见复发病灶。术后 4 个月，复查 CT 发现肝内占位(图 10-23)，结合 AFP 上升，考虑肝癌复发。

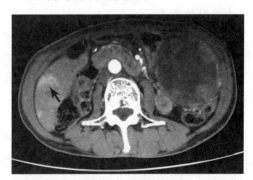

图 10-23　箭头所示为肝癌肝内复发

三、自身免疫疾病复发

原发硬化性胆管炎、原发胆汁性肝硬化和自身免疫性肝炎是三种主要的自身免疫性肝病，一项系统回顾研究显示，这三种疾病肝移植后复发的几率分别为 18%、11% 和 22%。在不同的研究中报道的发生率有较大不同，与诊断疾病遵循复发标准不同、随访时间不同及是否常规进行肝穿刺活检有关。

【临床表现】

原发硬化性胆管炎复发常出现慢性疲

劳、严重的黄疸伴有皮肤瘙痒、消化吸收不良和脂肪,尿色变黄变深。

原发胆汁性肝硬化复发以乏力、黄疸、皮肤瘙痒和皮肤黄染为主要临床表现,以及肝硬化腹水、脾大、食管胃底静脉曲张破裂出血和肝性脑病等。

自身免疫性肝炎复发临床表现可出现乏力、食欲减退、恶心、厌食、上腹部疼痛不适等消化道症状,也可有发热、皮肤瘙痒、关节肌肉疼痛等。若已引起肝硬化体征易见黄疸、肝脾肿大、蜘蛛痣、移动性浊音阳性等。

【原因】

1. 原发硬化性胆管炎复发被认为与排斥、炎症性肠病和激素治疗相关。

2. 原发胆汁性肝硬化复发可能与钙调神经抑制剂类免疫抑制剂使用有关。

3. 自身免疫性肝炎复发危险因素包括HLA 配型,HLA-DR3 阳性的受者间发生复发几率较阴性更高。

【诊断依据】

1. 美国肝病协会和国际肝移植协会推荐原发硬化性胆管炎复发诊断标准(梅奥诊所标准):①因原发硬化性胆管炎行肝移植;②肝移植三个月后胆道造影显示非吻合口串珠样不规则的狭窄,排除了排斥、感染和缺血因素;③肝穿刺活检:大胆管纤维性胆管炎伴胆管堵塞(胆管周围形成特殊的"洋葱样"同心圆结构)、可有胆管消失或胆汁性肝硬化。

2. 原发胆汁性肝硬化诊断的金标准为病理:新鲜肉芽肿样病变、胆管破坏、浆细胞炎症门管区浸润和胆道缺失。

3. 自身免疫性肝炎诊断包括生化和病理,生化指标包括转氨酶升高、自身免疫抗体滴度升高和高丙种球蛋白血症。病理改变:门管区和肝实质淋巴-浆细胞为主的炎症浸润、碎片状坏死(piecemeal necrosis)和肝细胞玫瑰样花结。

【治疗】

1. 原发硬化性胆管炎复发可影响移植肝存活,复发治疗同原发病,目前仍疗效不佳,不推荐使用激素冲击,有些中心使用熊去氧胆酸治疗,但其疗效尚未得到有力的临床证据支持。

2. 目前大多数研究显示原发胆汁性肝硬化复发并不影响移植肝存活和患者长期存活。现尚无有效预防与治疗原发胆汁性肝硬化复发,大部分移植医生会在确诊后推荐使用熊去氧胆酸治疗,然而其对移植肝和患者存活时间无影响。

3. 自身免疫性肝炎术后需持续加强免疫抑制治疗以预防自身免疫性肝炎复发,一旦发生复发,大剂量激素冲击治疗或者改变免疫抑制剂方案可获得缓解。

【预防】

1. 术后选择合理免疫抑制剂,例如原发性胆汁性肝硬化肝移植术后慎选钙调神经抑制剂。

2. 术前根据受者情况评估其复发危险相关因素,评估其肝移植适应证。

(李华　吴小材)

-------------------- 参 考 文 献 --------------------

1. Shehata N, et al. The use of immunoglobulin therapy for patients undergoing solid organ transplantation: an evidence-based practice guideline. Transfus Med Rev, 2010, 24 (Suppl 1): S7-S27.

2. Haga, H, et al. Periportal edema and necrosis as diagnostic histological features of early humoral rejection in ABO-incompatible liver transplantation. Liver Transpl, 2004, 10(1): 16-27.

3. Haga H, et al. Acute humoral rejection and C4d immunostaining in ABO blood type-incompatible liver transplantation. Liver Transpl, 2006, 12(3): 457-464.

4. Rodrigo E, et al. ImmuKnow as a diagnostic tool for predicting infection and acute rejection in adult liver transplant recipients: a systematic review and meta-analysis. Liver Transpl, 2012. 18(10): 1245-1253.

5. Banff schema for grading liver allograft rejection: an international consensus document. Hepatology, 1997, 25(3): 658-663.

6. Demetris AJ, et al. Chronic liver allograft rejection: a National Institute of Diabetes and Digestive and Kidney Diseases interinstitutional study analyzing

the reliability of current criteria and proposal of an expanded definition. National Institute of Diabetes and Digestive and Kidney Diseases Liver Transplantation Database. Am J Surg Pathol,1998,22(1):28-39.

7. Tzvetanov I,et al. Rescue splenectomy in a case of humoral rejection in ABO-incompatible simultaneous liver-kidney transplantation. Transplantation,2012, 93(2):e1-2.

8. Rostron A,et al. A case of acute humoral rejection in liver transplantation:successful treatment with plasmapheresis and mycophenolate mofetil. Transpl Int,2005,18(11):1298-1301.

9. Lee CF,et al. Bortezomib is effective to treat acute humoral rejection after liver transplantation. Transplant Proc,2012,44(2):529-531.

10. Patel GHS. Infectious Complications after Orthotopic Liver Transplantation[C]//Seminars in respiratory and critical care medicine. Seminars in Respiratory and Critical Care Medicine. Thieme Medical Publishers,2012,33(01):111-124.

11. van Duin D,van Delden C. Multidrug-Resistant Gram-Negative Bacteria Infections in Solid Organ Transplantation. American Journal of Transplantation,2013,13(s4):31-41.

12. LichtensternC,et al. Pretransplant model for end stage liver disease score predicts posttransplant incidence of fungal infections after liver transplantation. Mycoses,2013,56(3):350-357.

13. Miller RM. The Endemic Fungal Infections in Solid Organ Transplantation. American Journal of Transplantation,2013,13(s4):250-261.

14. Katsolis JG,et al. Evaluation of risk factors for cytomegalovirus infection and disease occurring within 1 year of liver transplantation in high-risk patients. Transplant Infectious Disease,2013,15(2): 171-180.

15. Saliba F,et al. Outcomes associated with amphotericin B lipid complex(ABLC) prophylaxis in high-risk liver transplant patients. Medical Mycology,2012, 51(2):155-163.

16. Fishman JA. Prevention of infection caused by Pneumocystis carinii in transplant recipients. Clin Infect Dis,2001,33(8):1397-1405.

17. Martin,Fishman. The Pneumocystis Pneumonia in Solid Organ Transplantation. American Journal of Transplantation,2013,13(s4):272-279.

18. Pass RF. Maternal Laboratory Assessment and Fetal Risk of Cytomegalovirus Infection. Clinical Infectious Diseases,2013.

19. Katsolis JG,et al. Evaluation of risk factors for cytomegalovirus infection and disease occurring within 1 year of liver transplantation in high-risk patients. Transplant Infectious Disease,2013,15(2):171-180.

20. Lucey MR,et al. Long-term management of the successful adult liver transplant:2012 practice guideline by the American Association for the Study of Liver Diseases and the American Society of Transplantation. Liver Transplantation,2013,19(1): 3-26.

21. Andrews,Emery. Summary of the British Transplantation Society Guidelines for the Prevention and Management of CMV Disease After Solid Organ Transplantation. Transplantation,2011. 92(11).

22. Barthel,et al. The PRAISE study:a prospective, multi-center,randomized,double blinded,placebo-controlled study for the evaluation of iloprost in the early postoperative period after liver transplantation (ISRCTN12622749). BMC Surg,2013,13:1.

23. Busuttil,Tanaka. The utility of marginal donors in liver transplantation. Liver Transpl,2003,9(7):651-663.

24. Novelli,et al. Glasgow coma score and tumor necrosis factor alpha as predictive criteria for initial poor graft function. Transplant Proc,2012,44(7): 1820-1825.

25. Friedman,et al. Serum cytokine profiles associated with early allograft dysfunction in patients undergoing liver transplantation. Liver Transpl, 2012,18(2):166-176.

26. Ikegami T,et al. Primary graft dysfunction after living donor liver transplantation is characterized by delayed functional hyperbilirubinemia. Am J Transplant,2012,12(7):1886-1897.

27. Nanashima A,et al. Analysis of initial poor graft function after orthotopic liver transplantation: experience of an australian single liver transplantation center. Transplant Proc,2002,34(4):1231-1235.

28. Ploeg,et al. Risk factors for primary dysfunction after liver transplantation--a multivariate analysis. Transplantation,1993,55(4):807-813.

29. Olthoff,et al. Validation of a current definition of early allograft dysfunction in liver transplant recipients

and analysis of risk factors. Liver Transpl,2010,16(8):943-949.

30. Johnson,et al. Primary nonfunction(PNF) in the MELD Era:An SRTR database analysis. Am J Transplant,2007,7(4):1003-1009.

31. Isai,et al. Successful reversal of primary graft non-function in a liver transplant patient treated with prostaglandin E1. Aust N Z J Surg,1992,62(4):314-316.

32. Oldhafer,et al. Rescue hepatectomy for initial graft non-function after liver transplantation. Transplantation,1999,67(7):1024-1028.

33. Jung,et al. Incidence and management of postoperative abdominal bleeding after liver transplantation. Transplant Proc,2012,44(3):765-768.

34. Marietta,et al. Pathophysiology of bleeding in surgery. Transplant Proc,2006,38(3):812-814.

35. Lu,et al. Recurrent gastric varices bleeding after living-related liver transplantation successfully eradicated by splenic artery embolization. Hepato-gastroenterology,2012,59(117):1586-1588.

36. Busuttil,et al. Analysis of long-term outcomes of 3200 liver transplantations over two decades:a single-center experience. Annals of surgery,2005,241(6):905.

37. Perez-Saborido,et al. Incidence,management, and results of vascular complications after liver transplantation. Transplant Proc,2011,43(3):749-750.

38. Warner,et al. Risk factors associated with early hepatic artery thrombosis after orthotopic liver transplantation - univariable and multivariable analysis. Transpl Int,2011,24(4):401-408.

39. Park,et al. Hepatic arterial stenosis assessed with doppler US after liver transplantation:frequent false-positive diagnoses with tardus parvus waveform and value of adding optimal peak systolic velocity cutoff. Radiology,2011,260(3):884-891.

40. Rostambeigi,et al. Stent placement versus angioplasty for hepatic artery stenosis after liver transplant:a meta-analysis of case series. Eur Radiol,2013,23(5):1323-1334.

41. Dowman,et al. Liver transplantation for acute intermittent porphyria is complicated by a high rate of hepatic artery thrombosis. Liver Transpl,2012,18(2):195-200.

42. Duffy,et al. Vascular Complications of Orthotopic Liver Transplantation:Experience in More than 4,200 Patients. Journal of the American College of Surgeons,2009,208(5):896-903.

43. Jain,et al. Thrombotic and nonthrombotic hepatic artery complications in adults and children following primary liver transplantation with long-term follow-up in 1000 consecutive patients. Transpl Int,2006,19(1):27-37.

44. Jensen,M. K. et al. Management and long-term consequences of portal vein thrombosis after liver transplantation in children. Liver Transplantation,2013,19(3):315-321.

45. Ko,G. et al. Early posttransplant hepatic venous outflow obstruction:Long-term efficacy of primary stent placement. Liver Transplantation,2008,14(10):1505-1511.

46. Wojcicki,Milkiewicz. Silva. Biliary tract complications after liver transplantation:a review. Dig Surg,2008,25(4):245-257.

47. Lopez-Andujar,et al. T-tube or No T-tube in Cadaveric Orthotopic Liver Transplantation:The Eternal Dilemma:Results of a Prospective and Randomized Clinical Trial,Ann Surg,2013.

48. Riediger,et al. T-Tube or no T-tube in the recons-truction of the biliary tract during orthotopic liver transplantation:systematic review and meta-analysis. Liver Transpl,2010,16(6):705-717.

49. Akamatsu,Sugawara,Hashimoto. Biliary recons-truction,its complications and management of biliary complications after adult liver transplantation:a systematic review of the incidence,risk factors and outcome. Transpl Int,2011,24(4):379-392.

50. Sundaram,et al. Posttransplant biliary complications in the pre- and post-model for end-stage liver disease era. Liver Transpl,2011,17(4):428-435.

51. Graziadei,et al. Long-term outcome of endoscopic treatment of biliary strictures after liver transplantation. Liver Transpl,2006,12(5):718-725.

52. Voigtlander,et al. Biliary cast syndrome post-liver transplantation:risk factors and outcome. Liver Int,2013.

53. Lopez-Benitez,et al. Percutaneous treatment of biliary cast syndrome after orthotopic liver transplantation:comparison of mechanical versus hydraulic rheolytic cast extraction. Cardiovasc Intervent Radiol,2011,

34 (5):998-1005.

54. Guarino, et al. EFNS guidelines on management of neurological problems in liver transplantation. Eur J Neurol, 2006, 13 (1):2-9.

55. Ling, L. et al. In-hospital cerebrovascular complications following orthotopic liver transplantation: a retrospective study. BMC Neurol, 2008, 8:52.

56. Guarino, et al. European Handbook of Neurological management. 2nd ed. 2011: Blackwell publishing Ltd. 495-496.

57. 彭勇, 龚建平, 王继. 肝移植后非肿瘤性疾病复发. 中国现代普通外科进展, 2004, 7 (4):195-197.

58. 全国肝胆肿瘤及移植病理协作组与丛文铭. 肝移植术后常见病变的病理诊断与分级指南 (Ⅱ). 中华器官移植杂志, 2009, 30 (10):626-628.

59. KASL Clinical Practice Guidelines: Management of chronic hepatitis B. Clin Mol Hepatol, 2012, 18 (2): 109-162.

60. Liaw, et al. Asian-pacific consensus statement on the management of chronic hepatitis B: A 2012 update. Hepatol Int, 2012, 6 (3):531-561.

61. Thuluvath, et al. Trends in post-liver transplant survival in patients with hepatitis C between 1991 and 2001 in the United States. Liver Transpl, 2007, 13 (5):719-724.

62. Veldt, et al. Sustained virologic response and clinical outcomes in patients with chronic hepatitis C and advanced fibrosis. Ann Intern Med, 2007, 147 (10): 677-684.

63. Guillouche, Feray. Systematic review: anti-viral therapy of recurrent hepatitis C after liver transplantation. Aliment Pharmacol Ther, 2011, 33 (2):163-174.

64. 王海波, 等. 中国肝癌肝移植现状. 中华移植杂志 (电子版), 2010, 04 (4):273.

65. Welker, et al. Recurrent hepatocellular carcinoma after liver transplantation - an emerging clinical challenge. Transpl Int, 2013, 26 (2):109-118.

66. Hollebecque, et al. Natural history and therapeutic management of recurrent hepatocellular carcinoma after liver transplantation. Gastroenterol Clin Biol, 2009, 33 (5):361-369.

67. Roberts. Tumor surveillance-what can and should be done? Screening for recurrence of hepatocellular carcinoma after liver transplantation. Liver Transpl, 2005, 11 (Suppl 2):S45-46.

68. Sposito, et al. Comparative efficacy of sorafenib vs. best supportive care in recurrent hepatocellular carcinoma after liver transplantation: A case-control study. J Hepatol, 2013.

69. Gautam, Cheruvattath, Balan. Recurrence of autoimmune liver disease after liver transplantation: a systematic review. Liver Transpl, 2006, 12 (12): 1813-1824.

70. Evangelos Cholongitas. Recurrence of autoimmune liver diseases after liver transplantation: clinical aspects. Autoimmunity Highlights, 2012, 3 (3):113-118.

71. Montano-Loza, et al. Risk factors for recurrence of autoimmune hepatitis after liver transplantation. Liver Transpl, 2009, 15 (10):1254-1261.

72. Montano-Loza, et al. Cyclosporine A protects against primary biliary cirrhosis recurrence after liver transplantation. Am J Transplant, 2010, 10 (4):852-858.

73. Duclos-Vallee, et al. A 10 year follow up study of patients transplanted for autoimmune hepatitis: histological recurrence precedes clinical and biochemical recurrence. Gut, 2003, 52 (6):893-897.

74. Duclos-Vallee, Sebagh. Recurrence of autoimmune disease, primary sclerosing cholangitis, primary biliary cirrhosis, and autoimmune hepatitis after liver transplantation. Liver Transpl, 2009, 15 (Suppl 2):S25-34.

75. 胡锡琪. 自身免疫性肝病的组织病理学特点及其临床意义. 胃肠病学, 2009. 14 (4):202-205.

76. 陈实. 移植学. 北京:人民卫生出版社, 2011. 589-591.

第十一章

胆道手术并发症

第一节 术中术后出血

【概述】

术中术后出血是胆道手术最严重的并发症之一,随着医疗技术和手术技巧不断提高,胆道术中、术后出血的发生率逐渐减少。但是对于不论何种原因引起的出血,如处理不当,均可以引起患者出现失血性休克甚至死亡。因此,术前准备完善,准确掌握手术适应证和禁忌证,术中认真进行手术操作,术后仔细观察患者生命体征变化,及时作出正确的判断和治疗,可以有效减少患者出现术后出血。

【临床表现】

胆道术中术后出血症状可因出血时间,出血部位,出血量的不同而表现不同。

1. 胆道手术术中出血主要表现在损伤血管周围出血,大血管出血可以迅速遮盖手术操作视野,小血管出血不易被发现,可以逐渐形成较大血肿或者在腹腔内逐渐形成较多暗红色凝血块。

2. 胆道术后出血主要发生于术后24小时之内,对于复杂胆道手术,术后48小时,也容易发生出血。胆道出血一般为动脉出血,出血速度快,而且容易形成凝血块堵塞引流管,造成胆管内的压力突然升高,产生胆绞痛的症状。

3. 对于施行胆肠吻合术者,胆绞痛症状轻或无,以贫血、腹胀、反复黑便为主要特点,其原因可能是由于吻合口比较畅通,血流容易进入肠道,缓解了胆道压力。

4. 胆道术后大出血者可以出现皮肤苍白、头晕、口干、乏力、心慌等表现,部分患者可以出现胸闷、呕血等不适,腹胀是腹腔内出血晚期的临床表现。腹腔穿刺可以抽出鲜红色不凝血。有腹腔引流管且引流通畅者,腹腔引流管(包括文氏孔引流管、胆肠吻合口引流管、T形管、U形管等)或胃管会持续引流出鲜红色不凝血,引流量逐渐增多,严重可以出现低血容量性休克,有时胆汁和出血混合,可以出现暗红色。但术后24小时内引流管引流少量淡红色血性液体流出,属于正常现象。

【原因】

1. 术中出血

(1) 术中直接损伤血管:胆总管周围有肝固有动脉、肝右动脉、胆囊动脉、十二指肠上动脉、十二指肠后动脉、门静脉及其分支等,胆囊动脉及肝右动脉的解剖变异非常常见。术野显露不清,术中对胆总管周围血供解剖认识不清、盲目分离,就有可能直接损伤胆总管周围血管而出血。

(2) 术中操作不当:胆囊床剥离过深导致肝实质损伤出血,腹腔镜手术腹壁穿刺造成腹壁或腹腔大血管损伤出血。

（3）胆管结石长期压迫胆管壁：压迫造成反复炎症形成溃疡或侵蚀，使胆管壁与相邻的门静脉壁或肝内动脉壁变得十分脆弱，在术中取石或探查胆道时，容易发生胆管和脉管的穿透性损伤，导致术中胆道出血。

（4）胆总管切开时止血不彻底，取石钳夹伤或穿破胆管壁。

（5）术前患者黄疸较重，肝功能差，合并门脉高压症，凝血功能异常，或者长期服用抗凝药物患者，术中渗血。

2. 术后出血 包括腹腔内出血、胆道出血和应激性溃疡出血。

（1）腹腔内出血：①术中血管结扎线脱落，常见为胆囊动脉结扎不牢或结扎线脱落，一般发生于术后早期，出血快而且量多；②肝创面或手术游离创面渗血，常与术前肝功能不全、凝血异常有关，出血量一般慢而少。

（2）胆道出血：①结石长期刺激形成的胆管-血管瘘，移除结石后，术中出血不明显，或术中止血不彻底；②术中胆道取石或探查时器械损伤，常见的是损伤胆总管的3点钟或9点钟动脉以及门静脉后动脉，致使局部形成假性动脉瘤；③久置的T形管或U形管压迫胆管壁形成溃疡造成出血；④感染：在术后出血中，继发感染是最为常见的原因，感染所致肝内脓肿及胆管周围脓肿形成，可以侵蚀胆管周围血管，导致出血；⑤胆肠吻合口出血。缝合不严密或缝针穿透过多过深累及肝动脉或门静脉导致吻合口出血，吻合口炎症、溃疡、坏死时亦可导致出血；吻合口漏，胆汁及肠内容物腐蚀邻近小血管造成出血；⑥胆管恶性肿瘤术后可能因胆管癌切除不彻底或姑息性手术，致肿瘤浸润胆管壁或胆道肿瘤本身营养血管破损出血。

（3）应激性溃疡出血：多于术后4~7天发生，常见于急性梗阻性化脓性胆管炎患者。发生原因与患者全身情况差、肝功能受损、凝血功能障碍及胃黏膜屏障功能减退有关。

【诊断依据】

1. 术中出血诊断 ①生命体征不平稳，

血压持续下降，血红蛋白及红细胞水平明显降低；②手术操作视野直视血管渗血或者血管出血；③内镜下可以明显看到胆道出血。

2. 术后出血诊断 ①患者出现口干，皮肤苍白，烦躁，心率加快，血压持续下降；血红蛋白及红细胞水平逐渐降低，凝血时间延长；②腹腔引流管或胆道引流管持续引流出血性液体；③出现腹胀症状和腹膜刺激征时，诊断性腹穿抽出不凝暗红色液体；④出现胆道出血的临床表现，及剧烈的上腹部绞痛，畏寒发热、黄疸、呕血、便血；⑤内镜下或肝动脉造影可以看到出血点。出现以上情形之一，就需要考虑术后出血可能，应及时判断和正确处理。

【治疗】

1. 术中出血处理 对于术中血管损伤出血，切忌盲目血管钳钳夹或大块缝扎止血，应先阻断第一肝门，用吸引器边吸引边用手指堵住出血点，视具体情况对破损血管进行缝合修补或缝扎，尽量不结扎供应肝脏的主干动脉和其他的分支血管。同时准备充分的血源，及时给予输血补充血容量。对于术中的广泛渗血，应及时补充凝血物质，应用止血药，渗血创面电凝止血或填塞吸收性明胶海绵、止血纱布等止血。对于术中胆道出血，可以暂时先压迫胆总管或者考虑可能出血的部位及原因，然后直视探查出血部位，压迫、缝扎止血。如果直视探查出血部位困难，可以应用胆道镜探查或者肝动脉造影了解出血点位置，及时采用胆道冲洗，填塞压迫或者缝扎等方法止血。

2. 术后出血处理

（1）非手术止血：对于没有手术止血指征患者，可以采用非手术治疗，包括迅速建立静脉通路，输全血或者浓缩红细胞加血浆，纠正休克；加强静脉营养支持、抑酸、抑酶，胃管或腹腔引流管内去甲肾上腺素冲洗，密切监测生命体征变化。

（2）手术止血：对于胆道术后出血手术止血适应证掌握是一个复杂的问题，什么情况下需要手术止血,非手术止血能否成功,都需要做出及时准确判断。对于非 DIC 或者非凝血功能障碍者术后出血出现失血性休克者,需及时手术止血。而对于非手术治疗 24 小时之后(包括 24 小时)仍未有效控制出血,仍需考虑手术止血。

1) 术后出血:根据二次术前检查的提示及术中细致的探查找出出血原因和出血部位,有助于选择不同的手术方式;对于腹腔血管损伤或结扎线脱落导致的出血,一定要保证术野显露清楚,出血点判断无误,止血确切彻底。胆道出血其中针对全身情况良好、病灶位于肝内者,施行肝叶切除术既可控制出血,又可清除病灶,不失为一种有效的术式。而对于不能耐受肝切除,但又合并有肝内感染的无肝内结石患者,肝外广泛粘连或出血部位仍不明确,肝动脉钳夹试验有效者,可行肝动脉结扎术。

2) 介入栓塞止血:介入栓塞止血对于胆道术后出血或者其他部位出血具有止血迅速,疗效明确,并发症小等特点,但需要进行选择性腹腔动脉造影,造影剂漏出点即为出血点。准确判断出血点后,可以选择应用栓塞剂对动脉主干或者动脉分支进行栓塞,有时需要进行多次造影和多部位栓塞,达到控制出血的目的。

【预防】

1. 充分的术前评估

(1) 重视高龄、体弱、低蛋白血症、梗阻性黄疸、胆道感染、呼吸衰竭、肾衰竭、肝功能衰竭等高危因素。积极纠正低蛋白血症,减轻黄疸,控制胆道感染,保护肝肾功能及加强营养支持可以有效降低术中术后出血的发生率。对于伴有凝血功能障碍者,还需要纠正凝血功能。

(2) 术前可以适当应用抑酸抑酶药物,预防应激性出血。

(3) 若长期服用抗凝药物,术前 1 周需停用抗凝药物。

2. 严格的手术操作

(1) 术中仔细分离胆道及周围血管,认清解剖关系,警惕变异血管,并注意保护胆道周围血管。预先做好阻断第一肝门的准备,以便出血时阻断肝门。

(2) 正规操作,仔细轻柔,反复辨认。切开胆总管前应常规进行穿刺,抽出胆汁后方可切开。

(3) 在胆道有急性感染时,避免取石时粗暴损伤胆管黏膜。

(4) 选用的支架管口径适宜,缝合时不宜过于紧密。

(5) 手术创面严密止血。关腹前,仔细检查腹腔内有无大量凝血块及活动性出血。

3. 严密的术后护理　胆道手术一般较复杂,术后需要严密监测患者生命体征,注意观察患者血压、心率、引流管引流液颜色变化,定时监测血常规、肝功能及凝血功能等情况。术后给予加强营养支持,适当补充红细胞及血浆,积极预防感染发生。

(耿智敏　徐之超)

第二节　胆瘘及胆汁性腹膜炎

【概述】

胆瘘是胆道手术最常见且严重的并发症,多因胆管损伤或胆肠吻合口吻合不严密所致,临床上常常表现胆汁外漏至腹腔内引起局限性或弥漫性腹膜炎,漏出量大时可从腹腔引流管或腹壁切口处流出。胆瘘的处理关键在于保证充分的引流和抗感染治疗,必要时需再次手术治疗。若发现不及时或处理不当,可危及生命,需加以重视。

【临床表现】

1. 胆瘘患者主要表现为从引流管或者伤口引流过多和异常的胆汁,也可能由于腹腔内胆汁积聚引起局限性或者弥漫性腹膜炎。但一些胆汁外瘘如引流通畅,临床上并不出现腹膜炎的症状和体征,也不会造成胆汁积聚。

2. 胆外瘘的症状取决于胆汁流出的量,

持续的时间和胆汁漏的原因,以及是否存在胆道感染,是否留有腹腔引流管等。若引流管引流不畅或者已拔除时,可首先表现为膈下积液或脓肿形成,严重时可以出现全腹痛,腹部压痛及反跳痛等腹膜炎征象,进一步发展可以形成腹腔脓肿,败血症,甚至休克死亡。

3. 有胆道梗阻时,可出现梗阻性黄疸表现,合并胆道感染时可出现 Charcot 三联症。

4. 对于胆管损伤后发生的胆瘘,与胆管损伤的类型、大小、损伤胆管的直径,以及是否放置引流管密切相关。对于未放置引流管患者,不易早期发现,可表现为上腹部疼痛,高热乃至黄疸,查体可出现腹膜刺激征。

5. 后期胆瘘引起胆汁性腹膜炎的临床症状和体征取决于外渗的胆汁是否被局限或扩散于腹膜腔内,是否被细菌污染。可表现为轻度腹痛,也可表现为明显的剧烈腹痛、肠梗阻、腹部包块、发热、少尿和休克等严重症状;可以突然发作,也可缓慢起病。

【原因】

1. 医源性胆管损伤 是术后胆汁瘘的最常见原因。多因术中辨认失误造成损伤,LC 开展初期发生率较高,需引起足够重视。若术中未及时发现,常导致术后发生胆汁漏。特点为胆汁漏和胆管炎症交替出现,反复发作,合并胆道梗阻时,则出现黄疸。

2. 胆囊管残端处理不当 由于胆囊三角炎症肥厚、粘连,合并 Mirizzi 综合征时,分清胆囊三角区域解剖结构困难,若处理不当,术后可以发生胆囊管残端胆汁漏。

3. 胆总管下端不通畅 由于肝十二指肠韧带粘连、肥厚,胆总管内是否有结石触摸不清,并且胆总管解剖困难,有时可能合并胰头部炎症或者胆总管下端炎症,术后胆总管下端可因结石嵌顿,乳头狭窄而不通,胆道压力不断增高,导致胆囊管残端或者胆总管壁缝合切口发生胆汁漏。

4. 术中过多游离引起肝外胆管血供不足,胆管切口愈合不良,或胆管切开处缝合不够严密,胆汁渗漏。

5. T 形管放置不当或胆肠吻合口胆汁漏 行胆管切开引流时,胆管壁缝合不良,T 形管口径不当,T 形管滑脱或胆总管下端不通畅均可引起胆汁漏。常见如吻合口张力过大,胆管血运不良造成吻合口缺血坏死,吻合口穿孔,吻合口感染等。

6. 术后过早拔出 T 形管或者拔除 T 形管时操作不当,胆汁漏出,进而引起腹膜炎。

7. 胆囊切除术后,胆囊床迷走胆管渗胆。或合并肝切除后,肝脏断面小的毛细胆管渗胆。

【诊断依据】

对于放置引流管的患者胆瘘易于诊断,只要引流出胆汁即可诊断为术后胆瘘,如果伴有腹膜炎症状及体征,即可诊断。一些手术后引流管流出胆汁渗液不一定是胆汁漏引起,尤其是黄疸患者,如果引流出黄色液体,需要考虑腹水可能。而对于未放置引流管或引流管阻塞的患者,不易早期发现,出现以下情况,需考虑胆漏可能:

1. 术后出现高热、腹痛、腹胀、巩膜黄染、腹肌紧张等临床表现。

2. 腹腔穿刺抽出胆汁样液体。

3. 影像学检查明确胆瘘部位、程度。

(1) 超声检查提示右上腹肝下区积液应考虑胆汁漏的可能。B 超作为无损伤检查方法,也可以为穿刺引流提供准确引导。

(2) CT 可发现腹腔积液,但难以确定积液的性质及胆漏的部位。

(3) 瘘管造影是发现胆汁引流是否充分和是否有脓腔的确切方法,也可以明确胆汁漏的部位、原因和显示瘘管。

(4) 经皮肝穿刺造影术(PTC)和经内镜逆行胰胆管造影(ERCP)对于诊断困难者,有助于早期明确术后胆漏。前者对合并有高位胆道梗阻的胆汁漏患者有较高诊断价值,但若患者胆管扩张不明显,PTC 成功率较低;而后者能清楚显示胆汁漏出部位,胆管损伤程度和范围,为确定全面治疗方案提供有力依据。对于 ERCP 失败或者不适宜进行 ERCP

检查的胆汁漏患者,也可以通过 MRCP 确定胆汁漏出部位。

【治疗】

对于胆道术后胆汁漏的外科治疗原则是无明显腹膜炎的胆汁漏可先进行非手术治疗,充分利用原腹腔引流管或者 T 形管窦道放置导尿管进行引流。而伴有急性弥漫性腹膜炎者,应在 72 小时以内手术探查。

1. 非手术治疗 充分利用原腹腔引流管引流,必要时进行负压引流。若引流不畅,在肝上或肝下某部位形成包裹性积液,可以在超声引导下穿刺抽液或置管引流。若为拔除 T 形管后出现胆汁漏,可立即经原窦道口放置导尿管,通畅引流。

(1)小流量胆汁漏出,无急性腹膜炎征象者,可考虑非手术治疗,以充分有效引流和抗感染为主。

(2)与 T 形管引流有关的胆汁漏,若 T 形管位于胆总管且引流通畅,可以在 T 形管周围进行充分引流。如引流通畅,一般能自愈;若 T 形管滑出,失去引流作用,应立即拔除并置入替代引流管;若 T 形管阻塞引起胆汁漏,可用生理盐水冲洗后再通,不能再通者,可拔除 T 形管放置替代物引流。

(3)胆肠吻合口瘘的处理仍以通畅引流,加强营养支持为主,胆汁多能逐渐减少而逐渐愈合。

2. 手术治疗 术后胆汁瘘发生后,应注意充分引流,并加强全身营养支持,预防感染,多数胆汁漏出可以被有效控制,而胆汁漏出未有效控制,后期形成胆漏,并可能发展为胆汁性腹膜炎通常需及时手术治疗,但手术的指征应个体化。伴有胆汁性腹膜炎的胆汁漏,因为其高死亡率,应立即手术,沿原切口开腹,建立充分、有效的引流,减轻胆汁的毒性作用。术中应彻底清洗腹腔,然后仔细探查找出胆汁漏出部位。若手术及时,局部炎症较轻,可一期修复;若炎症较重,多无法行修补或胆肠吻合,可以先建立有效的近端引流,术后积极抗感染,支持治疗,待病情稳定、

感染控制、全身情况改善后 3 个月后行二期手术。

【预防】

1. 术者必须掌握肝门处的正常解剖及可能出现的解剖变异。胆管损伤的原因主要是胆囊三角解剖不清而误伤,特别是对胆总管或胆囊管的变异缺乏警惕,有时存在副肝管或迷走胆管。

2. 避免热力损伤 解剖三角区时尽量使用分离钳进行分离,避免用电钩、电凝。尤其是电钩的热力损伤范围较大,容易损伤胆管及血管。胆管热力损伤后术中多没有胆汁外漏,术后热力损伤区域组织坏死、脱离方才出现胆瘘。故不易早期发现,应引起重视。

3. 加强外科手术基本技能训练,避免因 T 形管缝合过紧或过松引起胆汁瘘。缝合完毕,常规行注水试验,观察缝合处有无渗漏。

4. 行胆肠吻合时必须保证吻合口或修补组织有良好的血运,保护吻合口边缘组织,尽量少给予钳夹、缝扎。吻合口张力不宜过大,充分游离肠袢。吻合时缝线疏密得当,打结时线不要牵拉过紧。

5. 适当放宽引流管放置指征,如肝断面处理不完整,小胆管渗出胆汁,造成胆汁漏出,形成胆瘘等。术中引流管的放置,既能及时发现胆瘘的通道,又能后期治疗小的胆瘘。

6. 对于高龄、营养不良、肿瘤、黄疸等伴有影响组织愈合的因素,应在术后积极给予支持治疗。

【典型病例】

病例一

患者,女,47 岁,因"胆囊切除术后 12 天,发热伴上腹部疼痛 3 天"入院。患者 12 天前在外院行腹腔镜胆囊切除术,术后腹腔引流管每日引流出棕色液体,量约 100~200ml 不等。3 天后出现高热不适,伴右上腹疼痛,对症治疗效果欠佳且引流液逐渐增多,疼痛逐渐加重,遂入我院。既往高血压病史 1 年,余无特殊病史。入院查体:T 38.4℃,P 112 次 / 分,R 38 次 / 分,BP 122/77mmHg。急性痛苦

面容,呼吸急促,查体配合欠佳。全身皮肤巩膜无黄染,剑突下、脐上分别可见长约 2cm,1cm 手术切口,愈合良好,右侧肋缘与锁骨中线交界处可见一腹腔引流管,引流出淡黄色液体 20ml。右上腹压痛阳性,肌紧张,反跳痛阳性。肝脾肋下未及,肝浊音界存在,肝区叩痛阳性,移动性浊音阳性,肠鸣音减弱。入院诊断:①胆瘘;②胆汁性腹膜炎;③腹腔感染;④胆总管结石;⑤肺部感染;⑥胆囊切除术后状态。入院后血常规检查:WBC $20.03×10^9$/L,NEUT 88.8%。肝功能检查:ALT 13.7U/L,AST 14.6U/L,TBIL 10.4μmol/L,DBIL 4.59μmol/L,ALP 115.7U/L,GGT 107.2U/L,急诊查胸部及全腹 CT 提示两肺炎症并右肺下叶后基底段肺不张,肝脏包膜下及胆囊区积液积气,考虑术后胆瘘。入院当日急诊行 ERCP,术中可见胆总管下段充盈缺损,胆总管中段可见 0.3cm×0.3cm 大小缺损,造影剂可经此缺损处进入腹腔,遂行 ERCP+EST+ENBD 术,ENBD 管置于右肝管。明确胆瘘部位后急诊行剖腹探查,腹腔探查见右上腹包裹性积液,位于膈下、肝肾隐窝及小网膜孔处,呈褐色,肝周表面,大网膜及周围组织覆盖黄绿色脓苔,胆囊缺如,肝十二指肠韧带炎性水肿,右侧可见三枚可吸收夹脱落,考虑为胆囊管残端胆漏。经 ENBD 管注入亚甲蓝,观察 30 分钟,腹腔内未见亚甲蓝外溢,行腹腔冲洗、外引流术,于膈下,文氏孔及盆腔分别放置引流管,术后给予补液,抗感染,对症支持治疗,拔除各引流管后术后 10 天顺利出院,出院前再次经 ENBD 管造影未见胆漏(图 11-1~图 11-4)。

病例二

患者,女,34 岁,以"胆囊切除术后 5 天,腹痛并发热两天"主诉入院。患者 5 天前在外院行"腹腔镜胆囊切除术",术后第三天无明显诱因出现全腹疼痛、高热,伴皮肤黄染不适,行腹腔穿刺可引流出黄色混浊液体,遂入我院。既往无特殊病史。入院查体:T 37.5 ℃,P 130 次 / 分,R 22 次 / 分,BP

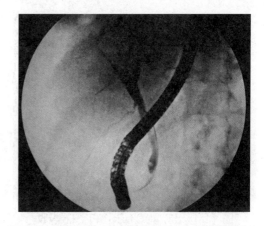

图 11-1 ERCP 示:胆囊管残端胆漏,胆总管结石

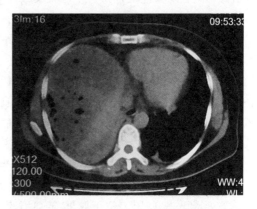

图 11-2 腹部 CT 示:右膈下积液、积气

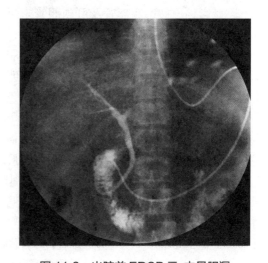

图 11-3 出院前 ERCP 示:未见胆漏

130/80mmHg。急性病容,神志清,自动体位,查体合作。全身皮肤巩膜黄染,心肺未见异常,腹部膨隆,全腹压痛阳性,腹肌紧张,反跳

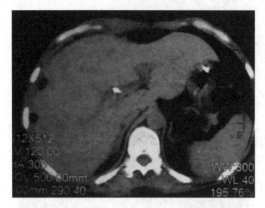

图 11-4   出院前 CT 示:膈下积液吸收

痛阳性,未见腹部包块,肝脾肋下未及,肝浊音界存在,移动性浊音阳性,肠鸣音消失。入院诊断:胆汁性腹膜炎,胆漏,胆囊切除术后状态,感染性休克。急查血常规、肝功提示:WBC $6.26×10^9$/L,NEUT% 92.9%,ALT 155.U/L,AST 83.47U/L,TBIL 117.71μmol/L,DBIL 96.10μmol/L,ALP 75.37U/L,GGT 258.66 U/L。胸部、上腹部 CT 平扫提示左侧胸腔积液并左肺下叶局限性膨胀不良,腹腔积液,右半腹腔肠管周围片絮状模糊影,多考虑炎性改变。于入院当日 B 超定位下腹腔穿刺引流,可抽出胆汁样腹水,急诊行 ERCP 可见胆总管下段显影,肝总管、胆囊管及肝内胆管未见显影,造影剂无外溢,考虑胆道横断。再次行剖腹探查,术中可见腹腔内大量黄色混浊胆汁样液体,量约 1500ml,大网膜肠管水肿明显,呈急性炎症改变,腹腔脏器表面大量黄色纤维素样渗出,胆囊缺如,肝十二指肠韧带可见三枚钛夹分别夹闭胆囊动脉及胆总管,探查胆总管已完全横断,横断部位位于左右肝管汇合部下方约 0.5cm 处,并可见胆汁经胆管断端流出,因组织水肿严重,未一期行胆肠吻合术。遂行腹腔冲洗引流 + 肝门部胆管成形 + 胆道外引流术,于左右肝管内、右侧膈下、文氏孔前后、脾窝、盆腔放置引流管,术后给予抗炎、抑酸、护肝、补液、支持治疗,恢复顺利,每日引流胆汁约 400ml/ 日,带管出院,6 个月后再次行胆肠吻合术(图 11-5~ 图

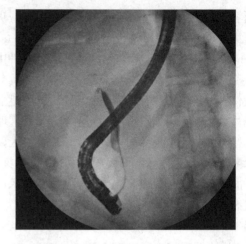

图 11-5   ERCP 示:胆总管横断,近端胆管未显影

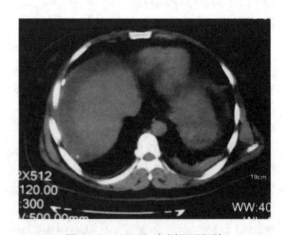

图 11-6   CT 示:右侧膈下积液

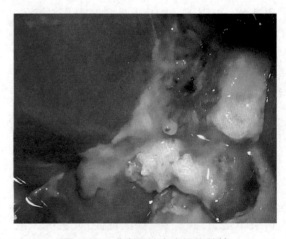

图 11-7   术中见钛夹夹闭肝总管

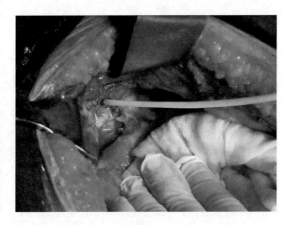

图 11-8　行腹腔冲洗,胆管外引流术

11-8)。

(耿智敏　徐之超)

第三节　肝总管或胆总管损伤

【概述】

肝总管或胆总管损伤绝大多数由医源性导致,其中 80% 源自胆囊切除术,尤其是 LC。其他常见的医源性因素包括肝切除术、胆道探查术、EST、TACE。此外,肝肿瘤的局部消融(酒精注射、冷冻消融、微波消融、RFA);肝棘球蚴病的酒精注射、T 形管拔除术等也偶有造成胆管损伤的报道。随着胆囊切除术的普及,腹腔镜胆囊切除术的广泛开展,胆管损伤有日渐增多的趋势。在对 125 000 例 LC 患者的研究中,胆管损伤发生率为 0.85%,比传统开腹胆囊切除术高 3~4 倍。胆管损伤是一种严重的手术并发症,损伤后若处理不及时或处理失当,便可出现胆漏、黄疸、胆管狭窄、反复胆管感染等,甚至引发胆汁性肝硬化及门静脉高压等棘手的并发症,最终给患者造成严重的身心痛苦。因此,如何预防胆管损伤的发生,如何及时诊断、正确处理胆管损伤有着极其重要的意义。

【临床表现】

胆管损伤发生 12~24 小时后,患者会出现腹痛、腹肌紧张、压痛、反跳痛等腹膜炎症状和体征。腹痛开始局限于右上腹,后可逐渐蔓延至有中下腹,全腹。可以同时出现发热,黄疸等症状。黄疸出现的时间不一,胆总管结扎多在 24 小时内出现黄疸,且黄疸逐渐加重,胆总管部分梗阻,则黄疸指数可上下波动。如伴有发热,表明伴胆道感染;伴有典型胆绞痛者,以胆道残余结石可能性大。

胆管损伤引起胆汁漏出时,于腹腔引流管可以发现有胆汁流出。细小的胆管损伤,腹腔引流量较少,短时间内(3~5 天)可逐渐缓解,而对于肝总管、胆总管等较大胆管损伤,通常腹腔引流管内胆汁样引流液较多,短时间内难以缓解。

【原因】

医源性胆管损伤的发生往往是由多种因素造成的,可归纳为危险的解剖、危险的病理、危险的手术操作。

1. 解剖因素　①胆囊及胆囊管解剖变异:包括数目变异、形态变异、体积变异、位置变异等。②左、右肝管异常:包括右肝管接受胆囊管、无右肝管、右肝管汇入胆囊管等。③存在副肝管:通常副肝管的出现率为 10%~20%。

2. 病理因素　导致胆管损伤的病理因素有急性化脓性或坏疽性胆囊炎、Mirizzi 综合征等,胆囊三角区严重充血水肿、严重粘连和瘢痕形成,解剖关系不清,容易造成胆管损伤。

3. 人为因素　主要是术者对胆囊切除术潜在的危险认识不足、手术操作不规范及术中盲目钳夹止血、过度牵拉胆囊管、不清楚 Colat 三角区的解剖结构、忽视胆管解剖的变异等。

肝总管或者胆总管损伤在胆囊切除术中可被误以为胆囊管,进行牵拉、移位、扭曲、切断或术中盲目钳夹或者缝扎止血,大块结扎等,导致胆囊切除术后胆管损伤。一类常见的损伤方式称为 LC 的典型"胆总管损伤",此时胆总管被误认为胆囊管而被在两钛夹间切断,其近端则可能切断肝总管和包括分叉部和分叉以上胆管,更以右侧胆管伤最为常见,此种胆管损伤方式常同时有肝右动脉伤和出血(图 11-9)。术中使用胆道取石钳及胆道探子进行胆道取石等操作时,由于粗暴操

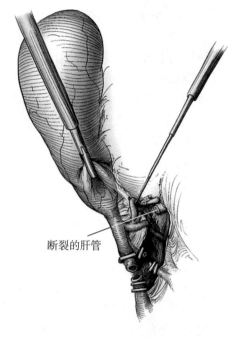

断裂的肝管

图 11-9   LC 的典型胆总管损伤

作,也会造成肝总管或者胆总管下段损伤。

【诊断依据】

1. 术中诊断

(1) 术中怀疑有胆管损伤时,应仔细检查术野,将白色纱布放在术野内 3~5 分钟,观察有无黄染。

(2) 切下的胆囊应常规检查胆囊管有无异常开口,如结扎处有两个异常开口或胆囊管残端呈喇叭状,则表明有胆管损伤。

(3) 如局部病变严重,Colat 三角解剖关系不清,或术中大出血、盲目钳夹,怀疑有胆管损伤时,可行术中胆管造影检查。

(4) 关腹前在 Winslow 孔放置引流管作观察"窗口",有利于术后早期发现胆管损伤。

2. 术后早期诊断   未能及时诊断的胆管损伤术后早期可出现一些非特异性的临床症状如腹痛腹胀、畏寒发热、持续的恶心呕

吐、皮肤及巩膜黄染等。体格检查可发现上腹部压痛、反跳痛等局限性腹膜炎甚至弥漫性腹膜炎的体征。实验室检查白细胞计数和中性粒细胞比例升高,肝功能可呈持续的异常改变。这些早期临床症状和体征均与胆管损伤后胆道梗阻或胆汁漏有关。约 80% 的胆管损伤存在胆汁漏。发生胆汁漏时胆汁可从腹腔引流管流出或从切口渗出,也可进入腹腔造成胆汁性腹膜炎,或被包裹形成胆汁瘤。胆道梗阻可为完全性或不完全性,患者出现不同程度的梗阻性黄疸,实验室检查结果表现为进展性的肝功能异常、血清 TBil 和 ALP 等胆系酶谱升高。这些非特异性临床表现和症状多在术后 48 小时内出现。但由于上述临床表现和症状常常被外科医师忽略或错误的解释,胆管损伤的术后诊断多集中在术后 1~2 周。

3. 术后延迟诊断   胆管损伤可在损伤后数月甚至数年出现延迟性狭窄的临床表现,包括不同程度的梗阻性黄疸和(或)胆管炎。狭窄既可能来自于早期急性损伤未能正确诊断和及时治疗,也可来自严重的局部炎症刺激(术后胆汁漏合并感染)、胆管壁的血供受损(术中广泛剥离)、胆管壁的压迫性坏死(T 形管放置不当)等造成的胆管慢性损伤。

4. 胆管损伤的解剖影像学评估   胆管损伤的确切诊断应通过解剖影像诊断技术全面检查胆道结构的完整性,明确损伤的部位和程度,以指导进一步的临床治疗。确定性手术修复前是否进行高质量的胆道成像检查能显著影响胆管损伤患者的最终预后。临床常用的影像学诊断技术包括腹部 B 超、胆道造影(PTC、ERC、经 T 形管造影、经瘘管造影)、磁共振胆管成像(magnetic resonance cholangiography,MRC)、CT 和 MRI 等检查。

(1) 腹部超声检查:B 超对可疑胆管损伤具有较高的诊断率。可发现不同平面以上的肝内外胆管扩张,以及同时存在的肝下及膈下积液。通过进一步行 CT 或 MRI 检查排除

肿瘤造成的胆道恶性狭窄或原发性肝胆管结石病,结合既往胆道手术史,多能作出医源性胆管损伤的诊断。

(2) PTC检查:PTC检查能正确显示损伤或狭窄近端胆管树的解剖结构,尤其是针对胆道不连续的横断伤和损伤后胆道完全梗阻的患者。PTC检查同时具有通过胆道减压治疗损伤后胆管炎、引导术中肝门部胆管定位的价值。因此,该检查方法曾被认为是诊断胆管损伤的金标准,在许多胆道外科中心作为胆管损伤确定性手术前的常规诊断依据和治疗技术。但PTC检查是一种有创的诊断技术,存在出血、继发感染、穿刺失败的风险。对伴有胆汁漏而胆管无明显扩张的新近胆管损伤,PTC常常难以实施。

(3) ERC检查:ERC检查可清晰显示连续性完整的胆管树结构。对以胆汁漏为主要特征的胆管损伤,ERC检查可通过造影剂的外溢提供诊断胆管破裂的直接证据。ERC检查在诊断的同时具有能利用支架或球囊扩张治疗胆汁漏和胆管狭窄的优势。但对于胆管完全横断或狭窄的患者,ERC检查难以显示损伤近端胆管树的结构。

(4) MRC检查:MRC检查作为一种非侵袭性的胆道显像技术可多方位全面显示各种损伤类型的胆管树解剖结构,准确提供胆管狭窄的部位、范围和程度以及近端胆管扩张程度等信息,从而为手术方案的设计提供可靠依据。

基于目前的各种影像学检查均具有不同的特点和适应证,准确的评估胆管损伤的部位、范围和程度等常需要联合多种影像学诊断技术。

5. 胆管损伤的临床分型 精确评估患者的胆管损伤特征并作出合理的分型对于选择恰当的治疗时机和最佳的治疗方法尤其重要。目前,胆道外科学家已经提出10余种胆管损伤的分型系统。其中Bismuth分型是在开腹手术时代提出的胆管损伤分型系统。这种分型依据损伤位置的高低和胆管汇合部的完整性将损伤性胆管狭窄分为5型,从而帮助手术医师在实施胆道重建手术时选择恰当的修复技术。但Bismuth分型主要针对损伤性胆管狭窄,没有包括常见腹腔镜损伤类型如胆囊管漏、胆囊床迷走胆管漏等。Strasberg针对Bismuth分型的缺陷结合LC胆管损伤的特点做了进一步的完善,因此,也被称为Strasberg-Bismuth分型(图11-10)。

基于胆管树损伤的解剖部位、致伤因素、病变特征和防治策略,中华医学会胆道外科学组提出将胆管损伤分为3型4类。

Ⅰ型损伤(胰十二指肠区胆管损伤):根据胆管损伤部位以及是否合并胰腺和(或)十二指肠损伤可分为3个亚型。Ⅰ1型,远

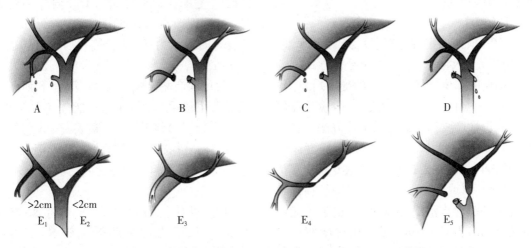

图11-10 腹腔镜胆囊切除胆管损伤Strasberg-Bismuth分型

段胆管单纯损伤；Ⅰ2 型，远段胆管损伤合并胰腺和（或）十二指肠损伤；Ⅰ3 型，胆胰肠结合部损伤。

Ⅱ型损伤（肝外胆管损伤）：指位于肝脏和胰十二指肠之间的肝外胆管损伤。依据损伤的解剖平面将Ⅱ型损伤分为 4 个亚型。Ⅱ1 型，汇合部以下至十二指肠上缘的肝外胆管损伤；Ⅱ2 型，左右肝管汇合部损伤；Ⅱ3 型，一级肝管损伤［左和（或）右肝管］；Ⅱ4 型，二级肝管损伤。

Ⅲ型损伤（肝内胆管损伤）：指三级和三级以上肝管的损伤，包括在肝实质外异位汇入肝外胆管的副肝管和变异的三级肝管损伤以及来源于胆囊床的迷走肝管损伤。

依据胆道损伤的病变特征将其分为 4 类。A 类：非破裂伤（胆道管壁保持完整的损伤，包括胆管挫伤以及因缝扎、钛夹夹闭或其他原因造成的原发性损伤性胆管狭窄）；B 类：裂伤；C 类：组织缺损；D 类：瘢痕性狭窄（指胆管损伤后因管壁纤维化而形成的继发性胆管狭窄）。

患者的具体分型可由以上分型、分类组合确定。如Ⅱ2-C 型为汇合部胆管损伤伴组织缺损，Bismuth Ⅰ型和Ⅱ型胆管损伤均属Ⅱ1-D 型。胆管损伤应依据损伤的部位、范围和损伤程度等做出合理的分型。Strasberg-Bismuth 分型是目前胆囊切除术后胆管损伤推荐的分型系统。

【治疗】

胆管损伤确定性治疗包括外科手术、内镜和（或）介入治疗，合理选择治疗方式依赖于对损伤的部位、程度和类型的准确判断。

1. 内镜治疗 有学者提出，内镜治疗可作为医源性胆管损伤的首选治疗方法。轻微胆管损伤造成胆汁漏如胆囊管漏、胆囊床迷走胆管漏（Strasberg A 型），大多数专家均支持采取内镜和（或）介入治疗。此类胆管损伤经内镜和（或）介入治疗，70%~80% 的患者能获得满意的治愈率。内镜下括约肌切开术（EST）后行内镜鼻胆管引流术（ENBD）能有效降低

损伤胆管内的压力，不需反复进行内镜检查。ENBD 的缺点是有可能出现导管移位、脱出，适用于短期引流的病例。经内镜胆管内支架放置术（ERBD）对解除胆管狭窄、恢复胆汁引流疗效确切，成功率高，并发症少。单纯括约肌切开的治愈率被认为低于胆道内支架。胆管损伤与损伤性胆管狭窄的内镜治疗慎用金属支架。胆管损伤与损伤性胆管狭窄内镜支架治疗 1 年无效的患者应及时中转手术修复。

2. 外科手术时机 胆管损伤的外科治疗依据预后的时机可分为即时处理、早期处理和延期处理。正确选择手术时机是决定胆管损伤治疗效果的关键因素之一。一般认为，术中发现的胆管损伤应由有经验的胆道专科医师实施一期修复；术后 1~2 周内发现的胆管损伤，如损伤局部无明显炎症可选择一期修复；胆管损伤合并腹腔感染、胆汁性腹膜炎、血管损伤等复杂的局面时应延期实施确定性修复；延迟修复的手术时机可选择在局部炎症和感染得到有效控制后 4~6 周。

3. 外科治疗方法 包括以下几种，应根据具体损伤类型及处理时机合理选择。

（1）原位胆管整形修补术：对术中发现的胆管壁微小裂伤，可仅行损伤处缝合修补术，胆管壁缺损 <0.5cm 且具备以下 4 个条件时可考虑实施该手术：①肝内外胆管正常，无病理改变；②损伤胆管内径 >0.5cm；③缝合时无张力；④缺损修补后胆管周径无明显改变。

（2）胆管端 - 端吻合术：符合下列条件时可采用该手术，①探查见胆管下端通畅；②胆管断端边缘整齐，血运良好；③胆管直径 >0.5cm；④损伤部位在左右肝管汇合部以下；⑤胆管壁及胆管周围无明显炎症；⑥吻合口无张力。

（3）胆管空肠 Roux-en-Y 吻合术：在下列情况下，可考虑行胆管空肠 Roux-en-Y 吻合术，①胆管狭窄、畸形，如胆总管狭窄、

闭锁和先天胆总管囊性扩张切除术后的重建；②Oddi 括约肌功能障碍不能恢复或炎性狭窄；③Mirizzi 综合征Ⅲ、Ⅳ型合并胆管狭窄不能整形修复瘘口或修补后造成狭窄者。

（4）带蒂自体生物瓣胆管修复术：修复胆管损伤的自体组织瓣较多，如带蒂胃壁瓣、胃浆膜瓣、肝圆韧带脐静脉等。自体组织修复胆管损伤的优势：①组织结构相近，更合乎解剖生理要求；②黏膜易长期存活，可耐受有胆汁的碱性环境；③取材方便，距离肝外胆管最近；④有较大的活动度和良好的血供，可设计成不同形状的组织瓣，是理想的胆管修复材料。

（5）胆管缺损的补片修复术：人工胆管作为人体植入物，应具备良好的生物相容性和机械性能；有较高的缝接强度，有一定的弹性及抗腐蚀性，有长期的稳定性，表面具有一定的粗糙度以利于周围细胞的附着和生长，且易于制造加工。人工胆管临床应用尚不多见，其效果有待进一步证实。

（6）肝切除术：虽然多数胆管损伤能够通过内镜或胆道修复 / 重建术成功治愈，但是部分复杂的胆管损伤可能需要联合肝切除术治疗。基于目前的经验，肝切除术的适应证包括：合并同侧血管损伤造成肝实质的缺血；继发肝萎缩或肝脓肿不能通过胆肠吻合术有效引流；肝内二级胆管损伤或胆管狭窄累及肝内二级胆管等。

（7）肝移植术：任何原因导致胆管损伤，如损伤严重造成急性肝功能衰竭或因处理不当造成终末期肝病均最终可能需施行肝移植治。多数肝移植治疗胆管损伤是以择期手术的方式治疗损伤后的晚期并发症如继发性胆汁性肝硬化或继发硬化性胆管炎。

【预防】

1. 牢固树立"预防为主"的观念，应当认识到胆囊切除术具有潜在的危险性，LC 潜在风险性更大，思想上高度重视每一例胆囊切除术。

2. 熟悉胆道的局部解剖及其变异，熟练掌握腹腔镜操作技巧。操作的关键步骤是始终紧贴胆囊和胆囊管分离，始终是从胆囊开始而及胆囊颈 - 管的交接。应该在清楚游离和显示胆囊管和胆囊动脉，使胆囊三角处于空虚后（critical view of safety，安全性的关键视野），再施钳夹或结扎，是最主要的预防胆管损伤的措施。

3. LC 术中操作分离胆囊三角时采用钝性分离原则，禁止使用电凝器，术中注意辨认重要结构。实践已经证明开展 LC 的初期损伤胆管的原因多为将肝外胆管误判断为胆囊管而切断，而在有了一定例数的经验后损伤的部位多为肝总管或右肝管，并常伴有大段胆管缺损，损伤的原因多为电灼伤。

4. 术中出现可疑或辨认有困难、不能排除胆管损伤时应选择性应用胆道造影等辅助检查，或分离时出血多或遇到困难时及时中转开腹，将有助于减少或预防胆管损伤。

5. 重视人员培训　规范腹腔镜外科医师的人员培训，实行腹腔镜外科医师准入制度是减少和避免并发症的重要举措。

6. 严格掌握 LC 适应证　手术适应证的选择主要取决于两大因素，一是手术者实际技术水平；二是局部病变的类型和严重程度，两者的有机统一，才能获得高的手术成功率和低的并发症率。同时应注意"学习曲线"和"规律曲线"的结合。

掌握好手术适应证和禁忌证：LC 的手术适应证是有症状的慢性胆囊炎、胆囊结石和胆囊隆起样病变，也有学者认为急性发作 48 小时以内的急性胆囊炎也可选择行 LC，但初学者应谨慎。对于急性胆囊炎合并胆囊坏疽、穿孔、急性胰腺炎、严重肝硬化、凝血机制不全以及胆总管结石和急性胆管炎的患者不宜选择行 LC。

7. 术中胆总管探查、取石时操作轻柔，不应粗暴操作以免造成胆胰结合部胆总管损伤。在十二指肠韧带充血，水肿等炎症反应明显时,尽量避免大范围的结扎、缝合。

【典型病例】

病例一

患者,女,66 岁,以"间断性中上腹腹痛,伴畏寒发热 2 个月"入院。患者 2 个月前,无明显诱因出现中上腹腹痛,寒战,高热,最高体温 39℃,伴肩背部疼痛。既往 9 个月前曾因"结石性胆囊炎,Mirizzi 综合征"在外院行"腹腔镜胆囊切除术",术中发现胆管损伤,中转开腹,行"胆总管修补,T 形管引流术",术后出现胆漏。半年前及 4 个月前分别于我院行 ERCP+ENBD+ 胆道支架置入术。入院查体:T 36℃,P 80 次 / 分,R 20 次 / 分,BP 90/60mmHg,精神可,查体合作。上腹部可见长约 10cm 纵形瘢痕,右上腹及剑突下压痛阳性,无反跳痛及肌紧张,肝脾肋下未及,移动性浊音阴性。入院诊断:胆管狭窄伴胆管炎,胆囊切除术后状态,胆道支架置入术后状态。入院后 MRCP 检查提示:胆道支架置入术后,肝总管上段不规则狭窄,胰管轻度扩张,胆囊缺如。完善相关辅助检查后行胆肠吻合术,术中见肝脏呈淤胆表现,胆囊缺如,胆总管中上段及右肝管开口处明显狭窄,近端胆管扩张,胆总管内可触及胆道支架管,行肝门部胆管成形,肝总管空肠 Roux-en-Y 吻合术,并于右前支胆管内放置胆肠支架管。术后恢复可,3 个月后拔除胆道支架管(图 11-11~ 图 11-13)。

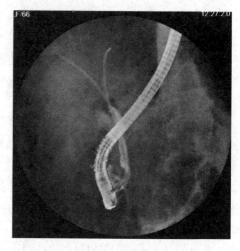

图 11-12　ERCP 下左右肝管分别置入胆道支架治疗

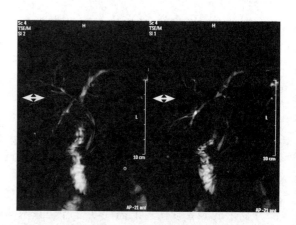

图 11-13　MRCP 示肝总管狭窄,近端胆管扩张

病例二

患者,男,49 岁,以"胆囊切除术后 1 月,皮肤黄染 25 天"入院。患者 1 个月前因"胆囊结石"在外院行胆囊切除术,术后第 4 天复查胆红素水平升高,上腹部 CT 提示肝包膜下,胆囊窝积液及积气,穿刺抽出 350ml 胆汁样液体,行腹腔穿刺引流后黄疸消退不明显,胆红素持续升高,且出现寒战,高热症状,遂入我院。既往 20 年前曾行阑尾切除术,1 年前曾行胃大部切除术,余无特殊病史。院外 MRI 提示肝周少许积液,胆总管及肝总管交界处狭窄,局部胆管不全梗阻,左右肝管及肝内胆管扩张。入院诊断考虑:梗阻性黄疸,胆管狭窄,胆囊切除术后,胃大部切除术

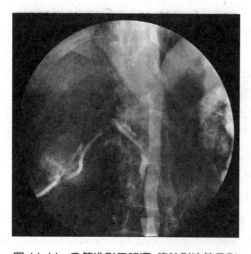

图 11-11　T 管造影示胆漏,腹腔引流管显影

后状态。入院后急查血常规,肝功提示 WBC 5.2×10^9/L,NEUT% 63.1%,ALT 142U/L,AST 157U/L,TBIL 148.83μmol/L,DBIL 85.76μmol/L,ALP 931.61U/L,GGT 547U/L。腹部 B 超提示高位胆道梗阻,胆囊床可见 76cm×43cm 回声区,完善其他相关检查后行肝总管空肠 Roux-en-Y 吻合术,术中可见胆囊缺如,胆囊床形成胆池,胆总管狭窄,左右肝管及肝总管扩张,胃大部切除术后改变。术后给予补液、护肝,对症支持治疗,病理检查回报胆总管壁慢性炎伴纤维组织增生及胆汁性肉芽肿形成,术后恢复顺利,出院前复查肝功提示 ALT 54U/L,AST 79U/L,TBIL46.73μmol/L,DBIL 20.28μmol/L,ALP 410.88U/L,GGT 252U/L(图 11-14,图 11-15)。

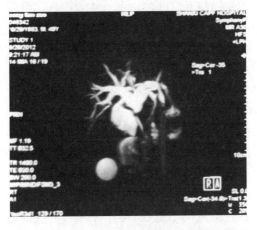

图 11-14　MRCP 示肝总管狭窄,胆囊床积液

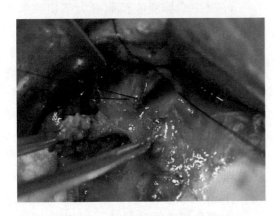

图 11-15　术中显示成形后的肝总管

（耿智敏　徐之超）

第四节　胆囊管残留综合征

【概述】

胆囊管残留综合征(cystic duct remnant syndrome,CDRS)常见于胆囊切除术后或者胆道术中行胆囊切除时,胆囊管残留大于 1cm,发生感染,结石残留或复发,乃至再生炎性小胆囊而出现症状者。但即使胆囊管残留小于 1cm,伴有结石残留或复发形成小胆囊者,也称为胆囊管术后残留。对于某些胆囊管残留虽大于 1cm,但其中无结石、炎症等病变,症状起因于胆总管或肝胆管病变者,不应属于 CDRS 范畴。由于腹腔镜胆囊切除术的广泛开展及其手术适应证的逐步扩大,随之而来的术中胆囊管残留问题也有增加趋势。

【临床表现】

既往有开腹胆囊切除或腹腔镜胆囊切除手术史,术后一定时间内再次出现与胆囊结石伴慢性胆囊炎类似的症状,多表现为反复发作的右上腹疼痛,向右肩背部放射,伴有恶心、呕吐、厌油、食欲缺乏、腹胀等。若胆囊管残留结石压迫胆总管可继发为胆道感染,可有胆绞痛、寒战、高热、黄疸、血象升高等胆管炎表现。

【原因】

1. 解剖因素　胆道系统变异较大,胆囊管有长短、粗细、走行、弯曲、旋扭、开口位置的变异,当胆囊管呈螺旋形骑跨肝总管前方或后方开口于胆总管左侧时,或与肝总管走行一段距离并被同一结缔组织包裹于十二指肠上缘后方经胰头后或胰腺中汇入胆总管时,或与肝总管共壁时,均可导致术中胆囊管开口位置难以显露。

2. Calot 三角炎性因素　急性充血性水肿炎性粘连,或慢性纤维瘢痕化"胼胝性"粘连,或术中局部较多渗血积聚掩盖,均可导致胆囊管、肝总管或者胆总管三管关系显示不清楚,甚至胆囊壶腹与胆囊管界限难以辨认,不易分离。

3. 医源性因素　术者解剖知识不清，经验不足，或担心损伤肝外胆管而不敢游离胆囊管，或手术求快，探查不细，导致胆囊管残留过长。

4. 腹腔镜胆囊切除保留了部分胆囊颈部及胆囊管，为胆囊管残留提供了解剖基础。

5. 胆囊管残余结石　术中胆囊泥沙结石进入胆囊管未被及时探查发现，导致胆囊管内结石残留。

6. 残留胆囊黏膜灭活不完全，导致再生炎性小胆囊或再生结石。由于再生胆囊缺乏收缩功能，分泌物及胆汁淤积，引起局部反复感染或脓肿，内皮脱落，异物残留；部分胆囊黏膜保留完整，成石因素依然存在，胆固醇代谢障碍而形成结石。

【诊断依据】

1. 患者曾有过胆囊切除史，术后一定时间内再次出现与慢性胆囊炎或胆石症相似的症状，多表现为反复发作的右上腹疼痛，向右肩背部放射，伴有恶心，呕吐，腹胀等；合并胆总管下端狭窄或结石时则可出现胆绞痛，发热及黄疸等症状，应考虑本病可能。

2. 腹部 B 超可首先发现残留胆囊管结石及小胆囊等可疑病灶，但敏感性较低，并因受肠道气体及操作人员的技术水平等因素影响而易漏诊。

3. CT 可显示近肝门处残留的囊腔及结石，增强可使病变图像更清楚。

4. MRCP 及 ERCP 能明显提高 CDRS 诊断准确率，能显示有无小胆囊，残留胆囊管长度，内有无残留结石，结石大小及其肝外胆管的解剖关系，为手术方案选择提供参考。

【治疗】

胆道术后出现 CDRS，症状明显或产生并发症者均应早期手术治疗。术前的 MRCP 或 ERCP 能帮助了解胆管的走向，对胆囊管汇合的情况有大致的估计。胆道再次手术会因肝门部致密粘连，解剖较困难。首先沿肝脏脏面仔细分离粘连，分离至胆囊三角，显露出网膜孔和肝十二指肠韧带，关键在于确认胆囊管、肝总管和胆总管的关系以及胆囊管汇入的末端。距胆总管 0.5cm 处结扎胆囊管，切除残留过长的胆囊管与小胆囊。当胆囊管与胆总管紧密粘连，分离困难时，可行胆总管切开探查，找到胆囊管开口，插入金属探条或者小儿导尿管，在其引导下分离出胆囊管残留端将其切除。当残余胆囊管与肝总管粘连太过致密，强行解剖可能会致胆管损伤时，可将残余胆囊管前壁切除，破坏胆囊管结构的完整性，不必强求完整切除过长的残余胆囊管。必要时，可行术中胆道镜检查或者胆道造影，以进一步确定解剖关系，避免再次胆囊管残留过长、肝外胆管损伤与残留结石。

【预防】

1. 术前经各项影像学检查，了解胆囊管的变异与开口部位。

2. 严格 LC 操作规程与基本功训练，熟练掌握二维放大图像下胆囊管、肝总管和胆总管三管关系解剖结构的辨认、显露与分离。分离显露胆囊管、胆囊壶腹交界部，距胆总管 0.5cm 结扎胆囊管。

3. 如术中发现有胆囊管结石，应将结石推至钛夹远端。如不能将结石推至钛夹远侧，或疑胆囊管肝总管汇合部有结石时，应行胆囊管切开探查。胆囊管结石未取净或取出石后胆流仍不通畅，可用导尿管冲洗胆囊管或全程切开胆囊管探查。

4. 严格掌握腹腔镜胆囊大部切除术适应证，不作为常规或规范性手术，该术式仅用于严重粘连水肿，胆囊床纤维化，萎缩性胆囊炎，合并肝硬化，胆囊深嵌于胆囊床内，胆囊三角瘢痕粘连，强行解剖可能损伤肝外胆道；或患者病情复杂，合并心脑血管疾病，不能耐受标准胆囊切除术者。

5. 胆囊部分切除术应强调对胆囊的黏膜处理，去除其分泌功能，防止小胆囊生成，残株再发结石形成。

6. 避免胆囊管残留结石，术中常规做经胆囊管造影或胆道镜检查，可有效避免残留结石。

7. 腹腔镜医师应正确认识中转开腹的必要性,不可片面追求 LC 的成功率而勉强部分切除胆囊,必要时及时中转开腹,可有效避免胆囊管残留,胆道损伤等严重并发症的发生。

（耿西林　耿智敏）

第五节　胆道结石残留

【概述】

胆道结石残留或复发是胆石症术后常见的并发症之一,其发生率约为 13%~30%。一般术后 2 年以内再出现结石者多为残余结石,2 年以上多为复发性结石。其残留结石的来源,多数是术前并存的胆道结石漏诊或者结石较多,难以取尽,少数是胆囊结石术中移入胆道,后者常发生与胆囊管径粗大,胆囊结石细小的病变中。近年来,随着纤维胆道镜的普遍性使用和临床经验的积累,胆道术后残余结石发生率已有大幅度降低。但由于病情、结石部位、解剖异常、技术水平、设备条件等诸多因素的影响,术后胆道结石残留及反复发作的胆管炎仍然是一个令人困扰的问题。应了解结石残留的原因,掌握手术要点,尽量减少结石残留。

【临床表现】

患者术后结石残留可以出现不同的症状和体征,主要取决于残留结石的大小,数量,部位,手术方式等因素。

1. 如残留的胆总管结石隐匿且细小,位于胆总管下端,无嵌顿,胆总管不扩张或者轻度扩张,患者可无明显症状。

2. 若残留胆道结石较大,患者可出现梗阻性黄疸,结石嵌顿于胆总管下端或括约肌可以引起胆绞痛等,部分阻塞性结石可以引起急性胰腺炎和胆管炎,出现腹痛、恶心、呕吐、寒战高热等表现。胆囊切除术后严重者还可以导致胆囊管残端漏。

3. 结石引起肝内胆管梗阻时依大小不同可阻塞相应分级的胆管,引起近端胆管胆汁淤积,易合并感染,造成急性重症胆管炎以及胆道出血、胆源性肝脓肿等相应表现。

【原因】

1. 术前并存的胆道结石漏诊　术前对病情没有全面的了解,对手术操作没有全面计划,胆道系统解剖知识了解不详尽,缺乏全面详尽的影像学检查,手术操作不规范,加上缺乏术中 B 超、胆道镜、胆道造影等辅助设备,胆道残留结石的机会就会明显增加。

2. 结石残留的情况常见于肝内胆管结石。结石往往数量多、分布广、位置深,常伴有肝胆管狭窄或囊性扩张。结石嵌顿在肝胆管内或位于 II 级以上的肝胆管,呈多发性、泥沙样,常与胆管壁黏着,取出困难。尤其是存在肝胆管变异时,如右后叶肝管汇入左肝管、右前叶肝管汇入左肝管、三叉型肝管等,加上胆管切口位置较低,未向肝门部胆管延伸,往往满足于 2 支肝管已挖通,而遗漏 1 支肝管内的结石。

3. 肝胆管结石并狭窄　肝胆管狭窄是肝内胆管结石的主要病理改变,也是导致肝胆管结石手术效果不理想,结石残留或复发的主要原因。狭窄与结石互为因果关系。解除胆管狭窄,通畅胆流是取出结石、防止结石残留和复发的重要措施。应根据胆管狭窄状况及结石数量及分布,有无并发症,选择合理的手术方式。部分患者由于治疗术式选择不当,未充分矫正狭窄,在狭窄的胆管下方行胆肠内引流术,寄希望于结石自行排入肠道,纯属自欺欺人之举。

4. 患者病情重,情况复杂,不宜行广泛的探查及其他复杂的术式,仅行胆总管切开取石 T 形管引流术,多见于重症急性胆管炎患者。但在病情许可的情况下,一是应将胆总管下端、壶腹部直径 1cm 以上的结石取出,二是应将左、右肝管起始部的狭窄处切开,可为术后继续非手术治疗创造条件。

5. 胆囊切除术中结石移入胆道　对于胆囊管径粗大,胆囊结石细小者,术中结石容易移入胆道而不进入肠道,或结石嵌顿于胆囊管与胆总管结合部。这种结石 70% 为胆固醇结石或者以胆固醇为主的结石。

6. 胆囊严重病变和胆囊管异常。Ⅲ、Ⅳ型 Mirizzi 综合征可引起胆囊壁破坏，在胆囊三角区形成残腔，肉芽组织增生，结石可嵌入胆囊壁，甚至肝实质内而残留。胆囊管细长、扭曲者，小结石可嵌顿在胆囊管内，容易残留。胆囊管较粗、较长、且与胆总管平行一段后低位汇合者，胆囊管内的结石很容易残留。

【诊断依据】

主要依靠影像学诊断，要求对结石的分布及结石所引起的并发症诸如胆管扩张及狭窄、肝脏的病损情况都需作出准确的判断。因此，确定结石的部位、数量和了解伴随的肝胆管及肝脏病变，为制定治疗计划的关键。

若胆道结石患者术后出现以下情况之一，需要考虑胆道结石残留可能：

1. 患者术后突然再次出现上腹部绞痛、黄疸、胆管炎或者胰腺炎表现；或夹闭 T 形管，拔管后出现右上腹疼痛不适或黄疸。

2. 术后肝功能提示胆红素水平较术前升高，或术前胆红素升高，术后无明显下降，或术后下降后再次上升等。

3. 术后 T 形管或胆道引流管造影，MRCP 或 ERCP 等影像学检查提示胆道结石存在。

4. 手术后胆道镜检查 对于一些客观原因如急诊手术、合并其他的并发症等情况，术中已经明确肯定有残余结石的患者，胆道镜检查可以确定结石的部位、数量，以及根据检查情况决定取出结石的方法。胆道镜检查应在手术后 6 周进行，检查的同时，还可以进行治疗。

通过患者临床表现及辅助检查，对胆道残留结石一般不难确诊。但还要想到多部位、多发性残余结石，或者可能伴有胆道阻塞、感染、畸形、癌变和 Caroli 病等。胆管残余结石一旦诊断后，还需要作其他肝功能方面和全身的检查，判断患者的一般情况，才能对治疗作出选择。

【治疗】

胆道术后残留结石的治疗包括非手术治疗和手术治疗，应根据残余结石的大小、数量、部位，有无合并肝胆管狭窄及胆道感染，患者的全身情况等选择合理的治疗方式。

1. 非手术治疗 患者术后出现胆管炎、胰腺炎等表现，经辅助检查确诊为胆道结石残留且结石细小，可以暂给予抗感染、解痉、抑酸、抑酶等处理，同时可服用一些消炎利胆药物及中药排石。

(1) ERCP+EST 术或经 T 形管纤维胆道镜取石 若残留结石经保守治疗无法自行排出，可立即通过 ERCP+EST 或经 T 形管胆道镜术取出残留结石，促进患者早期痊愈，避免再次手术，部分患者也可以通过经皮肝穿刺后胆道镜取石，术后给予禁食、抑酸、抑酶等处理。

(2) 溶石排石疗法：临床采用的溶石方法有口服和直接溶石两种。前者溶剂无明显进展，尚未见有较好疗效的溶石剂出现。近几年直接溶剂的研究有较快的发展，出现了依地酸钠胆酸 - 肝素溶液（EDTA-2Na-UDCA-HeParin）和复方甘油辛酸单酯（GMDC）等一批有效的溶剂，已有较多的溶解和软化色素结石的报道。但也有存在疗效不确切，用后发生严重的消化道反应等问题，尚有待进一步改进。注入溶剂的主要途径是经术后 T 形管、PTCD 管和鼻胆管。

2. 手术治疗 对于非手术治疗效果不明显者，可考虑手术治疗。在有效控制感染，肝功能及凝血功能大致正常情况下，可考虑择期手术。无论何种手术方式，术前均需要弄清残余结石的部位、数目及分布和伴随病变。

(1) 胆总管切开取石术及胆肠吻合术：胆总管切开取石术是治疗胆总管结石残留的有效手段。对于残留结石不适宜进行 ERCP+EST 或经 T 形管内镜取石者，可以考虑再次开腹行胆总管切开取石术。对于合并胆总管下端狭窄，胆总管扩张明显，多次手术取石未尽及原发性胆管结石的患者，可考虑行胆肠吻合术，首选胆总管空肠 Roux-en-Y 吻合术。

（2）肝部分切除术：对于肝内胆管结石残留患者，需要根据残留结石的分布及毁损部位的范围，进行肝脏部分切除，以最大限度地清除含有结石，狭窄及扩张胆管的病灶，是治疗肝内胆管结石残留的有效手段。

（3）胆管狭窄的切开与整形及胆肠引流：肝门部胆管及肝内胆管狭窄是胆道再次与多次手术的重要原因，也是结石再生的主要原因。处理肝门胆管狭窄得当与否直接影响到手术疗效的优劣。其治疗基本点是：广泛纵形切开狭窄部上、下端的胆管，将相邻的胆管瓣对应整形缝合。切开的胆管壁成为新吻合口的后壁。为了达到直视下取石，向上切开第Ⅱ、Ⅲ级肝胆管是必然的途径，可以在直视下探查、取石。大口径的肝门部胆肠吻合无疑能更有效地清除结石或减少肝内结石残留。广泛切开肝内胆管时。必须符合解剖学的原则。

（4）通过留置的 Roux-en-Y 吻合引流袢肠管盲端切开取石有些作者报道做胆管 - 空肠吻合时将引流肠袢的近端置于皮下，即皮下盲袢式胆肠内引流术。术后如发现有残余或复发结石，可切开皮肤及肠壁，插入胆道镜取石。但此方法更多的是用于治疗肝内胆管复发结石。

上述各种术式，在治疗肝胆管残余结石并狭窄中均有一定疗效，在部分复杂患者，需联合多种术式才能提高肝胆管结石并狭窄的远期疗效。

【预防】

1. 术前充分了解肝内外胆管的情况　对于病史中有胆绞痛、黄疸，肝功能提示胆红素和转氨酶升高，B 超检查胆总管轻度扩张，且有胰腺炎病史的患者要高度警惕胆道结石的可能性。术前详细的检查包括 B 超、CT、MRCP 等，必要时行 ERCP 及 PTC 检查，详细了解结石的分布范围，是否伴有胆管狭窄及

扩张、肝叶纤维化等病变。疑有癌变时应进一步行增强 CT 检查。对病变情况做到术前心中有数。

2. 术中发现胆囊管较粗，需探查胆囊管与胆总管结合部位及胆总管有无结石，避免操作时结石进入胆总管。如果结石嵌顿无法推动时，需切开胆囊管松解后挤出结石，关闭胆囊管后放置腹腔引流管。如发现胆总管有可疑结石，可术中行胆道造影以确定有无胆总管结石。

3. 常规做 Kocher 切口，从十二指肠乳头起，沿肝外胆管全程，自下而上仔细扪摸，特别要防止遗漏壶腹部嵌顿性结石和胆总管末端囊肿内的结石。

4. 肝内胆管结石者应从肝脏膈面、脏面、肝门部仔细扪摸结石的分布范围，宜在肝总管处切开，切口向肝门部胆管延伸，对照术前的 ERCP 和 MRCP 片，看清左右肝管及其主要分支开口，有否狭窄、变异，以利切开整形和取石。术中联合使用胆道造影、术中 B 超及纤维胆道镜可大大降低术后残余结石的发生。

5. 术中可放置支架管，如 T 形管，胆肠吻合口支架管等，也可在行胆肠吻合时留置皮下盲袢，为后期检查或者再取石预置通道。

（耿智敏　徐之超）

第六节　T 形管引流相关并发症

【概述】

胆总管切开术后一般都需要放置 T 形管引流，T 形管引流具有解除梗阻，引流胆汁，控制感染等多种功能。但如果 T 形管引流术处理不当，将会出现相关并发症，如 T 形管脱出，胆漏、近段残留胆道内，T 形管梗阻，T 形管引流过量等，直接关系到手术成功与否，严重者可危及患者的生命。

【临床表现】

T 形管相关并发症的临床表现与 T 形管

脱出或者被拔出的时间有关。总的来说,距离手术时间越短,临床表现越严重。

1. 术后 1~3 天内发生的 T 形管脱出,由于 Oddi 括约肌水肿,胆汁无法排入肠道,因此胆汁将漏入腹腔,形成严重的腹膜炎,患者出现腹痛、腹胀、腹肌紧张及发热等症状。术后 3~4 天以后发生的 T 形管脱出或者被拔除,如果位于胆总管下段,通常胆汁漏出量一般较少,可形成局限在右上腹或者右腹的腹膜炎,但腹膜炎症状一般不明显。

2. 在一些低蛋白血症,恶病质,糖尿病,应用糖皮质激素患者,窦道形成较晚,T 形管拔除后可能会发生胆总管胆汁漏,胆汁通过胆总管漏入腹腔,形成胆汁性腹膜炎,患者表现为腹痛,腹胀,腹肌紧张及发热等症状。

3. T 形管折断后残留在胆管内,乳胶管可以作为异物,刺激胆管壁产生炎症反应,出现胆道梗阻同时会继发胆道感染发生。患者可以表现为反复发作的发热,腹痛,腹胀,黄疸,消瘦,乏力等不适。

4. T 形管梗阻可引起胆道压力增高,术后早期 T 形管引流量可能突然减少,后期可能出现胆漏或感染等一系列并发症,如腹痛,寒战,高热,黄疸等不适。

5. T 形管引流术后每日引流量在 300~500ml,而引流过量可出现每日引流超过 1000ml,常见于肝硬化等患者,长期引流过量可出现电解质紊乱,出现腹胀,乏力,心悸等表现。

6. T 形管周围胆汁漏量少时,仅表现从 T 形管周围皮肤少量渗胆。如量大时,则可从腹腔引流管引流出胆汁,如引流不畅或无引流管时,则表现为腹痛、腹胀等不适。

【原因】

1. 术后 T 形管过早拔除,或患者营养差,愈合能力差,周围窦道未完全形成,或者与其他腹腔内引流管一同拔除。术后引流管标记错误或未标明,可能会将 T 形管误认为腹腔引流管或者吻合口引流管拔除。

2. T 形管固定不牢固,或术后患者腹腔内压力过大或者烦躁不适,在无意识情况下,将 T 形管拔出或者自行脱出。

3. 术中缝合胆总管壁时将 T 形管短臂一并缝合,拔除 T 形管时用力过大、过猛将 T 形管短臂撕断。或 T 形管留置时间过长,胆汁长时间刺激浸泡,管壁脆性增加,拔除 T 形管时引起短臂折断。对于 T 形管短臂修剪过长,可能在拔出 T 形管时,由于胆总管壁的阻力使得短臂折断。

4. 术后早期 T 形管引流出血性胆汁可由于胆管壁切开后,胆管出血点缝合止血不彻底、感染的胆管黏膜溃疡面出血或结石长期压迫形成肝动脉 - 胆管瘘所致,可出现 T 形管引流过量。

5. 术后 T 形管结石残留,蛔虫梗阻,T 形管与引流管连接处堵塞导致 T 形管梗阻。

6. T 形管周围胆汁漏　手术操作不当,胆管切口缝合时 T 形管上、下缝合过紧、过密导致胆管壁局部缺血坏死,或 T 形管上、下缝合过于疏松,造成 T 形管周围胆汁漏。

【诊断依据】

胆总管切开术后,拔除 T 形管或者在引流过程中出现以下情况,需要考虑 T 形管相关并发症可能。

1. T 形管引流术后出现持续性剧烈的腹痛、腹胀、腹肌紧张及反跳痛,并伴有发热,白细胞及中性粒细胞升高时应考虑 T 形管脱出。如 T 形管已完全脱出体外则可明确诊断。若 T 形管引流量减少,两短臂已经完全脱出胆总管或者其中一短臂脱出胆总管,腹腔穿刺抽出胆汁样液体,行 T 形管胆道造影可发现造影剂沿 T 形管全部或者部分流入腹腔,可诊断为 T 形管脱出。

2. 拔除 T 形管时,如发现 T 形管短臂缺如,即可诊断为 T 形管折断。如拔除时未仔细观察,若后期患者出现腹痛,黄疸等临床表现,行腹部 B 超或者 ERCP 造影发现管臂残留即可确诊。

3. T 形管引流量突然减少或中断,手握法挤压 T 形管或者生理盐水冲洗 T 形管阻力大,未见胆汁流出,可诊断为T形管梗阻。

4. 仅从T形管周围皮肤少量渗胆汁,无腹痛、腹胀等腹膜炎表现,则可诊断为T形管周围胆汁漏。

5. 若T形管引流每日引流量在1000ml以上,伴有水电解质紊乱,需考虑为T形管引流过量。

【治疗】

T形管术后并发症治疗原则主要为解除梗阻,通畅引流,及时治疗腹膜炎。

1. 术后短时间内T形管被错误拔出或者脱出者,患者出现腹膜炎体征,可立即经原窦道置入导尿管,通畅引流。如果无明显症状,可以行B超了解腹腔内胆汁积存情况,如果较少,可以密切观察,给予抗感染,对症支持治疗;如腹腔胆汁积存较多时,可在B超引导下行腹腔穿刺引流。如果经原通道放置引流管后,未见胆汁流出或者T形管脱出时间较长或保守治疗无效时,可再次手术重新放置T形管。

2. T形管引流过量经T形管造影证实胆总管下端通畅后,可抬高引流管末端,这样既可适当提高T形管和胆总管内压力,促进胆汁进入肠道吸收,减少胆汁丢失,又可不致胆总管压力过高而胆汁外渗,效果良好,同时积极补充水电解质,维持水电解质平衡。

3. 对于T形管周围少量胆汁漏,如估计胆汁漏出量不多,无明显腹膜炎体征,需保持T形管引流通畅,可采用负压吸引引流。如无效则用一导尿管自T形管内插入胆总管进行负压吸引,或自T形管旁另置一细的引流管引流,多可治愈。

【预防】

1. 严格遵守T形管放置及T形管拔出指征,掌握T形管拔除技巧。选择口径适合、质软、有弹性、刺激小的T形管,适当修剪T形管短臂两端,近肝端1~1.5cm,远端2~2.5cm,短臂中央V形开窗。术后定期挤捏T形管,保持T形管引流通畅。

2. 术中T形管缝合固定松紧适宜,不可

将T形管短臂缝入,缝合完毕常规注水试验检查T形管有无渗漏。进行腹壁固定T形管时,使T形管长臂的腹腔端保持一定的松弛度,避免产生张力。术后引流袋要牢固地固定在床旁,严防下坠,拖出T形管。

3. 术后对T形管及腹腔引流管分别作不同标记,以方便两者的辨认,避免拔除腹腔引流管时错误拔出T形管。

4. 严格护理,密切观察患者术后T形管体外段的长度及引流袋内引流量的变化。减少患者烦躁及肠胀气发生,避免无意识或者腹腔内压力增大引起T形管自行脱出。

5. 对于胆道蛔虫患者,围术期可继续常规驱虫,可减少T形管梗阻发生率。对于术前肝硬化、低蛋白血症患者,围手术可加强支持治疗,促进窦道形成,适当延迟拔管时间。

6. 规范T形管拔除时的操作,动作轻柔,禁止粗暴操作,应首先将T形管左右旋转使其松动,然后缓慢拉出。如拔除时阻力较大,可能为术中将T形管短臂错误缝合,可在T形管远端施加适当外力持续牵拉24小时,然后可缓慢拔出T形管。拔出后应仔细检查T形管是否完整。

(徐之超 耿智敏)

第七节 胆道感染

【概述】

胆道感染是胆道手术术后常见的并发症之一,术后原有的胆管炎症可能由于手术取石等操作的刺激而诱发,或者肝内胆管结石难以取尽,进行加压冲洗,术后胆道造影剂加压注药,都可以导致再次出现胆道感染。胆肠吻合术后由于失去了胆道出口处的括约肌功能,不可避免地要发生肠胆反流,严重者可引起反流性胆管炎反复发作。因此,术后胆道感染的发生与原发病变的复杂程度及狭窄是否解除、病灶是否切除及结石取净程度等多种因素有关。如处理不及时,常可导致急性重症胆管炎,甚至感染性休克等,危及生命。

【临床表现】

一般在术后数月或者数年发生,常表现为反复发作的胆道感染症状,如寒战,高热,黄疸(胆色素进入血液循环),胆绞痛(Oddi 括约肌痉挛),体温常可高达 40℃以上;肝区和剑突下疼痛、压痛、叩击痛。对于胆肠吻合术后的逆行胆道感染可在术后短时间内出现寒战、高热等临床症状。血常规常显示白细胞总数及中性粒细胞比例增高,严重者可发生细菌性肝脓肿、脓毒症,患者出现血压下降,意识淡漠等改变,此时若进行一般细菌培养及鉴定常呈阳性。

【原因】

胆道术后出现胆道感染的原因较多,有时是多种因素同时存在,常见原因包括:

1. 术后胆道和肠道内压力失衡　肠内容物逆行进入胆道,如胆肠吻合术后、术后粘连性肠梗阻和动力性肠梗阻,肠管扭曲、变形、折叠、排空不畅等,导致肠道内压力增高,肠道内容物逆行进入胆道引起感染。

2. Oddi 括约肌功能丧失　Oddi 括约肌具有调控胆汁排出,维持胆管内压,术后 Oddi 括约肌无功能或调控功能减弱,都可能会导致肠道内容物胆道逆行引起感染。

3. 胆肠吻合口狭窄　吻合口狭窄与术后胆道感染发生密切相关。胆肠吻合术后狭窄,胆汁流出受阻,胆道内压力增高引起胆道黏膜炎症。

4. 肝胆管结石术后存在未解决的狭窄、结石残余等遗留病变,结石、狭窄及胆道感染之间互为因果,形成恶性循环,导致胆管炎反复发作。

5. 由于胆道术后多数患者放置有胆道或者吻合口引流管,细菌可能会经引流管逆行感染,主要是常见革兰阴性菌感染,如大肠埃希菌、克雷白杆菌、变形杆菌、假单胞菌等。

6. 既往多次胆道手术者或者术前已经出现明显胆道感染症状者,术后仍可能会出现胆道感染,而引起患者反复胆道感染发生原因也较多,多种因素可能同时存在。

【诊断依据】

术后胆道感染是否存在主要依据患者临床表现和相关辅助检查。

1. 患者既往有明确的胆道相关手术史,且出现过畏寒、高热、黄疸,体温最高可达 40℃以上,有时伴有食欲减退、恶心、呕吐等临床表现。

2. 血常规显示白细胞总数和中性粒细胞比例明显升高,血胆红素水平升高,水电解质紊乱;对引流管引流液细菌培养呈(+),有时对高热(>38℃)患者,血细菌培养可呈(+)。

3. MRCP 或者 ERCP 可以看到胆道炎症改变或伴有胆道结石残留;行上消化道钡餐透视时可发现钡剂反流入胆道;B 超和 CT 等影像学检查可提示肝内胆道积气扩张。

若胆道术后出现以上情况之一,就需要考虑胆道感染,及时给予抗感染等处理。

【治疗】

1. 非手术治疗　胆道术后出现胆道感染首选非手术治疗控制感染。对于术后胆道感染症状较轻者,可通过注意休息,调整体位,饮食控制和口服消炎利胆药物等保守方法治愈。而对于较重的急性胆道感染者或者高龄患者,就需要给予以下治疗措施:①禁食,胃肠减压,解痉抑酸,调整体位,心电监护,加强营养支持,积极补充液体,纠正水电解质紊乱及酸碱代谢失衡;老年患者出现低蛋白血症时,需要积极纠正;②积极完善引流液细菌培养和药敏试验;根据药敏试验,选用合适抗生素抗感染治疗;如感染较重,可联合应用抗生素。出现高热症状者,可以适当应用激素控制体温升高;有血糖升高者,还需要积极控制血糖水平平稳;③如果引流管引流出脓性液体,可及时穿刺引流或者经原引流管用广谱抗生素定时冲洗;若 B 超发现腹腔内或肝包膜下脓液积聚,可以考虑 B 超定位下穿刺引流或调整原引流管位置,达到通畅引流目的。

2. 手术治疗　对于保守治疗之后仍反复发作胆道感染者,影响患者生活质量情况

下,尤其对于术后胆道狭窄或者胆道肠道压力失衡者,可以考虑:

(1) 经 PTC 扩张狭窄的吻合口,并可放置胆道支架。

(2) 如吻合口狭窄,则拆除原吻合口,胆道再次成形后行胆总管空肠 Roux-Y 吻合术,吻合时注意空肠与空肠吻合口的近侧肠祥不宜过长,一般距 Treitz 韧带 15~20cm。胆管空肠吻合口应与空肠端 - 侧吻合口相距 50~60cm,胆肠吻合口尽可能做得大一些,将空肠近远端吻合做成真正的 Y 形,将近端空肠与胆支肠祥浆肌层顺势靠拢缝合 5cm,同时在横结肠系膜以下将胆支空肠做 1~2 个人工套叠,以防止反流。

(3) 行远端胃切除术,使食物改道,避开吻合口,直接进入空肠,可减少肠道内容物反流。

(4) 间置空肠胆总管十二指肠吻合术,可以减少或避免胆肠反流引发的胆道感染,虽然操作相对复杂,但对患者术后食物消化影响较小,维持患者术后正常的消化吸收功能。

(5) 对于胆道内有结石残留患者,可通过内镜取出残余结石,复发结石可再次行皮下盲祥胆总管空肠 Roux-Y 吻合术。

(6) 其他防止胆肠反流手术,如人工乳头成形术,术中人工套叠瓣使用,矩形瓣成形术等,均有明显抗食物反流作用。

【预防】

1. 严格掌握手术适应证　胆道手术主要目的是清除结石和切除肿瘤,改善患者的生活质量。进行胆肠吻合时,需要明确吻合口以上是否存在梗阻及引起梗阻原因,既往有无胆道手术史等。

2. 术中需要精细的手术操作,胆道吻合时选择合适的吻合口径,缝合针距,适当长度的肠祥,保证吻合口良好的血供,均可以防止术后胆道狭窄引起的胆道感染。

3. 胆肠吻合可附加防反流措施,如空肠套叠式瓣膜是在横结肠系膜以下将胆支空肠做 1~2 个人工套叠,以防止逆行反流;其他还

有空肠矩形瓣成形术、活瓣成形术、空肠袖套式 Roux-Y 吻合术等。

4. 术中联合使用胆道造影、B 超及纤维胆道镜等探查取石,最大限度地降低术后残余结石的发生。

5. 合理放置通畅的引流管,减轻术后吻合口内压力,防止术后胆汁漏出和膈下脓肿形成。

6. 术后积极预防性应用抗生素,选择合适体位,加强营养支持,进食后还需控制进食量。

7. 严密的引流管护理,应用抗反流装置,一旦出现胆道感染,早期积极控制。

(徐之超　耿智敏)

第八节　十二指肠损伤

【概述】

胆道手术中十二指肠损伤是一种严重的医源性损伤,主要包括探条探查引起的十二指肠贯通伤和 EST 引起的损伤。一旦发生极易引起胆汁漏、胰瘘和肠瘘,造成严重的腹腔感染,是胆道手术的严重并发症。医源性十二指肠损伤并非罕见。随着胆道手术、腹腔镜胆囊切除术、ERCP 及 EST 手术的普及,医源性十二指肠损伤的几率有所增加。成为胆道手术后患者死亡的主要原因之一,必须引起高度重视。

【临床表现】

十二指肠损伤后,术后早期因溢出量不多且位置深、腹膜刺激性小而造成临床症状常较隐匿。患者漏出的除胆汁外尚有胰液和十二指肠液,胰液一旦与胆汁混合,胰液内的酶原被激活产生强烈消化作用,腐蚀局部组织,造成漏口及孔道越来越大,后腹膜间隙的炎症也越来越严重,症状日益明显并加重。随着时间的延长,患者发热、腹痛持续并向腰背部放射,腹痛波及右下腹甚至全腹,即使置有腹腔引流管但腹腔引流量不多。随着腹腔渗液的增加及腹膜炎的加重,出现腹胀和停

止排气,上腹部压痛及腹肌紧张,肠鸣音消失,肝浊音界下移。此外,部分患者可出现皮下气肿,尤其是 EST 术后,提示十二指肠穿孔和损伤可能。

【原因】

1. 探查胆道方法不当　胆道手术中损伤十二指肠最多见于探查胆总管下段时。如果术者对胆总管下段解剖特点不了解,探查时方法不当,用力过猛,或选用的胆道探条过细过尖,或十二指肠乳头有小结石嵌顿、炎性狭窄、痉挛、瘢痕或畸形等因素存在而致探条通过胆总管下段困难时,术者为追求"落空感"反复探查,都可能穿通胆总管下段或十二指肠壁而形成假道。

2. 未做 Kocher 切口充分游离十二指肠降部和胰头,也易引起术中操作时的损伤。

3. 不循常规违反原则　手术医生违反原则,未切开胆总管,而是经胆囊管伸入探条进行探查。因选用的探条细,加上胆囊管妨碍操作,影响手感,就更容易造成损伤。

4. 解剖不清强行分离　胆囊切除、腹腔镜胆囊切除、二次或多次胆道手术中损伤十二指肠的病例,文献均有报道。主要原因是粘连严重,解剖不清,术者经验不足,强行分离所致。胆囊炎反复发作可使胆囊与网膜及周围脏器形成十分致密的粘连,解剖显露有时非常困难。严重时胆囊甚至可与十二指肠或横结肠形成内瘘。手术医师若不能明辨周围解剖关系,甚至在麻醉不满意的情况下强行剥离胆囊,往往会招致不必要的损伤。腹腔镜胆囊切除术时过多使用电刀解剖,盲目电凝止血,也是造成十二指肠损伤的重要原因。

5. 行 EST 时,未能准确把握十二指肠肠壁厚度,导致切口过深、过长,从而引起胆胰肠结合部医源性损伤。

【诊断依据】

十二指肠损伤最好在术中立即诊断,及时处理,从而避免了一系列腹膜后感染、电解质紊乱及全身的各种并发症。诊断时应明确

损伤的位置、范围,避免遗漏。

1. 胆道手术中十二指肠损伤诊断　胆道手术中十二指肠损伤的诊断方法有:①术中因胆道探条使用不当致十二指肠损伤的,常可摸到穿出的探条头。②对放置好的 T 形管内注射生理盐水时,十二指肠侧腹膜有水肿、膨胀,或注入稀释的亚甲蓝盐水穿孔处蓝染,打开侧腹膜可发现穿孔处。③术中可行胆道造影、十二指肠造影或胆道镜检查,则更易诊断。④十二指肠前壁损伤大多可在直视下确诊。⑤ERCP、EST 时发现后腹膜积气、气腹、气胸或颈部皮下气肿。

2. 胆道术后十二指肠损伤诊断　早期正确的诊断对提高患者预后有着重要意义,对于胆道术后反复出现腹痛、高热、腰背部疼痛等表现,术后引流管内引出大量消化液、或出现上腹部感染、包裹性积液、胸腔积液和呼吸功能障碍,应考虑到十二指肠损伤的可能。影像学检查中以 CT 价值最大,主要表现为胰头周围、肾周及后腹膜积液、积气或脓肿形成。实验室检查血象升高,引流液淀粉酶升高。但需要注意的是急性重症胰腺炎也可有类似表现,需要鉴别诊断。口服亚甲蓝或造影剂从引流管中溢出对确诊有重要意义。

【治疗】

十二指肠损伤的治疗原则为早期发现、早期治疗,避免过度治疗,提倡损伤控制外科治疗原则。

1. 十二指肠损伤术中及时修补是获得良好预后的保证。术中如怀疑或发现损伤,应做 Kocher 切口切开后腹膜,将十二指肠向内侧翻转,仔细探查,破裂口用吸收线细致缝合修补,如合并胆总管下端损伤时一并修补缝合,同时行胆总管 T 形管引流以减压。同时需将胃肠减压管置入十二指肠持续吸引或行十二指肠造瘘减压,以利于肠壁愈合。同时行空肠造瘘术后提供肠内营养。

2. ERCP、EST 后仅有气腹、纵隔积气、颈部皮下气肿而无明显腹痛者,可在密切观察下行禁食、胃肠减压、静脉营养、腹腔穿刺置

管持续负压吸引、抗感染、生长抑素等保守治疗。保守治疗期间若患者病情加重应及时中转手术。

3. 术中漏诊后腹痛加重，出现寒战、高热，并发腹腔、肾周、后腹膜腔、右髂窝脓肿的患者要及时手术。手术的原则是：①彻底引流脓腔：清除坏死组织，用双腔管或三腔管持续冲洗并吸引。②胆胰分流：胆总管切断后远端关闭，近端与空肠行 Roux-en-Y 吻合是实现胆胰分流最理想的办法。然而，此术式创伤较大，将 T 形管短臂远侧用吸收线结扎阻断，使胆汁完全外流，引出的胆汁再经空肠造瘘管回输，可取得良好效果。③十二指肠憩室化：即毕Ⅱ式胃大部切除术，该术式对胆胰肠结合部损伤合并严重并发症的患者而言，创伤打击较大。也可采用改良的术式，即胆总管远端结扎 + 近端 T 形管外引流 + 胃造瘘、空肠造瘘 + 腹腔引流术，同时采用可吸收线缝闭胃窦部，可获得较好疗效。④空肠造瘘：该术式多用于延迟诊断且病情严重、病程较长的十二指肠损伤患者。空肠营养性造瘘，可回输 T 形管外引流的胆汁，还可进行肠内营养，帮助恢复消化道吸收功能。

4. 在上述手术治疗的基础上，还应将引流液进行细菌培养，选择有效抗生素，尽量控制腹腔感染，避免真菌和霉菌感染。术后早期给予生长抑素等减少消化液分泌药物，减轻胃肠负担，利于损伤修补、消化道重建及吻合口处的愈合。

5. 十二指肠损伤疗程长，患者消耗严重。因此，合理的营养支持治疗，以及维持内环境平衡也应同步进行。患者全身状况稳定后，一般损伤后半年左右可行消化道重建手术，此时应合理选择术式，旨在重建正常的胆、胰腺、肠生理结构并恢复正常的生理功能。

【预防】

1. 预防医源性十二指肠损伤，术者首先应熟悉该区域的解剖特点和变异。该区域多在盲视下操作，要求动作轻柔细致，尽量暴露手术野，并游离胰头与十二指肠降部，同时将手指置于十二指肠胰头后方触觉引导，这样可降低操作盲目性，避免粗暴用力及与解剖结构方向不同的用力。

2. 合理、灵活地运用胆道探查，用 Baker 探条探查胆道下段是常用的方法之一。探查时，由于胆道出口处痉挛或狭窄，为追求脱空感，而用暴力，常可致十二指肠的损伤。对此，对胆道下段的探查应采用综合的方法，尤其疑有胆道下段存在病变而探查困难时，可插入导尿管注水判断胆道阻力，有条件的医院可行胆道造影或插入胆道镜检查。对择期手术的患者，术前应尽可能采用 ERCP 等诊断依据手段明确胆道末端的病变，既防止胆道下段病变的遗漏，又避免可能的十二指肠损伤。

3. 手术结束前应仔细检查，避免漏诊，可行 T 形管注水、T 形管造影和胆道镜等检查，及早发现并处理损伤，以期获得良好预后。

4. 重视胆系原发病变对十二指肠的影响，严重的胆系病变常波及邻近的十二指肠，解剖分离炎性粘连时易造成损伤；若术者只专注于胆道的病变而忽略受累的十二指肠病变也易造成损伤。所以，术者应重视胆道手术中邻近脏器受累与否的探查和判断，对炎性反应或者既往手术造成的严重腹腔粘连，术时应估计到十二指肠损伤及术后肠瘘的可能，术中应采取措施，包括细心修补肠壁，旷置引流等，术后应严密观察。

5. 对于 EST 操作，术者需注意控制切口的位置、长度及深度，网篮取石注意力度，若结石过大可先击碎后再行网篮取石。

（耿智敏 耿西林）

【典型病例】

患者，女，78 岁，以"EST 术后 3 天腹胀腹痛"主诉入院。患者 3 天前在外院因"胆源性胰腺炎，胆总管结石"行 ERCP+EST 术，术后出现腰背部疼痛不适，对症治疗无好转，疼痛加重，且范围扩散到全腹，伴腹胀、发热。

外院 CT 示：胰腺周围渗出明显，胰头结构不清，胃肠积气。血淀粉酶：1001IU/L。既往 13 年前行"胆囊切除术"。入院查体：T 37.7℃，P 123 次/分，R 24 次/分，BP 120/80mmHg。急性病容，神志清，自动体位，查体合作。全身皮肤巩膜无黄染，心肺未见异常，腹部膨隆，全腹腹肌紧张，压痛阳性，反跳痛阳性，以右上腹为著，未及腹部包块，肝脾肋下未及，肝浊音界存在，移动性浊音阳性，肠鸣音消失。入院诊断：胆汁性腹膜炎、胆漏、胆囊切除术后状态，感染性休克。入院诊断：急性胰腺炎，十二指肠损伤？ EST 术后，胆囊切除术后。入院后一般准备后，急诊剖腹探查。术中见腹腔有大量混浊、恶臭腹水形成，量约 1000ml。打开十二指肠侧腹膜，见十二指肠降段后壁有一 0.5cm 破口，周围大量脓苔附着，腹膜后结肠旁沟有大量脓苔聚集，局部水肿明显，胆总管扩张约 1.5cm。行"胆总管切开，T 形管引流，胃窦部切除，胃空肠吻合，十二指肠造瘘，空肠造瘘术"，并于网膜孔、十二指肠后、结肠旁沟及盆腔放置多根引流管。术后给予抗感染、腹腔冲洗、支持治疗，患者痊愈。

第九节　肝功能不全

【概述】

肝功能不全是指各种导致肝损伤因素使肝细胞（肝实质细胞和库普弗细胞）发生严重损伤，使其代谢、分泌、解毒与免疫功能发生严重障碍，机体出现黄疸、出血，继发感染，肾功能障碍，脑病等一系列临床综合征。肝功能不全可分为急性肝功能不全和慢性肝功能不全，前者发病急，病情重，12～24 小时后出现黄疸，2～4 天即从嗜睡转为昏迷，并伴有出血倾向，又称为急性肝功能衰竭，后者病程长，病情进展缓慢，病情多在某些诱因作用下迅速加剧，重者昏迷。

术后肝功能不全是胆道系统手术后的严重并发症和死亡原因之一。手术侵袭造成的

肝功能损害一般较轻，多为一过性。但对合并有梗阻性黄疸、胆汁性肝硬化、门脉高压症等弥漫性肝脏病变及合并黄疸的肝门部胆管癌及胆囊癌患者手术时，特别是联合肝脏切除时，术后易发生肝功能不全甚至肝衰竭。防治术后肝功能不全对于提高胆道系统手术治愈率、减少并发症、降低死亡率具有重要意义。

【临床表现】

术后肝功能不全因出现的时间长短不一，病情轻重不一，表现也不完全相同。常见表现如下：

1. 进行性全身乏力，嗜睡。

2. 消化道症状日趋显著，如食欲缺乏，恶心，呕吐，腹胀不适。

3. 黄疸迅速加深，凝血酶原时间显著增加，胆碱酯酶活力明显下降，血氨升高。

4. 血清白蛋白明显降低，腹水迅速增加，全身水肿。

5. 特有的肝臭味，肝进行缩小。

6. 早期以性格，行为改变的神经精神障碍（肝性脑病），晚期昏迷。常可伴有较多并发症表现，如脑水肿、肝肾综合征、电解质紊乱、内毒素血症、心肺功能异常、低血糖、感染等。

【原因】

1. 术前因素

（1）梗阻性黄疸：主要是由于肝内外胆管部分或完全阻塞，导致胆汁无法顺利排泄到肠道所引起的黄疸，是胆道疾病较常见的病理状态。按其性质可分为良性和恶性两类。良性梗阻包括各类胆石症、畸形、良性肿瘤及胆道术后狭窄所致梗阻等，恶性梗阻包括胆囊癌及胆管癌。梗阻性黄疸对机体各系统器官产生较大的损害，其中肝细胞损伤是最主要的，并且能导致其他并发症。阻塞性黄疸常发生的病理生理学改变主要有高胆红素血症、内毒素血症、凝血功能障碍、低蛋白血症、肝功能异常等，其中肝功能衰竭是其最严重的并发症。资料显示，梗阻性黄疸患者术前

血清胆红素水平与术后并发症的发生有密切关系,血清胆红素水平升高时,一些并发症的发生率也随之上升。

(2) 肝细胞肝炎:术前肝炎或肝硬化病理改善,术后可能出现急性肝小叶中央大片坏死,或者病毒性肝炎术后急性发作。

2. 术中因素

(1) 手术创伤:手术切除了部分有效的肝组织,切除越多越易发生肝功能不全,尤其在肝硬化的情况下。此外,手术创伤导致交感神经兴奋,儿茶酚胺类物质的大量释放,使 α 受体的血管平滑肌收缩,使肝脏供血显著减少,加重了肝细胞的损害。

(2) 麻醉:肝脏手术一般都要采取全麻,所选用的全麻药如醚类,都经肝脏处理,增加了肝脏的负担及对肝脏毒性作用。

(3) 失血:胆道再次手术时肝十二指肠韧带粘连严重,或合并门脉高压症,肝十二指肠韧带静脉血管曲张,或合并黄疸,凝血机制差,术中出血多,易出现低血压;而肝脏对低血压非常敏感,易于出现肝细胞变性甚至坏死。

(4) 肝脏缺血乏氧:胆道手术中如损伤肝动脉及门静脉时,或切除部分肝脏时,为了减少术中出血,常常进行肝门阻断,特别是在有肝硬化的情况下,肝功能可因肝门阻断时间长短发生不同程度的损害。

3. 术后因素(药物、感染、全肠外营养)　药物(抗生素、化疗药物、免疫抑制剂)导致肝细胞损伤,全肠外营养导致胆汁淤积。

(1) 术后肝内胆汁淤积:胆道阻塞(如结石、肿瘤、蛔虫等)使胆汁淤积,如时间过长,可因滞留的胆汁对肝细胞的损害作用和肝内扩张的胆管对血窦压迫造成肝缺血,而引起肝细胞变性和坏死。术后肝内胆道仍出现阻塞状态,胆红素逐渐升高,可伴有碱性磷酸酶,转氨酶逐渐升高。

(2) 术后感染:胆道术后病人极易发生胆道感染,严重的胆道感染亦可以造成肝细胞坏死,影响肝脏功能。

(3) 围术期用药:巴比妥类、醛类等药物可直接损害肝脏,并抑制大脑及呼吸中枢造成缺氧。

(4) 术后腹胀便秘:由于麻醉及手术的刺激,可发生腹胀或便秘,使含氨物质与肠道内细菌接触的时间延长,有利于氨及其他有毒衍生物的产生和吸收。

(5) 低血糖及高蛋白饮食:低血糖可使肝糖原减少,抑制葡萄糖氧化磷酸化过程中 NH 与谷氨酸结合及其排泄,而增加血氨的含量;高蛋白饮食可促使肠道内氨类物质增多。

【诊断依据】

肝功能不全的诊断可根据临床表现,肝性脑病程度,实验室检查等指标,一般不难确诊。对于胆道术后肝功能不全诊断,早期及时的诊断是关键,诊断标准如下:

1. 如手术经过顺利,其总胆红素量于手术后 1~3 天应呈下降趋势,一般 7~10 天恢复到正常。若 10 天后仍未恢复或一度下降又复上升或同时出现高热以及难以控制的腹水,均提示有发生肝衰的危险。因此,观察黄疸、高热及腹水的变化可作为判断有无肝衰的指标。

2. 一般症状及消化道症状有逐渐加重趋势。

3. 白蛋白降低,腹水迅速增加,难以控制。

4. 凝血酶原时间延长,皮肤黏膜出血。

5. 肝功能异常,在后期出现"胆酶分离"现象。

6. 黄疸加深同时出现性格、行为改变;甚至多器官功能障碍。

7. 肝臭味,肝脏进行性缩小。

【治疗】

1. 基础治疗

(1) 绝对卧床休息,加强护理。

(2) 保证每日足够的热能和补充多种维生素,只要患者消化道本身的情况允许,能耐受肠外营养,应首选经肠营养支持。

(3) 适量补充新鲜血,血浆,白蛋白及各种凝血因子。

（4）应用细胞活性药物。

2. 维持水电解质与酸碱平衡，对于急性肝功能不全，需严格限制液体和钠的摄入量，尤其是明显腹水或者水肿患者。

3. 促进肝细胞再生，积极保肝治疗。

4. 预防肝性脑病，并治疗肝性脑病 谨防诱因，口服乳果糖降低血氨，纠正血浆氨基酸失衡，可应用支链氨基酸等。

5. 外科治疗

（1）针对由于术中或术后大量输血，发生溶血而引起肝功能不全，可暂停输血，保肝对症支持治疗，如果肝功能不全继续发展，可行血液净化疗法，或血浆置换等。

（2）对于术后肝内胆汁淤积引起胆红素进行性升高，出现黄疸等表现，可在充分评估手术风险后，再次手术解除肝内胆道梗阻。

（3）对于肝功能不全发展至肝衰竭后，其他治疗方法无法纠正，可以进行肝移植，但是注意肝移植术后并发症等。

【预防】

1. 术前精确的评估 胆道手术前需进行严格的术前评估，包括临床表现、生化指标、剩余肝体积和肝储备功能四方面。对风险进行全面评估，可以提高手术的安全性，降低乃至杜绝术后肝功能不全的发生。形态学评估主要是基于影像学各种成像技术，包括腹部 B 超、CT 及 MRI、MRCP 等。肝功能生化检查包括血清转氨酶、白蛋白、TBIL、PT 等。肝脏储备功能评估对于预防术后肝功能不全发生十分关键。其中 $ICGR_{15}$、半乳糖清除实验、利多卡因 - 单乙甘氨酸二甲基胺试验（monoethylglycinexylidide，MEGX）和 ^{14}C 氨基比林呼吸试验是最常用的。临床肝功能评分系统包括 Child-Pugh 评分、终末期肝病模型（MELD）和慢性肝功能不全评分（CLD）等。

2. 充分的术前准备，包括营养支持，纠正贫血、低蛋白血症、凝血功能障碍以及肠道准备和保护肾功能等。

3. 术前行经皮经肝胆管引流术（PTCD）减黄，目前对此存在较大争论。有作者认为

PTCD 可以改善肝肾功能，减少术后并发症；但更多作者报道因 PTCD 存在感染、胆瘘等并发症，虽能减黄但未能改善各脏器功能及病理状况，也不能降低术后并发症的发生率。一般认为，术前胆道引流对降低胆道高压所引起的并发症和黄疸有效，也可降低肾衰竭的发生，但在手术总死亡率和并发症方面并无明显改善。

4. 术中精细操作，仔细分离，避免损伤肝动脉及门静脉，合理运用肝脏血流阻断技术，减少术中失血，尽量减少手术时间，术中术后减少输血量。肾上腺皮质激素有稳定细胞膜及改善微循环作用，肝血流阻断前 10~15 分钟静推氢化可的松 100~200mg 或地塞米松 10mg 或甲泼尼龙 0.5g，可改善缺血再灌注损伤。

5. 术后及时吸氧，禁忌用损害肝脏药物，预防腹腔感染，术后避免腹胀，可早期进行灌肠、给予泻剂。合理使用保肝及利胆药物。

6. 用药时避免使用肝脏损害药物，因为肝脏是许多药物代谢的主要场所，药物进入人体后，一般要通过肝脏、肾脏代谢转化、排泄清除。因此，必须减少用药剂量及用药次数，特别是使用肝毒性的药物时更需慎重。

（耿智敏 耿西林）

第十节 胆肠吻合口漏

【概述】

胆肠吻合术是治疗胆道疾病常用的手术方式，自 1888 年 Riedel 成功施行第一例胆总管十二指肠侧 - 侧吻合术以来，至今已有 100 多年历史。胆肠吻合主要术式包括 Oddi 括约肌切开成形术、胆总管十二指肠吻合术、间置空肠胆管十二指肠吻合术和胆管空肠 Roux-en-Y 吻合术等。其中使用最广泛的是胆管空肠 Roux-en-Y 吻合术和胆总管十二指肠吻合术。常用于修复胆道损伤、肝外胆管病变切除后及治疗胆道结石的胆道重建。如

操作不当,亦会导致相应并发症。吻合口漏是胆肠吻合术后最常见且严重的并发症,多因胆肠吻合口吻合不严密所致,临床上常常表现胆汁外漏至腹腔内引起局限性或弥漫性腹膜炎,漏出量大时可从腹腔引流管或腹壁切口处流出。胆肠吻合口漏的处理关键在于保证充分的引流和抗感染治疗,若发现不及时或处理不当,可危及生命,需加以重视。

【临床表现】

术后胆肠吻合口漏,吻合口旁腹腔引流管每天可以引出较多胆汁样引流液,可达数百毫升。而其临床表现的严重程度主要取决于发生的时间和持续的时间,吻合口漏出的量,以及是否合并有胆道的感染以及是否进行充分的引流。

1. 量少而短暂的胆汁漏,经过有效的引流,一般无明显的临床症状,亦不会对患者的术后恢复造成明显不利的影响。

2. 量多而又没得到充分引流的胆汁漏,患者可能会出现不同程度的胆汁性腹膜炎症状,表现为发热、腹痛、腹胀、恶心、呕吐等症状及腹肌紧张、腹部压痛、反跳痛,甚至黄疸等体征。

3. 若合并有胆管炎或膈下脓肿者,可出现寒战高热,肝区叩击痛等症状及体征。

4. 长期的胆汁流失如得不到相应的补充,将会引起低钠血症、水和电解质平衡紊乱、代谢性酸中毒、脂溶性维生素吸收障碍,导致患者严重的营养不良、低血容量、少尿、肾衰竭甚至死亡。

5. 若漏出液在肝下、膈下等部位积聚还易导致腹腔脓肿形成,长时间的漏出容易腐蚀瘘口周围皮肤,出现皮肤糜烂、溃疡等表现。

【原因】

1. 吻合口缝合技术不良　吻合口针距过大,导致黏膜对黏膜未细致吻合,针距过密造成胆管壁撕裂,缝针过于粗大,造成针眼渗胆。

2. 吻合口胆管组织为瘢痕组织或炎症组织,而非正常黏膜,或者胆总管表面浆膜剥离过多,后期吻合口周围胆管血供不良,愈合能力不良。

3. 肝门区变异的肝管损伤　左、右肝管和尾状叶肝管汇合部的变异很多,术者术中不熟悉肝门区的解剖时,特别容易造成损伤,导致吻合口漏。

4. 血运障碍　胆管游离过长或供应的血管被盲目结扎离断导致胆管壁缺血坏死,胆肠 Roux-en-Y 游离肠袢的系膜过短或张力过大导致肠管血运不佳,间置空肠的肠系膜扭曲导致肠管血运差,可最终导致整形修复的胆管壁或吻合口处组织发生缺血坏死引起胆瘘。

5. 感染　胆肠吻合口周围积液或发生感染,影响吻合口组织愈合从而产生胆瘘。

6. 引流管放置不当　术中置放引流管位置不当,压迫吻合口导致胆漏。术后引流管过早滑脱亦可导致吻合口漏。

7. 吻合口有肿瘤组织病变或异物残留。

8. 营养不良,全身状况差。术前出现肝功损害、低蛋白血症,伴有糖尿病或糖皮质激素应用者,术后如不及时加强营养、改善全身状况,容易发生吻合口组织愈合不良,出现吻合口漏。

【诊断依据】

胆肠吻合口漏诊断并不困难,只要行胆肠吻合术后,胆汁从非正常预设的管道流出体外,即可获得诊断依据。有时引流管堵塞或已拔除的情况下需要行诊断性腹腔穿刺检查,如抽出胆汁即可确诊。但要排除术前有严重黄疸的患者,术后从腹腔引流管流出的黄色胆汁样渗液并不一定表明有胆汁漏,应慎重考虑是否为腹水,需要仔细观察鉴别。为了明确有无胆漏及胆漏的原因、部位、漏口的大小,可进行以下检查。

1. 超声检查　作为无损伤的检查方法,能查出漏出的胆汁积聚和腹腔积液,并可为引导穿刺引流提供准确的指导,是胆汁漏不可缺少的诊断方法。

2. 腹腔穿刺　当怀疑术后患者有胆汁漏而又没有通畅引流,临床表现提示腹腔积液时,腹腔穿刺是简单而有效的诊断措施,抽出胆汁即可确诊。

3. 瘘管造影　是发现胆汁引流是否充分和是否有脓腔的确切方法,也可以明确胆汁漏的部位、原因和显示瘘管。

4. 磁共振胆胰管显影　即 MRCP,对于有高位胆管狭窄或残余结石、吻合口狭窄等导致肝内胆管扩张的胆汁漏患者的诊断有一定的帮助作用。

5. 胆道核素扫描　使用 ^{99m}Tc-HIDA 诊断术后胆汁漏,能了解漏的范围和有无胆道梗阻,对诊断和治疗提供有用的资料。

【治疗】

处理方法的选择取决于胆汁漏发生时间的早晚和胆汁漏的程度、胆汁漏持续的时间,关键是要保证有充分的引流和解除梗阻。大部分胆汁漏通过充分的引流都会逐渐停止而不需外科手术治疗。胆汁漏发生后,有时伴有急性胆道炎症,因此不要急于在近期内再行手术,避免进一步加重病情。

1. 非手术治疗　对于以下情况可以考虑非手术治疗,给予加强营养支持治疗,纠正低钠血症及其他水电解质紊乱、酸中毒,适当应用抗生素控制和预防感染等处理。如①低流量的胆汁漏,有良好的腹腔引流,无腹膜炎;②患者全身状况良好。如有腹腔内积液,应及时选择合适的方法充分引流漏出的胆汁,首选 B 超引导下穿刺抽液和置管引流,早期采用负压吸引,能用双套管低负压吸引引流更好。对于合并有胰液漏、肠瘘的胆汁漏患者,还需应用生长抑素,生长抑素能明显的减少胆汁、胰液、肠液的分泌,加用肠外营养,注意保护好瘘口周围的皮肤。经上述处理,一般的胆汁漏可在 2~4 周内治愈。或等病情稳定,窦道形成后,根据窦道造影做适当处理或再手术。

2. 手术治疗　再次手术治疗的时机多数学者主张应在首次手术的 3 个月后,此时炎症消退,粘连减轻,对手术的影响减小。出现以下情况可考虑手术:

(1) 术后即出现高流量胆汁漏,可能是吻合口撕裂开,或支架引流管脱落。此种情况需立即再次手术处理。

(2) 肝外胆管残余结石用其他方法不能取出,且出现明显临床症状者。

(3) 肝门处主要胆管遗漏、损伤而无法通过非手术方法处理。

(4) 出现明显腹膜炎,腹腔内脓肿过大不能经皮引流、脓肿内有坏死物堵塞管道时;或经皮引流失败出现持续性高热、黄疸和胆管炎的患者,此时手术不要试图去修补瘘口,仅需要建立良好的引流就达到目的。

(5) 高流量胆漏经 8~12 周观察仍不愈合者,可考虑手术治疗。手术方法根据情况不同,可行瘘口修补、胆道取石、胆管成形、重新吻合解除梗阻等。

3. 介入治疗　介入治疗是胆肠吻合术后胆汁漏的辅助治疗手段,目前主要措施有:经皮肝穿刺置管引流术、经皮行球囊扩张解除狭窄、胆道内支架置入等。一般要达到以下目的:①减少瘘口的胆汁漏出,最好能堵塞瘘口;②解除胆道的梗阻或狭窄,通畅胆汁的内引流。但整体疗效有限。

【预防】

1. 必须熟悉肝门区胆管的局部解剖,对肝门区胆管可能出现的解剖学变异要有足够的认识,术前应有相应的影像学检查。

2. 术野要显露清楚,操作要仔细、技术应娴熟,缝合材料、解剖器械要适当,不要用粗丝线缝合及电刀灼伤吻合口组织。

3. 行胆肠吻合时必须保证吻合口或修补组织有良好的血运,保护吻合口边缘组织,尽量少给予钳夹、缝扎。吻合口张力不宜过大,充分游离肠襻。吻合时缝线疏密得当,打结时线不要牵拉过紧。

4. 放置支撑引流管可能会压迫吻合口导致组织缺血引起吻合口瘘,因此在必要时才可放置,且口径适当。

5. 胆管或肠管局部感染严重时或有瘢痕组织形成时,不要勉强进行吻合。

(徐之超 耿智敏)

第十一节 胆囊残留

【概述】

胆囊残留病变系指胆囊切除后胆囊颈部(黏膜)残留或胆囊管过长所引起的病变,是腹腔镜胆囊切除术(LC)术后常见的并发症,常导致胆囊切除术后症状与术前相似,或者短暂缓解后又复发,必须再次手术切除。随着 LC 的广泛开展,胆囊残留病变的发生率呈上升趋势,成为 LC 不可忽视的问题。

【临床表现】

胆囊切除术后胆囊残留的临床症状因发病时限不一,是否存在或者再发小胆囊炎症、结石、胆囊感染等因素,临床表现不尽相同。

1. 部分患者虽有残留胆囊病灶,但可长期无症状或者症状轻微。大多在胆囊切除术后 2 周~2 年内出现上腹部疼痛不适,可向肩背部放射;部分表现为典型的胆绞痛,伴发热、恶心、呕吐,甚至出现黄疸。当残留胆囊内伴发结石,并压迫胆总管时,可出现寒战,高热等继发胆道感染症状。

2. 胆囊残留伴有胆囊管残端过长或胆囊管残留结石时,后期也出现与慢性胆囊炎并胆囊结石相似的临床症状,表现为反复发作的上腹部疼痛或向右肩部放射,伴有恶心、呕吐、厌油、食欲缺乏,有时甚至出现寒战、发热、黄疸等胆管炎症状。

【原因】

1. 由于胆囊急性炎症所致胆囊三角区的充血、水肿、炎症粘连或因胆囊炎反复发作引起纤维增生使胆囊三角区或肝外胆道解剖显示不清,胆囊不易剥离,且术者又不愿中转开腹手术,于是选择了远离胆囊颈管与肝总管汇合部上钛夹,导致胆囊残留病变。

2. 放弃解剖胆囊颈管或采取非规范的胆囊大部切除手术,LC 手术者技术不够熟练,唯恐损伤胆管而放弃仔细解剖和分离胆囊颈管,在胆囊三角解剖不清的情况下采取胆囊大部切除术而未能彻底清除胆囊颈黏膜,致胆囊残留或胆囊管残留。

3. 局部的解剖变异,如双胆囊、中隔胆囊、憩室胆囊、异位胆囊、哑铃状胆囊、葫芦状胆囊或迂曲的胆囊管等,胆囊管有多种汇入方式,可汇入左、右肝管,肝总管左侧壁,十二指肠后方肝总管及并行肝总管走行一段后再汇入,所有这些畸形及变异常容易导致术后胆囊残留。

4. 过度肥胖,尤其是女性,因脂肪堆积使解剖关系不清,常容易致胆囊残留性病变。

【诊断依据】

术后胆囊残留的诊断常需要结合临床表现和影像学检查。若患者术后一段时间出现上腹部疼痛,伴有恶心、呕吐,或者胆囊切除术后短时间内症状未明显缓解,或术后症状逐渐加重者,需考虑残留胆囊可能,可进一步行以下检查:

1. 超声检查 可显示小胆囊、残留胆囊管结石甚至继发性胆总管结石,但敏感性较低,易漏诊。

2. MRCP 对胆囊管残留过长及伴有胆囊管残留结石诊断敏感性较超声高,可以看到残留胆囊影或肝外胆道结石,使胆囊管残留过长,胆囊管残留结石及残留小胆囊的诊断准确率明显提高。

3. ERCP 对本病诊断有重要作用,它能够显示有无小胆囊形成、残留胆囊管长短、内有无残余结石、残余结石的大小及其与肝外胆管的解剖位置关系,可以显示胆囊残留有无解剖变异。此外,伴胆囊管残留时,可显示胆囊管残株有无扭曲、扩张、阻塞、囊性变及胆囊管残株结石,为进一步手术方案的选择提供参考,但该检查具有一定的侵袭性,术后可能导致急性胰腺炎、胆管炎可能。

【治疗】

由于早期胆囊残留病变的特殊性,一般明确诊断后,应视其有无肝外胆管结石、梗阻性黄疸、胆管炎或者胆囊窝炎性改变情况等，适时采用 ENBD、EST、强有力的抗感染、延期再行胆囊残留病变切除术等治疗手段，尽量避免早期手术。

1. 若患者临床症状明显，给予抗感染治疗，术后症状未明显缓解者，可考虑早期开腹再次手术。手术时应力争重新将胆囊三角解剖出来，认清肝总管、胆总管、胆囊管三者关系，再循胆囊管向下，找到胆囊管汇入肝总管的真实连结点，将残余胆囊管、胆囊彻底切除。

2. 若残留胆囊合并胆囊管结石时，可将胆囊管切开取出结石，再用胆道镜或胆道探子进行胆总管探查，或者术中胆道造影了解胆囊管与胆总管的解剖关系，进一步切除残余胆囊及胆囊管。

3. 若残留胆囊伴有胆总管结石时，可考虑术前 ERCP+EST 取出结石，难以取出者，可进一步行胆总管探查，T 形管引流术。如果术前已明确合并胆总管结石，术前可先作 EST 取石并放置鼻胆管引流，手术时可先扪到鼻胆管，再做病灶切除。

4. 再次手术的关键在于胆囊三角的解剖及辨清胆囊管与肝总管、胆总管之间的关系，解剖困难时，可先切开胆总管，于腔内找寻胆囊管开口，插入导尿管，在其引导下分离出胆囊管残端将其切除。必要时，可行术中胆道镜检查或者胆道造影，以进一步确定解剖关系，避免再次胆囊管残留过长、肝外胆管损伤与残留结石。

【预防】

1. 术中仔细辨认胆囊三角各胆道解剖结构，要熟悉常见胆囊及胆道变异。若胆囊切除术后见到胆囊管增宽，需要考虑残留胆囊管结石可能，仔细解剖残留胆囊及胆囊管。

2. 掌握 LC 手术时机，对于急性炎症期手术时，渗血较多，解剖辨认困难，病情危重者仓促手术，术后容易出现胆囊残留，术中不可盲目追求微创，必要时中转开腹手术。

3. 严格掌握腹腔镜胆囊大部切除术适

应证，不作为常规或规范性手术。胆囊从胆囊床剥离不完全时，可尽量刮除黏膜，或用电凝棒烧灼残留黏膜，创面较大时可用大网膜填塞。

（耿西林　耿智敏）

第十二节　胆囊管残端神经纤维瘤

【概述】

胆囊管残端神经纤维瘤是发生在胆囊切除术后胆囊管残余部分的一种较少见的良性肿瘤，也是肝外胆管神经纤维瘤最好发的位置。本质上，它并不是真正的肿瘤，而是胆管周围神经组织在胆囊切除创伤下的反应性增生，但是却可能损伤包裹在施万细胞里的神经纤维，并引起胆囊切除术后的临床症状。最早的报道来源于 1928 年的 Husseinoff 等人。一项研究发现，对接受过胆囊切除手术的人群进行尸检，胆囊管残端神经纤维瘤的发现率高达 10%。

【临床表现】

有胆囊切除及胆管内有创操作的病史，至神经纤维瘤引起临床症状可短至几月，也可间隔长达几十年，目前报道的最长时间是 45 年。

出现胆囊管残端神经纤维瘤的患者中只有很少一部分人最终会产生临床症状。主要表现为渐进性或间断右上腹痛，可放射至右肩和整个上腹部；严重者可出现阻塞性黄疸；全身乏力、食欲缺乏，体重减轻等。

【原因】

1. 胆囊管残端过长。

2. 胆管周围存在大量的神经供应，但它们所形成的神经纤维网较脆弱，故手术、胆总管探查及肝移植等创伤后反应性地引起神经轴突、施万细胞、神经束膜细胞在纤维胶原基质中紊乱增生，与肢体残端的神经反应相似。

【诊断依据】

通过临床表现及辅助检查可有所提示，

但较难确诊,最终诊断依靠腹腔镜和剖腹探查后组织病理学检查,可见大量增生的结节与排列紊乱的神经纤维被富含成纤维细胞的纤维结缔组织包绕(图 11-16)。

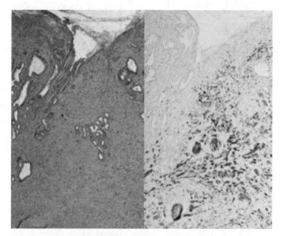

图 11-16　HE 染色(左),S-100 蛋白免疫组织化学染色(右)显示神经纤维杂乱增生

实验室检查:常规实验室检查可以完全正常,若出现阻塞性黄疸则总胆红素和结合胆红素均可明显升高,另外碱性磷酸酶及血清糖类抗原(CA199)也可以较大程度的升高,胆管狭窄处细胞学检查多不明确。

影像学检查:腹部超声、CT、MRI 往往可以看到胆管扩张,但可以没有结节肿块影像,若出现阳性表现,则超声可见中部胆总管较弱团状回声,CT 增强扫描出现显著增强的结节影,MRI 在 T2 加权像上可以看到边缘清晰的高信号结节影和一个低信号的包膜,在T1 加权像上是等信号结节与低信号的包膜,T1 加权门静脉增强期结节始终与主动脉等信号。经皮经肝胆管造影(PTC)可以看到胆管光滑缩窄。内镜下逆行胰胆管造影(ERCP)可见胰管轻微扩张及胆管狭窄(图 11-17)。尽管如此,影像学上胆囊管残端神经纤维瘤仍较难与胆道恶性肿瘤鉴别。

需与炎症后纤维化、残留结石、手术后瘢痕狭窄、胆管癌及囊腺癌鉴别,当胆管周围肿块与富血供病变同质时,还需与转移瘤、胰岛细胞瘤等相鉴别。

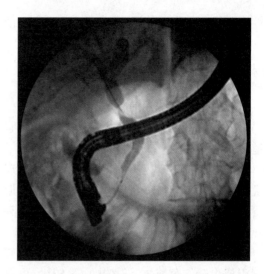

图 11-17　ERCP 示胆总管中段狭窄,近端胆管扩张

【治疗】

短期内可置入胆道支架缓解胆道梗阻症状,手术切除是根本办法,由于确切诊断须手术后才能获得,故目前提倡在患者可耐受的情况下采取较积极的手术方式:肝外胆管切除 + 门脉周围淋巴结清扫 +Roux-en-Y 肝管空肠吻合术,这样既利于确诊也助于胆道的彻底减压。也有作者采用瘤体局部切除。

【预防】

因本病的病因尚不明确,尚无确切的预防措施。一般认为,避免胆囊管残留过长,术中细致操作,减少刺激可能有助于预防胆囊管残端神经纤维瘤的发生。

(李文智　耿智敏)

第十三节　胆道镜术后并发症

【概述】

纤维胆道镜是诊断与治疗胆道术后残石、胆管狭窄及明确胆道疾病的重要方法,能清楚的显示胆道结构,结石的数量、部位、大小、胆道有无狭窄及狭窄部位程度等,有利于胆道取石和胆道扩张,减少胆道结石的术后残留率及降低术中胆道损伤并发症的可能性。其操作安全,但如操作不当,仍可能出现一系并发症,术后常见的并发症包括术后结石残留,窦道穿孔,胆道出血,胰腺炎等。

【临床表现】

胆道镜术后并发症临床表现取决于多种因素,包括术者操作技巧,患者全身状况及胆道本身病变等因素。

1. 若术后出现残留结石时,患者可出现上腹部疼痛、腹胀,若结石长期存在或 T 形管阻塞,引起胆道梗阻,可出现黄疸、寒战、高热、恶心、呕吐等胆管炎表现。

2. 术后胆道出血时,T 形管或胆道支架管引流出暗红色液体,一般出血量较少,可自行停止。出血量较多时可出现心慌,血压下降等失血性休克表现,且引流血性液体持续增加。

3. 术中若窦道穿孔,可能出现胆漏,表现为腹痛、腹胀、发热,呈胆汁性腹膜炎表现。

4. 若术后出现急性水肿型胰腺炎,表现为腹痛、恶心、呕吐、左上腹或全腹压痛阳性,血尿淀粉酶可明显升高。

【原因】

1. 术中术者若胆道镜操作粗暴,胆总管引流术后过早行胆道镜取石,或窦道壁过薄,窦道弯曲、过长时,或因巨大结石取出时导致窦道穿孔或胆道出血。

2. 结石引起长期胆道梗阻,胆汁引流不畅,灌注液使得胆道内压力增高,感染的胆汁可由扩张的毛细血管入血,引起胆管炎急性发作。

3. 手术时间较长,乳头肌持续受到刺激,术后胆总管下端 Oddi 括约肌持续痉挛或壶腹部水肿,可诱发急性水肿型胰腺炎。

4. 胆管结石过大,合并有窦道或胆管狭窄时,取石时网篮导丝钩挂住胆管或窦道黏膜,可导致取石网篮嵌顿。

5. 灌注液导致胆道压力升高,过多过快进入十二指肠,导致恶心、呕吐、腹胀等不适。

6. 术后 T 形管放置不当,堵塞胆管,引起发热等胆管炎表现。

【诊断依据】

关于纤维胆道镜术后并发症的诊断主要依据患者临床症状,影像学检查及再次手术术中探查情况明确。

若患者胆道镜术后 T 形管引流出暗红色引流液,可诊断为胆道出血。若术后出现腹痛、腹胀、恶心、呕吐、发热、黄疸、寒战等表现,则需考虑术后窦道穿孔、胰腺炎、胆管炎等可能。可进一步行以下检查:

1. B 超检查可了解肝外胆道有无扩张,有无结石残留,同时了解 T 形管周围有无积液等情况。若有积液较多,还需考虑窦道穿孔,致胆漏可能。若胰腺周围有渗出,则需考虑术后急性胰腺炎可能,可进一步查血尿淀粉酶水平。

2. CT 检查可了解胆道内有无结石存留及胆道扩张情况,同时也可以看到胰腺周围有无渗出及腹腔积液等改变。

3. 胆道镜进镜过程中窦道不呈洞穴样,而呈夹缝样改变,进镜过程可以看到漂浮的大网膜,提示窦道穿孔。

4. 沿原 T 形管窦道重新置管造影,未见胆道显影或造影剂外溢,提示窦道穿孔。

5. MRCP 及 ERCP 可了解胆道有无扩张,有无结石,有无穿孔,胆管壁有无炎症等情况。

6. 腹腔穿刺出胆汁,提示窦道穿孔、胆漏、胆汁性腹膜炎。

【治疗】

胆道镜术后出现并发症种类不同,表现各异,其治疗方式也不同。大多数经非手术治疗后,症状可明显缓解。

1. 一般胆道镜术后少量胆道出血,可逐渐自行停止。出血量较大时,需要静脉输液、输血、止血治疗,可以局部喷洒止血药物(去甲肾上腺素,凝血酶),必要时介入栓塞止血。保守治疗无效时,应果断再次手术止血。对于梗阻性黄疸患者,术前凝血功能较差,可适当补充维生素 K_1 等纠正凝血情况。

2. 术中一旦发现窦道穿孔,应立即停止

操作,沿原窦道重新置入导尿管,反复调整,直至胆汁流出,同时应用抗生素预防感染。如引流不畅,出现明显胆汁性腹膜炎,应再次手术治疗。

3. 取石网篮嵌顿时,可沿导丝重新置入胆道镜,仔细松解嵌顿处,旋转方向,均匀用力,使结石沿导丝长轴拉出。结石过大时,可先液电碎石后取出。

4. 术后出现急性胰腺炎或胆管炎时,可给予禁食、补液、抑酸、抑酶等处理,大多数患者症状会逐渐缓解。

5. 如系结石残留导致胆管炎发作可能,一旦诊断明确,则需再次胆道镜取石;若结石残留较多,难以取尽,则需再次开腹胆道探查,或者后期行胆肠吻合术。

【预防】

1. 胆道镜取石应在术后8周进行。对于术前有低蛋白血症、糖尿病、肝硬化,长期服用糖皮质激素患者可再延迟2个月行胆道镜取石,避免窦道穿孔。

2. 对于术前凝血功能较差者,可术前改善凝血情况。

3. 术前完善相关检查,T形管造影及MRCP等详细了解结石位置、大小、数目等情况及有无胆管狭窄。

4. 术中仔细,轻柔操作,避免动作粗暴引起胆道损伤,同时术后需严密观察引流液的性质及量,观察引流口敷料有无渗液、渗血等情况。

5. 术后可常规给予禁饮食,抑酸,抑酶,补液,对症支持治疗,反复胆管炎发作者,可术后给予抗生素治疗。

(耿智敏)

-------------- 参考文献 --------------

1. 石景森. 肝胆外科手术并发症预防与处理. 北京:人民军医出版社,2009.199-253.
2. 黄志强. 当代胆道外科学. 上海科学技术出版社,1998.498-530.
3. 黄勇坚,曾芝兰,黄三斌,等. 胆道手术中胆道出血的诊治. 肝胆外科杂志,2010,18(2):127-128.
4. 李宁,秦鸣放. 医源性胆道出血与假性动脉瘤. 中华肝胆外科杂志,2005,11(3):212-213.
5. 张延龄. 胆道出血症. 国外医学(外科学分册),2002,29(3):140-142.
6. 梁力建,罗时敏. 胆瘘. 中国实用外科杂志,2002,22(9):565-569.
7. 胡以则. 胆瘘治疗的现代概念. 临床外科杂志,2004,12(3):137-138.
8. 刘永雄. 胆瘘的处理. 临床外科杂志,2001,9(5):319-320.
9. 黄志强. 医源性胆管狭窄:胆道外科之痛. 中华消化外科杂志,2008,7(1):1-5.
10. 胆管损伤的诊断依据和治疗指南(2013版). 中华消化外科杂志,2013,12(2):81-95.
11. Strasberg SM. Biliary injury in laparoscopic surgery:part 1. Processes used in determination of standard of care in misidentification injuries. J Am Coll Surg,2005,201(4):598-603.
12. Strasberg SM. Biliary injury in laparoscopic surgery:part 2. Changing the culture of cholecystectomy. J Am Coll Surg,2005,201(4):604-611.
13. Fatima J,Barton JG,Grotz TE,et al. Is there a role for endoscopic therapy as a definitive treatment for post-laparoscopic bile duct injuries? J Am Coll Surg,2010,211(4):495-502.
14. Lillemoe KD,Melton GB,Cameron JL,et al. Postoperative bile duct strictures:management and outcome in the 1990 秒. Ann Surg,2000,232(3):430-441.
15. Bismuth H,Majno PE. Biliary strictures:classification based on the principles of surgical treatment. World J Surg,2001,25(10):1241-1244.
16. 耿智敏,主译. 腹腔镜外科手术图谱. 西安:世界图书出版公司,2012.145-154.
17. 许红兵. 腹腔镜胆囊切除术后胆囊管残留综合征. 中国微创外科杂志,2006,6(5):336-337.
18. 王炳生. 术后胆道残留结石的治疗和预防. 中国实用外科杂志,2003,23(1):27-28.
19. 梁力建,韩雨生. 肝胆管残余结石的诊断方法及治疗选择. 中国实用外科杂志,2000,20(9):520-521.
20. 蔡文武,李清龙,李秋国,等. 胆道探查术后腹壁T形管周围胆瘘的处理. 中国普通外科杂志,2012,21(8):1031-1032.
21. 赵登秋,周龙翔,邬叶锋,等. 胆道探查T形管引流术后严重并发症41例临床分析. 中华普外科手术学杂志(电子版),2010,4(3):307-311.

22. 陈益君,宗学先.胆总管探查术后发生胆漏的原因及防治.肝胆胰外科杂志,2003,15(1):55-56.

23. Gharaibeh KI,Heiss HA. Biliary leakage following T-tube removal. Int Surg,2000,85(1):57-63.

24. 丁思勤,耿智敏.胆肠内引流术防反流问题的探讨.肝胆外科杂志,2001,9(6):478-480.

25. 李承,孙备.胆管空肠 Roux-en-Y 吻合术后逆行性胆道感染的研究进展.国际外科学杂志,2006,33(2):90-94.

26. 刘颖斌,彭淑牖.胆肠吻合术后再次或多次手术的原因及处理.中国实用外科杂志,2006,26(3):165-167.

27. 梅铭惠,陈谦,杨景红,等.胆肠吻合术后反流性胆管炎的防治.肝胆外科杂志,2002,10(6):419-421.

28. 耿小平.重新认识胆肠内引流术.临床外科杂志,2010,18(2):73-74.

29. 刘荣,杨涛.胆道疾病胆肠吻合术后并发症.中国实用外科杂志,2006,26(3):228-229.

30. 梁力建,李绍强.关于胆肠吻合术的一些问题的思考.中国实用外科杂志,2004,24(1):41-42.

31. Chuang JH,Lee SY,Chen WJ,et al. Changes in bacterial concentration in the liver correlate with that in the hepaticojejunostomy after bile duct reconstruction:implication in the pathogenesis of postoperative cholangitis. World J Surg,2001,25(12):1512-1518.

32. 施维锦.重视医源性胆胰肠结合部损伤的预防和治疗.中华消化外科杂志,2009,8(3):168-170.

33. 姜洪池,潘华洋.医源性胆胰肠结合部损伤.中华消化外科杂志,2013,12(1):10-12.

34. 丁义涛,陈刚.胆道手术中损伤十二指肠的原因与对策.肝胆外科杂志,2004,12(3):164-166.

35. 杨永生,张学文.胆道探查致胆总管末端损伤诊治进展.中国实用外科杂志,2013,33(5):409-411.

36. 任建安,黎介寿.术中十二指肠损伤及并发十二指肠瘘的诊治.中国实用外科杂志,2005,25(9):522-524.

37. 熊先泽,程南生.肝切除术后肝功能不全的防治.中国普外基础与临床杂志,2004,11(5):466-469.

38. 丁义涛,江春平.肝切除术后肝功能衰竭:病理生理、危险因素与临床治疗.中华肝胆外科杂志,2011,17(4):279-281.

39. 王炳煌.术后肝功能衰竭的防治.肝胆外科杂志,1998,6(1):5-6.

40. 肝功能衰竭诊疗指南.中华传染病杂志,2006,24(6):422-425.

41. Maguchi H,Takahashi K,Katanuma A,et al. Preoperative biliary drainage for hilar cholangiocarcinoma. J Hepatobiliary Pancreat Surg,2007,14(5):441-446.

42. Laurent A,Tayar C,Cherqui D. Cholangiocarcinoma:preoperative biliary drainage(Con). HPB(Oxford),2008,10(2):126-129.

43. 陈志良,任培土,鲁葆春,等.腹腔镜胆囊切除术后胆囊残留病变的诊治分析.中华肝胆外科杂志,2011,17(11):936-937.

44. 彭建平,何生.胆囊残留病变的诊断与治疗(附35 例报道).中国普外基础与临床杂志,2004,11(2):169-170.

45. 高学健,靳大勇.胆囊切除术后创伤性神经瘤致梗阻性黄疸 5 例分析.中国临床医学,2000,7(2):封 3.

46. 李东华,袁景伦,周俊晶,等.胆囊管残端创伤性神经瘤致阵发性腹痛 1 例.中国实用外科杂志,2006,26(1):30.

47. Paquette IM,Suriawinata AA,Ornvold K,et al. Neuroma of the bile duct:a late complication after cholecystectomy. J Gastrointest Surg,2009,13(8):1517-1519.

48. Ueno Y,Ikeda K,Maehara M,et al. Traumatic neuroma of the bile duct. Abdom Imaging,2008,33(5):560-562.

第十二章

门脉高压症手术并发症

门脉高压症是不同原因所致肝硬化以及一些非肝硬化病因造成的门静脉系统回流受阻、内脏血流量增加、内脏血管床扩张，血液瘀滞是门静脉压力超过正常范围（1.27~2.35kPa），一般可达 2.94~4.90kPa，而表现出来的一组综合征。最主要的并发症是食管静脉曲张破裂出血，常因此导致患者死亡，这也是目前外科治疗门脉高压症重点要解决的问题。目前，外科手术方式主要有三大类，即：分流术、断流术和断流加分流联合手术。

第一节 出 血

一、腹腔出血

由于手术方式的不同，出血的表现也各异。

1. 分流手术出血 门腔侧 - 侧分流术中容易造成血管损伤的部位主要有门静脉、下腔静脉和脾周围。其中，门静脉和下腔静脉损伤的原因主要是门静脉和下腔静脉周围炎症粘连及解剖变异，致使手术条件差而又勉强行分流术。术中吻合口张力较大，致使上述血管壁损伤，而发生术中出血。门静脉高压症患者脾动静脉周围血管高度充盈扩张，若术中处理不当，可发生严重的出血，甚至危及患者生命。由于上述危险因素的存在，现主张对于门腔静脉条件不好的患者，不要勉

强行门腔侧 - 侧分流术。另外，在行脾切除术时，一定要很好的把握好脾蒂和脾周围高度充盈的血管，而且切忌粗暴手术操作，造成脾周围血管破裂出血。一旦发生出血，在充分暴露和清理手术野的情况下，仔细彻底处理损伤部位。处理方法以钳夹后双重结扎或缝扎为好。

2. 断流手术出血 门静脉高压症时，门静脉系统普遍淤血，血管明显扩张，尤其以胃脾区血管的扩张为著。因此，手术操作时，尤其是其切除术时，十分容易损伤到这些血管。一旦损伤，会出血汹涌，严重者可直接威胁患者的生命。首先应采用压迫止血，廓清手术野，钳夹或者缝扎出血点，切勿过多夹持组织。否则，不仅不能有效止血，反而可能会扩大损伤或出现更严重损伤。

3. 脾床出血 此为术后腹腔内出血的原因之一。发生率约为 5.8%。门脉高压患者脾床有大量曲张的侧支血管。若术中处理不当，术后可出现脾床大量出血，可导致休克，甚至死亡。因此，术后应密切监护患者的生命体征，一旦发现有活动性出血，应积极给予止血、补液等相关处理，保守治疗无效者，应及时手术探查止血。

二、胃底食管静脉曲张再出血

1. 分流手术 主要原因有：手术后近期降压效果差（如吻合口血栓形成）、物理性（如

粗糙食物的划伤)、化学性(如反流胃液的腐蚀)以及门脉压力的骤然升高(如剧烈咳嗽)等。上述因素可导致食管曲张静脉的静脉壁损伤或静脉内压力升高而发生再出血。再出血率可达 10% 左右。值得注意的是每次出血都会给患者的体质造成严重打击,并且影响预后。因此,应告知患者如何预防上述诱因的腹水发展。再出血一旦发生,应视出血量的多少及时给予补液、输血以及升压治疗稳定循环。待一般情况稳定后,再考虑行内镜下曲张静脉硬化剂注射治疗(EVS)或者延期手术治疗。

2. 断流手术 由于断流手术不易彻底阻断食管下段静脉,以及术后新生侧支循环的建立使食管胃底静脉再次曲张,术后再出血率可高达 50% 以上。若能彻底离断食管胃底周围血管,则复发率可明显降低。因此,预防再出血的关键是手术中的处理:①尽可能彻底离断门静脉与奇静脉之间的交通支;②设法阻止术后新生血管向吻合口的长入。

一旦发生再出血,可行三腔二囊管压迫止血。出血量大,药物治疗无效者,可考虑实施门体分流术。对于不能耐受手术者,可考虑行 TIPS 治疗。治疗期间,应特别注意保护肝脏、肾脏以及其他脏器的功能。

(张炳远 冯玉杰)

第二节 肝功能衰竭

肝衰竭是多种因素引起的严重肝脏损害,导致其合成、解毒、排泄和生物转化等功能发生严重障碍或失代偿,出现以凝血机制障碍和黄疸、肝性脑病、腹水等为主要表现的一组临床综合征。肝衰竭发生于许多严重的肝脏疾病过程中,证候险恶,预后多不良。

【临床表现】

1. 肝性脑病 又称肝性脑病,为最具有特征性的表现。初期有行为和性格改变,不能正确回答询问,辨向力和计算能力下降,逐渐发展为兴奋或嗜睡,出现扑翼样震颤,脑电图异常,终至昏迷。

2. 黄疸 开始见尿色加深,很快出现皮肤、黏膜及巩膜的黄染,并迅速加深。因肝细胞大块坏死,肝脏可迅速缩小,在叩诊时肝浊音界缩小,B 型超声检查可进一步证实。患者呼出气中有一种霉烂的臭味,即肝臭,其浓淡与肝细胞坏死的程度一致。

3. 出血 由于肝脏制造凝血因子功能障碍,内毒素血症激活凝血系统等因素,可出现皮肤出血点、瘀斑、呕血、便血、衄血等。

4. 脑水肿、肺水肿 可能与不适当地大量补液、缺氧等有关,易造成脑疝、呼吸衰竭。

5. 腹水 门静脉高压、血浆白蛋白降低等因素可使 30% 的患者出现少至中量的腹水。另外,还可出现继发感染、肝肾综合征、休克等严重并发症。根据临床表现的严重程度,亚急性肝衰竭和慢加急性(亚急性)肝衰竭可为早期、中期和晚期。

(1) 早期:①极度乏力,并有明显厌食、呕吐和腹胀等严重消化道症状;②黄疸进行性加深(血清总胆红素≥171μmol/L 或每日上升≥17.1μmol/L);③有出血倾向,30%< 凝血酶原活动度(pro-thrombin activity,PTA)≤40%;④未出现肝性脑病或明显腹水。

(2) 中期:在肝衰竭早期表现基础上,病情进一步发展,出现以下两条之一者。①出现Ⅱ度以下肝性脑病和(或)明显腹水;②出血倾向明显(出血点或瘀斑),且 20%<PTA≤30%。

(3) 晚期:在肝衰竭中期表现基础上,病情进一步加重,出现以下三条之一者:①有难治性并发症,例如肝肾综合征、上消化道大出血、严重感染和难以纠正的电解质紊乱等;②出现Ⅲ度以上肝性脑病;③有严重出血倾向(注射部位瘀斑等),PTA≤20%。

【治疗】
(一) 内科综合治疗
目前肝衰竭的内科治疗尚缺乏特效药物和手段。原则上强调早期诊断、早期治疗,针对不同病因采取相应的综合治疗措施,并积极防治各种并发症。

1. 一般支持治疗

(1) 卧床休息,减少体力消耗,减轻肝脏负担(Ⅲ)。

(2) 加强病情监护(Ⅲ)。

(3) 高碳水化合物、低脂、适量蛋白质饮食;进食不足者,每日静脉补给足够的液体和维生素,保证每日 6272kJ(1500kcal) 以上总热量(Ⅲ)。

(4) 积极纠正低蛋白血症,补充白蛋白或新鲜血浆,并酌情补充凝血因子(Ⅲ)。

(5) 注意纠正水电解质及酸碱平衡紊乱,特别要注意纠正低钠、低氯、低钾血症和碱中毒(Ⅲ)。

(6) 注意消毒隔离,加强口腔护理,预防医院内感染发生(Ⅲ)。

2. 针对病因和发病机制的治疗

(1) 针对病因治疗或特异性治疗:①对 HBV DNA 阳性的肝衰竭患者,在知情同意的基础上可尽早酌情使用核苷类似物如拉米夫定、阿德福韦酯、恩替卡韦等(Ⅲ),但应注意后续治疗中病毒变异和停药后病情加重的可能;②对于药物性肝衰竭,应首先停用可能导致肝损害的药物;对乙酰氨基酚中毒所致者,给予 N-乙酰半胱氨酸(NAC)治疗,最好在肝衰竭出现前即用口服药用炭加 NAC 静脉滴注(Ⅰ);③毒蕈中毒根据欧美的临床经验可应用水飞蓟素或青霉素(Ⅲ)。

(2) 免疫调节治疗:目前对于肾上腺皮质激素在肝衰竭治疗中的应用尚存在不同意见。非病毒感染性肝衰竭,如自身免疫性肝病及急性乙醇中毒(严重酒精性肝炎)等是其适应证。其他原因所致的肝衰竭早期,若病情发展迅速且无严重感染、出血等并发症者,可酌情使用(Ⅲ)。为调节肝衰竭患者机体的免疫功能、减少感染等并发症,可酌情使用胸腺素 α_1 等免疫调节剂(Ⅲ)。

(3) 促肝细胞生长治疗:为减少肝细胞坏死,促进肝细胞再生,可酌情使用促肝细胞生长素和前列腺素 E_1 脂质体等药物(Ⅲ),但疗效尚需进一步确认。

(4) 其他治疗:可应用肠道微生态调节剂、乳果糖或拉克替醇,以减少肠道细菌易位或内毒素血症;酌情选用改善微循环药物及抗氧化剂,如 NAC 和还原型谷胱甘肽等治疗(Ⅱ-2)。

3. 防治并发症

(1) 肝性脑病:①去除诱因,如严重感染、出血及电解质紊乱等(Ⅲ);②限制蛋白质饮食(Ⅲ);③应用乳果糖或拉克替醇,口服或高位灌肠,可酸化肠道,促进氨的排出,减少肠源性毒素吸收(Ⅲ);④视患者的电解质和酸碱平衡情况酌情选择精氨酸、鸟氨酸-门冬氨酸等降氨药物(Ⅲ);⑤酌情使用支链氨基酸或支链氨基酸、精氨酸混合制剂以纠正氨基酸失衡(Ⅲ);⑥人工肝支持治疗。

(2) 脑水肿:①有颅内压增高者,给予高渗性脱水剂,如 20% 甘露醇或甘油果糖,但肝肾综合征患者慎用(Ⅰ);②襻利尿剂,一般选用呋塞米,可与渗透性脱水剂交替使用(Ⅲ);③人工肝支持治疗。

(3) 肝肾综合征:①大剂量襻利尿剂冲击,可用呋塞米持续泵入(Ⅲ);②限制液体入量,24 小时总入量不超过尿量加 500~700ml(Ⅲ);③肾灌注压不足者可应用白蛋白扩容或加用特利加压素(terlipres-sin)等药物,但急性肝衰竭患者慎用特利加压素,以免因脑血流量增加而加重脑水肿(Ⅲ);④人工肝支持治疗。

(4) 感染:①肝衰竭患者容易合并感染,常见原因是机体免疫功能低下、肠道微生态失衡、肠黏膜屏障作用降低及侵袭性操作较多等;②肝衰竭患者常见感染包括自发性腹膜炎、肺部感染和败血症等;③感染的常见病原体为大肠埃希菌等革兰阴性杆菌、葡萄球菌、肺炎球菌、厌氧菌、肠球菌等细菌以及假丝酵母菌等真菌;④一旦出现感染,应首先根据经验用药,选用强效抗生素或联合应用抗生素,同时可加服微生态调节剂。尽可能在应用抗生素前进行病原体分离及药敏试验,并根据药敏试验结果调整用药(Ⅱ-2)。同时注意防治二重感染。

（5）出血：①对门静脉高压性出血患者，为降低门静脉压力，首选生长抑素类似物，也可使用垂体后叶素（或联合应用硝酸酯类药物）；可用三腔管压迫止血；或行内镜下硬化剂注射或套扎治疗止血。内科保守治疗无效时，可急诊手术治疗。②对弥散性血管内凝血患者，可给予新鲜血浆、凝血酶原复合物和纤维蛋白原等补充凝血因子，血小板显著减少者可输注血小板，可酌情给予小剂量低分子肝素或普通肝素，对有纤溶亢进证据者可应用氨甲环酸或氨甲苯酸等抗纤溶药物。

（二）人工肝支持治疗

1. 适应证

（1）各种原因引起的肝衰竭早、中期，PTA 在 20%~40% 之间和血小板 >$50×10^9$/L 为宜；晚期肝衰竭患者也可进行治疗，但并发症多见，应慎重；未达到肝衰竭诊断标准，但有肝衰竭倾向者，也可考虑早期干预。

（2）晚期肝衰竭肝移植术前等待供体、肝移植术后排斥反应、移植肝无功能期。

2. 相对禁忌证

（1）严重活动性出血或弥散性血管内凝血者。

（2）对治疗过程中所用血制品或药品如血浆、肝素和鱼精蛋白等高度过敏者。

（3）循环功能衰竭者。

（4）心脑梗死非稳定期者。

（5）妊娠晚期。

（三）肝移植

肝移植是治疗晚期肝衰竭最有效的治疗手段（Ⅱ-3）。

1. 适应证

（1）各种原因所致的中晚期肝衰竭，经积极内科和人工肝治疗疗效欠佳。

（2）各种类型的终末期肝硬化。

2. 禁忌证

（1）绝对禁忌证：①难以控制的全身性感染；②肝外有难以根治的恶性肿瘤；③难以戒除的酗酒或吸毒；④合并严重的心、脑、肺等重要脏器器质性病变；⑤难以控制的精神疾病。

（2）相对禁忌证：①年龄大于 65 岁；②肝脏恶性肿瘤伴门静脉主干癌栓或转移；③合并糖尿病、心肌病等预后不佳的疾病；④胆道感染所致的败血症等严重感染；⑤获得性人类免疫缺陷病毒感染；⑥明显门静脉血栓形成等解剖结构异常。

（张炳远　冯玉杰）

第三节　肝 性 脑 病

本病主要是以意识障碍为主的中枢神经功能紊乱。最根本的病因是急性、慢性肝功障碍和（或）门 - 体分流，使从肠道来的毒性物质不能被肝脏解毒或清除，或通过侧支循环过肝脏直接进入体循环，透过血 - 脑屏障到达脑组织中而引起大脑功能紊乱。

【临床表现】

前驱期（Ⅰ期）以轻度情绪性格改变为主；昏迷前期（Ⅱ期）以意识错乱及行为失常为主，此期可出现扑翼样震颤，肌张力增高，病理反射阳性；昏睡期（Ⅲ期）以昏睡和严重神志错乱为主；昏迷期（Ⅳ期）由浅昏迷进入深昏迷意识丧失，反射消失，可闻及肝臭。

【原因】

1. 氨等含氮物质及其他毒物增加的诱因　如进食过量的蛋白质、输血、消化道大出血致肠道内大量积血；厌食、腹泻或限制液量、应用大量利尿剂或大量放腹水可致血容量不足而发生肾前性氮质血症；口服铵盐、尿素、蛋氨酸等使含氮物吸收增加；便秘使氨及肠道的其他毒性物质与肠黏膜的接触时间延长，吸收增加；感染（如自发性腹膜炎等）可增加组织分解代谢产氨增多；低血糖可使脑内脱氨作用降低；各种原因所造成低血压、低氧血症，某些抗结核药物、感染和缺氧等加重肝功能损害等，可致机体对肠道来的氨及其他毒性物质代谢能力降低，血中浓度升高。

2. **低钾碱中毒**　常由于大量利尿或放

腹水引起。碱中毒时,体液中 H^+ 减低,NH_4^+ 容易变成 NH_3,增加了氨通过血 - 脑屏障的弥散能力,导致氨中毒。

3. 加重门体分流及肝损伤的因素　如自发性门体分流、手术进行分流或进行经颈静脉肝内门体分流术(transjugular intrahepatic portal-systemic shunt,TIPS)后等,使从肠道来的氨及其他毒性物质绕过肝脏直接进入体循环中,而致血浓度升高。

4. 镇静剂　镇静、催眠药可直接与脑内 GABA- 苯二氮䓬受体结合,对大脑产生抑制作用。

【诊断依据】

肝性脑病的诊断是排他性诊断,有下列情况提示肝性脑病的可能。

1. 有引起肝性脑病的基础疾病如严重肝病和(或)广泛门体分流的病史如肝硬化、肝癌、门体静脉分流术后等。

2. 有上消化道出血、放腹水、大量利尿、高蛋白饮食、安眠药、感染等诱发肝性脑病发生的因素。曾发生过肝性脑病对诊断有重要的帮助。

3. 有神经精神症状及体征,如情绪、性格改变、意识错乱及行为失常、定向障碍、嗜睡和兴奋交替,肌张力增高,扑翼样震颤、踝阵挛及病理反射阳性等,严重者可为昏睡、严重神志错乱,甚至昏迷。

4. 实验室检查　血氨升高,血浆氨基酸失衡,支链氨基酸减少,芳香氨基酸增高,二者比值 ≤ 1(正常 >3),肝功能检测,常有慢性肝功能损害的表现。

5. 脑电图检查　两侧前额及顶部出现对称的特征性 θ 波或极慢的 δ 波。

【治疗】

1. 基础治疗

(1) 饮食:开始禁食蛋白质,此后低蛋白(富植物蛋白)饮食、高热量。

(2) 灌肠或口服导泻剂:清除肠内积食与积血,减少氨及内毒素吸收。

(3) 抑制肠道细菌,口服抗生素:甲硝唑、新霉素。

(4) 改变肠道环境,减少氨的产生吸收。乳果糖 30~100ml/d,分 3 次口服或鼻饲。

2. 加速毒性物质清除的治疗

(1) 应用降氨药物,可用谷氨酸盐或精氨酸。

(2) 静滴支链氨基酸,改善氨酸盐支/芳比。

(3) 氟马西尼及荷包牡丹碱以拮抗 GABA/BZ 受体。

3. 保护肝功能,促进肝细胞再生　能量合剂、极化液、新鲜血制品、白蛋白,促肝细胞生长因子等可酌情使用。

4. 去除诱因　如止血、补钾、通便、腹膜炎的治疗。

5. 对症支持治疗

(1) 脱水治疗脑水肿,如 20% 甘露醇静滴,每 6 小时 1 次。冰帽保护脑细胞。

(2) 纠正酸碱平衡及电解质紊乱。

(3) 呼吸道感染的预防。

(4) 改善肝及脑的供氧状态。

(5) 防止出血、休克。

(6) 一般应忌用安定类药,但在患者躁狂不能接受治疗时,可谨慎小量使用。

6. 肝移植　对于肝硬化、慢性肝功能衰竭基础上反复发作的肝性脑病,肝移植可能是唯一有效的治疗方法。

【预防】

1. 进行健康教育,让患者熟悉易导致肝性脑病的诱发因素,尽可能避免各种诱因的发生。

2. 合理安排饮食,对于有肝硬化、曾发生过肝性脑病的患者避免高蛋白饮食,避免使用大剂量利尿剂。

3. 指导患者家属注意观察患者性格及行为是否异常,以便早发现早治疗。

4. 有报道,堵塞或减少门 - 体分流提示可有效地降低血氨、预防和治疗肝性脑病,但有发生门脉高压及上消化道出血及其他各种门脉高压并发症的风险。

(张炳远　冯玉杰)

第四节　门静脉血栓形成

门静脉血栓（portal vein thrombosis，PVT）是指发生于门静脉主干、肠系膜上静脉、肠系膜下静脉或脾静脉的血栓，是肝硬化门静脉高压症行脾切除、断流术术后常见的一种较严重的并发症，可影响肝血流供应，加重肝细胞损害，造成术后再出血，甚至肝衰竭。

【临床表现】

其临床表现各异，通常有腹痛、发热、肠缺血坏死等症状，无明显的特异性，其体征也不典型，常被术后脾热、膈下感染、胰瘘等并发症的表现所掩盖。

1. 急性期　发病突然，肝硬化者在原有肝内阻塞的门静脉高压基础上，增加了肝前阻塞性因素，向肝门静脉血流量更少而加重肝功能损害和门静脉高压，导致难以控制的复发性上消化道出血和腹水，如不能及时得到正确的诊断和治疗，病情继续进展少数患者可出现肠坏死，继而发生腹膜炎、腹膜刺激征和肠鸣音消失等，腹腔穿刺可见血性腹水，此时病情较为凶险，病死率高达 50%。如急性血栓形成仅累及肠系膜上静脉，可有腹痛、腹胀、呕吐、血便等，腹痛常较剧烈，但腹部体征并不明显，出现腹痛症状与体征不符的情况。

2. 亚急性期　当内脏静脉侧支循环逐渐形成或血栓未完全阻塞静脉管腔时，可因胃肠道淤血和肝脏门静脉血流灌注不足，出现不易缓解的腹胀、腹泻、恶心、呕吐、上腹部隐痛、顽固性腹水等，不规则性或持续性原因不明的发热症状可持续数天或数周、而不发生肠坏死，进展为亚急性期。

3. 慢性期　当大量内脏静脉侧支循环建立，一部分患者形成门静脉海绵样改变，即进入慢性期。此过程一般需要 1~2 年时间，此期的症状多与门静脉高压症有关，食管胃底静脉曲张破裂出血、脾肿大、肝功能衰竭、腹水增加且消退较慢等成为主要的临床表现。

无论亚急性期还是慢性期，都可以在某一诱发因素的作用下再次进入门静脉血栓形成的急性期而危及生命。

【原因】

1. 脾切后血栓形成因素　包括：①红细胞凝集增加，全血黏滞度、血浆黏滞度增加，血小板升高及其凝聚性增加，手术创伤应激、失血、补液不足及术后止血药物的不当应用等因素所致血液呈高凝状态；②血管内膜损伤胶原纤维暴露，激活凝血系统，也是促进血栓形成的因素；③脾静脉残端盲袋形成，导致血流动力学改变易在脾静脉首先形成血栓；④脾切后虽然门静脉系统血流量可减少 20%~40%，门静脉压力下降，但在断流术后门静脉系统血流更为缓慢，易于形成门静脉血栓，也有研究报道血小板功能异常似远比血小板数量增多重要。

2. 腹部感染、炎症、恶性肿瘤因素也是导致 PVT 的局部危险因素。消化道大部分血液经门静脉流经肝脏，所以胃肠道和胆、胰腺等的炎症容易累及门静脉，导致门静脉炎，从而继发血栓形成。腹部恶性肿瘤对门静脉及其属支的压迫导致门静脉血流缓慢、肿瘤栓子的直接蔓延和其固有的高凝状态亦会导致 PVT。

【诊断依据】

1. 当发生难治性腹水与其原发病及肝功能状况不符或不能用自发性腹膜炎解释、原因不明的血性腹水、原因不明的麻痹性肠梗阻、严重感染后原因不明的外周血血小板计数明显下降、术中出血较多曾大量应用止血药物或高血小板者即应警惕该病发生。

2. 实验室检查　血清 D- 二聚体的升高对于判断血栓形成的过程有其重要的意义。PVT 形成后可有非特异性的白细胞增多，而脾切除术后 24 小时大多有血小板回升，一般术后 1~3 周达到最高值，1 个月后开始下降，特别是一些血液病切脾后上升明显，当血小板上升到 $500 \times 10^9/L$ 以上时，血栓形成的可能性明显增加，但并无特异性，故应严密动态监测患者凝血状态和血小板总数。

3. 彩色多普勒超声　被认为是有效、最经济、无创性的 PVT 首选检查方式，但彩色多普勒对于附壁的一些小血栓诊断困难，也很难区分管腔重度狭窄与完全闭塞。

4. CT/ 强化 CT 检查　CT 可以同时观察门静脉和肝脏的病变，小的血栓在 CT 上表现为充盈缺损，当门静脉完全阻塞时在增强 CT 上表现为"双轨征"。CT 的缺陷在于不能显示门静脉血栓的纵轴，也不能很好地显示肝内门静脉。经颈静脉门静脉造影为有创检查，但可以精确地显示门静脉血栓的延伸、具体部位和门静脉的狭窄程度。

【治疗】

门静脉血栓形成的治疗方法主要包括非手术治疗、介入治疗、手术治疗。

1. 非手术治疗　目前已形成共识，门静脉血栓形成应早期诊断，一旦诊断确立，早期抗凝、溶栓治疗对预后意义较大。药物治疗包括低分子右旋糖酐、低分子肝素、尿激酶、华法林等。脾切除联合贲门周围血管离断术后门静脉血栓形成大多是急性的，抗凝治疗后急性门静脉血栓再通率可超过 80%。早期溶栓疗法也被证明可有效地溶栓。临床上非手术方法占主导地位，抗凝初期应用低分子肝素 1~2 天，后改为华法林口服；溶栓治疗可用尿激酶 30 万 U，1~2 次 / 天，用药过程中监测出凝血指标，调整用药剂量，使 PT 在正常上限 1.5~2.5 倍，国际标准化比值（INR）维持在 2~3。如血小板计数 >350×10^9/L，或纤维蛋白原（Fbg）>4.0g/L，给予祛聚、降纤及改善循环的辅助治疗。

2. 介入方法　由于早期 PVT 不伴有明显临床症状，因此难以被发现，而且当临床上出现血栓引起的相应症状时，往往血栓已经机化，溶栓和取栓均十分困难。因此，探索能为临床接受的微创手术十分必要。

（1）经股动脉 - 肠系膜上动脉留置导管溶栓：此方法相对简单、创伤小，但是发现门静脉血栓时，门静脉属支往往狭窄甚至闭塞，溶栓药物往往通过异路到达血栓部位或者根本不能到达血栓部位，所以此方法适用于门静脉系统血栓较轻，无血管闭塞的轻症患者。

（2）经颈静脉门静脉溶栓治疗（TIPS）：此方法肝内穿刺通道位于门静脉和肝静脉之间，溶栓风险较小，而且穿刺往往能直接到达血栓部位，可以用球囊导管、导管或导管鞘物理作用捣碎血栓。但是，TIPS 途径手术操作难度较大。复旦大学翟旭东等认为，TIPS 途径适合于门静脉系统血栓主要位于门静脉主干及其属支、肝左右门径支尚有血流灌注的患者。有腹膜炎、肠穿孔、肠梗阻及肠坏死为本术式的禁忌证。国内已有单位开展此种方法行门静脉溶栓治疗。国内李常青等利用覆膜支架联合 TIPS 治疗，取得较好的疗效。

（3）经皮肝穿刺门静脉血栓介入治疗：在 B 超引导下，经皮肝内门静脉穿刺相对简单，成功率高，且可以减少穿刺造成的穿刺道出血。穿刺成功后，术中在 15 分钟内缓慢注入尿激酶 25 万 U，回病房后继续给予导管泵入尿激酶 3 万~5 万 U/d。翟旭东等在 2007 年提出经皮肝穿刺门静脉终止溶栓的情况。造影显示门静脉内血栓溶解，门静脉血流状况明显改善；APTT 明显延长，大于 15 秒，INR>2，出现明显腹痛、腹胀、呕血、便血、穿刺点明显渗血、皮下瘀斑增大，甚至出现血红蛋白进行性减少、心率增快、血压下降等活动性出血征象；持续溶栓时间超过 72 小时，或尿激酶用量超过 500 万 U。

3. 手术方法　手术治疗 PVT 的方法有门静脉血栓切除术（目的在于去除门静脉血栓）、门静脉扩张支架植入术（目的在于解除门静脉梗阻）、肝移植术（当伴有严重的肝功能损害且条件允许时，可行肝移植术）。需要特别提及的是，其他治疗过程中，出现持续腹痛、腹胀等腹膜炎体征时，应及早行剖腹探查以防止肠坏死的情况。手术时应将坏死肠管及其系膜一并切除。术后继续给予抗凝治疗，预防血栓再次生成。

【预防】

1. 脾切除加贲门周围血管离断术 对于门脉高压症引起的食管胃底静脉曲张破裂出血的疗效确切。文献报道，门静脉高压症患者 PVT 的自然发生率为 0.6%~2.1%，而采用上述手术方式后，PVT 的发生率为 16.7%~37.5%。手术对门静脉血栓形成的影响不容质疑，但可以通过改变传统手术方式来降低 PVT 的发生率。解剖性脾切除较传统手术方式可以减少门脉高压患者的 PVT 发生率。

2. 虽然脾切除术后短期内血小板数量迅速增多对 PVT 的形成没有特异性意义，但术后血小板增加是不可避免的，所以术后动态检测血小板的变化十分重要。术后每 2~3 天检查血常规，若血小板计数超过 $350×10^9/L$，活化部分凝血活酶时间（APTT）超过正常的 2 倍，应给予抗凝、祛聚治疗，术后早期抗凝治疗是安全的。也有报道指出，术后早期应用抗凝可预防术后血栓形成，但术后是否应常规预防性应用抗凝治疗目前尚无明确意见。然而，也有报道称，根据术后血小板的数量来决定是否应用抗凝药物是不科学的。

3. 术前术后应常规行门静脉彩色多普勒超声检查，术后门静脉及脾静脉宽度增宽及血流速度改变越大，血栓发生率相对越高。术后血流量减少多者，容易发生门静脉血栓，但并不是每个血流量减少者都会发生门静脉血栓。因此，门静脉血流量可以作为门脉高压术后门静脉血栓形成的一个早期检测指标，用于预防 PVT 的发生。有条件者可行 CT、MRA 门静脉成像检查确诊，Winslow 等强烈推荐增强 CT 扫描以确诊。

4. 术后尽量少用或不用止血药物，对高危人群常规给予低分子右旋糖酐，以减少血小板聚集。Vecchio 等建议所有行脾切除的患者术后都应预防性应用低分子肝素。

5. 范铁艳等发现，血小板（OR=5.87，95% 可信区间 1.263-27.01）和胆固醇（OR=5.44，95% 可信区间 1.072-27.581）水平异常是肝硬化门静脉高压脾切除术后门静脉血栓形成的

独立危险因素，临床上应对这类患者给予积极的纠治。

6. D- 二聚体及血浆内皮素可以作为监测是否发生门静脉血栓指标之一。

7. 牛秀峰等在手术时利用输液导管向脾静脉一属支近侧方向插入 3cm，在导管尖端进入脾静脉主干后，给予结扎并固定妥当；术后给予肝素溶液 200U/h，，连用 7 天，术后 14 天无血栓者给予拔管；在随访 60 例患者 3 个月后，发现置管组 PVT 发生率明显低于对照组（$P<0.05$），且发现术后早期给予肝素抗凝治疗对体循环系统 PT、APTT 无明显影响。

8. Kinjo 等在研究中发现，白细胞计数降低可以作为肝硬化门脉高压症行脾切除术后门静脉血栓形成的一个单独危险因素。但其具体发生机制，还需进一步研究。

（张炳远　冯玉杰）

第五节　腹　腔　积　液

肝硬化门脉高压症术后并发腹水在临床上比较常见，而且处理棘手，特别是术后大量腹水的出现将严重影响患者的预后，使死亡率上升。

【临床表现】

积聚于腹腔内的游离液体。正常人的腹腔内可以有少量液体（小于 200ml），对内脏起润滑作用。患者有少量腹水（300~500ml）时，可无明显不适而不易被觉察；有中等量腹水（500~3000ml）时，自觉腹胀，呈膨隆的腹部外形，体检时可有移动性浊音；有大量腹水（3000ml）以上时，可表现为呼吸困难及下肢水肿。不同疾病引起的腹水常表现出不同的伴随症状，如发热、黄疸、贫血、肝脾肿大、心力衰竭等症状和体征。

【诊断依据】

1. 进行性腹胀，厌食等非特异性症状，及腹部膨隆，移动性浊音等腹部特征；

2. B 超及腹部 CT 检查　腹水评定标准：通过超声检测证实有腹水，腹水发生情况分

为:①无或少量腹水:无或仅在盆腔出现无回声区(<500ml);②中量腹水:肝肾间隙出现无回声区(500~3000ml);③大量腹水:肝前出现无回声区(>3000ml)。

3. 腹腔穿刺　可明确属于哪一种腹水。

【原因】

内科原因:

1. 血浆胶体渗透压降低　血浆胶体渗透压主要依靠白蛋白来维持,血浆白蛋白低于25g/L,液体容易从毛细血管漏入组织间隙及腹腔,若水分漏入腹腔则形成腹水。

2. 钠水潴留　常见于心肾功能不全及中晚期肝硬化伴继发性醛固酮增多症。

3. 内分泌障碍　肝硬化或肝功能不全时,肝降解功能减退。一方面抗利尿激素与醛固酮等灭活功能降低致钠、水潴留;另一方面血液循环中一些扩血管性血管活性物质浓度增高,这些物质引起外周及内脏小动脉阻力减低,心排出量增加,内脏处于高动力循环状态。由于内脏血管床扩张,内脏淤血,造成有效循环血容量相对不足及低血压,机体代偿性释放出血管紧张素Ⅱ及去甲肾上腺素,以维持血压。这样因反射性地兴奋交感神经系统释放出一些缩血管物质,使肾血流量减低肾小球滤过率下降,加之抗利尿激素释放,引起肾小管钠、水回吸收增加,导致钠水潴留并形成腹水。

4. 液体静水压增高　因肝硬化及门静脉外来压迫或其自身血栓形成导致门静脉及其毛细血管内压力增高,进而引起腹水。

5. 淋巴流量增多、回流受阻　肝硬化时因门静脉及肝血窦压明显增高,包膜下淋巴管如枯树枝状吸收面积缩小,淋巴液生长增加,超过了淋巴循环重吸收的能力引起淋巴液淤积。

6. 腹膜血管通透性增加　肝硬化合并原发性腹膜炎症的刺激均可促使腹膜的血管通透性增加引起腹水。

外科手术原因:

1. 术中麻醉时间过长,缺氧造成肝功能的进一步损害。

2. 术中失血过多,肝肾灌注下降,造成肝肾功能损害,GRF下降引起少尿。

3. 手术的应激反应,肾素 - 血管紧张素 - 醛固酮系统亢进。

4. 大量输入晶体,造成体液过多进入腹腔形成腹水。

5. 术中肝门阻断时间过长或剩余肝组织不够。

6. 自发性细菌性腹膜炎或因腹腔手术污染引起的腹水感染。

7. 继发性细菌性腹膜炎如消化道针尖样穿孔或吻合口瘘。

【治疗】

1. 药物及支持治疗

(1) 纠正有效血容量和低蛋白血症:体液分布异常是顽固性腹水形成和发展的重要因素,由于术后大量液体输入或大量液体存在于第三间隙,有效循环血容量减少,肾灌流不足,GRF降低,利尿剂难以发挥作用,输注血浆、白蛋白和低分子右旋糖酐等将有助于提高血容量,增加GRF,恢复肾小管对利尿剂的敏感性,输注的速度不宜过快,以防止扩容后门静脉压力迅速上升,引起食管胃底曲张静脉破裂出血。严重的低蛋白血症是导致有效血容量不足的因素之一,手术后的负氮平衡往往使患者出现低蛋白血症。纠正低蛋白血症,可恢复血浆胶体渗透压,增加循环血量,增强利尿作用。长期大量输注血浆和白蛋白可能在一定程度上反馈抑制肝脏蛋白的合成,生长激素能促进肝脏蛋白等的合成,提高血浆蛋白水平。

(2) 纠正电解质紊乱:外科患者因原发病或手术后禁食、引流等容易导致低钠、低钾,尤其是低钠血症,重者可诱发肝肾综合征和低渗性脑病,大大削弱了利尿剂的作用,不能有效提高尿钠水平,使尿量进一步减少。

(3) 利尿剂治疗:顽固性腹水对利尿剂无反应时,首先应纠正影响利尿剂发挥作用的各种因素,同时应根据利尿效果,包括尿钠比例进行调整,但仍以醛固酮拮抗剂为基础,结合襻利尿剂。

(4) 前列腺素 PGE1 治疗:肝功能障碍时,因肾缺血 PGE1 合成减少,PGE1 可使肾血管扩张,增加肾血流量使 GRF 增加,调节肾脏的排钠作用;另一方面尚有细胞保护作用,有学者应用 PGE1 治疗顽固性腹水取得一定效果,对肝肾综合征的治疗也取得一定的疗效。

(5) 降低门静脉压力:生长抑素的衍生物除作用于内脏血管平滑肌使之收缩外,还通过增强内皮素 1 和抑制血管活性肠肽、P 物质等发挥收缩血管和降低门静脉压力的作用,减少淋巴液漏入腹腔,增加有效血容量,减少腹水形成,生长抑素及其衍生物对肾血流的影响甚小。

2. 介入及外科治疗

(1) 腹腔穿刺放液术:顽固性腹水所致的腹内压过高导致肾血管受压,影响肾血流,使利尿剂不能发挥作用。腹腔穿刺放液术不仅可减轻腹胀,改善呼吸功能,重要的是腹压降低后,肾供血改善,有助于利尿剂发挥作用。术后顽固性腹水更应穿刺放液,了解腹水性质并送化验及细菌学检查排除隐匿的自发性和(或)继发性细菌性腹膜炎或腹水感染。通常一次大量放腹水小于 5L 是安全的,每周不超过 1 次。近年来认为,腹腔穿刺放液术后应补充胶体,扩容使心钠素水平升高,血浆肾素活性和醛固酮浓度降低,增强肾脏利钠、利尿和增加内生肌酐清除率,扩容后再予利尿剂,将更有助于利尿。胶体溶液首选白蛋白,输注量为 5~10g/L,术后立即输入总量的 50%,另 50% 则于术后 6 小时内输注;对有明显凝血障碍的患者,可于腹腔穿刺放液术前输注新鲜冻干血浆,其渗透压作用约等于 5% 的白蛋白。右旋糖酐的扩容作用不如白蛋白,大剂量输注有抗凝作用。

(2) 腹水浓缩回输:自身腹水回输系利用自身腹水中的蛋白质代替补充外源性胶体溶液,以补充不足的有效血容量。早先采用直接回输法,目前多采用浓缩回输法,即应用超滤器或人工肾透析器将患者腹水浓缩,使水、电解质和小分子物质(尿素氮、肌酐)等滤出,仅保留腹水蛋白,可将腹水浓缩数倍至数十倍。浓缩回输法可去除体内大量的水分和钠盐,提高血浆渗透压,补充有效血浆容量,增加肾灌流量和 GRF,促进腹水消退。利用该方法消退腹水的近期疗效较好,远期疗效并不理想,其并发症包括发热、感染、消化道大出血、心功能衰竭、肺水肿和电解质紊乱等。感染性腹水和鲎试验阳性者忌用。

(3) 腹腔静脉转流术(PVS):PVS 是专门用于治疗顽固性腹水的外科治疗方法,应用装有特殊压力感受器单向阀门或瓣膜的硅胶管,一端置入腹腔内游离于腹水中,另一端沿腹壁、胸壁皮下插入颈外静脉到达近右心房处的上腔静脉。这一装置主要依靠呼吸运动发挥作用,吸气时腹压升高,而胸腔内上腔静脉压力降低,腹 - 胸压力梯度为 $0.294\sim0.491kPa(3\sim5cmH_2O)$。阀门开放,腹水流向上腔静脉,无压力梯度时则阀门关闭,不发生逆流。通过此装置,腹水可不时地流入体循环,转流可使心输出量增加,血浆容量扩张,腹水减少,但 PVS 并不能提高患者的存活期,且易出现许多严重的并发症,如转流管闭塞、感染、弥散性血管内凝血(DIC)、食管曲张静脉破裂出血、心力衰竭、心律不齐、肺水肿、腹部伤口及其皮下组织出血、腹水渗漏以及腹膜纤维化和粘连等影响肝移植的进行。转流术后 1 年内的病死率高达 50% 左右,故 PVS 目前主要用于腹腔穿刺放液术等治疗无效以及不能和(或)不愿行肝移植术和 TIPS 治疗的患者。

(4) TIPS:TIPS 是 20 世纪 80 年代末期发展起来的一种介入放射学技术,主要用于治疗门静脉高压的并发症,其首先应用于门静脉高压所致的反复消化道大出血的治疗。TIPS 是一种门静脉高压减压术,类似于侧 - 侧门体分流术,可降低门静脉高压和肝血窦高静水压。TIPS 治疗顽固性腹水的可能机制为:①可直接降低门静脉高压,缓解肝硬化肝血窦高压状态。按照腹水形成的"充盈灌注不足"理论，门静脉及肝血窦压力降低可直接改善 Starling 力平衡，减少肝肠淋巴液产生，减少腹水。按照"泛溢学说"理论，肝内压力下降可改善肝肾反射对水钠潴留的调节作用，促进肾排钠。②改善全身血流动力学状态，抑制有效血容量进一步减少，纠正肾缺血。TIPS 术后门静脉压力下降可导致内脏血液循环重新分配、肝肠淋巴液漏出减少，改善有效循环血容量。有效血容量增加可改善肾血流量，增加肾小球滤过率。另外，TIPS 术后交感神经及肾素 - 血管紧张素活性减弱，使肾血管收缩处于平衡状态，也有利于增加肾血流量。③神经激素水平的调节作用。TIPS 术后肾素 - 血管紧张素 - 醛固酮分泌减少可能与两方面因素有关，一是由于 TIPS 术后有效血容量增加，减轻了对血管压力感受器的刺激作用，使肾素 - 血管紧张素 - 醛固酮的分泌处于抑制状态；二是可能与 TIPS 术后肝血窦门静脉压力降低有关。研究证明，肝血窦门静脉压力与血浆肾素 - 血管紧张素 - 醛固酮分泌有直接关系，而不依赖于血浆容量、心输出量及肾血流量的变化。

（5）肝移植：肝移植现已作为晚期肝硬化患者的标准治疗，在发达国家，其 5 年存活率为 70%。术后顽固性腹水患者在进行综合治疗的过程中，应积极争取肝移植，并将其作为首选的最终治疗。

【预防】

1. 术前改善肝功能，纠正低蛋白血症，减少腹水。

2. 纠正电解质紊乱，改善凝血功能。

3. 术中注意减少出血，避免麻醉时间过长等加重肝功能进一步损伤等因素。

（张炳远　冯玉杰）

第六节　腹腔感染及脓肿

门静脉高压症术后感染的发生率较高，与肝功能不良，免疫力下降，手术创伤大，术后机体免疫力下降，腹水以及肠道细菌移位有关。主要并发症包括腹腔感染和膈下感染。

【临床表现】

1. 细菌性毒血症　即寒战、高热、食欲减退、脉率快或弱而无力乃至血压下降等非特异全身中毒症状表现。

2. 疼痛　膈下感染或脓肿时表现为上腹痛、在深呼吸和转动体位时加重，有持续性钝痛向肩背部放散，脓肿大时可有胀痛气急、咳嗽或炎症刺激膈肌可有顽固性呃逆，查体可发现膈下和季肋区有叩击痛、压痛；盆腔脓肿的全身症状较轻而局部症状却相对明显。在腹膜炎过程中，或盆腔手术后，弛张发热不退，或下降后又复升高，并出现直肠和膀胱刺激征。表现为下腹部坠胀不适、里急后重、便意频数、粪便带有黏液；尿频、尿急，甚至排尿困难。直肠指诊可发现肛管括约肌松弛，直肠前壁膨隆、触痛。肠间脓肿腹膜炎后，脓液被肠管、肠系膜、网膜包裹，可形成单个或多个大小不等的脓肿。表现为低热，腹部隐痛。较大的脓肿可扪及痛性包块。

3. 白细胞计数升高及中性粒细胞比例增加。

【诊断依据】

1. 寒战、高热等非特异性全身中毒症状表现，除外肺部、切口、泌尿系统等部位感染。

2. 腹部查体发现腹部压痛、叩击痛、或炎性肿块。

3. 实验室检查　白细胞计数多明显增高，中性粒细胞在 80% 以上，CRP 等炎性指标明显增高。

4. B 超 /CT 等影像学检查提示腹腔积液，脓肿形成，或 B 超引导下穿刺出脓液可进一步确诊，并同时做细菌培养及药敏检查。

【原因】

1. 肝硬化患者凝血功能障碍、术后创面渗血、脾切除术后左膈下有较大腔隙，易致腹腔积血积液，继发细菌感染。

2. 门静脉高压患者可发生自发性细菌性腹膜炎，与肝硬化免疫功能低下、肠道细菌移位等因素有关。

3. 术中失血过多,严重低蛋白血症等。

4. 手术中的污染、消化道医源性损伤或贲门血管离断术后胃底穿孔等。

5. 脾切除过程中损伤胰尾部,致使胰腺残端胰腺渗漏,继发感染形成脓肿。

6. 术后未充分引流及引流管拔除时间不当也是术后感染的促进因素。

【治疗】

1. 内科保守治疗

(1) 加强营养状态,纠正低蛋白血症及电解质紊乱,改善患者一般状况。

(2) 纠正贫血,输注新鲜血浆,改善患者凝血功能。

(3) 应用广谱抗菌药物,据药敏结果针对性应用抗菌药物等。

2. 外科充分引流

(1) B超定位下穿刺引流对位置较深、脓腔较小、脓液稀薄的膈下脓肿是一种简单而有效的治疗方法。

(2) 对脓腔较大、脓壁较厚、或呈多房性者仍宜行手术引流。

【预防】

1. 术前、术后服用肠道抗生素和缓泻剂,清洁肠道、抑制和减少肠道内细菌,防止或减少细菌移位。

2. 术前积极保肝、消除腹水,纠正低蛋白血症,在有腹水时尽量避免急诊手术。

3. 对脾脏的处理,最好行脾次全切除术,以保持脾的免疫功能。

4. 术后要严密观察患者的任何异常表现,细致体检,对可疑感染要及时确诊和治疗,如引流液的常规化验和细菌培养、拍X线片、B超,必要时行CT检查,以便发现隐匿性脓肿。

5. 必须时刻注意保持引流通畅,适当延长脾窝引流时间,经B超/CT证实无积液,并证实无胃、胰瘘和炎症表现后,再拔引流管。

6. 为减少创伤和打击,对局部积液、积脓,可先试行穿刺置管引流,但一旦发现引流

不畅,必须尽快手术引流。

7. 术中避免大束结扎脾蒂,以防胰尾部被误扎,造成胰尾部缺血坏死。

第七节　脾　　热

【临床表现】

脾切除术后发热,又称脾热,是脾切除术后常见的并发症。与一般腹部手术后1周内创伤性反应发热不同,脾热持续时间长,一般2~3周,长的可达数月之久,体温一般约在38℃,甚至可高达39℃,血中白细胞常常较高波动不稳,对这些患者首先要排除全身性感染,其次排除局部感染,如切口感染、膈下感染、肺部感染等常见术后并发症。

【原因】

1. 脾脏摘除术后原脾窝积液。

2. 脾静脉内血栓的形成。

3. 脾脏属于免疫系统,摘除后原有吞噬功能在短时间内不能被其他系统所代替。

4. 术后应激状态下,白细胞系统释放过多的致热源。

【诊断依据】

1. 术后不明原因的发热。

2. 除外腹腔感染、切口感染、肺部及泌尿系统等部位感染。

3. 非甾体抗炎药物有效,应用抗生素治疗效果不明显。

【治疗】

吲哚美辛12.5~25mg,每日3次,可使发热暂时缓解,亦有主张不需要治疗,发热可自行缓解。

(张炳远　冯玉杰)

第八节　肝性脊髓病

肝性脊髓病(hepaticmyelopathy)又称门-腔分流性脊髓病,是肝病并发的一种特殊类型的神经系统并发症,以缓慢进行性痉挛性截瘫为特征,脊髓侧索和后索脱髓鞘病理改

变为主。本病多发生于肝硬化失代偿期,肝功能减退和门静脉高压症表现突出。多数患者有反复的上消化道出血、门-体静脉分流术和脾肾静脉吻合术后。多见于手术或自然形成门-腔循环分流,大多数病例与肝性脑病并存,往往脊髓症状被严重的脑病的意识及运动障碍所掩盖而不能做出诊断,直至病理检查时才发现脊髓后索、侧索的脱髓鞘改变。

【临床表现】

多数患者有反复的上消化道出血、门-体静肝性脊髓病脉分流术和脾肾静脉吻合术后。肝性脊髓病症状出现的时间,通常是在门-体腔静脉吻合术后或脾肾静脉吻合术后4个月至10年;也有的病例不经肝性脑病而直接出现脊髓症状。甚至偶有同时及先神经系统症状后出现肝病表现者。国内学者将本病分为3期:①肝症状期(神经症状前期):主要是慢性肝损害的表现,如食欲缺乏、腹胀、乏力、肝脾肿大、腹水、蜘蛛痣、ALT升高、血清总蛋白降低、A/G比值倒置、血氨升高、食管胃底静脉曲张、腹壁静脉曲张及上消化道出血等。②肝性脑病期(痉挛性截瘫期):可反复出现一过性脑病症状,主要表现为欣快、睡眠差、兴奋或迟钝等情绪异常;无意识多动、乱跑等行为异常;记忆力与定向力减退等智力异常;言语错乱、躁狂、意识模糊等精神异常;心动过速、颜面和前胸皮肤潮红、小腿及足部异常冷感等自主神经症状以及扑翼样震颤、构音障碍、一过性视力障碍等其他神经症状。头晕、计算力减退,生活尚能自理。但部分患者缺乏脑病期,而由肝症状期直接进入痉挛性截瘫期。③脊髓病期脊髓症状与脑病症状并不平行消长、脑症状以反复一过性发作为特征,而脊髓病呈缓慢进行性加重。脊髓病变期常发生于脑病期之后,但也可发生于脑病期之前,甚至无脑病期发生。以双下肢先后出现沉重感,走路自感费力,双下肢肌肉发抖,活动不灵活。逐渐发展成两侧对称痉挛性截瘫,早期呈伸直性痉挛性截瘫,肌

张力增加,呈强直状,膝部和踝部直伸,有"折刀现象",行走呈痉挛步态、剪刀步态。

【原因】

多数认为主要与3个因素有关:严重的肝硬化;存在丰富的门体血液分流(包括手术分流或广泛的侧支循环);长期的高血氨。同时可能与蛋白质代谢障碍、营养不良、维生素B族缺乏及体内毒性代谢物的积存等多种因素有关。肝性脊髓病多见于有多次肝性脑病发作,施行门脉分流术及部分胃切除术患者。

【诊断依据】

1. 有急、慢性肝病及肝硬化的病史。

2. 做过门-体静脉吻合术、TIPS或有广泛体内自然侧支形成等肝病体征。

3. 有慢性脑病和上运动神经元损害症状和体征,青壮年缓慢起病,进行性加重的双下肢痉挛性截瘫,并反复出现一过性意识和精神障碍者应高度怀疑为肝性脊髓病。

4. 血氨明显增高是诊断本病的重要依据。一般无肌萎缩、感觉障碍和括约肌功能障碍。脑脊液正常,血清铜氧化酶正常,无角膜色素环。

【治疗】

目前肝性脊髓病尚缺乏明确有效的治疗方法,往往是积极治疗原发病。治疗原则是保护肝脏、降血氨和促进脊髓功能恢复。

1. 减少肠内毒物的生成和吸收

(1) 饮食和营养:限制蛋白质的摄入量,每天供给热量 5.0~6.7kPa 和足量维生素,以糖类为主要食物,以后可按临床症状及血氨测定渐增至患者能耐受为止。植物蛋白最好,植物蛋白中含蛋氨酸、芳香族氨基酸较少,而含有多量的支链氨基酸,且能增加粪氮排泄。此外,植物蛋白含非吸收性纤维,被肠酵解产酸有利于氨的排除,且有利于通便。

(2) 灌肠或导泻:清除肠内积食、积血或其他含氮物质,可用生理盐水或弱酸性溶液(如稀醋酸液)灌肠,或口服或鼻饲33%硫酸镁 30~60ml 导泻。乳果糖(lactulose)口服或灌

肠作为首选。乳果糖口服后在结肠中被细菌分解为乳酸和醋酸,使肠腔呈酸性,从而减少氨的形成和吸收,同时促进有益细菌的生长。

(3)抑制细菌生长:口服新霉素 2~4g/d 或选服去甲万古霉素均有良效。

2. 促进有毒物质的代谢清除,纠正氨基酸代谢紊乱。

(1)降氨治疗:谷氨酸钾/钠、精氨酸、苯甲酸钠、苯醋酸、鸟氨酸 - α - 酮戊二酸和鸟氨酸、门冬氨酸均有显著的降氨作用。

(2)支链氨基酸:口服或静脉注射以支链氨基酸为主的氨基酸混合液,在理论上可纠正氨基酸代谢的不平衡,抑制大脑中假神经递质的形成,但对门 - 体分流性脑病的疗效尚有争议。对于不能耐受蛋白食物者,摄入足量富含支链氨基酸的混合液对恢复患者的正氮平衡是有效和安全的。

(3)人工肝:用药用炭、树脂等进行血液灌流或用聚丙烯腈进行血液透析可清除血氨和其他毒性物质。

3. 脊髓病治疗鞘内注射地塞米松可阻止脊髓锥体束的脱髓鞘,近期疗效尚可。在保肝的基础上,配合针灸、理疗、按摩及中药等亦有不同程度的改善。

4. 肝移植是治疗各种终末期肝病的有效方法,各种顽固、严重的并发症在移植术后能得到显著的改善。肝移植能从根本上去除肝性脊髓病的病因,有利于防治,但对于已经出现下肢痉挛性截瘫的患者,大多数学者认为无法改善其神经受损的状况。Weissnbom等最近报道 3 例患者肝移植后随访,脊髓病症状均明显改善,改善程度与脊髓病发病距肝移植的时间间隔呈正相关,认为对该病应早期发现和诊断,及时行肝移植是必要的。

【预防】

积极有效地治疗肝脏原发病是预防本病的基础。

(张炳远　冯玉杰)

第十三章

胰腺手术的并发症及处理

第一节 胰 瘘

【概述】

胰瘘是胰腺术后常见的致死性并发症之一,发生率 10%~20%。近年来胰腺近端手术如胰十二指肠切除术的胰瘘发生率下降至 10% 左右,而远端胰腺切除术的胰瘘发生率仍较高,约 20%~30%。各种胰腺手术后胰瘘的发生率报道不一,究其主要的原因是对胰瘘的定义不一致。为便于研究,2005 国际胰瘘研究小组提出一简单、可靠的定义。术后第 3 天或之后,出现可计量的液体引流,淀粉酶含量高于血清淀粉酶活性的 3 倍。根据每日引流量多少将胰瘘分为高流量瘘(>200ml/d)和低流量瘘(<200ml/d)。根据渗出液的种类,可分为单纯瘘(仅胰液)和复杂瘘(除胰液外,还有其他消化液);根据是否与皮肤或其他空腔脏器相通,分为简单瘘和复杂瘘。

【临床表现】

引流管可见胰液流出,典型的胰液为无色透明或稍混浊的液体。胰瘘早期可仅表现为腹腔引流液富含淀粉酶而无其他明显临床症状,后期可合并有发热、腹痛、腹腔积脓、胃排空障碍、腹腔包裹性积液、腹腔出血的一系列临床症状。严重胰瘘甚至可出现急性感染中毒性症状、腹膜炎体征等。长期胰瘘时可引起消瘦、营养不良等,瘘液致瘘口周围皮肤水肿、糜烂、溃疡甚至出血。

【原因】

胰腺术后胰漏的发生与胰腺解剖的特殊性、患者一般情况、胰腺残端处理是否得当以及术者的外科技术均有关,概括起来分技术性和非技术性因素两个方面。

1. 技术性因素 吻合技术缺陷、吻合口张力太大、胰肠吻合输入祥过长、腹腔引流管位置不当等。但采用何种重建方式主要取决于术者的经验和习惯,目前尚无公认的证据证明哪种重建方式更优。

2. 非技术性因素 包括高龄、营养不良、术前黄疸水平高、胰腺质地软、胰管直径细、术中失血量过多等。胰腺实质正常的患者胰瘘发生率高于胰腺纤维化者,胰腺纤维化时易于吻合,胰瘘发生率低。胰管扩张时(>3mm),易于吻合,易于支撑引流,胰瘘的发生率低。

【诊断依据】

2010 年国内专家共识对胰瘘的定义为:术后 3 天每日的吻合口或胰腺残端液体引流量超过 10ml,引流液中淀粉酶浓度高于正常血浆淀粉酶浓度上限 3 倍以上,并连续 3 天以上;或存在临床症状(如发热等),超声或 CT 等影像学检查发现吻合口周围液体积聚,积液穿刺证实液体中淀粉酶浓度高于正常血浆淀粉酶浓度上限 3 倍以上。根据临床表现的轻重不一,可将胰瘘分为 3 级(表 13-1)。

表 13-1　胰腺术后胰瘘分级

分级依据	A 级	B 级	C 级
临床表现	良好	较好	出现症状或较差
针对性治疗	无	有或无	有
超声或 CT	-	- 或 +	+
术后 3 周持续引流	无	通常是	是
再次手术	否	否	是
与术后胰瘘相关死亡	无	无	可能是
感染征象	无	有	有
败血症	无	无	有
再次入院	否	是或否	是或否

【治疗】

胰瘘的治疗包括非手术治疗和手术治疗。在未合并胰腺出血和感染的前提下,首选保守方法,大约 80% 胰瘘患者经非手术治疗后痊愈,不需要再次手术。如经正规非手术治疗,胰瘘不能缓解,说明有主胰管或分支破裂,需进行手术治疗。

1. 非手术治疗

(1) 引流通畅:通畅的引流是胰瘘愈合的前提。如果术中留置的引流管不能起到良好的引流作用或术中置入的引流管脱落导致吻合周围胰液积聚,需要重新放置冲洗套管,或 CT 或超声引导下的经皮穿刺,重新置引流管。若患者出现不明原因的发热或引流量突然减少时,应检查引流管是否通畅,可反复冲洗,以免坏死组织或脓性分泌物阻塞引流管。轻度胰瘘多在 2~3 周内自愈,6 周后仍未愈合的胰瘘患者提示可能存在胰管阻塞或引流不畅,应行瘘管造影,以明确胰瘘的原因。

(2) 控制感染:术后的胰瘘多有感染存在,并直接影响胰瘘的愈合。应进行细菌培养,选用针对性抗生素治疗。

(3) 饮食控制和营养支持:适当禁食、抑酸,有利于瘘道的愈合。可以考虑使用全胃肠外营养,如果禁食时间较长,可考虑于远侧空肠进行肠内营养。如果一般情况稳定后而

胰瘘仍未能愈合,可以尝试进食,并每日监测胰瘘引流量。

(4) 维持水电解质平衡:高流量瘘由于每天丢失大量碱性胰液,易于导致水、电解质和酸碱平衡紊乱,必须予以纠正。每天计算引流量,以等渗晶体液补充丢失的胰液。

(5) 生长抑素类药物的运用:连续应用 3~5 天,可使胰腺外分泌量减少 40%~60%,可能有利于胰瘘的愈合。

2. 手术治疗　90% 的胰瘘可以在 3~6 个月内愈合,低流量瘘的平均愈合时间是 80 天,高流量瘘的平均愈合时间在 100 天左右。

胰瘘的手术适应证:①引流不畅或伴有严重腹腔内感染或出血的胰瘘;②正规保守治疗 6 个月以上未愈合者。

手术方式:①剖腹探查:重新放置引流管,引流感染性积液,为胰瘘闭合提供必要的条件,同时需要探查胰肠吻合口的情况;②闭合空肠和胰腺残端,局部放置冲洗套管;③若腹腔感染重,可考虑切除残胰;④经久不愈者可考虑瘘管空肠或瘘管胃壁吻合术,若位于胰体尾部残端瘘,还可考虑体尾部切除术。

【预防】

1. 术前预防　改善患者术前的营养状况、纠正贫血和低蛋白血症是预防术后胰瘘的基础。谨慎使用术前减黄,严格的适应证为胆道感染。

2. 术中操作　由于各种吻合方式间术后胰瘘发生率无明显差别,术者采用自己最熟悉的方式;胰十二指肠切除时完整切除钩突,避免残余勾突分泌胰液;胰肠吻合时忌用可吸收线;缝合时避免胰腺残端撕裂,并注意肠系膜血供,保证吻合口无张力以利于愈合;远端胰腺切除术,要找到主胰管结扎,残端胰腺予缝扎,局部大网膜包裹覆盖保护周围组织。

3. 术后预防　①维持有效的循环血量,术后间断输血、血浆和白蛋白制剂,确保血红蛋白浓度(≥9g/L)和血清白蛋白浓度(≥30g/L);②加强营养支持,纠正负氮平衡;

③使用抑酸、生长抑素及其衍生物抑制胰腺外分泌。

【典型病例】

患者,男,51岁,主因"上腹胀痛不适伴皮肤巩膜黄染3天"入院。患者入院前3天患者明显诱因出现上腹胀痛,伴皮肤巩膜黄染及浓茶尿,无陶土样便、轻度发热,最高约38℃。既往:体健;查体:一般情况可,皮肤巩膜黄染,腹软,右上腹轻压痛,未及肿大胆囊,全腹部未及包块,肠鸣音正常。MRCP:肝内外胆管扩张,胆囊结石,胆总管内泥沙样结石;腹部CT:肝内外胆管扩张,十二指肠乳头部可见肿物,约2cm×1cm;胃镜:十二指肠乳头菜花样肿物,质脆,触之易出血;生化:TBIL 80mmol/L,DBIL 65mmol/L,ALT 76mmol/L。术前诊断:梗阻性黄疸,十二指肠乳头癌,胆囊结石。术前予抗感染治疗,患者体温恢复正常后行胰十二指肠切除术(Child术式,胰腺残端外引流)。术后第1天胃肠减压引流出暗红色液体约350ml,血常规提示:HGB 95g/L(术后急查为110g/L),考虑消化道出血,予输血、输浆及止血药物,5天后胃肠减压未见血性液,血红蛋白稳定在100g/L左右。患者术后前6天胰管支架管未引流出明显胰液,但患者一般情况尚可,无发热及腹痛,术后第9天患者咳嗽时伤口中部裂开约3cm,流出约300ml淡红色液体,予清创局部防止引流管。术后第10天开始引流管内流出清亮稍混浊液体,查淀粉酶3000IU/ml,遂予局部再放置一引流管,充分引流胰液,并予TPN+奥曲肽+抑酸等治疗。术后20天经引流管造影,可见造影剂进入空肠,但造影剂未往瘘口周围溢出。遂嘱患者恢复经口进食,胰瘘每日约50~100ml,无发热,术后1个月患者带引流管出院。

(李宇 白纪刚 仵正)

第二节 术中及术后出血

【概述】

胰腺位于腹膜后周围紧邻各大血管,胰腺手术易于发生术中或术后出血。术中出血的发生多为血管变异或肿瘤浸润血管;术后出血的因素较多,发生率约5%~10%,有以下分类:①出血部位:腹腔内出血(腹腔内动静脉断端、手术创面、假性动脉瘤等部位的出血)、消化道内出血(吻合口出血或应激性溃疡出血);②出血时间:早期出血(发生于手术结束后24小时以内),迟发性出血(发生于手术结束后24小时);③严重程度:轻度出血指临床症状轻,血红蛋白浓度降幅<30g/L,术后24小时内输入2~3个单位浓缩红细胞或术后24小时输入1~3个单位浓缩红细胞,需补液等非侵入性治疗,不需要再次手术或血管介入栓塞,必要时对吻合口处出血行内镜治疗。重度出血指大量失血,血红蛋白水平降低>30g/L,临床症状明显(心动过速、低血压、少尿、低血容量性休克),输血>3个单位浓缩红细胞,需要侵入性治疗(介入或手术)。

【临床表现】

少量缓慢的腹腔内出血的早期症状常被手术引起的症状所掩盖,表现为腹胀、腹痛和发热等。出血较多者可见引流管或胃管出现鲜血,腹部有压痛、腹肌紧张、肠鸣音减弱或消失等腹膜炎的表现,可在短期内发生失血性休克。吻合口出血缓慢者可仅表现为恶心和黑便,出血量较大时可有呕血甚至喷射性大量呕血而出现失血性休克。胰瘘引起的出血常先有胰瘘的临床表现,出血可能经瘘口流出,也可进入腹腔,胰瘘腐蚀周围大血管可引起大出血致患者突然死亡。

【原因】

1. 术前肝功能不良未予妥善纠正,患者凝血功能障碍,导致创面广泛渗血。

2. 术中游离肠系膜上静脉、门静脉及其分支时撕破血管发生出血。胰腺癌侵及或紧邻钩突时,处理勾突处直接汇入肠系膜上静脉和门静脉的细小分支时很容易出血。

3. 术后腹腔内大出血多系血管结扎线脱落或止血不彻底引起。术后腹腔感染或胰瘘腐蚀血管也可引起大出血。

4. 吻合口止血不彻底、胃肠吻合口缝线不严密和消化液对吻合口的腐蚀均可致吻合口出血。胃空肠吻合口的空肠侧因胃酸的作用可使空肠发生溃疡而出血。

5. 根治性手术创伤大，手术时间长，术后可发生应激性溃疡出血。

【诊断依据】

结合临床表现结合实验室和影像学检查，术后出血临床诊断并不困难。血常规检查显示血红蛋白进行性下降，白细胞计数升高；胃肠道内的出血可通过纤维胃镜检查明确出血的部位，并可在镜下进行治疗；通过观察腹腔内放置的引流管可了解术后腹腔内出血情况；B超和CT也有助于腹腔内出血和血肿的诊断；选择性动脉造影有助于动脉出血部位的确定，并可行血管栓塞止血，但对静脉出血的诊断意义不大。

【治疗】

轻度早期出血可考虑非手术治疗，可输入新鲜血或冰冻血浆、各种凝血因子及止血药物，消化道出血者可口服或经胃管注入凝血酶或8%肾上腺素冰盐水，同时密切观察患者临床表现；对于手术治疗后出血加重或中重度早期出血，建议急诊手术治疗。消化道出血者应首选内镜治疗，内镜止血失败则再次行手术止血。

迟发性出血者，在采取措施稳定血流动力学的前提下，可考虑血管造影（栓塞）、内镜检查（治疗），如高度怀疑由严重腹腔内感染、吻合口漏腐蚀血管造成的出血，在积极的非手术或介入治疗手段不能控制的情况下，应手术探查。

【预防】

1. 术前准备要充分　术前要改善患者的一般状况，有贫血者可考虑输血将血红蛋白提高到10g/dL，梗阻性黄疸者术前保肝及使用维生素K改善凝血。术前仔细阅片，评估肿瘤的可切除性及肿瘤与周围大血管的关系。

2. 术中操作仔细，止血严密　遵循手术操作规程，减少不必要的术野出血，应尽量避免大出血后输血而导致弥散性血管内凝血的

发生。大血管近端双重结扎或贯穿缝扎，特别是吻合口附近的血管。为降低消化道内出血，胰腺、胃及空肠断端的出血要缝扎。

3. 术后管理精细　使用抑酸药、生长抑素等可降低消化液的分泌，保护消化道黏膜，同时加强支持治疗；保持引流管通畅，引流不畅或术后多日有发热者要寻找原因，早期发现吻合口漏和腹腔感染并及时治疗。

【典型病例】

患者，女，61岁，主因"上腹胀伴进食后恶心、呕吐1月余"入院。入院前1个月余患者开始出现上腹胀，伴进食后恶心、呕吐，呕吐物为胃内容物，无腹痛、腹泻、发热、皮肤巩膜黄染及浓茶尿等。既往体健。查体：一般情况较差，消瘦，约45kg，皮肤巩膜无黄染，腹软，右上腹轻压痛，全腹部未及肿物，肠鸣音正常。辅助检查：肝肾功能：ALB 29g/L，余正常，血常规提示：HGB 90g/L，余正常。腹部CT提示：十二指肠降段与水平段交界处肿物，直径约3cm，致十二指肠腔狭窄；术前考虑为：十二指肠癌，经积极准备后行胰十二指肠切除术（Child术式）。术后恢复好，引流管通畅，未见胆汁、胰液漏出，术后第7天患者恢复排气，拔出胃管。术后第8天晚，患者觉上腹胀，恶心，呕吐，呕吐物为暗红色血块，HR 100次/分，BP 95/60mmHg，急查血常规提示HGB 80g/L，考虑存在消化道出血。予输血、输血浆、静脉止血药物等治疗后，急诊行胃镜检查见：胃腔内大量凝血块，胃肠吻合口11点方向空肠侧可见一支小动脉喷血，予钛夹止血＋局部喷洒止血胶后出血停止。继续予患者抑酸、补液、输血浆及止血药物后，患者病情逐渐稳定，血红蛋白稳定在105g/L左右，术后3周患者顺利出院。

（李宇　白纪刚　仵正）

第三节　胆　漏

【概述】

胆漏为术后引流管流出富含胆汁的液

体,并持续 5 天以上,常提示胆肠吻合口漏。胰腺术后胆漏的发生率 3%~9%,有时可与胰漏同时存在。大多数的胆漏可经保持治疗好转,部分患者需要穿刺引流。

【临床表现】

临床症状取决于胆漏量、持续的时间和胆漏的原因以及是否合并胆管感染、是否留置腹腔引流管。少而短暂的胆漏,患者一般无明显的全身症状,而胆漏持续的时间长,引流量大时,可出现严重的水、电解质和酸碱平衡失调。如果胆漏严重而又没有有效的腹腔引流时,可表现为胆汁性腹膜炎,患者出现不同程度的腹胀、腹痛、恶心、呕吐、发热、黄疸、腹肌紧张、压痛、反跳痛以及心动过速、低血压等症状和体征。严重者可在胆漏发生数周后,因脱水、低钠血症、酸中毒甚至肾衰竭而死亡。

【原因】

1. 肝十二指肠韧带"骨骼化"时游离胆管过长,或过分追求根治的彻底性而剥离胆管太净,导致残端缺血而影响胆肠吻合口的愈合。

2. 胆肠吻合时,两者口径不一致,吻合不严密导致吻合口漏,或因缝线太粗、针距太宽导致胆漏。

3. 胆囊管处理不当或迷走胆管未发现等均可导致术后胆漏。

4. 胆肠吻合口张力过大,吻合口愈合不良或吻合口裂开而发生胆漏。

5. 腹腔及吻合口周围感染而致吻合口愈合不良发生胆漏,特别是胰漏发生后极易导致胆漏。

6. 术前严重贫血、营养不良、低蛋白血症、恶病质等引起胆肠吻合口不愈合或愈合迟缓导致胆漏。

【诊断依据】

根据腹腔引流管有胆汁流出、临床表现及体征,以及诊断性腹腔穿刺抽出胆汁即可明确诊断;B 超、CT 可协助判断漏的位置和是否存在积液以及积液的位置和多少;自腹

腔引流管或原胆道 T 形管注入造影剂可显示胆道,明确胆漏的原因。

【治疗】

治疗的关键是建立通畅的引流,大多数胆瘘经通畅引流后均能自行闭合。需要注意的是:①保持胆肠吻合口周围腹腔引流管和胆肠吻合口内支撑管引流通畅;②若术中放置的腹腔引流管不能有效引流,可在 B 超或 CT 引导下在瘘口周围放置引流;必要时再次剖腹,在瘘口周围放置有效引流;③支持治疗:由于胆汁内富含电解质,保持水电解质平稳;营养支持非常重要,通常情况下,胆瘘患者依然可以进食或肠内营养;感染局限者,不需要抗感染治疗,有感染症状者,根据细菌学证据选用敏感抗生素。

【预防】

胆总管后壁勿游离过多,以免造成管壁缺血坏死;胆肠吻合时应避免漏针或针距过大;胆肠吻合口要足够大,确保胆汁排泄通畅;吻合后应确保吻合口无张力和良好的血液供应;胆肠吻合口内支撑管的合理放置有助于防止胆漏的发生。有效的腹腔引流管可防止腹腔感染,减少吻合口漏。胰十二指肠手术创伤大,并且患者一般状况多较差,恢复较慢,一旦发生一种并发症,常诱发或加重其他并发症的发生,对此类患者应加强围术期处理,减少并发症发生率。

【典型病例】

患者,男,55 岁,主因"梗阻性黄疸 1 个月"入院。患者 1 个月前无明显诱因开始出现尿色加深,伴皮肤巩膜黄染、全身瘙痒及陶土样便,无发热、腹痛等不适。既往体健。查体:生命体征平稳,一般情况可,全身皮肤巩膜黄染,腹软,右上腹轻压痛,可及肿大胆囊,无压痛。辅助检查:ALT 87U/L,Tbil 165mmol/L,Dbil 130mmol/L,ALB 30g/L;MRCP 提示:胆总管低位梗阻,胰头肿大,胰头癌不除外;腹部 CT:胰头占位,约 3cm×1cm,肝内外胆管扩张,考虑胰头癌。完善术前准备后行胰十二指肠切除术(Child 术式)+ 空肠造瘘。术

后第 3 天患者开始出现弛张热,最高 39℃,胆肠吻合口旁开始引流出胆汁样液体,考虑存在胆漏、腹腔感染。胆汁培养为:粘质沙菌属,对拜复乐、阿米卡星等敏感。遂经胆肠吻合口引流管内放置一小号硅胶尿管,每日冲洗引流,同时根据药敏结果加用敏感抗生素,经空肠造瘘进行肠内营养。1 周后患者体温恢复正常,胆肠吻合口旁引流每日 100ml 胆汁,患者恢复经口进流食,无不适,2 周后患者带引流管出院。

(李宇　白纪刚　仵正)

第四节　胃排空障碍

【概述】

胃排空障碍是胰腺术后常见的并发症之一,可导致住院时间延长,降低生活质量及增加医疗费用等。胰十二指肠切除术后约 30% 的患者伴有胃排空障碍。

【临床表现】

患者术后胃肠减压量大,如每日大于 500ml,以致患者不能拔出胃管。部分患者早期拔出胃管后恢复流食,但出现上腹胀、恶心、呕吐,听诊振水音阳性,再次下胃管后可引出大量胃液。消化道造影可见胃体积增大,胃壁蠕动波消失,无胃出口梗阻表现。

【原因】

1. 目前该并发症的原因不清。有如下假说,手术破坏了胃十二指肠神经网络以致胃瘫,动力缺乏;手术切除了分泌胃动素的器官(十二指肠和近端空肠),而胃动素可促进胃壁蠕动。

2. 相关危险因素　术后腹腔内并发症(如腹腔感染、胰漏、胆漏等)和淋巴结清扫的根治度是两大最主要的危险因素,其他因素包括术前存在长时间胃潴留、营养状态差、糖尿病、甲状腺功能低下、自身免疫性疾病、神经系统疾病等。

【诊断依据】

出现以下情况之一者,在排除肠梗阻、吻合口狭窄等机械性因素的前提下,可诊断为术后胃排空延迟:①术后需置胃管时间超过 3 天;②拔管后因呕吐等原因再次置管;③术后 7 天仍不能进食固体食物。根据严重程度可分为 3 级(表 13-2)。

表 13-2　胃排空障碍分级

分级	临床表现
A	术后留置胃管 4~7 天,或术后 3 天拔管后再次置胃管;术后 7 天不能进食固体食物,可伴呕吐,可能需要促进胃肠动力的药物。
B	术后留置胃管 8~14 天,或术后 7 天拔管后再次置胃管;术后 14 天不能进食固体食物,伴呕吐,需要促进胃肠动力的药物。
C	术后留置胃管大于 14 天,或术后 14 天拔管后再次置胃管;术后 21 天不能进食固体食物,伴呕吐,需要促进胃肠动力的药物。

【治疗】

目前尚无有效的治疗措施,以保守治疗为主,包括以下内容。

1. 控制血糖及甲状腺素　若患者有糖尿病或甲状腺功能低下,要控制血糖及甲状腺素在正常范围。

2. 胃肠减压和支持治疗　包括维持水电解质平衡、营养支持等。由于患者大都需要 2~4 周才能缓解,最好能建立肠内营养。

3. 促胃肠道动力药物　高危患者术后即可开始使用,甲氧氯普胺是一线药物,甲氧氯普胺导致迟发型运动障碍几率小于 1%;若患者无法使用甲氧氯普胺,可考虑采用多潘立酮,但要注意的是,多潘立酮可延长 Q-T 间期;红霉素可加速胃排空,在住院患者中,可以考虑静脉给予红霉素以治疗胃轻瘫。

4. 中医中药及针灸　可加速胃排空,减轻症状。

5. 加强沟通　与患者沟通,减轻患者心理负担。

【预防】

1. 对于高危患者,如伴有糖尿病、实施了扩大根治术等,术中可行空肠造瘘以备用。

2. 术后保持引流通畅,早期下地活动,

合理应用药物,降低围术期并发症的发生。

3. 术后给予胃动力药物,如甲氧氯普胺、红霉素、多潘立酮。高危患者术后延长胃管保留时间,确保胃充分休息。

【典型病例】

患者,女,37 岁,主因发现"胰管结石 9 个月"入院。患者 5 个月前体检时 CT 发现胰管结石,偶有进食后上腹胀,无其他不适。入院查体:体态消瘦,约 43kg,一般情况好,腹软,无压痛,全腹部未及包块。辅助检查:腹部 CT 平扫提示胰腺内多发钙化,胰头部为主,胰腺轻度萎缩。术前诊断:胰管结石,慢性胰腺炎;手术方式:保留十二指肠胰头局部切除术 + 胰肠侧 – 侧吻合术(Frey 手术)。术后恢复顺利拔管出院。出院后 1 周患者无明显诱因出现腹痛、腹胀、恶心、呕吐,呕吐为胃内容物,每日约 1000~1500ml,不能进食,原引流管口有淡黄色液体流出。再次入院后于原腹腔引流管口放置引流管,引流出淡黄色液体,查淀粉酶 1000IU/ml;上消化道造影提示:胃潴留,胃体积明显增大,透视下胃壁未见蠕动波。考虑患者存在胰瘘、胃排空障碍。予通畅引流,并胃镜下留置空肠营养管 + 胃肠减压 + 肠内营养 + 中医针灸 + 中药(肠功能恢复汤),约 20 天后患者可耐受经口进流食,腹腔引流通畅,每日引流胰液约 50ml,患者无发热及腹痛,带空肠营养管出院。

(李宇　白纪刚　仵正)

第五节　腹腔感染

【概述】

术后腹腔感染乃引流不畅所致,发生率约 4%~10%,胰瘘和胆漏是腹腔感染的两大主要原因。与其他术后并发症相比,腹腔感染或腹腔积脓会延长住院时间,增加病死率。

【临床表现】

胰腺术后腹腔内感染主要表现为发热、腹胀、腹痛、腹部压痛、腹肌紧张、肠鸣音减弱或消失等腹膜炎表现和白细胞计数增高等,如未能及时发现和处理,感染可腐蚀腹腔内血管而引起大出血和脓毒症,常常导致患者死亡。脓液积聚于某个部位可形成腹腔脓肿,表现为局部肿胀和压痛。严重感染可引起败血症,表现为高热、谵妄、昏迷和中毒性休克等。

【原因】

引起胰腺术后腹腔内感染的原因较多,胆漏和胰瘘是最主要的原因。另外,手术时间长、创伤大或出血多、腹腔内消化液未冲洗干净,或患者高龄、术前黄疸及肝功能损害严重、营养不良、消瘦、长期吸烟等均可导致术后腹腔内感染。糖尿病患者抵抗力低、愈合能力差,免疫力低下的患者也与术后腹腔感染有关。

【诊断依据】

手术 3 天后患者出现畏寒、高热、腹胀、肠麻痹等,并持续 24~48 小时以上,实验室检查显示白细胞计数明显升高、低蛋白血症和贫血,同时影像学检查可见腹腔内液体积聚,可以初步诊断为腹腔内感染,若穿刺液为脓性或液体中查出细菌可以确定诊断。

【治疗】

1. 加强营养支持,纠正水电解质和酸碱平衡失调,对不能进食者,可经空肠造瘘管进食,或全胃肠外营养支持,以增强患者的抵抗力。

2. 加强引流　定期冲洗腹腔引流管,确保引流通畅。腹腔内积脓者可 B 超或 CT 引导下穿刺置管或开放引流。胰瘘发生后形成的脓肿,手术引流脓肿时应同时处理胰漏。对于术后胰瘘所致的难以控制的感染,应行全胰切除。

3. 合理运用抗生素　做各种标本的细菌或真菌培养(引流液、穿刺液、血液等),根据药敏结果选用合理的抗生素。

【预防】

胰腺术后腹腔内感染可从以下几个方面进行预防:①术前积极纠正内环境紊乱,加强重要脏器功能支持。此类患者术前通常存在肝功能障碍、凝血异常、免疫力低下以及胃肠功能障碍,术前应调整至最佳状态,包括输血、白蛋白等,黄疸较重的患者应进行减黄,补充氨基酸和脂肪乳等增强体质；②术中严格无菌操作，操作要精细，避免损伤严重、出血过多，减少消化液外溢。手术结束时要彻底冲洗腹腔，尽可能减少胰漏、胆漏和肠瘘的发生，吻合口周围应留置合适的引流管；③术后保持引流管通畅，随时观察引流液的性状，发现异常时及时留取标本送细菌培养和药敏试验，根据细菌培养结果和药敏试验结果选用敏感的抗生素。对于可以的患者，应行腹部 CT 检查以明确有无积液和积液的位置，对于诊断明确但引流不畅者，须穿刺引流或再次手术引流；④术后合理使用抗生素，最好根据细菌培养结果选用抗生素，严禁过长时间使用广谱抗生素，避免二重感染的发生。

【典型病例】

患者，女，55 岁，主因"皮肤巩膜黄染进行性加重 1 周"入院。患者入院前 1 月无明显诱因出现皮肤巩膜黄染，伴尿色加深，无陶土样便，无腹痛、发热、腹胀、黑便等不适，未予诊治。患者自觉皮肤巩膜黄染逐渐加重，并出现皮肤瘙痒。既往：高血压、糖尿病。查体：皮肤巩膜黄染，一般情况可，腹软，无压痛，未及肿大胆囊，全腹部未及包块。MRCP：胆总管下端可见肿物，肝内外胆管扩张，考虑胆管下端癌；生化：Tbil 185mmol/L，Dbil 150mmol/L，ALT 97U/L，ALB 28g/L，血常规：HGB 110g/L，余无异常。考虑胆管下端癌，积极完善术前准备后行胰十二指肠切除术（Child 术式，胰管支架内引流）。术后第 2 天开始出现高热，最高 39℃，予头孢哌酮 / 舒巴坦钠抗炎，胆肠吻合口旁引流管可见少量胆汁样液体，胰肠吻合口旁引流 30ml/ 日，淀粉酶 500IU/ml，予保持引流管通畅。患者体温不能控制，仍每日高热，39~40℃，血培养提示：大肠埃希菌，对亚胺培南敏感，改用亚胺培南抗炎。复查腹部 CT：可见胆囊窝处包裹性积液，约 5cm×4cm。行 B 超引导下穿刺置管引流，抽出液体为灰白色脓液，稀释后查淀粉酶为 600IU/L，考虑为胰漏所致腹腔感染。每日予

胆肠、胰肠吻合口冲洗，保持各引流管通畅，患者体温有所好转，但仍有发热，每日最高 38.5℃。术后第 12 天引流液真菌涂片：可见菌丝，真菌培养为：白色假丝酵母菌。考虑合并真菌感染，此时患者一般情况较弱，请感染会诊加用伊曲康唑治疗 1 周后，患者体温基本控制。术后 1 月再次复查 CT：腹腔内未见明显包裹性积液，患者经口进流食无异常，胰肠吻合口每日流出白色混浊液体约 20ml/ 日，无发热，术后 40 天患者带管出院。

（李宇　白纪刚　仵正）

第六节　胰腺假性囊肿

【概述】

胰腺假性囊肿多继发于急慢性胰腺炎和胰腺损伤，胰腺术后的发生率较低。胰腺假性囊肿有完整非上皮性包膜，内含胰液、胰酶，囊壁由肉芽组织、纤维组织构成，假性囊肿多与主胰管或其主要分支直接相通。

【临床表现】

主要表现为腹痛、发热、腹部包块或上腹部饱满，压迫周围器官时可出现梗阻性黄疸或消化道梗阻症状。

【原因】

1. 与胰管相通的胰外渗出未经引流或引流不够彻底，可发展为假性囊肿。

2. 与胰腺相通的病灶清除术后，若引流口先行愈合，可再次发生胰周集聚形成假性囊肿。

【诊断依据】

腹部 CT 对胰腺假性囊肿具有较高的诊断价值，表现为单房或多房蜂窝状的囊性肿物，边界清楚，囊壁厚薄不均。结合 CT、病史及临床表现，诊断一般不难。必要时可行 MRCP、ERCP 及 EUS 等协助诊断。

【治疗】

1. 保守治疗　6cm 以下的急性假性囊肿 6 周内自行吸收的可能性较大，可先予保守治疗，包括：禁食、补液、抗感染、营养支持和

抑制胰液分泌等措施。对于无症状的假性囊肿,也可先观察,定期复查 CT 或 B 超。

2. 外科治疗

手术适应证:①出血、感染、破裂、压迫等并发症;②囊肿直径大于 6cm;③保守治疗假性囊肿反而增大;④多发性囊肿;⑤囊肿壁厚;⑥合并慢性胰腺炎或胰管狭窄。手术方法包括:内引流、外引流及假性囊肿切除术。手术方式包括:开腹手术、微创治疗(介入和内镜)。

【预防】

1. 术前仔细阅片,清创手术以 CT 表现为引导,防止遗漏病灶。

2. 坏死病灶清除时尽量保护胰管。

3. 胰腺清创术后,应当行持续有效的灌洗引流,逐步拔出引流管。

(李宇　白纪刚　仵正)

第七节　创伤性胰腺炎

【概述】

创伤性胰腺炎是继胰腺损伤后出现的一种急性非感染性胰腺炎,多由外伤和外科手术损伤所致,发生率约 5%。大多数表现为水肿性胰腺炎,少数严重者可出现坏死性胰腺炎。

【临床表现】

胰腺术后胰腺炎的临床表现不典型,易误诊。多于术后 4~7 天发生,大部分首先出现腹痛、恶心、呕吐、发热、腹膜炎等症状,继而出现血性腹水。

【原因】

胰腺术后发生胰腺炎的病因尚不十分清楚,与术中对胰腺过度牵拉、挤压或直接损伤胰腺组织及胰管,引起水肿、胰管梗阻或血供障碍。

【诊断依据】

术后出现以下表现时应考虑术后合并胰腺炎的可能:①术后不明原因的剧烈腹痛;②继而出现持续加重的肠麻痹;③持续高热、不可缓解的腹膜刺激征;④血尿及腹腔渗出液淀粉酶显著增高;⑤腹部 CT 检查胰腺明显肿大、周边渗出液较多而无法用其他

原因解释的。

【治疗】

胰腺术后胰腺炎治疗与非手术后胰腺炎治疗相似,主要包括:①禁饮食、胃肠减压;②抗休克、纠正水电解质、酸碱平衡紊乱;③防治感染;④营养支持;⑤通畅引流;⑥抑制胰酶分泌;⑦抑制炎症介质;⑧监测心、肺、肝、肾功能等治疗。

【预防】

1. 术中操作轻柔,减少对胰腺组织的挤压,确保主胰管通畅。

2. 彻底清创,严密止血,修补损伤胰管。

3. 术后充分引流,防止胰液外漏。

4. 术后充分使胰腺休息,可使用生长抑素、抑酸制剂等,并加强营养支持。

(李宇　白纪刚　仵正)

第八节　胃、十二指肠漏

【概述】

胰腺术后胃肠漏的发生率较低,约 0.4%~7.4%,常与水肿、吻合器使用及手术操作不当有关,保守治疗常常可以治愈。

【临床表现】

术后自引流管流出大量胃液或肠液。如未放置引流管或引流管不通,可能出现腹胀、腹痛、局部压痛和发热等症状和体征。若出现局限性或弥漫性腹膜炎,则可能出现腹肌紧张,压痛和反跳痛。

【原因】

胰腺术后胃肠漏原因的较多,概括起来包括全身情况、局部因素和手术因素三个方面。

1. 全身情况　全身情况包括营养不良、低蛋白血症、糖尿病、腹水、水电解质和酸碱平衡紊乱等。这些因素可通过多种途径降低患者的愈合力,导致各吻合口漏。

2. 局部因素　胰液或感染坏死组织对局部胃壁、十二指肠壁或吻合口的腐蚀作用、局部血液循环障碍、癌残留等因素,均可造成胃漏和(或)十二指肠漏。另外,引流管放置

时间过长,也可造成胃漏或十二指肠漏。

3. 手术因素 吻合口缝合不严密或缝合过密导致局部缺血坏死;吻合口张力过大、吻合口扭曲或者远端肠梗阻导致吻合口裂开。

【诊断依据】

术后胃漏或十二指肠漏通常表现为自引流管引流出大量液体。胃液为酸性,十二指肠液为碱性且含有较多黏液。根据引流管位置和引流液性质基本可诊断。如未置引流管或引流管不通畅,则可能出现腹痛、腹胀、局部压痛甚至发热。如出现腹肌紧张,则已形成局限性或弥漫性腹膜炎。B超和CT可协助判断漏的部位、有无积液和积液的多少。口服造影或经引流管造影通常可明确诊断。

【治疗】

1. 十二指肠漏的治疗 十二指肠漏最常见的部位是降段和水平段。胰腺炎或腹腔炎症未控制的情况下,漏几乎无闭合的可能,所以治疗上要遵循"维持内环境稳态,通畅引流、控制感染和营养支持"等原则。在充分有效引流的基础上,控制炎症和存在的感染,纠正水、电解质平衡紊乱,采用完全场外营养或肠内营养恢复和维持机体的营养状态,可促进漏口的愈合。若经过营养支持,感染也得到控制,但十二指肠漏6~8周仍未闭合时,应考虑手术治疗。

2. 胃漏的治疗 胰腺术后胃漏的发生率较低,且漏口自行闭合的几率也较其他胃肠漏要大。胃漏能否自行闭合与营养状况密切相关,因此通过完全肠外营养或肠内营养改善患者的营养状况非常重要。在控制感染,改善全身营养状况的基础上,若漏口仍未闭合,多需要手术处理。

【预防】

预防胰腺术后胃和十二指肠漏包括:

1. 手术操作轻柔,避免直接损伤。

2. 确保吻合可靠,避免针距过大或过密。

3. 恰当处理局部并发症和控制感染,及时引流脓肿和清除感染坏死组织。

4. 引流管位置合理,避免压迫肠管,术后保持通畅,负压不宜过大。

(李宇 白纪刚 仵正)

第九节 肠系膜静脉血栓形成

【概述】

胰腺术后肠系膜静脉血栓形成是一种临床少见的急腹症,由于其临床表现缺乏特异性,往往延误诊断及治疗,因而死亡率较高。

【临床表现】

主要症状有:①腹痛:间断或持续性的难以定位的腹部绞痛,与查体发现不成比例,且难以用解痉或镇痛药缓解;②恶心呕吐是经常伴随的症状;③呕血或便血,黑便;④发热及腹膜炎为中晚期表现,一旦出现,提示有肠坏死的可能;⑤其他:晚期可出现酸中毒、贫血、休克。查体可有腹胀、肌紧张、肠鸣音活跃,发生系膜或肠梗死时可伴腹水征。

【原因】

1. 术中分离胰腺颈部时对门静脉或肠系膜上静脉造成损伤。

2. 人工血管移植、静脉壁损伤缝合或缺损缝合引起狭窄。

【诊断依据】

患者术后出现与体征不相符的剧烈腹痛时需要考虑本病的存在。可行腹腔诊断性穿刺、腹部增强CT扫描、肠系膜上动脉造影等协助诊断。

【治疗】

包括一般治疗,抗凝治疗和手术治疗。

1. 一般治疗包括胃肠减压、补液、纠正脱水、有酸中毒者给予纠正、对贫血休克者应给予输血抗休克治疗。

2. 肠系膜静脉血栓形成诊断后应立即开始抗凝治疗,尽可能争取肠管存活。术前、术中抗凝首选肝素,术后抗凝通常选用华法林,时间6个月~1年。

3. 手术方式主要是坏死肠管切除术;对于早期诊断者,可试行介入治疗,如颈内静脉经肝穿刺门静脉途径、经肠系膜上动脉途径,从闭塞血管注入尿激酶或重组纤维酶原激活因子溶栓。

【预防】

1. 术前仔细阅片，注意门静脉有无狭窄、癌栓等。

2. 术中尽量减少对门静脉的操作。

3. 术中人工血管重建者，吻合要保证移植血管不扭曲。

4. 对于高危患者，术后可用 1~2 天右旋糖酐、丹参等抗凝。

（李宇 白纪刚 仵正）

第十节 肝功能衰竭

【概述】

由于各种因素肝细胞发生严重损害，使其代谢、分泌、解毒与免疫功能发生严重障碍，导致发生肝功能衰竭。胰腺术后肝功能衰竭发生率较低，约 1.6%。

【临床表现】

1. 全身表现 乏力、嗜睡、恶心、腹胀。

2. 黄疸 出现明显肝细胞性黄疸，血清胆红素常达 100mg/L 以上，且黄疸迅速加重。

3. 肝功不良 血清白蛋白明显降低（30g/L 以下），A/G 倒置。

4. 腹水和水肿 腹水迅速增加，伤口愈合不良，发生腹腔感染，全身水肿。

5. 出血 出现皮肤瘀斑，消化道出血，如呕血、便血等，甚至发生弥散性血管内凝血（DIC）。

6. 肝性脑病 是肝功能衰竭的典型表现。早期表现为性格和行为的异常，如抑郁或多语，乱扔物品，随地大小便，睡眠颠倒，计算和定向力障碍等。

【原因】

胰腺术后发生肝功能不全的原因较多，主要原因有：①患者有肝炎、肝硬化病史或梗阻性黄疸，肝脏功能存在一定程度的损害；②术前存在严重感染或术后合并感染者，机体免疫功能差，抵抗力低下；③术中损伤肝动脉，特别是变异较多的右肝动脉；④术中失血过多，造成肝脏缺血，肝细胞损害；⑤麻醉时间过长，或麻醉药物对肝脏损害。

【诊断依据】

术后患者肝功能指标（如转氨酶或胆红素）不降反升，严重者出现"酶胆分离"。患者极度乏力，并有明显腹胀、恶心、呕吐、水肿等症状；黄疸进行性加重；出血倾向明显，PTA≤40%。严重者甚至可出现精神障碍。

【治疗】

发现急性肝功能不全，应采取积极的综合治疗。

1. 加强综合治疗 保证足够热量，补充维生素，控制蛋白质入量，纠正水电解质紊乱，输入新鲜血浆。腹水患者应输注入血白蛋白，并适当予以利尿。

2. 抑制肝坏死 促肝细胞生长素（PHGF）是从胎生的牛肝或猪肝提取的一种混合多肽，能促进 DNA 的合成和肝细胞再生，能抑制肝坏死保护肝脏。

3. 防治出血 出血以消化道出血为最常见。应输入新鲜全血和血浆，并输入凝血酶原复合物、纤维蛋白原等补充凝血因子。还应使用抑酸药，如雷尼替丁或奥美拉唑等。

4. 预防感染 由于免疫功能低下，患者常发生腹腔、肺部、泌尿系统和消化道的感染。要注意护理过程中的清洁与消毒。要及时发现感染，作细菌培养和药敏试验，应用有效的抗生素。

5. 预防肾衰竭 严重肝损害可继发肾衰竭，应注意水电解质的平衡，维持足够的血容量，避免肾血流量的减少。禁用对肾有损害的药物。

6. 肝性脑病的治疗 ①减少肠道氨和内毒素的吸收，肠道益生菌＋乳果糖；②支链氨基酸的应用。

【预防】

1. 已有肝功能障碍的患者，存在术后发生肝功能不全的危险性。预防术后急性肝功能不全的关键是要根据术前肝脏贮备功能鉴定的情况,严格掌握手术适应证,严格控制手术侵袭的大小。对检查发现肝功能有异常、肝硬化处于活动期者,应待肝功能恢复正常后再进行手术。对 Child C 级的慢性肝病患者,一般应禁忌手术,对急诊患者也应尽量采取保守治疗。

2. 术中应尽可能简化手术操作,缩短手术时间,减少手术并发症。

3. 术后应继续注意纠正低血压和缺氧,加强营养支持,纠正水电解质紊乱,及时发现和处理术后并发症与感染。不使用对肝脏有损害的药物,如鸦片类镇静剂。继续输入新鲜血浆以改善凝血功能。术后适当使用保护肝脏功能的药物。

（李宇　白纪刚　仵正）

第十一节　肾功能不全

【概述】

急性肾功能不全是短时间内出现急剧性的肾功能下降,是胰腺术后的严重并发症,发生率较低。

【临床表现】

急性肾功能不全发病迅速,最早出现的症状是尿量突然减少,当 24 小时尿量少于 400ml 时则为少尿,少于 100ml 为无尿,随后可能出现全身水肿、恶心、呕吐、虚弱、肌肉麻痹、心律不齐、呼吸困难、血压改变等。

【原因】

1. 腹部手术患者肾小球滤过率和肾小管浓缩功能均下降,手术耐受性下降,在手术创伤、失血、败血症、脱水、低血压等情况下易引起肾功能不全。

2. 腹部手术后常需液体治疗,如果补液不足,则造成肾血流灌注不足,出现急性肾功能不全。

3. 患者有肾病病史,麻醉药使用和感染所致败血症均可引起急性肾功能不全。

4. 术后败血症、应用升肾毒性的抗生素都可引起肾功能不全。

【诊断依据】

患者临床表现为少尿,肾功能不全通过测定尿渗透压、尿钠、血肌酐、血尿素氮予以判断。若判断为容量不足,予快速补液后尿量仍不能恢复,指标仍异常则可诊断为肾功能不全。

【治疗】

1. 轻度肾功能不全治疗无特殊,即维持出入量平衡,纠正电解质紊乱。

2. 重度肾功能不全则需透析。患者经历了麻醉和手术的创伤,分解代谢旺盛,易产生高钾血症及代谢性酸中毒,需要及时血液透析纠正内环境紊乱。

【预防】

1. 积极术前准备,治疗肾脏原有疾病,将其调整至最佳状态。

2. 术中操作仔细、止血彻底,减少术中和术后出血量。

3. 术后早期补充血容量,调节水电解质和酸碱平衡,使用利尿剂,加强抗感染和预防性透析。

4. 术后避免或减少可引起急性肾功能不全的麻醉药和抗生素等药物的使用。

（李宇　白纪刚　仵正）

第十二节　糖　尿　病

【概述】

胰腺为重要的内分泌器官,胰岛细胞大部分分布在胰尾,其次为胰体,而胰头部最少,内分泌激素包括胰岛素、胰高血糖素、生长抑素等。胰腺切除术后会导致内分泌功能下降,严重者可导致糖尿病(继发性糖尿病)。Whipple 术后发生糖尿病的风险约 20%~50%。

【临床表现】

术后早期主要表现为血糖、尿糖升高,患者无明显临床症状,严重高血糖者(血糖 > 33.3mmol/L)可有酮症酸中毒表现。晚期表现同一般糖尿病,如多饮、多食、多尿、体重下降。

【原因】

1. 广泛胰腺坏死造成分泌胰岛素缺乏。

2. 胰腺规则切除术后,残留胰腺不能满足正常的生理功能。若切除 85%~90% 的胰腺则几乎 100% 发生糖尿病,切除 75%~85% 在术后 8~12 周发生延迟性糖尿病,切除小于 70% 者不会发生糖尿病。

【诊断依据】

糖尿病的诊断一般不难,空腹血糖大于或等于 7.0mmol/L,和(或)餐后两小时血糖大于或等于 11.1mmol/L 即可确诊。静脉空腹血糖在 5.5~7.0mmol/L 之间并且怀疑糖尿病时,就应该进一步做葡萄糖耐量试验(OGTT 试验),若 OGTT 2 小时血糖≥11.1mmol/L,诊断糖尿病。

【治疗】

此类患者的糖尿病是由胰岛素绝对缺乏引起的,磺脲类药物治疗效果不佳,甚至有可能加速 β 细胞功能的衰竭。因此,胰岛素替代为胰腺术后糖尿病患者首选的治疗方式,胰腺术后注意监测空腹及三餐后 2 小时血糖,根据血糖水平调整胰岛素用量。

【预防】

1. 术中注意保护胰腺的血供。

2. 在条件允许的情况下,尽可能多的保留胰腺组织。

3. 重症胰腺炎争取早期积极治疗,严格掌握手术适应证,对于坏死未感染者争取非手术治愈。

(李宇　白纪刚　仵正)

第十三节　营养不良

【概述】

胰腺是人体重要的消化器官,胰液的分泌保证了碳水化合物、脂肪和蛋白的消化。研究显示,残余 10% 的正常胰腺组织即可保证生理需要。胰腺外分泌功能不全时,脂肪酶分泌的下降要早于蛋白酶等其他胰酶,而脂肪的消化主要依赖于胰腺分泌的脂肪酶,故脂肪泻是外分泌功能不全的主要表现。蛋白酶可有胃蛋白酶、小肠刷状缘肽酶等的补充,同时蛋白酶对酸的稳定性要强于脂肪酶,故蛋白质的消化障碍表现晚且较轻。

【临床表现】

主要表现为脂肪泻,其定义为:每日摄入脂肪 100g,粪便脂肪排出量大于 7g/24 小时。其他表现有:腹痛、腹胀、嗳气、恶心、呕吐、食欲缺乏、体重下降及维生素等吸收不良的表现。

【原因】

1. 切除胰腺过多,残余胰腺组织不足 10% 正常胰腺组织。

2. 胰腺断端胰管狭窄或阻塞。

3. 胃大部切除、胃肠吻合　胃大部切除、十二指肠的旷置可引起胰液分泌的减少;消化道顺序的重建导致食物不能与胰液、胆汁等充分混合。

4. 胰腺断端的吻合方式　胰胃吻合可导致胰液中消化酶的早期灭活,特别是脂肪酶。

【诊断依据】

结合患者的临床表现、手术史及常规辅助检查(血常规、血生化及大便苏丹Ⅲ染色)诊断并不困难,必要时可行直接或间接胰腺外分泌试验。

【治疗】

胰腺外分泌不全时,需行胰酶替代治疗。为保证胰酶的活性,可加用抑酸药物。同时要调整饮食,控制脂肪的摄入量,每日不超过 50~75g。

【预防】

1. 对于有慢性胰腺炎、酗酒史者,尽可能多的保留胰腺组织。

2. 胰腺残端吻合时保证胰管的通畅。

3. 采用合理的消化道重建。

4. 术后防止胰腺炎的发生,临床发现术后无胰腺炎,可减轻腹泻及体重减轻的症状。

(李宇　白纪刚　仵正)

第十四节　吻合口溃疡

【概述】

吻合口溃疡,即吻合口或吻合口附近空肠黏膜上的溃疡,又称边缘性溃疡。是胰十二指肠切除术后的晚期并发症,其发生以术后2~3年最多见。

【临床表现】

主要症状为上腹痛,疼痛多呈发作性,多在夜间痛且显著,常向背部放射,腹痛发作期较长,缓解期较短,进食或服用制酸剂或呕吐,仅可暂时缓解。食欲缺乏、恶心、呕吐及体重减轻较常见。部分患者可并发穿孔和出血,但很少发生梗阻。

【病因】

胰十二指肠切除术和全胰切除术后发生吻合口溃疡的机制未真正明确。有以下几种因素:①胰十二指肠切除和全胰切除使胰胆管远离胃出口,碱性消化液吸收过多,可用于中和胃空肠吻合的胃酸的消化液减少;②胃切除量过少;③手术后胰管狭窄,分泌液中和胃酸的能力下降;④术后失去大部分胰液和全部十二指肠液,导致溃疡的发生。

【诊断依据】

凡胰腺手术行胃空肠吻合术者再发上腹痛、黑便者,应考虑吻合口溃疡的可能,必要时可行上消化道造影和胃镜明确。

【治疗】

以保守治疗为主,抑酸剂应以 H_2 受体抑制剂或质子泵抑制剂为主。严格药物治疗无效,或并发急性穿孔、出血等急腹症时需行手术治疗,手术方式为胃大部切除+迷走神经切断术。

【预防】

预防吻合口溃疡发生的最好办法是缩短输入袢的长度(结肠前15cm,结肠后10cm)并维持胰管的通畅。是否加大胃切除量或加做迷走神经切断或两者兼用应权衡利弊。

(李宇　白纪刚　仵正)

第十五节　胰腺钙化

【概述】

胰腺钙化是胰腺损伤晚期较少见的并发症。

【临床表现】

轻者可无明显临床症状,重者表现同慢性胰腺炎,主要是胰腺功能的不足和胰管梗阻引起的腹背痛。

【原因】

胰腺损伤后由于炎症、水肿,胰液外渗积聚于包膜下,从而引起胰腺脂肪坏死。脂肪坏死后分解出的脂肪酸与钙离子结合成皂类沉积于胰腺实质或胰管内,形成胰腺钙化或胰管内结石。

【诊断依据】

腹部 CT 可提示胰腺广泛钙化、胰腺萎缩,ERCP 或 MRCP 可提示胰管梗阻,结合临床表现和外伤、手术史可诊断。

【治疗】

无症状者不需要治疗。有胰腺功能不足者,分别可补充胰酶、胰岛素等进行相应的对症治疗。对于疼痛症状严重者可采取手术治疗,如胰管切开取石+胰管空肠侧－侧吻合方案。

【预防】

手术处理胰腺损伤时,主要保护能存活的胰腺组织,充分引流,防止胰液外渗引起自身的消化。

(李宇　白纪刚　仵正)

------------------ 参 考 文 献 ------------------

1. 赵玉沛,等.胰腺病学[M].北京:人民卫生出版社,2007.
2. 秦新裕,姚礼庆.外科手术并发症的预防与处理[M].上海:复旦大学出版社,2005.
3. NaDey S. Hakim, Vassilios E. Papalois. Surgical complications diagnosis and treatment [M]. Imperial College Press,2007.
4. Walter Siquini. Surgical Treatment of pancreatic

diseases［M］. Springer,2007.

5. Andrew M. Lowy,Steven D. Leach,Philip A. Philip. Pancreatic caner［M］. Springer,2007.

6. 中华医学会外科学分会胰腺外科学组,中华外科杂志编辑部.胰腺术后外科常见并发症预防及治疗的专家共识(2010)［J］.中华外科杂志,2010, 48(18):1365-1368.

7. Michael Camilleri,Henry P Parkman,Mehnaz A Shafi,et al.Clinical Guideline:Management of Gastroparesis［J］. The American Journal of Gastroenterology,2013,108:18-37.

8. Claudio Bassi,Christos Dervenis,Giovanni Butturini, et al. Postoperative pancreatic fistula:An international study group(ISGPF) definition［J］. Surgery,2005, 138:8-13.

9. Rahul S. Koti,Kurinchi S. Gurusamy,et al. Meta-analysis of randomized controlled trials on the effectiveness of somatostatin analogues for pancreatic surgery:a Cochrane review［J］. HPB,2010,12: 155-165

10. 魏小龙,赵志青,景在平.急性肠系膜静脉血栓形成诊治进展.临床外科杂志[J],2009,17:564-565.

11. 詹文华.胰十二指肠切除术后胃肠吻合口溃疡［J］.实用外科杂志,2002,22:180-183.

12. Zhang Qunhua,et al. Clinical Analysis of Pancreatic Cancer:A Report of 2340 Cases［J］. The Chinese-German Journal of Clinical Oncology,2003,2:148-152.

第十四章

脾脏手术并发症及处理

脾脏具有储血、造血及免疫等功能,在脾功能亢进、脾破裂、脾肿瘤等病理状态下常需行脾切除手术。因脾脏与周围脏器的解剖关系及自身的功能,脾切除术中术后常伴有一系列并发症,有些甚至危及患者生命。

第一节 术中及术后出血

【概述】

脾切除术中出血是最常见的并发症,术中出血发生率约占6%,术后出血发生率约占1%。脾脏及血管本身的解剖结构异常,以及病理状态下的脾脏均是引起术中出血的因素。巨脾、脾动脉分支部位及脾动静脉的走行关系常引起术中出血;需行脾切除的患者往往有脾功能亢进、血小板减少、肝功能不佳所致的凝血机制障碍,同时由于脾脏周围侧支循环丰富、脾脏粘连和脾血管变异等因素,可致术中及术后大出血;脾门处理困难也是常见的引起术中出血的重要因素,脾门淋巴结水肿或肿大可导致术中难以处理脾血管,或钛夹滑脱。

【临床表现】

术中出血主要由于脾被膜撕裂或胃短动脉结扎欠佳有关,膈肌或脾床渗血也常见,表现为撕裂面或者结扎部位持续性新鲜血液漏出,若术中未发现或未及时处理,可导致术后出血。

术后出血多发生在术后24~48小时内,术后腹腔引流管间断或持续引流出大量血性液,并出现血压下降,心率增快,严重者可出现脉搏细速、血压下降、面色苍白、四肢湿冷等失血性休克表现,腹腔内大量积血可出现腹胀。中心静脉压降低,CVP小于5cm,每小时尿量少于25ml,血红蛋白及血细胞比容下降等。

【原因】

1. 术中出血

(1) 游离脾脏时因脾胃韧带或脾膈韧带过短,或因脾脏组织太脆,使脾包膜撕裂引起出血。

(2) 脾脏与周围组织粘连紧密,在钝性分离粘连时创面可能有较多渗血;门静脉高压患者,脾脏与膈肌的粘连往往已形成较大的血管,钝性分离此种粘连时可以引起严重出血。

(3) 脾蒂中血管比较脆弱,过度牵拉导致血管破裂出血。

(4) 脾血管的解剖结构或走行异常,脾动脉常在胰尾处分为两支,脾动静脉两者之间的关系也有差异,术中未引起重视,可伤及邻近血管。

(5) 凝血因子及血小板不足导致术中脾床、膈肌和后腹膜广泛渗血。

2. 术后出血

(1) 术中止血不完善,结扎线滑脱。术后胃膨胀,胃短血管结扎线滑脱引起出血。

（2）凝血机制障碍,脾床剥离面严重渗血。

【诊断依据】

1. 术中出血多可及时发现。

2. 术后出血

（1）患者腹腔引流管间断或持续引流出血性液体,出现脉搏细速、血压下降等低血容量休克的表现,伴有尿量减少,中心静脉压下降。

（2）腹部轻度腹胀,伴有轻度压痛,叩诊浊音,移动性浊音阳性等。

（3）腹部 B 超显示脾窝内大量液体积聚,大量出血者为全腹腔积液。

【治疗】

1. 术中出血　脾切除术应该实施标准脾切除术。患者体位、解剖游离操作顺序及韧带及脾蒂血管的结扎方式都是影响术中出血的因素。应仔细寻找出血点,结扎防止出血。偶有术中出血血管难以处理,不应盲目钳夹结扎血管,避免损伤周围脏器,尽快切除脾脏,充分暴露出血血管后仔细止血。脾床、膈肌及后腹膜渗血严重可局部应用止血药物或输注新鲜冰冻血浆。氩气刀用于分离严重粘连导致的出血效果较好。

2. 术后出血

（1）按照失血性休克处理,迅速扩容,输血补液,维持患者循环血容量,监测生命体征。

（2）迅速再次手术探查止血,仔细结扎活动出血点,较广的渗血面应缝扎缩小创面,再给予纤维蛋白粘合剂、凝血酶素局部应用止血。

（3）术后纠正凝血机制,补液输血,给予抗生素预防感染。

【预防】

脾切除术中、术后出血应以预防为主,充分术前准备,纠正肝功能及凝血功能,防止渗出性出血;术中严密止血,结扎血管规范,手术结束反复顺序检查膈面、脾胃韧带结扎端、侧腹壁、后腹壁及脾蒂等处是否有出血点,严格止血。

（Shimada Mitsuo　朱呈瞻）

第二节　脏器损伤

除脾门外整个脾脏都由被膜覆盖,脾周围的腹膜形成韧带与周围脏器相连,起支持和固定脾脏的作用。病理状态下脾脏与周围脏器解剖关系更加紧密,术中操作不慎,极易容易损伤周围脏器。

一、胃损伤

【临床表现】

胃损伤少见,开腹脾切除术中发生率不足 1%。胃壁坏死多发生在脾切除术后 2~10 天,主要表现为上消化道出血、膈下脓肿及腹膜炎。胃壁损伤坏死未达黏膜层可仅表现为上腹痛;穿透黏膜后损伤胃壁血管可引起腹腔出血或消化道出血,消化道出血表现为腹痛、呕血及便血,应仔细回忆术中有无损伤胃壁的可能,门静脉高压症脾切除术后应与胃底静脉破裂出血鉴别。

胃壁损伤可导致胃穿孔,主要表现为腹痛、腹肌紧张等腹膜炎体征,需与手术创伤引起的术后早期反应鉴别,胃内容物流至膈下可引起左膈下感染。

【原因】

脾脏内侧前方与胃大弯之间有脾胃韧带,内有胃短动脉、静脉和胃网膜左动脉、静脉。此韧带往往较短,脾脏与胃大弯关系十分紧密,手术切断此韧带时,稍有不慎,容易损伤胃壁,导致术后胃壁坏死穿孔。腹腔镜脾切除术放置 Trocar 时也可误伤胃。

【诊断依据】

1. 脾切除术中处理脾胃韧带时有损伤胃壁的可能。

2. 术后出现上腹痛并有呕血、便血,或者术后出现腹膜炎体征。

3. 胃穿孔 X 线检查可见膈下新月形游离气体。

【治疗】

手术中一旦发现胃壁损伤,应局部折叠

内翻缝合修补。

术后发生胃壁坏死或穿孔应给予全身支持治疗及抗感染,再次手术修补胃穿孔,并充分引流膈下间隙。

【预防】

手术视野要暴露充分,不能盲目追求小切口;术中钳夹胃短血管时应靠近脾侧,防止损伤胃壁组织;手术结束后应仔细检查有无胃底及胃大弯侧的胃损伤。

【典型病例】

患者,女,15岁,因"腹部外伤2小时"入院,患者2小时前发生车祸,诉有全腹疼痛。既往史无特殊。查体:T 36.8℃,P 140次/分,R 30次/分,BP 100/50mmHg。神志尚清,黏膜苍白。胸廓触诊时右侧肋骨多处骨折,肺呼吸音减低。全腹压痛并有反跳痛,移动性浊音阳性。右肩皮肤擦伤并有异位。髋腱擦伤。腹部B超提示脾破裂,腹腔内大量液体。腹腔穿刺冲洗有血性液体。诊断"腹部外伤后脾破裂"。行腹腔镜下腹腔探查。术中发现腹腔内游离液体800ml,脾蒂血管撕裂,并有多个脾段无血液供应,脾破裂Ⅳ级,肝左叶膈面可见6cm撕裂,并胰尾前方撕裂伤。术中决定行腹腔镜下脾切除术,肝损伤修补并胰腺修补术。脾切除术中仔细游离切除脾脏,并缝合肝脏及胰腺的撕裂伤。术后仔细检查肝、胰腺、胃及后腹膜确认无出血及脏器损伤,于左侧膈下放置引流管。术后第二天肠鸣音恢复,拔除胃管,经口进食。术后第五天,患者突然出现腹痛、发热,并有腹膜炎体征,左膈下引流管引流出暗色血性液体,CT显示膈下积液,口服亚甲蓝证实胃穿孔。遂行再次手术探查,术中发现左侧膈下200ml积液,胃前臂有4cm×6cm穿孔,穿孔周围胃壁呈暗色坏死,清理穿孔周围组织,行穿孔修补术。术后CT发现左膈下存在积液,给予抗生素治疗后积液消失。术后好转出院。

二、结肠损伤

【临床表现】

脾切除术肠道损伤发生率很低,约0.16%~0.27%。结肠损伤分为非穿透性损伤与穿透性损伤,非穿透性损伤多无特异性表现,主要为左上腹痛或腹部不适,伴肠系膜损伤或血肿者,可出现腹胀,损伤轻度者多无明显体征。穿透性损伤术中未及时发现,术后可出现肠瘘,临床表现以腹膜炎为主,可表现为左上腹局限性腹痛或弥漫性腹膜炎。可有腹痛、腹肌紧张、压痛反跳痛等腹膜刺激征。穿透性损伤肠内容物可局限于左上腹脾窝处,患者出现膈下感染的表现,表现为左上腹痛、恶心、呕吐、发热及寒战等感染中毒症状。

【原因】

腹腔镜脾切除制造气腹过程中易造成肠道损伤,开腹手术操作粗暴,大块钳夹组织或拉钩拉伤等也可损伤结肠。此外,肥胖患者脾结肠韧带的夹层中常有脂肪堆集,并多与大网膜连成一团,结肠脾曲显示不清,在脂肪团块中盲目钳夹,误伤结肠脾曲。

【治疗】

1. 腹部症状轻微,体征不明确时可采用保守治疗,维持水电解质酸碱平衡,维持血流动力学稳定,禁食、胃肠减压。

2. 若考虑出现穿透性结肠损伤,应立即开腹探查并行结肠修补术,手术方式以结肠修补及切除吻合术为主,腹腔感染严重应于修补或吻合肠段行近端造口术。

3. 结肠损伤多尽早给予抗生素治疗联合使用针对革兰阴性杆菌及厌氧菌的抗生素,如三代头孢类及甲硝唑。

【诊断依据】

1. 术后出现腹痛、腹膜炎体征,要考虑空腔脏器损伤。

2. 引流管有气体及带有肠内容物的液体引出。

3. 直肠指诊若观察到指套染血,也提示结肠损伤。

4. 立位 X 线检查可见膈下新月形游离气体。

【预防】

1. 提高手术技能,避免手术操作损伤周围脏器。

2. 术中仔细检查有无结肠损伤,如发现损伤应立即缝合修补。

三、胰腺损伤

【概述】

脾切除术中胰腺损伤是严重且最常见的脏器损伤,开腹手术发生率可达 16%,腹腔镜脾切除术胰腺损伤发生率较低,约 2%。脾脏与胰尾的解剖关系非常密切,胰尾常伸入脾蒂,紧贴脾门,脾切除术钳夹脾蒂时常损伤胰尾。胰尾与脾门相距 1~3cm 者占 50%,另 50% 胰尾抵及脾门两者之间没有间隙。尤其是病理性脾肿大时,由于脾脏的体积增大,脾门处血管迂曲扩张及其周围粘连,使胰尾与脾脏的关系更加密切,手术时极易造成胰尾损伤。处理脾蒂分离脾血管时,不慎分破血管,大出血中盲目用血管钳钳夹脾蒂时,损伤胰尾,术后出现胰瘘或胰腺炎。

【临床表现】

手术后急性胰腺炎多发生在手术后 1~13 天,多在术后第五天发病,此时患者多因手术创伤,干扰急性胰腺炎的一般表现,影响及时诊断。术后 5 天之内患者仍有体温升高、脉率增快等手术创伤表现,此时发生的胰腺炎多难以鉴别,应仔细观察,可发现不同于术后一般规律的变化,如体温、脉率变化较大,患者自觉腹部不适和腹胀,或腹痛减轻后又加重。术后患者情况好转,病情平稳,此时又出现上腹部疼痛、腹胀,呼吸脉率增快,血压下降等,并有腹膜炎体征,应结合原手术考虑可能出现的并发症,排除其他急腹症原因之后再考虑急性胰腺炎。

胰瘘的诊断标准如表 14-1,临床表现依胰瘘的分级而不同。临床上一般针对 B 级、C 级给予相应处理。

表 14-1　胰瘘的诊断标准

标准	A 级	B 级	C 级
引流液淀粉酶(术后第三天)	>三倍血清淀粉酶正常值	>三倍血清淀粉酶正常值	>三倍血清淀粉酶正常值
一般状况	好	良好	差
特殊治疗	无	无 / 需要	需要
影像学检查	阴性	阴性 / 阳性	阳性
持续引流(>3 周)	无	常有	有
感染	无	无 / 有	有
脓血症	无	无	有
再次手术	无	无	需要
继发死亡	无	无	是

【原因】

脾脏与胰腺解剖关系紧密是脾切除术中胰腺损伤的最主要原因,脾门淋巴水肿或脾门淋巴结病患者脾脏与胰腺界限模糊,术中脾蒂血管出血时,盲目钳夹血管可损伤周围胰腺组织。

【诊断依据】

1. 出现腹痛、腹胀、发热、脉率和呼吸增快等临床表现。

2. 实验室检查可有血、尿淀粉酶升高,并血白细胞增高,血钙降低具有诊断意义。术后第三天引流液中的淀粉酶或者血清淀粉酶是正常值的 3 倍以上诊断胰瘘。

3. 影像学检查 B 超、CT 可见胰腺水肿或坏死,胰腺周围有液体积聚或膈下积液,有助于胰瘘的诊断。

【治疗】

1. 术后急性胰腺炎的治疗

(1) 禁食,胃肠减压,减少胃和十二指肠液刺激胰腺分泌。

(2) 补充体液,纠正电解质紊乱。急性胰腺炎腹腔大量渗出及胰瘘均可引起大量液体丢失,须及时补充液体维持循环血容量。

(3) 生长抑素类似物,如奥曲肽,抑制胰腺分泌。

（4）加强营养支持。手术损伤、应激使患者处于负氮平衡，若合并胰腺炎，患者机体抵抗力及耐受能力下降，可加重病情。给予肠内营养或肠外营养，可明显加快患者康复。

（5）给予抗生素预防感染，肠道细菌移位及血行感染，均可引起继发感染。对引流液进行细菌培养，可针对性的应用抗生素。抗生素应选择对胰腺组织穿透力较强的抗生素，以革兰阴性杆菌为主，兼顾革兰阳性球菌及厌氧菌，如头孢哌酮、头孢曲松。

2. 外科治疗　胰瘘及轻度胰腺炎多通过保守治疗可恢复，发生数月仍未自愈的情况临床中也会出现，需要外科手术处理，包括瘘孔切除术、瘘孔消化管吻合术。

3. 术后胰瘘治疗

（1）A 型胰瘘通常仅需保持腹腔引流管通畅，维持 2~4 周即可自愈。除临床症状消除之外，24 小时腹腔引流液的量，实验室检查引流液淀粉酶下降至正常，并无白细胞及 CRP 升高。

（2）B 型胰瘘需 CT 确认，应保持胰瘘的持续引流，并给予抗生素预防腹腔感染。通常 2~4 周胰瘘可自愈。

（3）C 型胰瘘需要更复杂的临床干预，最危急的情况是胰瘘腐蚀周围血管引起出血，患者需转入 ICU 密切监护，行 CT 明确出血部位，给予介入栓塞相应的血管，若不能控制出血应尽早再次手术止血。

【预防】

术前影像学检查仔细评估胰腺与脾门的关系，术中明确解剖位置，提高手术技巧，轻柔操作。术中考虑有胰腺损伤，术后应给予奥曲肽等抑制胰液分泌，预防胰瘘发生。

四、肝左叶损伤

【临床表现】

脾脏与肝左叶紧密相邻，病理状态下脾脏可与肝脏粘连紧密，术中游离脾脏操作粗暴，可造成肝左叶撕裂。肝损伤可根据美国创伤协会提出的分级方法进行分级（表 14-2）。

表 14-2　肝损伤程度可按 1995 年美国创伤外科协会提出的分级方法

分级 *		伤情
I	血肿	包膜下，<10% 表面积
	裂伤	包膜破裂，实质裂伤深度 <1cm
II	血肿	包膜下，10%~50% 表面积，肝实质内直径小于 10cm
	裂伤	包膜破裂，实质裂伤深度 1~3cm，长度 <10cm
III	血肿	包膜下或实质内破裂，血肿 >50% 表面积；或实质内血肿 >10cm 或血肿继续扩大
	裂伤	深度 >3cm
IV	裂伤	肝实质破裂达一个肝叶的 25%~75%；或一个肝叶内累及 1~3 个 Couinaud 肝段
V	裂伤	肝实质破裂大于一个肝叶的 75%；或一个肝叶内累及 3 个 Couinaud 肝段
	血管伤	近肝静脉损伤（如肝后下腔静脉、肝静脉主支）
VI	血管伤	肝撕脱

　*I 级和 II 级的肝损伤若为多发性，其损伤程度则加一级。

术中肝脏损伤主要包括包膜下血肿或肝撕裂出血，术后腹腔检查可及时发现并处理。若术中未及时处理，术后主要表现为腹腔出血和胆汁性腹膜炎，有腹痛、腹胀、腹膜刺激引起腹肌紧张。被膜下破裂如损伤较轻，出血较少，则无腹膜刺激征，仅有左上腹疼痛。张力大的肝被膜下血肿可发生延迟性破裂，表现为急性腹痛和内出血。

【原因】

脾切除术中肝脏的损伤与术中粗暴的操作有关，另外有时病理性脾脏与肝左外叶的粘连紧密而坚韧，内含有丰富的侧支血管，分离后可造成肝包膜及肝实质撕裂而致出血或胆汁渗漏。

【诊断依据】

1. 肝损伤术中可见肝脏撕裂出血，胆汁

流出。如术中未及时发现,术后包膜下血肿表现为左上腹痛;肝裂伤表现为腹腔出血或胆汁性腹膜炎。

2. 考虑术中有肝损伤的可能,术后发生腹腔出血或腹膜炎表现,左上腹脾窝引流管引流出新鲜血液。

3. B超能显示肝脏表层完整性破坏、肝左叶包膜下血肿或腹腔内大量液体积聚,CT也可准确的判断肝损伤的部位和范围、腹腔内积血量及是否继续出血。

【治疗】

1. 小的肝包膜下血肿可不处理,张力高的大血肿应将包膜打开,清除血肿,放置引流。

2. 术中肝脏撕裂伤多为Ⅰ、Ⅱ级损伤,单纯缝合为表浅裂伤最常用的方法。深在的裂伤不能仅作创缘的表浅缝合,否则肝实质内将形成一个充满血液、胆汁的无效腔,这样的肝损伤应认真探查,缝扎损伤的血管和胆管,再做缝合处理。肝面渗血时,若采用单纯缝合止血法无效,可翻转三角韧带或折叠已纤维化变薄的左肝叶外缘压迫止血。若上述方法仍不能控制出血,或肝组织撕裂可切除肝左外叶。

3. 术后发现肝损伤应密切观察患者生命体征,血流动力学稳定、无腹膜炎体征、B超或CT检查确定肝损伤程度为Ⅰ~Ⅲ级,可给予保守治疗,包括补充血容量、镇痛及应用抗生素等,并密切监测患者生命体征。若出现血流动力学不稳定,腹腔内持续出血,应立即剖腹探查,修复损伤肝组织。

【预防】

脾切除术中肝损伤应以预防为主,注意脾脏与肝脏的解剖关系,防止暴力游离脾脏。预防左肝出血的最好方法是于脾包膜下切除脾脏。

五、膈肌损伤

【临床表现】

膈肌损伤时迅速出现气道压力增加,肺顺应性下降,通气困难,无明确原因的血氧饱和度下降以及心率加快、血压下降等血流动力学改变。典型的体征为左侧肺呼吸音减弱或缺乏,叩诊鼓音,气管移位。术中膈肌损伤未及时发现,术后可发生膈疝。

【原因】

巨脾、既往手术史及门静脉高压症脾脏与膈肌粘连严重,难以钝性分离脾脏与膈肌,腹腔镜下视野暴露不清,盲目游离脾脏,容易损伤膈肌。另外腹腔镜手术放置Troca时也可损伤膈肌。

【诊断依据】

1. 术中游离脾脏与膈肌粘连后迅速出现心率加快、血压下降,血氧饱和度下降,气道压力增加,肺顺应性降低等表现。

2. 体征　听诊左肺呼吸音减弱,叩诊鼓音,气管移位。

3. Floppy diaphragm征　腹腔有压力的情况下,膈肌向腹腔内突出,提示胸腔内负压消失。膈肌损伤较小时,不能及时发现损伤,术者可根据此征象诊断膈肌受损。

4. 注水充气实验,向患者左侧膈窝内注水,麻醉医师进行充气,若有气泡逸出,则证实膈肌损伤。

【治疗】

1. 缝合损伤膈肌　膈肌损伤后,若患者生命体征稳定,可在切除脾脏后再行修补,若血氧、血流动力学变化大,生命体征不稳定时应先行膈肌修复,待生命体征平稳之后再行手术。膈肌修补应由麻醉医师协助充气鼓肺,排除胸腔内气体的同时收紧缝线打结。再次注水充气无气泡逸出则证实修补满意。

2. 合并气胸时,可在缝合最后一针时,将导尿管经破口插入胸腔另一端接闭式引流瓶,待排尽胸腔的积气后,拔除导管。术后复查胸片。

【预防】

在脾与膈面或后腹膜粘连甚紧时,可采取经包膜下切除脾脏防止膈肌损伤。或者将切口向上延伸至左侧第8~9肋间,切开胸壁及肋缘进入胸腔,然后切开膈肌,在直视下分离粘连,游离脾脏,可增加手术的安全性。术中损伤膈肌及时发现及处理能避免气胸、皮下气肿的严重的后果。

六、左肾上腺及左肾损伤

【临床表现】

脾肾韧带位于脾脏内侧包围着脾蒂,与左肾前的后腹膜相连。脾切除术中左肾损伤或左肾上腺损伤少见。术中肾上腺损伤主要表现为后腹膜区域持续性出血,肾脏损伤术中可出现尿管引流出血性尿液或术后血尿。

【原因】

病理性巨脾与周围组织脏器有广泛紧密的粘连,强行分离后腹膜上后侧粘连,可撕裂左肾上腺被膜或实质甚至损伤肾脏,造成难以控制的出血。

【诊断依据】

分离脾与后腹膜粘连,肾上腺被膜或实质撕裂后出血。若损伤肾实质,则可出现被膜下血肿或血性尿液。

【治疗】

肾上腺损伤时应立即压迫止血,逐步移开纱布,对损伤肾上腺行缝扎止血。在缝扎止血无效时,可采用长纱布填塞止血,术后 3~5 天后拔除。术后行 CT 检查,确定无腹腔出血。

肾脏损伤严重,可采用选择动性脉栓塞术。

术后密切监测生命体征,腹腔引流及尿液颜色、量,B 超检查以确认无术后出血、肾周血肿及肾盂积血。

【预防】

术前正确评估脾脏粘连的情况,患者既往有脾区疼痛,或腹部触诊时脾脏的活动度不大,为粘连严重的表现,术中应仔细探明脾脏与周围的粘连程度,粘连广泛者应扩大切口,保证良好的视野。

(Shimada Mitsuo　朱呈瞻)

第三节　腹 腔 感 染

【临床表现】

脾切除术后腹腔感染多局限于左上腹部,形成膈下脓肿,少数扩散至全腹。术后早期往往由于手术反应及应用抗生素的影响,症状及体征表现不明显。发热是主要表现,常表现为体温下降后又突然升高,呈弛张型高热,伴有全身不适,出现恶心、腹胀、乏力、畏寒等症状,左上腹可有持续钝痛,咳嗽、深呼吸会加重,查体可发现左上腹局部压痛并肠鸣音减弱。如感染加重扩散至全腹,可出现腹膜炎症状,腹肌紧张、压痛、反跳痛明显。

【原因】

胰尾损伤后处理不当,术后发生胰瘘致膈下感染;胃或结肠损伤后污染引起腹腔感染;术中操作粗糙,大块钳夹组织致组织坏死感染;患者免疫功能低下;脾床未进行常规引流或引流不畅,术后膈下积血继发感染。

【诊断依据】

1. 术后出现持续性发热,并有恶心、腹胀、畏寒、左上腹痛等症状。

2. 实验室检查白细胞计数升高。

3. B 超可见左上腹部脾窝积液,穿刺抽液细菌培养阳性。

【治疗】

1. B 超引导下穿刺置管,引流出膈下积液。

2. 抗感染、营养支持治疗,增强患者抵抗力,抗生素应根据药敏试验选择,推荐氨基糖苷类或第三代头孢类抗生素合并抗厌氧菌抗生素,抗生素治疗 3~4 天白细胞仍持续升高者,应更换抗生素并排除有无合并其他感染。

3. 经非手术治疗感染仍加重,腹腔出现大量积液,肠麻痹或中毒症状严重时应考虑手术治疗。

【预防】

术中小心细致,注意脾脏与周围脏器的解剖关系,避免损伤胰腺、胃、结肠等脏器;术后脾窝常规引流并保持引流通畅,防止膈下积液;术后给予营养支持治疗,增强机体免疫力。

(Shimada Mitsuo　朱呈瞻)

第四节 膈下积液

【临床表现】

膈下积液在开腹脾切除术后常见,而腹腔镜脾切除术发生率较低,膈下积液患者中约有 80% 合并胸腔积液。膈下积液通常发生于术后 1~3 周,可无明确诱因,也可因周围脏器损伤引起。术后早期因手术反应干扰不易发现,发热是主要的表现,术后持续发热或体温下降后又突然升高,有左上腹部不适,部分患者出现呃逆,合并感染时常出现高热、寒战、食欲减退、虚弱及盗汗等明显全身中毒症状。左上腹肋缘有深部压痛,翻身时加剧。膈下积液可刺激膈肌,诱发胸腔积液,出现呼吸困难、气急等呼吸道症状。

【原因】

脾脏周围有丰富的侧支循环,胰尾部和后腹膜之间也有较多的侧支循环,有肝硬化凝血障碍,手术创面渗血;膈下出血点止血不完善;脾切除术后左膈下有较大的空隙,术后引流不畅,加之膈肌运动形成膈下负压,致左膈下易积血、积液。如不及时发现或处理不当,可继发感染导致膈下感染或脓肿。

【诊断依据】

1. 术后发热,左上腹不适及呃逆等症状,合并胸腔积液时可出现呼吸困难、气急等呼吸道症状。

2. 实验室检查白细胞升高,若有胰尾损伤时,引流液或穿刺液中胰淀粉酶可增高。

3. X 线示左侧膈肌升高,运动减弱,可能合并胸腔积液或肺不张。B 超或 CT 可见左膈下液性暗区。

【治疗】

1. 少量膈下积液可给予抗感染、支持治疗后吸收。

2. 积液量较多是需穿刺引流,清除膈下积血积液,定期冲洗。合并感染时应根据细菌培养结果,合理选择抗生素。

【预防】

术中游离脾脏时小心止血,防止术后渗血;术中防止胰腺及胃等脏器损伤,将手术创面腹膜化;脾窝处无效腔较大时放置引流管,负压持续吸引,保持引流管通畅,不易过早拔除引流管。

(Shimada Mitsuo 朱呈瞻)

第五节 胸腔积液

【临床表现】

上腹部手术术后发生胸腔积液较常见,小量积液除发热外,患者多无其他不适,积液可自行吸收。大量积液可出现呼吸系统症状,如呼吸增快、气急、呼吸困难、咳嗽及下胸痛。

【原因】

脾切除术可机械性刺激左膈肌引起炎症性反应;左膈下积血积液并感染或膈下脓肿,引起的胸膜反应性积液;门静脉高压症有腹水者,其腹水可经横膈淋巴管流入胸膜腔;低蛋白血症血浆胶体渗透压降低,体液渗入胸腔等。

【诊断依据】

1. 术后出现持续发热及呼吸增快、气急等呼吸系统症状。

2. 行 B 超或 X 线检查确认胸腔积液。

【治疗】

1. 针对原发病给予支持治疗,如低蛋白血症。

2. 少量胸腔积液不需要处理,积液可自行吸收。

3. 大量积液需进行胸腔穿刺引流,并同时注入抗生素预防感染。

【预防】

术前积极纠正患者全身状态;术中操作应轻柔,避免膈肌缝扎过深或过度牵拉;左膈下放置引流管以预防积血、积液或感染。

(Shimada Mitsuo 朱呈瞻)

第六节　门静脉血栓形成

【概述】

门静脉血栓是常见的脾切除术后并发症,临床表现多无特异性,可引起门静脉高压、肠缺血坏死等,危及患者生命。随着影像技术的发展,门静脉血栓的检出率也在增加。前瞻性研究显示门静脉血栓发生率约占12%,开腹与腹腔镜脾切除术后发生率无明显差异。

【临床表现】

门静脉血栓的临床表现与门静脉的堵塞程度相关,分为有症状与无症状。肠道淤血、缺血是门静脉血栓的特有病理改变,主要临床症状有腹痛、腹胀,便血,恶心呕吐,厌食、发热等。如果血栓短时间内未处理,可发生肠穿孔、腹膜炎甚至休克死亡。查体可发现腹胀,腹部压痛,但无特异性。无症状性患者,占门静脉血栓形成的绝大多数,多在影像学检查时发现。

【原因】

脾切除术后门静脉血栓的最主要因素是脾切除的病因,骨髓纤维化、淋巴瘤引起的巨脾、遗传性溶血性贫血患者是术后发生门静脉血栓的高危因素。另外,其他危险因素包括围术期一般状况,如年龄、肥胖、血栓发生史;潜在的疾病,如恶性疾病;手术相关的因素,如手术方式、手术时间。脾切除术患者在术后24小时内,血小板即出现回升,一般在术后1~2周达到最高值,甚至可达 1000×10^9,使血液处于高凝状态,血栓形成几率增大。

【诊断依据】

1. 脾切除术后30天之内出现定位不明确的腹痛或全腹痛、恶心、呕吐等非特异性症状。

2. B超发现门静脉内异常回声或强化CT发现门静脉内充盈缺损。术后早期肠胀气可影响B超的诊断,强化CT诊断效果较好。

【治疗】

1. 脾切除术后可常规给予小分子肝素预防门静脉血栓发生。

2. 诊断门静脉血栓之后应立即溶栓、抗凝治疗,溶栓可经静脉全身给予或门静脉直接注射尿激酶、tPA,溶栓效果均较好,应尽量在发生血栓的24小时内溶栓。抗凝治疗包括给予肝素、华法林、阿司匹林等,80%以上的门静脉血栓可再通。

3. 少数患者保守治疗不能消除血栓,需手术治疗行血栓摘除术。

【预防】

术前评估,有发生血栓的危险因素应预防性给予抗凝治疗,术后1周是发生血栓的高峰,应于术后1周行影像学检查,及早发现门静脉血栓。

(Shimada Mitsuo　朱呈瞻)

第七节　脾切除术后凶险性感染

【概述】

脾切除术后凶险性感染(overwhelming postsplenectomy infection,OPSI)是发生于脾切除术后数周至数年的临床综合征,多见于术后2~3年,但终生具有发病可能。OPSI是一种极端严重的全身败血症,主要临床特点是隐匿性发病,无特定的感染灶,发病急,进展快,病程短,可造成短期(24~48小时)死亡;可发生DIC、皮下出血、瘀斑,血培养可能阳性,致病菌以肺炎双球菌多见。OPSI发生越早,死亡率越高。儿童发生OPSI的危险性明显高于成人。OPSI的发生与脾切除术的病因密切相关,患血液病而行脾切除者OPSI的发病率要高于因外伤而行脾切除者,包括地中海贫血、镰状细胞贫血、霍金森淋巴瘤、球形红细胞症及ITP。导致OPSI最常见的致病菌肺炎球菌,其次是脑膜炎球菌,流感嗜血杆菌及A型链球菌。

【原因】

脾切除术后血清调理素、血解素和

Tuftsin 水平降低,导致抗体产生能力锐减,IgM 水平明显下降。以致损害了补体激活的替代通路,对特异性抗原的反应减弱。同时特异性细胞免疫功能也明显减弱。调理素在吞噬肺炎球菌中极其重要。

【临床表现】

隐匿性发病,开始可能有轻度流感样症状,继而骤起高热、头疼、呕吐、恶心、呼吸困难、神志模糊,乃至昏迷休克,常可在几小时至十几小时内死亡。常并发弥散性血管内凝血、菌血症。

【诊断依据】

1. 有全脾切除史。

2. 突发全身性感染的典型临床症状。

3. 皮肤出血斑点、DIC。

4. 细菌血培养或涂片阳性,也可阴性。

5. 无特定的局限性外科感染灶。

6. 双肾上腺出血、内脏出血。

【治疗】

OPSI 一旦发生即非常紧急,应迅速诊断并及时处理。

1. 按照抗感染性休克治疗,早期进行液体复苏,病原学检查。

2. 未确定细菌类型时应迅速应用经验性抗生素,首选青霉素和头孢菌素或其他广谱抗生素对抗球菌、杆菌或厌氧菌,如头孢噻肟合并庆大霉素。

3. 支持治疗　迅速补充血容量,纠正酸中毒和电解质紊乱,合理使用血管活性药物,补充足够的营养物质;应用激素以扩血管,改善细胞膜通透性,稳定溶酶体,增加组织的氧供,改善细胞新陈代谢。

【预防】

1. 对于全脾切除术要持慎重态度,特别是 4~5 岁以下儿童。

2. 对发生感染可能性较大的 5 岁以下的儿童脾切除术后应预防给药,包括术前及术后长期应用抗生素。

3. 预防肺炎球菌感染,接种含 23 价肺炎球菌多糖疫苗,7 价白喉交叉反应疫苗,流感嗜血杆菌及脑膜炎球菌疫苗,可有效预防感染的发生。

4. 应给予患者相关的医学教育,使患者引起足够的重视,预防严重感染的发生及感染后及时就诊。

（Shimada Mitsuo　朱呈瞻）

第八节　脾　热

【临床表现】

脾切除术后无明显诱因引起发热,体温可达 39℃,常持续 1~2 周,很少超过一个月,多不需治疗,自行消退。大多数无感染性发热所呈现的中毒症状,患者食欲一般正常,能下床活动。抗生素治疗多无效。

【原因】

发生机制尚不清楚,可能原因包括:脾窝内渗血和血肿形成;腹腔内感染和膈下脓肿形成;胸腔积液,实际上是一种胸膜炎;胰尾损伤有胰液渗出,刺激或腐蚀周围组织,引起发热;脾静脉炎和静脉血栓形成;结扎束过大,组织坏死吸收引起的吸收热;也可能是因为脾切除后机体的免疫功能紊乱有关。

【诊断标准】

1. 持续发热,最高体温可达 39℃,但无感染中毒症状及体征。

2. 超声、CT 检查排除脾窝内血肿、腹腔感染、门静脉血栓形成及胰尾损伤。

【治疗】

1. 如全身症状明显,可口服非甾体抗炎药对症治疗。

2. 如无感染证据,血象正常,可停用抗生素。

【预防】

术中轻柔操作,减少膈肌刺激与损伤,防止胰腺等周围脏器损伤。术后脾窝放置引流管,保持引流通畅,防止积血、积液继发感染。

（Shimada Mitsuo　朱呈瞻）

第九节 肠 梗 阻

【临床表现】

肠梗阻是腹部术后的常见并发症,脾切除术后肠梗阻以粘连性肠梗阻发生几率较高,偶见肠系膜静脉血栓性肠梗阻发生。脾切除术后肠梗阻多为不完全性肠梗阻,且多见于脾外伤及门静脉高压症患者术后。主要表现为腹胀、腹痛、呕吐、停止排气排便。术后早期炎症性肠梗阻主要以腹胀为主,腹痛较轻。腹部触诊有柔韧感,有固定、压痛的腹块,听诊可有肠鸣音减弱、稀少或消失,听不到金属音或气过水声,见不到肠形或蠕动波。

【原因】

1. 腹腔内脏器位置改变 脾切除后左上腹形成空腔,加之腹部压力改变的关系,腹腔内压力突然减低,腹腔内容物向压力低处移动。再者回肠内压比空肠高,所以回肠更容易移向压力低处。加之局部组织损伤,为肠粘连提供了有利条件,肠管易转折形成锐角。

2. 局部组织的炎症关系 脾切除后,脾脏周围组织损伤,发生无菌和有菌炎症反应。外伤性脾破裂,除脾脏切除时周围损伤外,还有其他组织损伤,炎症反应重,所以粘连发生的机会较多。

3. 脾床、脾蒂渗血以及继发感染也是引起肠粘连的重要原因。

【诊断依据】

1. 术后出现腹痛,腹胀,呕吐排气停止等症状;查体发现腹部质地坚韧,腹胀,腹部压痛。

2. 腹部平片可见多个液平面,肠腔内有积液现象,并可见孤立、胀大的肠祥。

3. 术后早期肠梗阻 CT 可显示肠壁水肿、增厚、粘连以及肠腔内积气、肠管均匀扩张和腹腔内渗出等现象。

【治疗】

1. 非手术治疗 禁食,胃肠减压,纠正水电解质紊乱,肠外营养支持治疗,应用生长抑素和肾上腺皮质激素。手术后早期发生的肠梗阻多为炎症,纤维素粘连引起,在无明确绞窄的情况下,经非手术治疗后可吸收,症状消除。

2. 手术治疗 术后粘连性肠梗阻有肠绞窄趋势或出现肠绞窄时需手术治疗,手术方式包括单纯粘连松解术、粘连松解 + 肠切除肠吻合术、小肠内排列术。

【预防】

1. 术中腹腔清洗要彻底,腹腔冲洗清除破碎坏死的组织、细菌及细菌产物以及血液,减少这些物质引发的炎症反应。

2. 术后脾窝引流要通畅,减少腹腔积血、积液及感染,可预防炎症诱发粘连性肠梗阻。

3. 术后半卧体位,患者应及早下床活动,促进肠蠕动,肠功能恢复越早,形成易梗阻的粘连机会越少。

(Shimada Mitsuo 朱呈瞻)

-------------- 参 考 文 献 --------------

1. Bhandarkar, et al. Prevention and management of complications of laparoscopic splenectomy. Indian J Surg, 2011, 73(5): 324-330.

2. Vecchio, et al. How to prevent intraoperative risks and complications in laparoscopic splenectomy. G Chir, 2010, 31(1-2): 55-61.

3. Qu, et al. Management of postoperative complications following splenectomy. Int Surg, 2013, 98(1): 55-60.

4. Martinez, et al. Gastric necrosis and perforation as a complication of splenectomy. Case report and related references. Arq Gastroenterol, 2000, 37(4): 227-230.

5. Boddy, Mahon, Rhodes. Does open surgery continue to have a role in elective splenectomy. Surg Endosc, 2006, 20(7): 1094-1098.

6. 栗山直久, 伊左地秀司. 消化器外科术前. 术后管理必携, 2012, 35(5): 899-901.

7. Hackert, Werner, Büchler. Postoperative pancreatic fistula. The Surgeon, 2011, 9(4): 211-217.

8. Chand, et al. Pancreatic complications following laparoscopic splenectomy. Surg Endosc, 2001, 15(11): 1273-1276.

9. Katkhouda, et al. Laparoscopic splenectomy: outcome and efficacy in 103 consecutive patients. Ann Surg, 1998, 228(4): 568-578.

10. Piper,Peitzman. Current management of hepatic trauma. Surg Clin North Am,2010,90(4):775-785.

11. Moore,et al. Organ injury scaling:spleen and liver (1994 revision). J Trauma,1995,38(3):323-324.

12. Del Pizzo,et al. Pleural injury during laparoscopic renal surgery:early recognition and management. J Urol,2003,169(1):41-44.

13. Tsuboi,et al. Delayed traumatic diaphragmatic hernia after open splenectomy: report of a case. Surg Today,2008,38(4):352-354.

14. Castillo,et al. Management of diaphragmatic injury during transperitoneal laparoscopic urological procedures. Int Braz J Urol,2007,33(3):323-328 ; discussion 328-329.

15. Vecchio,et al. A cause for conversion of laparoscopic splenectomy: splenic candidiasis. J Laparoendosc Adv Surg Tech A,2002,12(6):441-444.

16. 関洲二. 術後患者の管理,2000. 266-268.

17. van der Sluis. Subphrenic abscess. Surg Gynecol Obstet,1984,158(5):427-430.

18. Haaga,Weinstein,CT-guided percutaneous aspiration and drainage of abscesses. AJR Am. J Roentgenol,1980,135(6):1187-1194.

19. van't Riet,et al. Diagnosis and treatment of portal vein thrombosis following splenectomy. Br J Surg, 2000,87(9):1229-1233.

20. Vecchio,et al. Portal vein thrombosis after laparoscopic and open splenectomy. J Laparoendosc Adv Surg Tech A,2011,21(1):71-75.

21. Tran,et al. Recommended timing for surveillance ultrasonography to diagnose portal splenic vein thrombosis after laparoscopic splenectomy. Surg Endosc,2010,24(7):1670-1678.

22. Winslow,et al. Portal vein thrombosis after splenectomy. Am J Surg,2002,184(6):631-635 ; discussion 635-636.

23. Ponziani,et al. Portal vein thrombosis:insight into physiopathology,diagnosis,and treatment. World J Gastroenterol,2010,16(2):143-155.

24. Di Sabatino,Carsetti,Corazza. Post-splenectomy and hyposplenic states. Lancet,2011,378(9785):86-97.

25. Okabayashi,Hanazaki. Overwhelming postsplenectomy infection syndrome in adults - a clinically preventable disease. World J Gastroenterol,2008,14(2):176-179.

26. Moffett. Overwhelming postsplenectomy infection: managing patients at risk. JAAPA,2009,22(7):36-39,45.

27. Sheikha,et al. Prevention of overwhelming postsplenectomy infection in thalassemia patients by partial rather than total splenectomy. Can J Surg, 2007,50(5):382-386.

28. El-Alfy,El-Sayed. Overwhelming postsplenectomy infection:is quality of patient knowledge enough for prevention? Hematol J,2004,5(1):77-80.

29. Brigden,Pattullo. Prevention and management of overwhelming postsplenectomy infection--an update. Crit Care Med,1999,27(4):836-842.

30. Lynch,Kapila. Overwhelming postsplenectomy infection. Infect Dis Clin North Am,1996,10(4): 693-707.

31. Schein,Sajja,Yenumula. Early postoperative intestinal obstruction. Curr Surg,2002,59(3):289-295.

32. Stephenson,Singh. Intestinal obstruction. Surgery (Oxford),2011,29(1):33-38.

33. Doorly,Senagore. Pathogenesis and clinical and economic consequences of postoperative ileus. Surg Clin North Am,2012,92(2):259-272.

第十五章

腹腔镜手术并发症及处理

第一节 皮下气肿

【概述】

皮下气肿是腔镜手术较为少见的并发症,其发生率为 2.7%,尤其是体形瘦弱或者老年人,由于皮下脂肪层薄弱,各层组织疏松,穿刺本身即容易造成各层组织分离,形成潜在间隙,造成皮下气肿,在操作过程中,多数情况下是由于气腹针穿刺位置不当,没有进入正确的腔隙,而误入筋膜前的皮下组织,注气后直接形成皮下气肿;有时气腹针反复、多处穿刺,造成腹膜多处破损;或者切口过大导致套管周围漏气;或者穿刺 Trocar 时不是原位穿刺,而是多点穿刺,Trocar 头部左右摆动、不是沿螺纹旋转进腹,形成多处假道,进一步增大了潜在人工间隙。注气时腹腔内 CO_2 气体逸出,由假道进入腹膜外潜在间隙,并沿皮下间隙进入周围钝性剥离的疏松皮下组织,形成面积较大的皮下气肿。另外,CO_2 气腹压力过高,手术持续时间长,CO_2 持续进入皮下,也是造成皮下气肿的重要因素。

【临床表现】

1. 轻度　患者仅表现为局限于切口附近或肋缘胸壁的皮下气肿,麻醉机监测参数无明显改变。

2. 重度　患者头面部、颈部、胸腹部,甚至腹股沟、会阴部肿胀,触之捻发感,麻醉监测显示 PAW 增加、PET CO_2 持续升高。严重的皮下气肿还可能引起气栓,如果气栓进入肺循环,引起肺动脉高压,将导致右心衰,甚至心搏骤停。

【诊断依据】

一般诊断不难,根据症状及临床表现可确诊。

【治疗】

对于明确的轻度皮下气肿不需要特别处理,一般可于 24~48 小时自行吸收。轻度:术后用手向切口方向驱赶、挤压皮下气体,并吸氧 24 小时,一般 24~48 小时后气肿消失;重度:术中即刻于气肿明显处使用粗针头皮下穿刺抽气,降低气腹压力,采用气管插管全麻控制呼吸,正压通气、增加呼吸频率,并尽快结束手术。如各项指标恢复缓慢,应立即行动脉血气分析,并酌情予以少量碳酸氢钠纠正呼吸性酸中毒,同时中转开腹,尽快结束手术。

(杜晓辉　王守光)

第二节 气胸和纵隔气肿

【概述】

腹腔镜胃肠道手术发生纵隔气肿及气胸的几率较小,文献仅有少量个案报道。纵隔气肿常见于老年女性,常因腹膜外气肿延伸

258

到纵隔,或腹腔内压力过高,气体沿主动脉周围或食管裂孔通过横膈所致。

【临床表现】

患者表现为心脏浊音区消失、心音模糊不清、心功能异常,甚至发生休克或心搏骤停,可通过影像学确诊。一旦怀疑应立即停止手术和气腹,维持循环系统稳定。随着手术操作日趋完善及严密监护,现已极少发生。预措施是在不影响手术的前提下,适当降低气腹压力和缩短手术时间。

气胸临床表现患者表现为呼吸困难、发绀、患侧呼吸音减弱,甚至纵隔移位。①手术过程中均出现 SpO_2 持续性下降至 75% 左右,患者颜面、口唇发绀,调整气管导管位置及吸痰后仍无改善,改手控呼吸、加大潮气量后 SpO_2 略有增高或增高不明显。②难以解释的 HR 持续增高至 120 次 / 分钟 以上。③肺泡与口之间压差渐增高,呼吸机提示气道压力增高。④一侧或双侧肺呼吸音明显减弱或呼吸音消失,气管可出现偏移。⑤于锁骨中线第 2 肋间穿刺可抽出气体,床旁胸片提示气胸。

【治疗】

一旦确定为气胸,应立即进行以下处理:①暂停手术,解除腹压,放尽腹腔气体;②检查两肺有无肺呼吸音减弱、消失及气管偏移;对可疑出现气胸的一侧于锁中线第 2 肋间穿刺看是否可抽出气体或行床旁胸片检查;③立即行胸腔闭式引流,重新膨胀肺脏,待 SpO_2 升高至 96% 以上时方可重新制造气腹;④腹腔镜下仔细检查有无膈肌损伤,损伤处出血的同时有无气泡冒出。对 < 1.0cm 的损伤,可以行镜下直接缝合修补或使用钛夹夹闭;由于腹腔镜具有放大作用,一般可清晰地发现损伤的位置并可确切地修补。如确实未发现损伤或确认损伤很小,也可不做特殊处理,仅放置胸腔闭式引流,待其自愈[4]。

(杜晓辉　王守光)

第三节　气腹相关性心律失常

【临床表现】

接受腹腔镜手术患者在全身麻醉或者椎管内麻醉后血压和心率虽有所下降,但仍在正常范围,未见心律失常。当腹腔快速注入 CO_2 时主要出现以心动过缓为主的心律失常,另外还可出现结性心律,室性期前收缩,房室分离,甚至心脏停搏。大部分患者心率在 50~60 次 / 分之间,少数患者心率降至 40~50 次 / 分之间,此类心律失常与 CO_2 气腹有关。

【原因】

1. 腹腔快速充气形成腹膜膨胀刺激,腹膜牵张感受器兴奋迷走神经而引起心律失常。

2. 腹腔内压增加,导致内脏血管受压,下腔静脉回流受阻,回心血量下降。

3. 机械呼吸的正压通气促使胸腔内压上升,使回心血量下降,再加腹腔内持续高压促使膈肌上升,胸内压增高,使回心血量进一步下降。

【诊断依据】

1. 术中建立气腹时腹腔注入 CO_2 速度过快。

2. 术中心电监护发现患者出现以心动过缓为主的心律失常。

3. 阿托品静脉注射治疗,并适当减慢或者停止进气,心律通常恢复正常。

【治疗】

1. 首先减慢进气速度或停止充气。

2. 心率在 50~60 次 / 分之间者,给予阿托品 0.5mg 静脉注射治疗。

3. 心率在 40~50 次 / 分之间者,除给予阿托品 0.5mg 静脉注射治疗外,减少恩氟烷吸入。

4. 室性期前收缩给予利多卡因 50mg 静脉注射。

【预防】

1. 腹腔注入 CO_2 时宜强调速度缓慢,流速≤1.3L/min，使机体对腹内压的增高有一个适应代偿时间。

2. 气腹压应维持在 1.3~1.8kPa，不得超过 2kPa。

3. 严格掌握适应证，对高龄或合并有原发性心肺功能障碍者，慎重考虑腹腔镜手术。

4. 对胆囊切除患者，术前应常规使用抗胆碱药(常用阿托品 0.5mg 肌注)，以防在高迷走神经张力情况下，因麻醉、气腹、手术牵拉等刺激诱发的胆心综合征。

（杜晓辉　王守光）

第四节　穿刺口出血及腹壁血肿

【临床表现】

穿刺孔出血一般在术后方被发现，是因为虽然穿刺损伤了腹壁血管，但由于术中穿刺鞘的存在，被损伤的血管可被压迫而不出血，术毕拔除穿刺鞘后发生大出血，若手术结束后未及时发现出血点，术后穿刺口周围可出现剧烈疼痛，触及腹壁单侧肿物，并出现皮下瘀斑，形成腹壁血肿。少数穿刺口出血术中亦可被发现，术中可见穿刺孔活动性出血沿腹膜流向腹腔，或沿穿刺鞘滴向腹腔。

【原因】

1. 不熟悉腹壁血管的分布与走向。

2. 腹壁血管损伤多为10mm穿刺套管所致。

3. 术中对于穿刺口出血止血不够彻底，易造成术后腹壁血肿形成。

【诊断依据】

1. 穿刺成功后，镜下见穿刺孔活动性出血沿腹膜流向腹腔，或沿穿刺鞘滴向腹腔。

2. 手术结束拔除穿刺鞘时，见穿刺口活动性出血。

3. 术后穿刺口周围出血瘀斑及腹壁单侧肿物。

【治疗】

1. 术中发现的穿刺孔活动性出血，不严重的情况下，一般将套筒保持原处压迫可止血，对于较为大的活动性出血，可用大三角弯针缝合腹壁全层，或电凝止血，或者扩大皮肤切口，游离并结扎出血的血管，最妥善地防止术后戳孔出血的方法是结束手术前在镜下以穿刺针带线贯穿腹壁全层缝合戳孔。

2. 手术结束拔除穿刺鞘时，穿刺口的活动性出血，较轻微的在缝合切口后，只需对穿刺口处加压包扎即可，对于大的活动性出血，需结扎出血的血管。

3. 对于腹壁血肿，一经确诊，应经切口清除血肿，缝扎撕裂的血管。

预防：

1. 在穿刺鞘管时注意避开腹壁下的较大血管，浅层腹壁血管可用腹腔镜光透照腹壁，确认并指导辅助套管的安放可避免损伤，深层腹壁血管，一般不能用腹壁透照法确认，熟悉解剖结构异常重要。

2. 在退出腹腔镜前逐个拔除鞘管并仔细观察各穿刺孔有无出血。

3. 对于离腹股沟外侧窝近的穿刺点，穿刺时垂直皮肤进入可避免损伤血管出血流入腹股沟管。

（杜晓辉　王守光）

第五节　感　染

【临床表现】

感染是穿刺孔最常见的并发症之一，发生率约1%，感染好发部位以主操作孔和放置引流管的戳孔为多，另外在腹腔镜阑尾及胆囊切除手术中，标本取出孔发生感染的几率较高。穿刺孔感染表现为伤口疼痛，红肿，可自行或挤压后有分泌物或脓液流出，不一定会引起发热。感染严重者可以引起发热等全身症状，经久不愈的穿刺口感染可以导致窦道或瘘形成。

【治疗】

对于穿刺口感染和脂肪液化患者给予拆除伤口的缝线，敞开穿刺口，充分引流，对体温升高者应全身使用抗生素治疗，如果伤口较大，自行愈合困难者，可在感染控制后，伤口有肉芽组织形成而且培养无细菌生长时进行二期缝合。腹壁窦道治疗可使用带侧孔探针行生理盐水冲洗或用生理盐水棉签擦洗腹腔皮肤瘘,用美盐换药有利于坏死组织溶解与吸收,促进伤口愈合。

【原因】

1. 无菌操作执行不严格。

2. 手术器械反复进出穿刺孔可增加组织创伤,缝合时伤口有无效腔、积血或积液等共同作用容易导致感染。

3. 患者免疫力低下,如年老,合并贫血,合并糖尿病或其他缺氧性疾病等也是穿刺孔感染的主要原因。

4. 局部止血不彻底,形成血肿,造成感染。

5. 感染性异物遗留在穿刺口内。

6. 切口过小,进行穿刺时机械性损伤皮肤,引起局部组织坏死,形成穿刺口感染。

【预防】

1. 手术每一步都要严格遵守无菌技术操作原则。

2. 要始终贯彻微创理念,减少对穿刺孔及其周围组织的损伤,穿刺尽可能一次成功,避免反复穿刺,穿刺口尽量稍大于穿刺鞘。

3. 穿刺孔止血要彻底,缝合不留无效腔,勿残留异物。

4. 对于腹腔感染性手术,手术结束前应彻底清除腹腔感染病灶,避免腹腔感染造成切口感染。

（杜晓辉　王守光）

第六节　脏器损伤

一、胃肠道损伤

最常见部位是小肠,其次是大肠,胃较少见。损伤的部位和具体手术有关,胃的损伤多见于胃食管反流手术,十二指肠损伤常见于胆囊切除术和其他胆道手术。气腹建立时应当避免置入 Trocar 过深或用力过猛,而在手术操作中则应选择无损伤持钳及避免对肠

管不正确牵拉与钳夹,并警惕解剖层次不清也可造成器械损伤肠管。术中发现的肠道穿孔一般可在腔镜下修补,并留置合适的引流管以便术后观察。但也有近 10% 左右的病例因热力损伤或抓钳损伤等引起的延迟性穿孔在术中无表现。而是在术后 2~3 天才逐渐出现腹膜炎表现。此时应高度怀疑存在遗漏的肠管隐匿损伤。如有留置腹腔内的引流管,可通过引流液的量和性状来判断,若无引流管,可根据患者症状和体征,结合腹部立卧位平片或口服水溶性造影剂摄片等辅助检查予以诊断,若高度怀疑可行腹腔镜探查来明确诊断。探查发现损伤,通常可按具体情况在腹腔镜下完成肠段切除或肠造口等手术。如腔镜下不能处理,应及时开腹手术。近来随着超声刀应用的普及,因其对周围组织热传导较小,故热力损伤所致的肠道延迟性穿孔极为少见。

二、胆道损伤

主要表现为术中或术后发现的胆漏,可分为如下两种:①胆囊管残端漏:因胆囊管粗大,钛夹夹闭不全;操作时接触已置放的钛夹,可致钛夹松脱;处理胆囊管时应用电凝,由于热电效应致胆囊管管壁的延迟性坏死;②迷走胆管或副胆管损伤:迷走胆管约占人群中的 25%~30%,Calot 三角出血时盲目钳夹或剥离胆囊时深入肝脏组织可能损伤;迷走胆管漏术中可见胆囊床有黄色胆汁渗出,如无法明确是否存在胆道系统损伤,可在术中行 ERCP 检查。胆道系统特别是右肝管显影良好时。可在局部留置引流。一般多能自愈;发现副肝管损伤所致的胆漏。如直径 <3mm,一般来说放置引流管 3 个月即可痊愈。对于术后发现的胆漏多需再次探查,留置引流。若因胆总管下端机械性梗阻,而使胆道内压力增高形成胆漏,可行 EST 加鼻胆管治疗。

三、输尿管损伤

输尿管损伤多见于下腹部手术。如直肠癌根治手术和右半结肠癌根治术,在直肠癌

手术中左侧腰段和两侧骨盆段是最常见的损伤部位。因此,手术中应当辨明解剖结构、明确输尿管的位置及走向,必要时可暴露输尿管以起到保护作用,对怀疑的管道应避免钳夹及切断。选择正确的解剖层次对病变肠段进行游离是避免输尿管损伤的关键。在腹腔镜直肠癌手术游离乙状结肠、直肠过程中,采用自内侧向外侧分离的方法,更有利于对输尿管解剖层次的辨别。若术中发现输尿管确实损伤,根据损伤情况,可先考虑在腹腔镜下行输尿管修补,内置支架端-端吻合,如腹腔镜下无法完成则再中转开腹手术,或根据损伤部位选择输尿管膀胱种植或带蒂回肠置代输尿管等。

四、膈肌损伤

膈肌损伤多见于上腹部手术,胃底折叠术(Nissen 手术)分离疝囊、肝脏手术时分离三角韧带,如未辨明层次.可能分破膈肌,甚至胸膜,导致气胸发生。另外,上腹部手术由于暴力操作,牵拉的抓钳可直接顶破膈肌。发现膈肌损伤后应在腹腔镜下进行修补,如出现气胸表现,应放置胸腔闭式引流管。

五、胰腺损伤

腹腔镜胃切除术及肠脾曲手术及脾脏切除术中,如损伤至胰尾,可致术后胰瘘。在腹腔镜胰腺手术如胰体尾部切除。胰腺断端处理不当,也可致胰瘘。胰瘘一般在术中难以诊断,术后因引流管引流出色清胰液而得以诊断,处理无特殊。无引流管的患者因出现腹膜炎表现,多需再次手术放置引流。

(杜晓辉 王守光)

第七节 高碳酸血症

【原因】

制造气腹时,每分钟注入腹腔需 3~5ml 的 CO_2,使腹腔压力维持在 1.6~2.0kPa,从而使 CO_2 在压力梯度下通过脏、壁腹膜弥散入血液。研究发现如气腹压力为 3.3kPa,CO_2 经

腹膜最大吸收率为 14ml/min,如麻醉采用少量通气,血中 CO_2 分压会迅速增加,在人工气腹 45 分钟时,体重 70kg 的患者约有 1000ml 的 CO_2 滞留在血液和组织中。正常情况下,机体的酸碱平衡主要依靠机体的缓冲系统、肺脏和肾脏维持,生成和排除二氧化碳维持在动态平衡状态。但是,当大量外源性 CO_2 吸收入血,机体又无法代偿时,这种平衡即被打破,形成了高碳酸血症。除外源性机体吸收 CO_2 外,高压气腹还可抬高膈肌,使肺底部受压,膈肌活动受限和肺顺应性下降,潮气量和功能残气量减少,气道峰压和气道平台压增高,肺泡无效腔扩大,最终因肺通气/血流比失调引起 CO_2 潴留,进一步导致高碳酸血症。随着气腹压的逐渐升高,腹膜毛细血管受压迫,血流量减少,阻止了 CO_2 的进一步吸收,CO_2 吸收率下降。而在气腹减压时,毛细血管重新开放,CO_2 吸收明显增加。因此,残余的 CO_2 气体仍可被吸收入血,形成"再吸收高碳酸血症",导致 CO_2 潴留和血氧饱和度下降。因此,腹腔镜外科手术结束后短期内机体仍然存在轻微的高碳酸血症。对多数健康人来说,腹内 CO_2 气体的急剧改变,仅会造成轻微的高碳酸血症和呼吸性酸中毒或混合性中毒。这是由于全麻控制呼吸以及吸收入血的 CO_2 很快通过血液缓冲系统得以调节,再经肺脏呼出和肾代谢。

【临床表现】

高碳酸血症和酸中毒可以增加交感神经兴奋性和释放儿茶酚胺,致使心律增快,心肌自律性增加。随着 CO_2 蓄积速度的增加和时间的延长,迷走神经兴奋性和血钾增高,可产生心肌抑制、房室传导阻滞、异位心律。

【治疗与预防】

在手术期间应加强麻醉管理,手术近期应对患者进行心电监测,以及时发现各种心律失常及血流动力学改变,能在短时间内处理。特别是要严密观察,监测有严重创伤、感染、慢性肺阻塞、心脏病和镰状细胞贫血等患者或老年患者。有的患者因血中 CO_2 分压过高,pH 下降,无法纠正而改为中转开腹手术。

为此类患者行腹腔镜外科手术时应慎重，并注意调节通气量，以利 CO_2 排出，并可考虑应用低压气腹。

近年，非气腹腹腔镜外科手术（gasless laparoscopic surgery）利用非气腹装置机械性提拉前腹壁提供腹腔镜外科手术所需的空间。由于不使用 CO_2 气腹，完全消除了高碳酸血症，且大大减少了肩部疼痛及恶心呕吐的发生率，术后患者康复快。但是周边腹腔暴露欠佳、手术操作难度增大以及需添购专门的非气腹装置等，其推广、普及尚需时间，但仍存在较大的开发价值。

（杜晓辉　王守光）

第八节　气体栓塞

目前腹腔镜手术需通过气腹建立操作空间。气腹对机体产生的各种影响及并发症也因此受到医师的关注，如对心肺、肝肾功能、免疫功能的影响、肿瘤的扩散等。气体栓塞是一种较少见的并发症，是指建立气腹过程中或气腹状态下气体进入血液循环系统，引起血液循环障碍，并能引起严重后果的一种病理状态。气体栓塞是一种发生率低，但病死率高的并发症。

【原因】

1. 气腹针误入血管或腹腔内实质脏器　这是最常见也是病例报告中最多的原因。如肝脏、下腔静脉、异常脐旁血管等。目前建立气腹主要是用气腹针"盲穿"，虽然现在有 Hasson 技术可更加安全地建立气腹，但此技术相对复杂，特别是肥胖患者较难实施，且增加穿刺孔疝的发生率，临床并未普及，只是在气腹针建立气腹困难或有腹部手术史估计腹腔粘连较重时才使用。

2. 手术过程中气体自破损血管进入血液循环　理论上讲，发生此情况是很常见的，因为手术不可避免的要损伤血管，一旦形成血管破口，就会成为气体进入血液循环的入口。当血管内压力低于腹内气腹压，血管破口处与右心房有压力差时就可能发生气体栓塞，压力差越大，发生气体栓塞的可能性越大。

3. 溶解在血液中的气体可否像减压病一样再形成气泡，目前尚不能肯定。

【临床表现】

大气栓进入静脉速率快会形成"气锁"。静脉回流障碍导致心输出量下降，引起循环衰竭。在血液中 CO_2 的溶解性很强，由于麻醉采用短效药物维持，手术进行中一旦出现麻醉变浅，患者腹肌张力的恢复可导致腹内压骤然升高，如果持续时间过长可引起皮下气肿。虽然气栓发生率很低，但后果十分严重。CO_2 在血中有很强的溶解性，少量吸收入血仅引起动脉血和肺泡中 $PaCO_2$ 增高以及中心静脉压升高。但当气腹压力过高、CO_2 吸收过多或同时伴有静脉系统的损伤或注气时气体直接进入静脉内则可发生气栓。

【治疗】

一旦怀疑气栓发生，立即进行紧急处理。包括：①立即解除气腹，终止气体栓塞来源；②左侧卧位使气体不易进入右心室；③体外心脏按压可将气栓挤碎，易于解除梗阻；④吸入高浓度氧减少 CO_2 气栓体积。必要时放置中心静脉或肺动脉导管吸出右心房、右心室及肺动脉内的气泡、气栓；⑤呼吸心跳停止者行心肺脑复苏；⑥高压氧治疗。

【预防】

对有腹腔手术史的患者最好不再采用腹腔镜手术，以减少气栓的发生。注气速度不应超过 1L/min，腹内压不要超过 12mmHg。进入循环系统的大气泡可将下腔静脉或右心室流出道阻塞迅速发生循环衰竭。也可发生反常气栓，即当右心室压增高时可使已关闭的卵圆孔开放，使气体进入左心，发生脑栓塞、冠状动脉气栓等。气栓是可预防的并发症，CO_2 气栓主要发生在注气的最初阶段，只有明确了气针进入腹腔后才可开始充气，且形成气腹的速度不宜过快，开始充气时进气速度以不大于 1L/min 为宜。

（杜晓辉　王守光）

第九节　穿刺口疝

【临床表现】

腹腔镜直结肠术后穿刺口疝的发生率较高为 1.47%,甚至可高达 7%(12/167,包括取标本的小切口部位),穿刺孔疝是否出现明显症状和疝内容物及其功能状态有密切关系。穿刺孔疝多发生于术后 10 天内,疝内容物为大网膜且疝孔较小时患者可无症状。若疝孔较大,疝入大网膜较多时会出现切口疼痛和隆起。疝内容物为肠管时可造成肠管缺血,表现为伤口疼痛、隆起,伴有腹痛腹胀等肠梗阻症状。

【原因】

1. 穿刺孔直径 >10mm,且位于脐部或中下腹靠外侧部位(肌薄弱区)。

2. 直径 >10mm 穿刺孔肌肉的鞘膜缝合不良。

3. 老年尤其是合并慢性支气管炎、哮喘、长期咳嗽以及营养不良的患者,腹压增高导致腹腔内容物进入穿刺孔。

4. 肥胖患者或术后穿刺口感染容易导致穿刺孔疝的发生。

【诊断依据】

1. 术后穿刺口部位隆起包块,且患者伴有疼痛不适感。

2. 患者出现腹痛、腹胀等肠梗阻症状,考虑肠管疝入穿刺孔。

3. 腹部平片或腹部 CT 检查,发现有液 - 气平面可以明确诊断。

【治疗】

1. 对于无临床症状的小的穿刺口疝,可以暂时观察,不给予手术处理。

2. 穿刺口包块且患者疼痛感觉明显的,应于穿刺口部位做切口,还纳疝内容物,并给予加固缝合切口。

3. 部分穿刺口疝,打开腹部切口,游离脂肪组织后,仍不能还纳的,需打开剪开筋膜,扩大疝口后再行还纳。

4. 对于肠梗阻症状患者,术中应仔细探查肠管有无遗漏坏死病变,坏死肠管可给予切除吻合。

【预防】

1. 对直径 >10mm 穿刺孔肌肉的筋膜要认真缝合,对筋膜孔较大时应该间断或 "8" 字缝合,缝针最好用圆针。

2. 通过直径 >10mm 穿刺孔放置引流管会增加肠疝的发生,应引起重视。

3. 全身麻醉患者术毕拔除气管插管时,尽量减少对患者咽喉部刺激,减少因突然的呃逆造成的腹压突然增高。

4. 在手术结束拔除 Trocar 前,先排尽腹腔内气体,可避免肠管随气流嵌入穿刺孔,降低戳孔疝发生率。

5. 对老年患者,合并慢性支气管炎、哮喘、长期咳嗽以及营养不良的患者,更应仔细缝合伤口。术后注意预防便秘、排尿困难、负重和剧烈运动等可引起腹压增高的因素。

(杜晓辉　王守光)

第十节　穿刺口恶性肿瘤种植

随着腹腔镜器械的改进和技术的不断进步,除良性肿瘤外,一部分恶性肿瘤的手术治疗也采取腹腔镜来完成。但随之出现的腹腔镜技术在用于恶性肿瘤的诊治方面发生术后出现穿刺点(或切口)(port-site-tumorrecurrence,PSR)或腹腔内肿瘤种植与转移,肿瘤细胞血行播散风险率增高等问题也引起人们的关注。

【原因】

腹腔镜术后穿刺点易种植的机制有:①腹腔镜器械操作增加肿瘤细胞脱落的机会;②沾满肿瘤细胞的器械和穿刺点反复多次的接近;③切除的组织通过穿刺点取出时恶性细胞脱落。

【治疗】

一旦诊断或怀疑肿瘤种植,一般采用手术切除,切除的范围大时,还可采用医用的各种补片修补,力求一次性切除全部种植瘤。

【预防】

随着 PSR 越来越受到临床医师的重视，在基础研究的指导下，采取了一些相应的预防措施。通过大量动物实验和临床经验总结做出结论，在腹腔镜术操作中倡导非气腹技术的使用，以建立气腹，掌握熟练的操作技术以减少气腹存留时间，避免对肿瘤组织造成不必要的挤压；病灶取出时，切口应足够大并使用保护袋避免与正常组织直接接触等措施均可减少 PSR 的发生。药物预防方面，肝素、tauroiidine 能减少基质肿瘤浸润生长，因而可用于创伤组织局部清洗。在腹腔镜肿瘤术后，预防性的腹腔内或静脉注射环磷酰胺可降低 PSR 的发生及腹膜种植。上述药物的使用可作为临床预防 PSR 发生的易行措施。

（杜晓辉　王守光）

第十一节　下肢深静脉血栓形成

腔镜手术可致下肢深静脉血栓形成，甚至肺栓塞，严重者可死亡。

【原因】

1. 腹、体位对下肢血流的影响　腹腔镜手术对下肢血流动力学的影响，同开腹手术相比较，增加了腹内压；有些手术的体位，如头高脚低位，也增加了下肢静脉回流阻力。正常下腔静脉压为 2~5mmHg，气腹增加腹内压力 12~15mmHg，增加的腹内压使腔静脉受压，从而使下肢静脉管径扩张，血流速度减慢，血液回流减慢而淤滞。

2. 血液凝固性的改变　腹腔镜手术会引起血液凝血纤溶的变化。

3. 内皮细胞的损伤　下肢静脉内压力增高，可能使血管内皮发生微撕裂，胶原纤维暴露，从而诱发凝血过程；高碳酸血症，甚至酸中毒，也有可能使内皮功能紊乱，使血栓性危险增大。

【预防】

1. 物理方法

（1）间断气囊压迫能够使股静脉血流速度达到正常水平。

（2）弹力袜（elastic stocking，ES）、下肢分段加压绷带（grade compression Leg bandage，LB）等是最简单的预防 DVT 的物理方法，但 ES、LB 一般只对低危组患者有效，对过度肥胖或腿比较纤细的患者无效。故 ES、LB 对腹腔镜手术而言不是一个好的预防措施。

（3）断腓肠肌电刺激（intermittent electriccompression，IECS），是在手术期间以电刺激腓肠肌，使之收缩，以促进下肢静脉回流。

2. 药物抗凝　肝素（heparin sodium）为直接抗凝剂，在体内外均能延缓或阻止血液凝固。低分子量肝素（10w molecular weight heparin，LMWH）是长效的抗血栓剂，抗 Xa/APTT 活性比肝素大，极少增加出血倾向。

（杜晓辉　王守光）

-------------- 参 考 文 献 --------------

1. 黄丽娟，张武华，阙衍梅，等.腹腔镜二氧化碳气腹致严重皮下气肿二例报告.临床麻醉学杂志，2003，19（10）：599.

2. CHENG RB，BING XH. Breathing and heart beating sudden stop by pneumohypoderma during laparoscopic pneumoperitoneum［J］. Journal of Laparoscopic Surgery，2003，8（1）：6.

3. LI HC，XU HB. Laparoscopic cholecystectomy by two holes in two cases［J］. Chinese Journal of Hepatobiliary Surgery，2004，10（7）：435.

4. 李虎城，等.腹腔镜胆囊切除术中气胸发生的原因和处理方法［J］.中国内镜杂志，2009，15（4）：398-400.

5. Owens M，Barry M，Janjua AZ，et al. A systematic review of laparoscopic port site hernias in gastrointestinal surgery［J］. Surgeon，2011，9（4）：218-224.

6. Skipworth JR，Khan Y，Motson RW，et al. Incisional hernia rates following laparoscopic colorectal resection［J］. Int J Surg，2010，8（6）：470-473.

7. Moreaux G，Estrade-Huchon S，Bader G，et al. Five-millimeter trocar site small bowel eviscerations after gynecologic laparoscopic surgery［J］.J Minim Invasive Gynecol，2009，16（5）：643-645.

8. 樊友本，郭伯敏.腹腔镜术后戳孔疝一例报道［J］.外科理论与实践，2008，13（6）：603-604.